Blut

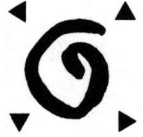

Douglas Starr

BLUT

Stoff für Leben und Kommerz

Aus dem Amerikanischen
von Inge Leipold

Gerling Akademie Verlag

Die Originalausgabe erschien 1998 unter dem Titel
»Blood. An Epic History of Medicine and Commerce«
bei Alfred A. Knopf, New York.

Die Deutsche Bibliothek – CIP-Einheitsaufnahme
Starr, Douglas:
Blut : Stoff für Leben und Kommerz / Douglas Starr.
Aus dem Amerikan. von Inge Leipold. – München : Gerling-Akad.-Verl., 1999
Einheitssacht.: Blood <dt.>
ISBN 3-932425-12-X

Umschlaggestaltung: Claus Seitz, München
Titelabbildung: Aderlaßmännchen, Holzschnitt 1504
Photo: AKG, Berlin
Satz: Fotosatz Reinhard Amann, Aichstetten
Druck und Bindung: Friedrich Pustet GmbH, Regensburg
ISBN 3-932425-12-X

www.gerling-academy-press.com

Für Mitch

Inhalt

Vorwort

Das Drama endete, wie so viele heutzutage, in einem Gerichtssaal, in diesem Fall einem weitläufigen Raum mit hoher Decke, in dem die acht schwarzgewandeten Richter vorne auf einem großen Podium saßen. Neben jedem der vier Angeklagten hatten zwei stattliche Polizisten Platz genommen, die gleichmütig unter den Krempen ihrer typischen runden, schachtelartigen Käppis hervorblickten. Entsprechend der steifen Förmlichkeit französischer Gerichte trugen die Staatsanwälte und die Verteidiger fließende schwarze Roben, die sich theatralisch bauschten, sooft sie sich erhoben und vortraten, um ihren Standpunkt darzulegen. Nur etwas fiel ein wenig aus diesem hochoffiziellen Rahmen – einige Zuhörer in T-Shirts mit ketzerischen Slogans, die sich lautstark bemerkbar machten: Sie stöhnten auf oder brüllten »Non!«, wenn einer der Angeklagten sich verteidigte. Der wortgewandteste von ihnen zischte, als sein Arzt an ihm vorbeiging, vernehmlich »Assassin!«

Die Kläger in diesem Verfahren waren todgeweiht: AIDS. Sie behaupteten, aufgrund der Fahrlässigkeit der Angeklagten – hoher Funktionäre des französischen Blutspendedienstes – infiziert worden zu sein. In Frankreich hatte bis vor kurzem die Regierung das Monopol auf Blut und seine Derivate, und diese Männer hätten eigentlich dafür sorgen sollen, daß die Blutpräparate einwandfrei waren. Statt dessen hatten sie es zugelassen, daß Tausenden Hämophilen aus Blut gewonnene Gerinnungsfaktoren, von deren Verseuchung sie wußten, injiziert wurden. Der Grund dafür war eine komplizierte Verquickung aus Bevormundung, Wirtschaftsinteressen und, bis zu einem gewissen Grad, dem damaligen Stand der Wissenschaft. Die Kläger allerdings sahen das krasser: In ihren Augen handelte es sich um Verrat. Die im Sommer 1992 angeklagten Ärzte hatten vermeintlich für alles Großartige in der langen Geschichte der Bluttransfusion in Frankreich gestanden – Nächstenliebe, medizinisches Fachwissen, Geschäftstüchtigkeit und die entsprechende Technologie. Statt dessen waren sie in den Jahren der »Affaire verseuchtes Blut« zu Symbolfiguren von Zynismus und egoistischem Zweckdenken in einer einzig dem Geld hörigen Zeit geworden.

Das Gefühl, getäuscht und verraten worden zu sein, machte sich auch außerhalb des Pariser Gerichtssaals vielerorts breit. Mehr als ein Jahrzehnt hindurch beherrschte das Thema an einem Schauplatz nach dem anderen die Schlagzeilen. In Amerika verklagten Hunderte Patienten ihre Ärzte, Arzneimittelfirmen und sogar ihre Patientenvereinigungen, weil sie ihrer Meinung nach die Gesundheit ihrer Schützlinge dem Nützlichkeitsdenken des Marktes untergeordnet hatten. In England kritisierten AIDS-infizierte Bluter den staatlichen Blutspendedienst, er habe zu zögerlich auf die Bedrohung durch neu aufgetretene Viren reagiert. In Japan warfen Patienten der Regierung und Arzneimittelherstellern vor, auf kriminelle Weise die Verseuchung von Blutpräparaten vertuscht zu haben; eine der Folgen war, daß einige der angesehensten Ärzte ins Gefängnis wanderten. In Kanada nahm der Skandal um verseuchtes Blut solche Ausmaße an, daß die Regierung im ganzen Land eine Reihe öffentlicher Anhörungen abhielt, in deren Folge ein Aufschrei der Wut und Scham durch das ganze Land ging.

Der Grund, wie und warum es zu diesen Skandalen kam, ist eine der Fragestellungen, die meinem Buch zugrunde liegen. Es handelt sich um eine Geschichte des menschlichen Bluts als Heilmittel und der Versuche, es zu verstehen und zu nutzen. Blut ist einer der wichtigsten medizinischen Rohstoffe der Welt: Dieser »besondere Saft« und seine Derivate retten jährlich Millionen Menschenleben. Allerdings handelt es sich bei Blut auch um eine komplizierte Substanz, die noch nicht ganz enträtselt ist, leicht verseucht werden kann und überreichlich kulturellen Ballast mit sich schleppt. In der Tat wirkt der seit der Antike mit Blut verbundene mythische und moralische Symbolgehalt immer noch unterschwellig nach. Er hat professionelle Entscheidungen wie auch die Reaktion der Öffentlichkeit unter anderem in Frankreich, Kanada und Japan nachhaltig beeinflußt.

Blut zählt, als natürlicher Rohstoff betrachtet, mit Sicherheit zu den wertvollsten Flüssigkeiten der Welt. Ein Barrel Rohöl beispielsweise kostet heute etwa 13 Dollar.[1] Die gleiche Menge Vollblut würde im »Roh-« Zustand etwa 20 000 Dollar bringen.[2] Rohöl kann man bekanntlich in mehrere Derivate, darunter Benzin, Destillate wie Diesel und petrochemische Produkte zerlegen. Blut läßt sich ebenfalls in verschiedene Derivate trennen. Beim Schleudern in einer Zentrifuge teilt es sich in Schichten auf – rote Blutkörperchen ganz unten, eine dünne Zwischenschicht aus Blutplättchen und weißen Blutkörperchen und dann eine obere Lage teefarbenes Plasma. Jede einzelne Schicht kann für jeweils unterschiedliche Heilzwecke verwendet werden. Rote Blutkörperchen lassen sich direkt übertragen. Weiße Blutzellen und Blutplättchen können zur Stärkung der Abwehrkräfte oder zur Wiederherstellung der Blutgerinnungsfähigkeit bei Patienten, die sich einer Chemotherapie unterziehen müssen, eingesetzt werden. Plasma ist ein Rohstoff für sich, der zudem Albumin

zur Unterstützung des Kreislaufs und zur Erzeugung von Blutgerinnungsfaktoren bei Hämophiliekranken sowie Antikörper zur Herstellung
von Impfstoffen und einiger anderer Reagenzien und Pharmazeutika
liefert. Die Derivate aus circa 160 Liter Rohöl erbrächten insgesamt
42 Dollar. Für die gleiche Menge vollständig verarbeiteten Bluts erzielte
man einen Preis von mehr als 67 000 Dollar.

Selbstverständlich wird Blut nicht barrelweise verarbeitet oder in Mengen, die denen von Öl vergleichbar wären, gehandelt. (Weltweit werden
pro Jahr lediglich etwa sechzig Millionen Liter Blut und Plasma gesammelt
– das entspricht ungefähr der Füllmenge von zweiunddreißig Schwimm-
becken bei den Olympischen Spielen.) Vermutlich übersteigt der weltweite Jahresumsatz bei Blut und seinen Derivaten kaum 18,5 Milliarden
Dollar[3]; dem stehen 474,5 Milliarden Dollar bei Erdöl gegenüber. Man
kommt jedoch nicht umhin, die beiden Substanzen miteinander zu vergleichen. Wie bei der Ölindustrie gehört zum Handel mit Blut das Sammeln eines flüssigen Rohstoffs, der in seine Bestandteile zerlegt wird; in
beiden Fällen werden die daraus gewonnenen Produkte weltweit vertrieben. Da rote Blutkörperchen sich leicht zersetzen, werden sie meist im
Inland verkauft; bestimmte Bestandteile des Bluts – vor allem Plasma –
werden jedoch von multinationalen Unternehmen auf einem weltweiten
Spot- oder Versteigerungsmarkt verkauft. Wie im Fall von Öl wurde ein
Land zum Hauptlieferanten: die Vereinigten Staaten mit ihren liberalen
Gesetzen bezüglich Blutentnahme sind die OPEC für Plasma.

Um Blut wurden, anders als um Öl, keine Kriege geführt, doch Blut-
lieferungen spielten in allen Kriegen der Neuzeit eine große Rolle. Eine
Hauptsorge vor dem D-Day war beispielsweise, ob genügend Blut gelagert werden könne, um die vielen Verwundeten zu versorgen, die die
Militärstrategen befürchteten. Im Rahmen der Vorbereitungen zum
Golfkrieg verschiffte das Militär ungeheure Mengen Blut ins Kampfgebiet, da man mit Tausenden Verletzten rechnete (glücklicherweise war
dies eine Fehlschätzung). Ein solches Anhäufen von Vorräten geschieht
immer heimlich, denn die Nachrichtendienste wissen sehr wohl, das
Horten und Verschicken von Blutkonserven ist ein sicheres Anzeichen für
einen bevorstehenden Angriff.

Die Analogie Blut – Öl ist einigermaßen kühn, und ab dem Punkt, ab
dem die Geschichte des Bluts so richtig spannend wird und das Leben
eines jeden, der in ihren Mahlstrom gerät, von Grund auf verändern
kann, trägt der Vergleich auch nicht mehr. Zum einen werden durch Öl
keine Krankheiten übertragen – ein entscheidender Faktor beim Handel
mit Blut. Eine Panne bei der Qualitätskontrolle in einer Raffinerie bedeutet unter Umständen den Verlust einiger Dollars, doch ein Fehler bei

der Verarbeitung von Blut führt möglicherweise zur Infizierung Tausender. Zweitens zahlen die Ölgesellschaften beträchtliche Summen für Bohrrechte, während Blutdienste nichts oder nur sehr wenig für ihren Rohstoff ausgeben, da man es als einen Akt der Menschlichkeit betrachtet, Blut zu spenden. So bewundernswert dies auch sein mag, trübt es andererseits jedoch gelegentlich die Urteilskraft. Stellen Sie sich beispielsweise die Reaktion der führenden Unternehmen der Ölindustrie vor, wenn Saudiarabien sein Rohöl kostenlos abgäbe: Sie würden kriecherisch liebedienern (noch mehr, als sie es bislang schon tun), um ihre Wohltäter nicht zu verprellen. Bei den Sammelstellen für Blut war es immer so: Sobald sie vor der Notwendigkeit standen, das Blut bestimmter Leute abzulehnen, um die Ausbreitung einer Viruserkrankung zu verhindern, fiel es ihnen schwer, ihre gehätschelten Blutspender zurückzuweisen. Auf diese Weise wurde die Gesundheit der Allgemeinheit aufs Spiel gesetzt.

Der eindrucksvollste Unterschied zwischen den beiden Rohstoffen reicht jedoch in unsere Vergangenheit zurück. Öl ist zwar eine ungemein wichtige Ressource, schleppt jedoch keinerlei kulturellen Ballast mit sich herum. Im Gegensatz dazu verbindet sich mit Blut eine Vielzahl von Assoziationen. Der anschauliche Gemeinplatz »Lebenselixier« läßt seine mystische, religiöse und patriotische Bedeutung nur erahnen. In der Bibel wird Blut mehr als vierhundertmal erwähnt. »Denn des Leibes Leben ist im Blut«, heißt es im Leviticus (3. Buch Mose 17,11); dadurch wird Blut mit Leben als solchem gleichgesetzt. Blut gilt im Alten Testament als so heilig, daß das Gesetz ausdrücklich seine Nutzung verbietet; aus diesem Grund lehnen die Zeugen Jehovas, die die Bibel wörtlich interpretieren, Transfusionen ab. Die Ägypter betrachteten Blut als Träger der Lebensgeister und badeten darin, um wieder zu Kräften zu kommen und sich zu stärken. In den Augen der Römer verlieh Blut Kraft und Stärke; daher tranken die Gladiatoren angeblich das Blut gefallener Gegner. Vom Mittelalter bis in die Viktorianische Epoche hinein schrieben Ärzte dem Blut phantastische Kräfte zu; sie entzogen es dem Körper, um ihn von unreinen Säften zu reinigen, und übertrugen es, um Geistesgestörte zu beruhigen. Auch unsere Kultur mißt Blut hohen Wert bei – das Blut Christi zählt zu den heiligsten Sakramenten, üble Nachrede unter Blutsverwandten ist die hinterhältigste Art von Verleumdung, der blutsaugende Vampir der verabscheuungswürdigste Unhold.

Die Symbolkraft von Blut beschränkt sich jedoch nicht auf die Mythologie, sondern hatte auch in der Neuzeit Einfluß auf das Verhalten der Ärzte. Die Nazis lehnten in ihrer Perversität Transfusionen von nicht-arischen Blutspendern ab – und verdammten damit ihre Armeen zu einer permanenten Knappheit an Blutkonserven – und stellten komplizierte

Tabellen angeblicher Blutmerkmale der unterschiedlichen Rassen zusammen. Nicht einmal Demokratien konnten sich ganz von derlei Vorurteilen befreien: Als Amerika im Zweiten Weltkrieg gegen einen rassistischen Feind kämpfte, legten die Militärs aus Furcht, weiße Soldaten in ihrem Feingefühl zu verletzen, nach wie vor gesonderte Blutvorräte von weißen und schwarzen Spendern an. Und in jüngster Zeit trug der hartnäckig sich haltende Glaube, von den eigenen Landsleuten gespendetes Blut sei per se rein, zu den Fehlentscheidungen bei den Skandalen um verseuchtes Blut in Frankreich und Japan bei.

Man kann daher die Geschichte des Bluts nicht auf das 20. Jahrhundert, als Ärzte die ersten Bluttransfusionen vornahmen, einengen. Sie reicht bis weit in die Antike zurück und durchzieht die gesamte Medizin- und Zivilisationsgeschichte. Im Verlauf mehrerer Jahrhunderte umfaßt sie den gesamten Erdball und gewinnt in mehr oder weniger regelmäßigen Abständen auf dramatische Weise aktuelle Bedeutung. Das reicht von den ersten Experimenten mit Blut im Zeitalter der Aufklärung bis zu den gentechnischen Verfahren, die eines Tages Transfusionen möglicherweise überflüssig machen.

Die Geschichte des Bluts ist eine Geschichte der Metamorphose, die Geschichte eines flüssigen Rohstoffs, dessen Symbolgehalt sich veränderte, als die Gesellschaft allmählich lernte, wie man ihn in seine Einzelelemente zerlegt und damit umgeht. Unter diesem Gesichtspunkt läßt sich diese Geschichte in drei Epochen unterteilen, die den jeweiligen Zeitgeist widerspiegeln.

In der ersten, in Teil I – »Magie des Blutes« – beschriebenen, geht es um den Übergang der Betrachtungsweise von Blut als einer magischen Substanz zu der von Blut als einem Bestandteil des menschlichen Körpers, der isoliert und untersucht werden kann. Dieser Abschnitt umfaßt die Zeit von der Antike bis Anfang des 20. Jahrhunderts, als die Bedeutung von Blut sich von einer magischen hin zu einer biologischen verschob. Man erkannte damals, es handelt sich um eine Flüssigkeit, die zu therapeutischen Zwecken von einem Lebewesen auf ein anderes übertragen werden kann. Bezeichnenderweise wurden die ersten Transfusionen nicht vorgenommen, um Blutverluste auszugleichen oder Blutarmut zu heilen, sondern um Geistesgestörtheit zu behandeln – ein Hinweis darauf, welche Symbolkraft Blut innewohnt.

Die zweite Epoche, die der Abschnitt »Blutige Kriege« behandelt, beschreibt die Veränderung von Blut als einem Gegenstand wissenschaftlicher Neugierde zu einem strategischen Material. In den ersten Jahrzehnten des 20. Jahrhunderts bekamen Mediziner die Substanz allmählich in den Griff und erforschten, wie man massenweise Blutvorräte anlegt und speichert, sowie die Absonderung von Plasma. Man erzielte diese Fortschritte gerade rechtzeitig für den Zweiten Weltkrieg, das größte je dagewesene Blutvergießen. Diese kriegerische Auseinandersetzung veränderte die kulturelle Bedeutung von Blut entscheidend – von der Urflüssigkeit, die Gesundheit wie auch Krankheit in sich birgt, zu einem strategischen Rohstoff bar jeglicher mystischen Assoziationen, jedoch von ausschlaggebender Bedeutung für menschliche Unternehmungen. Diese Veränderung wurde unumkehrbar, als Erwin J. Cohn, der im Auftrag der Militärs in Harvard arbeitete, eine Möglichkeit fand, Plasma in seine vielen Einzelelemente zu fraktionieren. Diese Technik, die dem »Kracken« von Öl entspricht, verschaffte, in Verbindung mit dem Gefriertrocknen von Plasma, den Alliierten einen ungeheuren Vorteil gegenüber den Achsenmächten, deren Bluttechnologie ausgesprochen primitiv war. Sie schuf auch die Voraussetzungen für eine globale Blutindustrie in der Nachkriegszeit.

Der letzte Teil, »Blutgeld«, beschreibt, wie die Flüssigkeit, die so viele Menschenleben gerettet hatte, zur Grundlage einer weltweiten Industrie wurde. Einige wenige Arzneimittelhersteller, den »Sieben Schwestern« im Ölgeschäft vergleichbar, beherrschen den Plasmamarkt. In ihrem Bestreben, möglichst große Mengen des Rohstoffs aufzutreiben, gründeten sie in heruntergekommenen Vierteln Amerikas »Plasmafabriken« und kauften die Substanz von den dortigen Einwohnern, zu denen oft Drogenabhängige und Arme gehörten. Bei ihrer Suche nach neuen Quellen der Ausgangssubstanz importierten sie später Plasma aus der dritten Welt, insbesondere Lateinamerika – ein Vorgehen, das von der Sicherheit wie auch vom Ethischen her eher zweifelhaft war. Die Idee, den Rohstoff bei den Ärmsten der Armen zu sammeln, war politisch so brisant, daß sich in einem lateinamerikanischen Land die Bevölkerung erhob, die Fabrik zerstörte und eine Revolution auslöste. Mittlerweile boomte das Geschäft mit Vollblut, als Fortschritte in der Chirurgie, etwa Operationen am offenen Herzen und Organtransplantationen, die Transfusion von immer größeren Blutmengen erforderlich machten. (Bei einer einzigen Lebertransplantation braucht man unter Umständen bis zu fünfzig Einheiten rote Blutkörperchen.) Vollblut, das das Rote Kreuz und Blutbanken der Gemeinden auf einer nicht gewinnorientierten, gemeinnützigen Basis sammelten, wurde zum Gegenstand eines erbitterten Wettbewerbs, in dem die »Wohlfahrtsunternehmen« um die Vorherrschaft kämpften.

Das weitweite Geschäft mit Blut hat zwar etwas von Ausbeutung an sich, andererseits ist es jedoch ungemein segensreich. Zahllose Menschenleben konnten durch Transfusionen, ganz zu schweigen von den pharmazeutischen Plasmaderivaten, gerettet werden. Die durchschnitt-

liche Lebenserwartung von Menschen, die an Hämophilie leiden und seit
Ende der sechziger Jahre mit Blutgerinnungsfaktoren behandelt werden,
stieg auf das Doppelte an. Doch die gleichen Arzneimittel, die für so viele
Menschen Leben bedeuten, übertragen auch Krankheiten: mit der routinemäßigen Verteilung von Blut- und Plasmapräparaten an Millionen
können auch alle möglichen Krankheitserreger, die in ihnen nisten,
übertragen werden. Im Verlauf des Booms der Blutpräparate in den siebziger Jahren stieg auch die Zahl der durch Blut übertragenen Hepatitiserkrankungen an, und Zehntausende Bluter und Transfusionsempfänger
starben. Gegen Ende des Jahrzehnts hatten die Ärzte das Hepatisispro-
blem ihrer Ansicht nach unter Kontrolle gebracht – doch nun sahen sie
sich einem anderen Virus gegenüber, das sich auf vergleichbare Weise
ausbreitete: HIV. Obwohl verseuchte Blutpräparate nur an einem Bruchteil der AIDS-Fälle schuld sind (die Krankheit wird vor allem durch sexuelle Kontakte und intravenösen Drogengebrauch übertragen), fordern
sie einen ungeheuren Tribut. Ironischerweise ließ die AIDS-Seuche,
nach all den durch die moderne Medizin bewirkten Veränderungen der
Bedeutung von Blut, das mittelalterliche Bild von Blut als dem Träger
übler Säfte und des Todes wiederaufleben.

Heute haben wir es mit einem sichereren und gleichzeitig gefährlicheren Rohstoff zu tun als je zuvor. Viele Staaten haben aus der AIDS-Krise
gelernt und Verfahren zum Aufspüren und Eliminieren von Viren eingeführt. Dadurch wurde Blut noch teurer, eine bedenkliche Entwicklung in
einer Zeit schrumpfender Gesundheitsbudgets. Zudem können wir nicht
mehr selbstzufrieden von der Annahme ausgehen, Blut und seine Derivate seien sicher, denn ständig drohen, neue Krankheiten aufzutreten. In
der Zwischenzeit sehen sich arme Länder, die kaum Zugang zu modernen
Apparaturen haben, mit unvorhergesehenen Risiken infolge von mit dem
Blut übertragenen Krankheiten ausgesetzt. Als Reaktion auf die Gefahren, die der Rohstoff in sich birgt, bemühen sich etliche Firmen mittlerweile um die Entwicklung künstlicher Blutersatzstoffe, die gegen Krankheitserreger, die Menschen schaden können, immun sind. Selbst wenn
derlei Präparate eines Tages auf den Markt kommen, werden sie vermutlich sehr teuer sein und somit die Kluft der Ungleichheit zwischen den
Nationen, die Zugang zu modernen Blutpräparaten haben, und jenen, die
sich das nicht leisten können, noch vertiefen. Die Verteilung von Blut
wird daher, wie die anderer lebenswichtiger Rohstoffe, auch in Zukunft
die Frage nach Gleichheit und sozialer Gerechtigkeit aufwerfen.

Dies ist also die Geschichte des Bluts – die Chronik eines Heilmittels
und der Forscher, die es untersucht, der Geschäftsleute, die damit Handel
getrieben, der Ärzte, die es verschrieben haben sowie der Patienten, de-

ren Leben es so einschneidend verändert hat. Zugleich stellt das Buch
eine Herausforderung für alle diejenigen dar, die diesen Rohstoff verteilen, verwalten und sich seiner bedienen. In der Tat betrachten wir diese
menschlichste aller Substanzen unter dem Gesichtspunkt eines steten
Spannungsverhältnisses im Verlauf seiner Geschichte. Ist sie ein segensrei-
ches Geschenk oder nichts weiter als ein Pharmazeutikum? Kann eine
einzige Substanz beides gleichzeitig sein, und falls ja, wie geht man am
sichersten und moralischsten damit um? Die Antworten auf diese Fragen
werden über die Zukunft dieser kostbaren, geheimnisvollen, gefährlichen
Substanz entscheiden.

1. Teil

MAGIE DES BLUTES

1 Das Blut eines sanftmütigen Kalbes

In einem Dorf nahe Paris lebte im 17. Jahrhundert ein Geistesgestörter namens Antoine Mauroy. Man weiß kaum etwas über diesen finsteren, erbarmungswürdigen Gesellen – wie er aussah oder welche Stellung er im damaligen gesellschaftliche Leben innehatte. Nur eines wissen wir: Er litt an »Tobsuchtsanfällen«[1] – dann schlug er seine Frau, riß sich die Kleider vom Leib, rannte nackt durch die Straßen und steckte dabei Häuser in Brand. Sein Name wäre vollends der Vergessenheit anheimgefallen, hätte er nicht an einem Experiment teilgenommen, in dessen Folge die Verfahren der Medizin sich von Grund auf änderten.

Im Winter 1667 stieß ein Adeliger auf Mauroy, wie er nackt durch die Straßen von Paris irrte. Mitleid überkam ihn, und er brachte den Mann zu einem Freund, der bereits etliche Experimente durchgeführt hatte – zu Jean-Baptiste Denis, einem Arzt Ludwigs XIV., der sich mit Blutübertragungen von Tieren auf Menschen und deren Folgen beschäftigte. Dieser setzte Mauroy auf einen Stuhl; um ihn herum versammelten sich praktizierende und Wundärzte und »zahlreiche Leute von Stand ... die viel zu klug waren, um damit zu rechnen, irgend etwas könne sie auch nur im mindesten überraschen«.[2] Um Schlag sechs Uhr am Abend des 19. Dezember schnitt, laut dem Bericht des Arztes, ein Gehilfe eine Vene in Mauroys Arm auf, führte ein Röhrchen ein und nahm ihm etwa zehn Unzen Blut ab. Dann steckte er das andere Ende der Kanüle in die Beinarterie eines Kalbes und ließ einen Napfvoll von dem Blut des Tieres in den Mann fließen. Der Arzt hoffte, das Blut des Kalbes würde »aufgrund seiner Frische und der Sanftmütigkeit des Tieres möglicherweise die Hitze und die Aufwallungen des Blutes [des Patienten] dämpfen«.

Die Tatsache, daß ein Arzt des Königs einem Menschen Tierblut übertrug, hatte angesichts des damaligen Stands der Medizin durchaus nichts Frevlerisches an sich. Im 17. Jahrhundert stellte die Heilkunst eine willkürliche Mischung aus überlieferten Heilverfahren, Astrologie, religiösen Beschwörungsformeln und von den Griechen übernommenen Lehrmeinungen dar.[3] Die Ärzte behandelten ihre Patienten mit allen möglichen wahllos herausgegriffenen Heilmitteln: mit Wurzeln, Kräutern, Würmern; Pülverchen aus verschiedenen kostbaren Steinen, Krebsaugen, Schlangenzungen oder aber »Moos vom Schädel eines Menschen, der eines gewaltsamen Todes gestorben ist«. Bader fungierten häufig als Wundärzte; sie alle ließen Patienten bis zur völligen Erschöpfung und oft bis an den Rand des Todes zur Ader, um zusammen mit dem Blut die »üblen Säfte« abfließen zu lassen.

Das Leben damals war ungesund, brutal und kurz. Möglicherweise beschwört der Name Ludwigs XIV. das Bild eines Zeitalters stutzerhaft gewandeter Höflinge herauf, die sich mit Glücksspiel, Verschwörungen und sexuellen Intrigen die Zeit vertrieben. Die Masse der Menschen lebte jedoch in weniger vergnüglichen Umständen. Sie flohen vor dem armseligen Leben auf dem Land und drängten in die Armenviertel der großen Städte Europas, wo die Abwässer durch die Straßen rannen und die Häuser Brutstätten für Ratten und Ungeziefer waren. Periodisch suchten Seuchen den Kontinent heim – Malaria, Gelbfieber, der Schwarze Tod –, die ganze Städte entvölkerten, Handel und Wirtschaft zum Erliegen brachten und Zehntausende Menschenleben auslöschten. In der zweiten Hälfte des 17. Jahrhunderts wurden in London 69 000 Menschen, 83 000 in Prag und nahezu eine halbe Million in der Republik Venedig Opfer von Epidemien. Einzig Spezialärzte konnten die Seuchengebiete betreten. Die »Pestärzte«, wie man sie nannte, trugen Gewänder, die in etwa den heutigen biologischen Schutzanzügen entsprachen: lange Lederkittel und Handschuhe, Masken mit glasbedeckten Augenschlitzen und lange, gekrümmte Schnäbel, die mit Räucherwerk gefüllt waren. Wie surrealistische Todesvögel stolzierten sie durch die Gegend, fühlten mit Stäben den Puls, erklärten Opfer für tot und beschlagnahmten ihr Eigentum. Die Obrigkeit hatte keine Ahnung, was der Grund für die Krankheit war, daher griff man zu allen nur erdenklichen drakonischen Maßnahmen; normalerweise bedeutete dies, daß die Opfer der Hexerei bezichtigt, zu Tode gefoltert und ihre Häuser verbrannt wurden.

Doch so trostlos die Zeit auch für die einzelnen war, für die Menschheit insgesamt barg sie ungeheuer vielversprechende Möglichkeiten in sich. Damals kam es zu einer Neubelebung der bildenden Kunst, der Literatur, der Philosophie und der Naturwissenschaft. Es war die Epoche Rembrandts und Racines, Miltons und Molières. Wie nie zuvor forderte ein unumstößlicher Glaube an die menschliche Vernunft die Dogmen der Kirche heraus, und zwar in einem Maße, daß ein Philosoph wie René Descartes den Skeptizismus und die Zuversicht jener Zeit in der volltönenden Bekundung menschlichen Selbstbewußtseins zusammenfassen konnte: »Cogito ergo sum – Ich denke, also bin ich.« In der Naturwissenschaft wich Aberglauben unvoreingenommener Beobachtung. Die einst mystische Natur wurde meßbar. In der Tat hatte in den Jahren vor Denis' Experimenten Isaac Newton seine Theorie der Schwerkraft entwickelt, Galileo Galilei hatte Sonnenflecken beobachtet und Robert

Boyle das Verhalten von Gasen erklärt. In Frankreich hatte Descartes die analytische Geometrie erfunden und durch eine strenge Anwendung mathematischer Vorstellungen auf die Erforschung der Natur das moderne wissenschaftliche Denken begründet.

Auch in der Medizin kündigten sich vielversprechende Entwicklungen an. Nachdem die Kirche ihr Verbot der Sezierung des menschlichen Körpers gelockert hatte, zeigten Anatomen wie Andreas Vesalius, William Harvey und Marcello Malpighi mit einer erstaunlich genauen Kenntnis der Struktur und Funktionsweise des Organsystems, wie kompliziert der menschliche Organismus ist. Beispielsweise war ihnen klar, daß das Herz wie eine Pumpe arbeitet, Blut durch die Arterien nach außen preßt und es durch die Venen zurückfließen läßt, ebenso daß die beiden Arten von Adern durch ein System von Kapillargefäßen miteinander verbunden sind. Sie wußten, daß die Bauchspeicheldrüse, die Milz und die Verdauungsorgane zersetzende Säfte oder Enzyme absondern, und verfügten zudem über ein rudimentäres Wissen, wie das Auge funktioniert.

Trotz ihres hohen Wissensstands hielten die Ärzte (wie die restliche damalige Gesellschaft) an einem Kern altherkömmlicher Glaubenssätze fest. Sie glaubten nach wie vor, Krankheit habe ihren Ursprung in einem Ungleichgewicht unsichtbarer Flüssigkeiten oder Dämpfe im Körper, die man als »Säfte« bezeichnete. Darüber hinaus waren sie der unumstößlichen Ansicht, irgendwie sei das Blut Träger des eigentlichen Wesens der Kreatur, in der es fließe – eine »Vitalismus« genannte Theorie, die unverändert fünfzehnhundert Jahre überdauert hatte. Laut dieser Überzeugung könnte beispielsweise das Blut eines Hirsches die Merkmale Mut und Langlebigkeit in sich tragen, das eines Kalbes Friedlichkeit. So war das Werk Denis', wenngleich an modernen Maßstäben gemessen irrig, von der für sein Zeitalter charakteristischen Mischung von Wissenschaft und Aberglauben geprägt.

Denis, ein melancholisch wirkender Mann[4] mit großen Augen, vorspringender Nase, hoher Stirn und Hängebacken um das Kinn, die ihm das Aussehen eines Kleinbürgers verliehen, stammte aus einer bescheidenen Familie von Handwerkern[5] – sein Vater hatte Wasserpumpen für den königlichen Hof hergestellt. In Paris studierte er Theologie und anschließend in Montpellier Medizin. Als er nach Paris zurückkehrte, wurde er Professor für Philosophie und Mathematik sowie einer von Ludwigs XIV. Leibärzten. Wißbegieriger Verstandesmensch, der er war, nahm er regelmäßig an den Treffen der gelehrten Gesellschaften oder Akademien der Stadt teil, wo die neuesten Erkenntnisse aus Physik, Mathematik, Medizin und Philosophie erörtert wurden. Er gehörte der vom Grafen Montmor geförderten Akademie an, die für ihre fortschrittliche Denkweise bekannt war. In der Tat hatte der Graf in jener kalten Winternacht den Verrückten zu Denis gebracht.

Über seinen Patienten gebeugt, wartete Denis auf irgendwelche Anzeichen, ob die Transfusion gewirkt hatte.[6] Etliche Minuten verstrichen, während das Blut des Kalbes durch das Röhrchen strömte. Als Mauroy sich beklagte, er spüre von seinem Handgelenk aus heftige Hitze in sich aufsteigen, entfernte Denis die Kanüle. Dann vernähte er die Wunde und hieß Mauroy sich schlafen legen. Zwei Stunden später wachte der Patient auf; seine Schmerzen waren verschwunden, er verzehrte ein herzhaftes Abendessen und pfiff und sang vergnügt.

Zwei Tage darauf verabreichte Denis ihm eine weitere Transfusion, diesmal eine weit größere als die erste. Sobald das Blut in seine Venen strömte, beklagte Mauroy sich über das gleiche Gefühl von Hitze, die in seinem Arm aufsteige. Sein Puls raste, wurde langsamer und dann wieder schneller. »Wir beobachteten reichlich Schweiß auf seinem ganzen Gesicht«, notierte Denis.[7] »Er beklagte sich über große Schmerzen in den Nieren, daß er im Magen ein Gefühl des Unwohlseins verspüre und sich gleich übergeben werde, wenn wir ihn nicht freiließen.« Beunruhigt von Mauroys unvorhersehbaren Reaktionen, entfernten Denis und sein Assistent rasch das Röhrchen. »Während wir die Wunde schlossen, spie [Mauroy] all den Speck und das Fett, das er vor einer halben Stunde zu sich genommen hatte«, schrieb Denis. Der Patient urinierte becherweise Flüssigkeit, die so schwarz war, »als wäre sie mit Kaminruß vermischt«. Sie brachten ihn zu Bett, stellten jedoch, als er am nächsten Morgen aufwachte, fest, daß er »eine überraschende Gemütsruhe und große Geistesgegenwärtigkeit ... sowie eine allgemeine Erschlaffung der Gliedmaßen an den Tag legte«.

Denis konnte das nicht wissen, aber sein Patient hatte soeben einen beinahe tödlichen Schock erlitten. Tierblut enthält Proteine, die dem menschlichen Blut völlig fremd sind. Wenn derlei Substanzen in den menschlichen Körper eindringen, reagiert dieser sehr rasch und dramatisch: Er mobilisiert Antikörper, um die Angreiferzellen zu zerstören. Die Reaktion löst eine massive Hämolyse (die physische Zerstörung eindringender roter Blutkörperchen), begleitet von hohem Fieber, aus und führt zu Entzündungen sowie Schmerzen in den Nieren, wenn diese das toxische Hämoglobin und die Zellenbruchstücke herausfiltern. Rote Blutkörperchen sterben millionenweise ab, und das oxydierte Hämoglobin färbt den Urin schwarz.

Es war also reines Glück, daß Mauroy überlebte. Die nächsten paar Tage verbrachte er bei Denis. Er schlief, betete, blutete aus der Nase und schied weiterhin kohlschwarze Flüssigkeit aus. Anzeichen von Wahnsinn

zeigte er nicht mehr und sagte kaum etwas. Am Freitag nahm man ihm
zwei Napfvoll Blut ab. Am Samstag, zwei Tage nach der Behandlung,
fühlte Mauroy sich kräftig genug, um zur Beichte zu gehen. »Am gleichen Tag«, schrieb Denis, »wurde sein Urin wieder hell.«

Und jetzt fand auch Madame Perrin, die ihren Ehemann in den umliegenden Dörfern gesucht hatte, ihn endlich in der Obhut Denis'. Zögernd
näherte sie sich Antoine, denn sie hatte Angst wegen seiner früheren
Grobheit. Zu ihrer Überraschung begrüßte ihr Mann sie zärtlich und berichtete »mit großer Geistesklarheit alles, was ihm widerfahren war, wie
er durch die Straßen gerannt war; wie die Wache ihn eines Nachts aufgegriffen hatte und wie Kalbsblut in seine Venen eingeführt worden war«.
Kaum traute Denis seinen Augen: Der Mann, der »nichts anderes getan
hatte, als zu fluchen und [seine Frau] zu schlagen«, war auf dramatische –
fast magische – Weise geheilt worden.

Jenseits des Kanals lasen Denis' Rivalen seine Berichte mit Unbehagen
und Bestürzung. Die Stichhaltigkeit seiner Experimente bezweifelten sie
nicht; vielmehr erboste sie, wie rasch er Fortschritte machte. In den
Augen der Engländer hatten *sie* das Verfahren des Transfusion entwickelt
und als erste Blut von Tieren einer Spezies auf die einer anderen übertragen; und sie hatten als erste Transfusionen beim Menschen vorgeschlagen.
Wie konnte dieser Neuling es wagen, in ihre Domäne einzudringen?

Hinter ihrer Besorgnis stand mehr als nur wissenschaftlicher Neid.
Europa befand sich im Umbruch: Spaniens Stern war im Sinken begriffen, in Deutschland wüteten zerstörerische Bürgerkriege; England und
Frankreich schälten sich als die beiden europäischen Großmächte heraus.[8] Beide Nationen hatten Bürgerkriege durchgestanden und waren mit
starken Monarchen daraus hervorgegangen – Karl II. in England und
Ludwig XIV. in Frankreich; beide Nationen wurden durch Kolonien in
der Neuen Welt, Asien und Afrika reich. Sie wetteiferten miteinander auf
zahlreichen Gebieten, einschließlich Literatur, Musik, bildender Kunst
und Wissenschaft und unterhielten gelehrte Gesellschaften – die Vorläu-
ferin der Royal Society in England und die Académie Française in Frankreich. In allen Bereichen, auch dem der Medizin, konkurrierten sie erbit-
tert um die Weltherrschaft.

Die Engländer hatten allen Grund, stolz auf ihre Forschung zu sein: Sie
konnten eine direkte Linie zurück zu den Experimenten Harveys ziehen,
der vierzig Jahre zuvor als erster bewiesen hatte, daß das Blut durch Arterien und Venen fließt.

Schon vor der griechischen Antike hatte man den Körper auf grundlegend andere Weise betrachtet. Anders als jetzt dachten die Leute nicht in
Begriffen von Systemen – des Verdauungs-, des Nerven- und des endo-

krinen Systems beispielsweise – und wußten nichts von Hormonen, Genen, Infektionen oder Keimen. Statt dessen sahen sie im Körper einen Mikrokosmos der Natur. Da ihrer Ansicht nach alle natürlichen Phänomene ein Ergebnis des Wechselspiels der vier Elemente – Luft, Feuer, Wasser und Erde – waren, nahmen die Griechen an, analoge Kräfte müßten auch den Körper beherrschen. Zu diesen Elementen oder »Säften« zählten Phlegma oder Schleim, Gallensäure, Galle und Blut. Linguistische Überreste dieser Denkweise finden sich beispielsweise in den Worten »gallig« und »cholerisch«. Laut der griechischen Medizin hing eine stabile Gesundheit von einer Aufrechterhaltung des Gleichgewichts der Säfte ab; dies führte später zu der Praxis, den Verdauungstrakt zu purgieren und Blut abzuzapfen.

Jahrhundertelang galt diese Theorie, wie wir an späterer Stelle noch sehen werden, unangezweifelt und wurde nahezu unverändert vom Christentum übernommen. Blut, der wichtigste Saft, wurde als Träger des Lebensgeistes betrachtet; durch die Arterien und Venen floß es hin und zurück und spritzte durch irgendwelche angenommenen winzigen Poren ins Herz. Als Anatomen begannen, Sezierungen durchzuführen, stellten sie jedoch fest, die Theorie stimmte nicht mit dem Augenschein überein. Im 16. Jahrhundert gelang es dem Anatomen Vesalius nicht, die Poren zu finden. »Wir sehen uns gezwungen, uns über das Werk des Allmächtigen zu wundern«, schrieb er untertreibend und voll Demut, »laut dem durch für das menschliche Auge unsichtbare Öffnungen Blut von der rechten in die linke Herzkammer ausgeschwitzt wird.«[9] Harvey zog vor, dies unumwundener zu formulieren: »Verdammt! Es gibt keine Poren!«[10]

Harvey fand noch andere Abweichungen. Als er die Venen von etwa achtzig Spezies untersuchte, von Aalen bis hin zu Lämmern und Menschen, stellte er fest, sie waren durch zahlreiche Klappen oder Ventile unterteilt. Er versuchte, Wasser durch die Gefäße zurückzupressen, aber im Widerspruch zur Säftetheorie konnte er die Flüssigkeit nicht dazu bringen, vor- und zurückzuspritzen: die Klappen erlaubten nur in einer Richtung das ungehinderte Dahinströmen. Nach weiteren anatomischen Untersuchungen gelangte er zu einer verblüffenden Schlußfolgerung: Blut ebbte und flutete nicht wie die Gezeiten, sondern floß zielgerichtet – durch die Arterien heraus und durch die Venen wieder zurück – und *zirkulierte* in einer Richtung durch ein geschlossenes System. Und was das Herz – den Sitz der Seele, Quell allen Lebens – betraf: Es war nichts weiter als eine einfache mechanische Pumpe.

Harveys Folgerungen, die anfangs auf heftigen Widerstand stießen, revolutionierten die Art und Weise, wie man sich den Körper vorstellte: Man betrachtete ihn jetzt eher unter mechanischen als mystischen Gesichtspunkten. Darüber hinaus veränderte er mit seinen quantitativen Methoden die Vorgehensweise der Naturwissenschaft: Indem er Größen wie Strömung und Volumen tatsächlich maß, begründete er die experimentelle Anatomie. (An dieser Stelle wäre anzumerken, daß Harvey zwar den Blutkreislauf entdeckte, die Lehre von den Körpersäften jedoch nie ausdrücklich ablehnte.)

Harvey arbeitete in Oxford mit einer Gruppe hervorragender Wissenschaftler zusammen, die sich »Experimental Philosophy Club«[11] nannten. Derart beeindruckt waren seine Kollegen von seinen Methoden, daß sie sich selber Gedanken über den Kreislauf machten, auch wenn sie in völlig anderen Bereichen ausgebildet worden waren. Der legendäre Architekt Christopher Wren und Robert Boyle, der Begründer der modernen Chemie, beschäftigten sich nun mit dem Kreislauf und arbeiteten dabei mit einem Federkiel und einer Blase, um Hunden Opium und Antimon zu injizieren. Indem sie ihnen die jeweilige Droge verabreichten und die Symptome protokollierten – Opium macht schläfrig, Antimon erregt Brechreiz –, gelang ihnen der Nachweis, daß die Eingriffe Wirkung gezeitigt hatten. Dieses einfache Experiment hatte zwei bemerkenswerte Folgen: die Erfindung der ersten intravenösen Spritze und den Beweis, Eingriffe von außen in den bislang unantastbaren Kreislauf waren möglich.

Von nun an injizierten Anatomen im Labor Hunden alle möglichen Lösungen, von Urin über Wein und Milch bis hin zu Bier, oft mit tödlichem Ausgang. Schließlich schlug ein begabter junger Arzt namens Richard Lower vor, eine Flüssigkeit zu verwenden, die er für die denkbar verträglichste hielt.

Lower stammte aus einer Bauernfamilie in Cornwall und studierte als Stipendiat in Oxford Medizin.[12] Als Wren und Boyle ihre Ergebnisse veröffentlichten, war er noch Student. Er hatte die beiden im Experimental Philosophy Club kennengelernt, und sie förderten und unterstützten ihn bei seiner Arbeit. In einer Reihe von Experimenten, mit denen er 1665 begann, versuchte Lower, Blut von einem Hund auf einen anderen zu übertragen.[13] Er legte bei zwei Versuchstieren die Drosselvenen an der vorderen Seite des Halses frei und befestigte sie an den beiden entgegengesetzten Enden eines Röhrchens, so daß Blut von einem Tier zum anderen fließen konnte. Doch alle seine Experimente schlugen fehl. In den Venen steht, anders als in den Arterien, das Blut kaum unter Druck, da es zum Herzen zurück fließt. Öffnet man eine Vene, so spritzt das Blut nicht heraus; die träge Flüssigkeit strömte daher nicht von einem Tier zum anderen, sondern sammelte sich in dem Röhrchen an und gerann. Ein Jahr lang experimentierte Lower mit verschiedenartigen Kombinationen, bis er sich schließlich ein Verfahren ausdachte, mit dem er Erfolg hatte: Er verband die Arterie des Spendertiers mit der Vene des Empfängers. Der Druckunterschied zwischen der sprudelnden Arterie und der passiven Vene preßte das Blut vom Spender zum Empfänger. Diese einfache Weiterentwicklung war von ausschlaggebender Bedeutung für alle, die in den folgenden Jahrhunderten Transfusionen vornahmen.

Gerüstet mit dieser neuen Erkenntnis, bereitete Lower Ende Februar 1666 ein »aufsehenerregendes neues Experiment« vor.[14] »Ich wählte einen [Hund] mittlerer Größe und entnahm Blut aus einer freigelegten Drosselvene«, schrieb er. Er zapfte dem Hund soviel Blut ab, wie er konnte, ohne das Tier umzubringen. »Anfangs winselte der Hund, doch bald war seine Kraft erschöpft, und er begann, krampfartig zu zucken.« In der Zwischenzeit hatte er auf einer zweiten Bank einen großen Jagdhund festgebunden, eine seiner Halsarterien freigelegt und sie an ein Röhrchen angeschlossen; jetzt verband er das andere Ende des Rohrs mit der Drosselvene des kleineren Hundes, stellte eine Verbindung zwischen beiden her und ließ das Blut hindurchströmen, bis »kein Blut noch Leben mehr« in dem Jagdhund war.

Und nun wurde er Zeuge eines angesichts der damaligen Anschauungen und des Stands der Wissenschaft zu jener Zeit wahrhaft erstaunlichen Anblicks. Der kleinere Hund erwachte praktisch vom Tod wieder zum Leben, als wäre die Lebenskraft des Jagdhundes in ihn geströmt. Lower vernähte die Drosselvene, löste die Fesseln und sah zu, wie der kleine Hund vom Tisch sprang. »Er achtete seiner Verletzungen nicht, wedelte, als er seinen Herrn sah, mit dem Schwanz und wälzte sich im Gras, um sich von dem Blut zu reinigen, gerade so, wie er es gemacht hätte, wenn man ihn einfach ins Wasser geworfen hätte, und zeigte keinerlei Anzeichen von Unbehagen oder Mißfallen mehr.«

Lowers Philosophenfreunde gerieten bei seinen Experimenten in Aufregung wie seit Jahren nicht mehr. Kollegen beeilten sich, die Schlußfolgerungen daraus zu ziehen. Robert Boyle schrieb Lower, er müsse nun eine ganze Reihe von Möglichkeiten in Betracht ziehen, die sich aus der Transfusion ergäben. Würde ein scharfer Hund zahm, »wenn man ihm das Blut eines ängstlichen und feigen Hundes einflößt«?[15] Würde ein dressierter Hund vergessen, wie er apportieren soll, wenn man ihm Blut von einem Hund überträgt, der das nicht konnte? Nähme das Fell des Empfängers die Farbe des Fells des Spenders an?

Lower arbeitete weiter und lieferte später Boyle in einem langen Brief einen Bericht über seine Fortschritte. Er schrieb, nachdem er solche Mengen Blut von einem Hund auf einen anderen übertragen habe, daß der Spender einging, hätte er kleinere Mengen von mehreren Hunden auf einen übertragen, um die Spender nicht zu töten. Er mischte das Blut verschiedener Spezies, transfundierte beispielsweise Blut von einem Schaf in einen Hund. Abgesehen von einer Kräftigung des Empfängers schien die Transfusion die jeweilige Veranlagung nicht zu beeinflussen. »Der wahrscheinlichste Nutzen des Experiments liegt wohl darin«, so folgerte er, »daß ein Tier mit dem Blut eines anderen leben kann.«

Gemäß der besten wissenschaftlichen Tradition versuchten andere Ärzte, die Experimente Lowers nachzuvollziehen. In der Londoner Royal Society führte Edmund King laut dem Bericht Samuel Pepys', des bekannten Chronisten und Präsidenten der Gesellschaft, ein »hübsches Experiment durch, bei dem er von einem Hund Blut in einen anderen fließen ließ, bis der erste starb«.[16] Anschließend begaben sie sich in die Popeshead Tavern und philosophierten dort weit in die Nacht hinein über die schier unermeßlichen Möglichkeiten, die die Technik der Transfusion eröffnete. »Dies gab Anlaß zu vielerlei liebreizenden Wunschvorstellungen, beispielsweise einem Erzbischof das Blut eines Quäkers einzuflößen und derartiges mehr.«

Die Versuche der Engländer fanden ungefähr ein Jahr früher statt, als Denis Antoine Mauroy das Kalbsblut transfundierte. Mittlerweile verzichteten die Franzosen auf Kiele oder Schilfröhrchen, um Blut zu übertragen, und erfanden ein neues Hilfsmittel: zwei Zylinder aus Silber, die durch einen kleinen Sack miteinander verbunden waren. Ein Röhrchen wurde an dem ersten Hund befestigt, das andere an dem zweiten; dann drückte man den Sack zusammen, um das Blut vom Spender zum Empfänger zu pressen. Doch die Franzosen hatten nicht soviel Glück wie Lower: Aus ihnen unerklärlichen Gründen starb der Empfänger jedesmal oder hinkte einfach davon. Eine Autopsie ergab, daß das Herz eines der Hunde prall mit Blut gefüllt war – die Folge, wie man im nachhinein sagen kann, entweder eines Herzanfalls oder eines Schocks. Schließlich gelang es ihnen beim siebten Versuch, zwei Unzen Blut zu übertragen.

Die Beobachtung derartiger Experimente bewog Denis dazu, selber auf diesem Gebiet zu arbeiten. Im Lauf der nächsten Monate nahm er neunzehn Transfusionen bei Hunden vor.[17] Offenbar gelang es ihm, das mit einer Blutübertragung verbundene Trauma zu lindern, indem er die Krural- oder Schenkelarterien und nicht die Halsschlagadern anzapfte. Er erweiterte sein Repertoire und transfundierte Kalbsblut auf einen Hund und das Blut von vier Widdern auf ein Pferd. Monatelang hatte Denis mit seinen Experimenten ununterbrochen Erfolg: Blut, so schien es, war ein universeller Nährstoff und für jegliche Spezies von Nutzen.

Anschließend legte er seine gewagteste Vorstellung in einer gründlich durchdachten Abhandlung dar, in der er Schritt für Schritt etwas, das selbst heute als unerhörte Idee aufgefaßt würde, rechtfertigte.[18] Er ging von der philosophischen Prämisse aus, die Natur müsse das Prinzip des Blutaustauschs billigen – schließlich und endlich nähren sich Föten über die Plazenta vom Blut der Mutter. Dann machte er den moralischen Standpunkt geltend, es könne gar nicht von Übel sein, einen tierischen Nährstoff zu übertragen – ernähre der Mensch sich nicht auch von Milch und Fleisch der Tiere? Nachdem er schließlich anhand seiner Experimente die Vorteile einer Bluttransfusion von einem Tier auf ein anderes gezeigt hatte, wolle er nun vorschlagen, diese Segnungen auch dem Menschen zuteil werden zu lassen. »Brust- oder Rippenfellentzündungen, Blattern, Aussatz, Krebse, Geschwüre, Wundrosen, Verrücktheit, Altersschwachsinn und andere Krankheiten, die eine Folge der Verderbtheit des Blutes sind« – sie alle könnten mittels Transfusionen geheilt werden. Allerdings war er noch nicht soweit, den Menschen als Blutspender in Betracht zu ziehen: »Es wäre ein barbarisches Vorgehen, das Leben einiger zu verlängern, indem man das anderer verkürzt.« Tiere hingegen litten offenbar nicht übermäßig unter einer Blutentnahme, und die Bauern könnten unerschöpflichen Nachschub liefern. Darüber hinaus sei Tierblut mit Sicherheit gesünder als das des Menschen, welches zweifelsohne durch »Ausschweifungen und unmäßiges Essen und Trinken« verderbt sei. Schließlich und endlich schädigten »Traurigkeit, Neid, Zorn, Melancholie, Sorge . . . das Blut als solches«, erklärte er. Nach zehnseitigem methodischen, vernünftigen Argumentieren schlug er schließlich vor, das »milde, löbliche Blut« von Tieren für Transfusionen auf den Menschen zu verwenden.

Es dauerte nicht lange, bis er seine Vorstellungen überprüfen konnte. Im Juni 1667 empfing er einen sechzehn Jahre alten Patienten, der »unter einem hartnäckigen rasenden Fieber litt«.[19] Zwanzigmal hatten Ärzte den jungen Mann zur Ader gelassen, doch das hatte ihn offenbar nur geschwächt. »Sein Verstand schien ihm völlig abhanden gekommen, er hatte vollständig das Gedächtnis verloren und war körperlich so schwerfällig und benommen, daß man nichts mit ihm anfangen konnte.«

Denis kam zu dem Schluß, das Blut eines sanftmütiges Lammes würde möglicherweise helfen. Er band das Lamm fest, legte seinen Hals frei und ließ neun Unzen Blut in eine Vene im Unterarm des Jungen strömen. Der Patient spürte, wie eine starke Hitzewelle in seinem Arm aufstieg; anschließend schlief er eine Stunde und erwachte dann schmerzfrei. »Was auch immer man ihm aufträgt, führt er mit großer Geschicklichkeit aus, und er ist nicht mehr benommen und schwerfällig«, schrieb Denis. Wochen später bemerkte er, der Patient »werde sichtlich fett. Kurz gesagt: Alle, die ihn kennen, sind höchlichst überrascht.«

Als nächstes nahm er eine Transfusion bei einem kräftigen vierundfünfzigjährigen Arbeiter vor.[20] Der Mann lachte und plauderte die ganze Zeit über, ohne auf die Hitzewelle in seinem Arm zu achten. Anschließend wollte er sich unter keinen Umständen hinlegen und packte, eifrig darauf bedacht, seine Stärke und seine Ausbildung als Metzger unter Beweis zu stellen, das Lamm, von dem ihm Blut übertragen worden war, und schlachtete es. Daraufhin hielt er ein kurzes Nickerchen, dann ging er aus, sammelte seine Kumpane um sich und lud sie in eine Kneipe ein, »um einen Teil des Geldes zu vertrinken, das er für sein heutiges Tagwerk erhalten hatte«. Den Rest des Tages verbrachte er laut Denis mit harter Arbeit.

Am nächsten Tag trafen die beiden sich auf der Straße. »Ich machte ihm Vorhaltungen wegen seiner Unbedachtheit«, erinnerte sich Denis. »Zur Entschuldigung brachte er vor, er könne nicht stillhalten, wenn er gesund sei … er hätte gegessen, getrunken und sehr gut geschlafen und jetzt mehr Kraft denn je.« Schließlich versicherte der Patient Denis, »falls ich vorhätte, das gleiche Experiment irgendwann einmal zu wiederholen, wünsche er sich, ich würde dafür niemand anderen auswählen als ihn …«

Denis veröffentlichte seinen Bericht in der Ausgabe der *Philosophical Transactions* vom 22. Juli 1667. Lower reagierte darauf mit einer Schmähschrift.[21] Transfusion »habe ich als erster entdeckt«, protestierte er und beschuldigte Denis, die Idee gestohlen zu haben. »Als seine neu entwickelte Bluttransfusion in aller Munde war, versuchte Dr. Dionys [*sic*] … mir das Verdienst streitig zu machen, dieses berühmte Experiment erdacht zu haben, und schrieb es sich selber zu.«

Denis war jedoch nicht an irgendwelchen Streitigkeiten gelegen. Wie er später betonte, hatte er das Verdienst an der Entdeckung durchaus den Engländern zugeschrieben; er selber hatte lediglich die Technik weiterentwickelt. Allerdings waren die Engländer nicht gewillt, sich in diesem Bereich die Anerkennung mit einem anderen zu teilen.

Sie setzten alles daran, auf diesem Gebiet wieder die Führung zu übernehmen. Am 23. November 1667 zahlten Lower und King einem zweiunddreißigjährigen Mann namens Arthur Coga zwanzig Shilling für seine Einwilligung, sich das Blut eines Schafes transfundieren zu lassen.[22] Dieser, ein ehemaliger Pfarrer, war laut Pepys infolge unbekannter Umstände »ein wenig durcheinander … arm und heruntergekommen«. Die Ärzte schlugen vor, ihm etwa zwölf Unzen Blut zu übertragen, was nach ihren Schätzungen ungefähr eine Minute in Anspruch nähme. Eine Woche nach der Transfusion trafen sie sich zum Essen in einem Lokal; Coga war ihr Gast. »Ich war erfreut, die Person, der Blut abgenommen worden war, zu sehen«, schrieb Pepys. »Er spricht wohlgesetzt und lieferte an dem

Tag der Gesellschaft einen lateinischen Bericht davon.« Pepys bemerkte, möglicherweise wäre eine weitere Transfusion für Coga von Nutzen, denn er scheine nach wie vor »ein wenig wirr im Kopf...«

Das Verfahren fand auch in Deutschland, Holland und Italien Verbreitung.[23] Überall begannen Ärzte, Transfusionen bei allen möglichen Kreaturen vorzunehmen und maßlos übertriebene Behauptungen aufzustellen. Transfusionen, so sagten einige, könnten Skorbut, Aussatz und andere »verheerende Ausschläge« heilen. Ein deutscher Arzt sah darin eine Möglichkeit, unangenehme Charaktereigenschaften zu behandeln. Das Blut eines fröhlichen Menschen könnte einen Hypochonder heilen; noch besser, Ehestreitigkeiten könnten dadurch geschlichtet werden, daß man das Blut der sich bekriegenden Ehemänner und -frauen austauschte.

Mittlerweile hatte Denis bei Antoine Mauroy zwei Transfusionen vorgenommen, sodann eine bei einem schwedischen Adeligen, der allerdings starb, sowie bei einer teilweise gelähmten Frau; diese überlebte. Doch die Kritik aus England verblaßte neben den Verleumdungen, denen er jetzt in seinem Vaterland ausgesetzt war. Die französische Intelligenz war ungemein politisiert, korrumpiert von dem Bestreben, die Annehmlichkeiten des Hofes aufrechtzuhalten.[24] In ihrem Bestreben, sich beim König einzuschmeicheln, beherrschte die Elite alle Methoden, sich gegenseitig schlechtzumachen; jede Leistung machte sie neidisch. Nachdem sie monatelang die Berichte über Denis' Erfolge gehört hatten, beschlossen die Mandarine der Académie Française – Rivalen der Akademie des Grafen Montmor –, es sei an der Zeit, zum Angriff überzugehen.

Es begann mit einer Reihe von Pamphleten gegen Denis, die Transfusion und sogar die grundlegende Vorstellung des Blutkreislaufs.[25] »Ich könnte ein ganzes Buch mit jeglicher bekannten Krankheit, ihrem Wesen und ihren Ursachen füllen und ohne weiteres zeigen, warum Bluttransfusion ein nutzloser Versuch wäre, sie zu heilen«, schrieb G. Lamy, ein Magister an der Universität Paris. Er führte etliche Krankheiten auf, etwa Brustfellentzündung und Krebs, und erklärte anhand der alten Humoraltheorie, warum eine Transfusion nie und nimmer etwas dagegen ausrichten könnte. Dann bediente Lamy, ein gewiefter Dialektiker, sich der entgegengesetzten Taktik. Angenommen, Transfusionen hülfen tatsächlich – was dann? Alle Kranken der Welt würden danach verlangen. Alle Tiere zusammen könnten nicht genügend Blut dafür liefern. Einige Kritiker fragten, warum das Blut eines Kalbes nur die Sanftmütigkeit, nicht aber die Einfältigkeit des Tieres übertrage. Andere verzichteten überhaupt auf jegliche Logik. Pierre de la Martinière, ebenfalls königlicher Leibarzt und Mitglied der Akademie, bezeichnete Transfusion als »monströse« Methode, als barbarisches Verfahren, das an Kannibalismus gemahne und di-

rekt der »Werkstatt Satans« entstamme. Martinière hatte nie die Theorie
des Blutkreislaufs akzeptiert und arbeitete jetzt unermüdlich darauf hin,
Transfusionen gesetzlich verbieten zu lassen. In Pamphleten und Briefen
an Minister, hohe Beamte, Adelige und vornehme Damen schwadro-
nierte er, Transfusion sei widernatürlich und bedrohe die Existenz der
Spezies Mensch schlechthin.

Die Argumente, die die Konservativen der Académie Française gegen
die fortschrittlicheren Wissenschaftler der Akadamie Montmors ins Feld
führten, breiteten sich von den Schulen und Akademien aus, sorgten für
Gesprächsstoff bei Hof und würzten den Klatsch in Paris. Die Engländer
schalteten sich ein; sie verteidigten die Transfusion, machten sich jedoch
über Denis lustig. Ganz Europa nahm Anteil an der Diskussion. Denis
ließ sich, überwältigt und entsetzt von dem Gelärme, nicht dazu herab,
daran teilzunehmen. Und dann, gerade als der Streit sich einem häßlichen
Höhepunkt näherte, klopfte es an Denis' Tür.

Draußen standen Antoine Mauroy und seine Frau Perrine.[26] Erschöpft
und zerlumpt sahen die beiden aus, und sie hatte etliche Blutergüsse. Antoine hatte wieder seine Tobsuchtsanfälle. Entgegen dem Rat des Arztes,
maßvoll zu leben, hatte er sich wieder in irgendwelchen Spelunken her-
umgetrieben, geraucht und sexuellen Verkehr mit seiner Frau gehabt. Vor
kurzem hatte er auch wieder damit begonnen, sie zu schlagen. Perrine
flehte den Arzt an, erneut eine Transfusion bei ihrem Mann vorzunehmen. Denis hatte seine Zweifel. Das Verfahren befand sich noch im experimentellen Stadium, und Antoine wirkte nicht kräftig genug, um derlei
durchzustehen. Er schien noch ausgezehrter als früher und zitterte unkontrolliert. Vielleicht sollte er sich einfach erst einmal ausruhen. Perrine war
verzweifelt: der brave Doktor *müsse* die Operation durchführen. Erneut
lehnte Denis ab. Als sie ihm ungeniert drohte, beim Generalstaatsanwalt
ein Gesuch einzureichen, um ihn zu zwingen, die Transfusion vorzunehmen, weigerte Denis sich schlichtweg und schickte die beiden weg.

Kurz darauf erhielt Denis einen versöhnlichen Brief von Perrine: ob er
wohl die Güte hätte, zu ihnen nach Hause zu kommen.[27] Als er dort eintraf, fand er seinen Gehilfen, die erforderlichen Hilfsmittel sowie ein Kalb
vor – alles war für die Transfusion vorbereitet. Und da saß auch der Patient, zuckend und zitternd – eindeutig nicht in der Verfassung für einen
solchen Eingriff. Denis wandte sich zum Gehen, doch Perrine warf sich
zu Boden und flehte »mit Tränen in den Augen und unermüdlichem
Wehgeschrei« den Arzt und seinen Assistenten an, zu bleiben. Sie hatte alles versucht, um ihrem Mann zu helfen, jetzt wußte sie sich keinen Rat
mehr. Denis gab nach, band das Kalb fest und setzte den Patienten zu-
recht. In dem Augenblick, als sie das Röhrchen einführen wollten, über-

kam Antoine ein derart heftiges Zittern, daß die Kanüle herausfiel. Sie beendeten das Experiment, ohne einen Tropfen Blut von dem Kalb transfundiert zu haben.

In der darauffolgenden Nacht starb Antoine Mauroy. Perrine schlug Denis' Bitte ab, den Leichnam untersuchen zu dürfen. Argwöhnisch erklärte Denis, er würde in Begleitung mehrerer Zeugen zurückkommen und, falls nötig, gewaltsam eine Autopsie vornehmen. Sie begrub ihren Mann, ehe sie eintrafen.

Sobald die Neuigkeiten »im Ausland ausgesprengt wurden«[28], bereiteten laut einem Bericht Denis' seine Feinde sich auf den letzten, endgültigen Schlag vor. Sie veröffentlichten weitere verleumderische Bücher und Streitschriften und verschrien den Arzt als Mörder und Narren. Kurz darauf stattete Perrine Denis einen Besuch ab. Sie erklärte, drei Ärzte der rivalisierenden Académie Française hätten ihr fünfzig Louisdor angeboten, damit sie ihn des Mordes bezichtige, der eine Folge der dritten versuchten Transfusion gewesen sei. Wenn er ihr finanziell unter die Arme greife, so sagte sie, würde sie darauf verzichten; ansonsten ginge sie auf den Vorschlag seiner Gegner ein. Er erklärte, sie und ihre Freunde, jene Ärzte, seien verrückt, so von allen guten Geistern verlassen, daß sie »eher einer Transfusion bedürften als ... ihr Ehemann«.

Bislang hatte Denis geschwiegen, doch diese neueste Drohung beunruhigte ihn. Perrine verleumdete ihn, und er wollte, daß sie damit aufhörte. Daher reichte er beim Kriminalgericht von Châtelet außerhalb von Paris eine Art Verleumdungsklage gegen sie ein.

Und jetzt folgte eine der seltsamsten Umkehrungen in der Geschichte der Rechtssprechung.[29] Zuerst nahm das Verfahren den üblichen Verlauf. Perrine beklagte sich über die unmenschliche Behandlung; der Arzt ließ zu seiner Verteidigung Patienten aufmarschieren, die die Wirksamkeit von Denis' Behandlungsmethoden bestätigten. Laut den Feststellungen des Gerichts stimmten alle darin überein, daß es mit Hilfe der ersten beiden Transfusionen gelungen war, Mauroy zu beruhigen; doch dann hatte er erneut unter Anfällen gelitten. Und nun kam eine phantastische Geschichte ans Tageslicht. Eines Abends begann Perrine, nachdem ihr Mann sie brutal geohrfeigt hatte, »gewisse Pülverchen« in seine Suppe (offenbar eine reichlich ungenießbare Brühe, denn die Katze trank ein wenig davon und ging ein) zu mischen. Zum Zeitpunkt der dritten – versuchten – Transfusion starb Antoine an Arsenvergiftung.[30]

In seiner Verlautbarung vom 17. April 1668 bestätigte der Vorsitzende Richter die vorläufigen Beweise gegen Perrine und ordnete an, sie und die drei Ärzte sollten erneut zu einer Befragung erscheinen. (Die Aufzeichnungen der Ergebnisse dieser Untersuchung wurden bei einem Brand

vernichtet.) Er sprach Denis von jeglicher Fahrlässigkeit oder gar Vergehen frei und schloß sich der Auffassung an, daß die dritte Transfusion nie
stattgefunden hatte. Gleichzeitig bemerkte er, das Thema Transfusionen
beunruhige die Ärzte von Paris. Mit Rücksicht auf ihre Besorgnis ordnete
er an, jeder Arzt, der eine Transfusion durchführen wolle, müsse zuerst
die Erlaubnis der medizinischen Fakultät einholen. Diese eine kleine Bedingung – praktisch ein Nachsatz zu dem Urteil – war ein verheerender
Schlag. Der medizinischen Fakultät gehörten die borniertesten, ungemein hierarchisch gesinnten Ärzte Frankreichs an; die fortschrittlicheren
Ärzte aus Montpellier, Reims und von anderen Universitäten verzichteten lieber auf eine Behandlung, als bei der Fakultät um eine Erlaubnis
nachzusuchen. Und so wurde, obwohl Denis in allen Punkten entlastet
worden war, das Heilverfahren Transfusion kaum mehr praktiziert. Zwei
Jahre später verbot das französische Parlament offiziell alle Transfusionen
bei Menschen.[31] Die Engländer zogen gleich. Als in Rom zwei Männer
bei Transfusionen starben, untersagte der Papst das Verfahren in nahezu
ganz Europa.

Eineinhalb Jahrhunderte mußten vergehen, ehe Ärzte erneut experimentelle Transfusionen an Menschen vornahmen, und auch dann verwendeten sie ausschließlich das Blut anderer Personen. Mit der Zeit lernten sie,
noch sorgfältiger vorzugehen, denn man entdeckte, es gibt verschiedene
Arten von menschlichem Blut, und diese müssen genau übereinstimmen,
will man eine tödliche Reaktion vermeiden.

Es wäre falsch, Denis und seine Zeitgenossen als naive und wirre Phan-
tasten abzutun, auch wenn ihre Arbeit den Anschein erwecken mag. In
einer Zeit, da die breite Mehrheit Blut als etwas Magisches betrachtete,
faßten sie es als Nährstoff auf – als eine rein biologische Substanz, die, so
sah es aus, Leben von einer Kreatur auf eine andere übertragen konnte.
Sie brachten das Bollwerk der Humoraltheorie zum Einsturz und zeigten,
die Körperfunktionen werden nicht von irgendwelchen nicht näher definierten Säften gesteuert, sondern durch chemische Substanzen, Gefäße
und Pumpen. Sie äußerten sogar erste Zweifel an der Praxis des Aderlasses, indem sie behaupteten, Blut sei ein Nährstoff und nicht ein übler Saft.

Was Mauroy betrifft, so könnte man versucht sein, Denis' Berichte
einer zeitweisen Besserung seines Zustandes als reines Wunschdenken
beiseite zu schieben: Möglicherweise war Mauroy eher erschöpft denn
geheilt. Doch gewisse Hinweise in den historischen Aufzeichungen legen
eine verlockende Möglichkeit nahe. Ein Engländer, der aufmerksam die
Experimente an Mauroy verfolgte, bemerkte, seine Verrücktheit habe
ihren »Urprung in . . . Liebe«[32]. Mit anderen Worten, er hatte vermutlich
Syphilis, die in den Spätstadien zu Gehirnschäden führt. Hervorgerufen

wird Syphilis durch *Treponema pallidum,* ein Bakterium, das keine hohen Temperaturen verträgt. (Wie Denis beobachtete, besserte sich der Zustand seines Patienten nach heftigen Fieberanfällen.) Anfang des 20. Jahrhunderts, vor der Entwicklung der Antibiotika, behandelten Ärzte Syphilis, indem sie ihre Patienten in Schwitzkabinen steckten; gelegentlich impften sie ihnen nichtletale Malariaerreger ein, um Fieber hervorzurufen; die erhöhte Körpertemperatur tötete die Erreger ab. Sollten diese Hinweise zutreffen, hat Denis möglicherweise bei Mauroy eine seltsame, aber durchaus vorstellbare Kettenreaktion ausgelöst: Er nahm die Transfusion vor; der Patient reagierte; das Fieber, das ihn beinahe das Leben kostete, hemmte das Wachstum der Bakterien. Und ein paar Monate lang war der Verrückte normal.

2 »Kein wundersamer Mittel denn Aderlaß«

Das medizinische Verfahren, das Denis und seine Anhänger in Frage stellten, war fester Bestandteil der am längsten währenden Tradition in der Medizin, die sich noch Jahrhunderte nach seinem Tod fortsetzte. Die Technik der Phlebotomie oder des Aderlasses hatte ihren Ursprung in den antiken Kulturen Ägyptens und Griechenlands. Sie überdauerte Mittelalter, Renaissance und Aufklärung und hielt sich bis nach der zweiten industriellen Revolution. Auch in der arabischen und indischen Medizin erfreute sie sich großer Beliebtheit. Was ihre Lebensdauer betrifft, kommt ihr kein anderes Verfahren gleich. Die Keimtheorie, die Grundlage der modernen abendländischen Medizin, wurde vor etwa 130 Jahren formuliert. Die neuzeitliche Methode der Transfusion ist ungefähr 75 Jahre alt. Mehr als 2500 Jahre hindurch wurde Phlebotomie guten Glaubens und voller Begeisterung praktiziert.

Die Ärzte ließen ihre Patienten bei jeder nur erdenklichen Krankheit zur Ader: bei Lungenentzündung, verschiedenen Arten von Fieber sowie Rückenschmerzen; bei Leber- und Milzerkrankungen; bei Rheuma und einer unspezifischen Erkrankung, die man als »Hinfälligkeit« bezeichnete; bei Kopfschmerzen und Schwermütigkeit, Bluthochdruck und Schlagfluß. Sie ließen zur Ader, um Knochenbrüche zu heilen, um das Bluten von Wunden zu stillen und, ganz allgemein, um die körperliche Spannkraft aufrechtzuerhalten. Bis in die zwanziger Jahre unseres Jahrhunderts hinein ließen Landärzte in Amerika regelmäßig »eine Vene verschnaufen«, um ihre Patienten bei guter Gesundheit zu halten.[1] Und doch gab es nie einen Beweis dafür, daß Aderlaß irgendwie von Nutzen war.

Kein Mensch kennt die Ursprünge dieses Verfahrens – möglicherweise fiel den Menschen in der Antike auf, daß die Menstruationsblutung Frauenbeschwerden linderte, und sie brachten Blutverlust mit Abschwächung irgendwelcher Symptome in Verbindung. Die Ägypter könnten sehr wohl schon 2500 v. Chr. den Aderlaß praktiziert haben, auch wenn man nicht weiß, warum oder zu welchem Zweck. (Eine Grabmalerei in der Nähe des antiken Memphis zeigt einen Patienten, dem am Bein und am Hals Blut abgezapft wird.[2]) Hippokrates, der Vater der abendländischen Medizin, der im 5. und 4. Jahrhundert v. Chr. seine Schriften verfaßte, lieferte einen frühen Bericht über Aderlaß im Rahmen der Humoralmedizin. Er erklärte, da jegliche Krankheit die Folge einer Unausgewogenheit der Körpersäfte sei, gehöre zur wirksamen Behandlung eine Wiederherstellung des Gleichgewichts; zu diesem Zweck müsse man den Patienten dazu bringen, sich zu übergeben, zu schwitzen, den Darm zu entleeren und zu bluten. »Lasse bei akuten Erkrankungen zur Ader«, schrieb er, »wenn die Krankheit ihren Höhepunkt erreicht, und der Patient wird seine Lebenskraft wiedererlangen ...«[3]

Aristoteles griff die medizinische Theorie des Hippokrates auf und gab sie an Alexander den Großen weiter, durch dessen Eroberungsfeldzüge sie sich im persischen Reich und bis nach Indien ausbreitete. Jahrhunderte später übernahm in Rom Claudius Galenus, der während der Herrschaft Mark Aurels für die Gladiatoren zuständige Arzt, das hippokratische System. Galenus (oder Galen, wie er später genannt wurde) war ein talentierter, erfindungsreicher Praktiker. Er schrieb schätzungsweise an die hundertzwanzig Bücher, in denen er für seine Heilmethoden warb, ohne jedoch irgendwelche Krankengeschichten im eigentlichen Sinne zu liefern. Er empfahl Aderlaß für ein breites Spektrum von Krankheiten und zog dieses Verfahren anderen Methoden der »Reinigung« des Körpers vor, da es leichter kontrollierbar war.[4] Denn schließlich und endlich konnte ein Arzt zwar gewisse Tränke verabreichen, die Brechreiz auslösten; er konnte jedoch nicht vorhersagen, wie der Körper darauf reagierte. Im Gegensatz dazu konnte Galen eine genau bemessene Menge Blut abnehmen oder aber beobachten, ob der Patient bleich und ohnmächtig wurde, um genau zu wissen, wann er aufhören mußte.

Seiner Niederschrift der Humoraltheorie für den Gebrauch in der römischen Welt fügte Galen noch eine eigene Theorie, seine sogenannte Pneumalehre, hinzu. Der Vitalismus behauptete, wie wir gesehen haben, Blut sei mehr als eine Nährflüssigkeit – es berge die geistige Essenz des Menschen in sich: Indem es von der Leber ins Herz und ins Hirn fließe, eigne es sich aufgrund der Kombination der Organe, durch die es ströme, eine Dreiheit geistiger Eigenschaften an. Galen war zwar Heide, doch die spirituellen Schlußfolgerungen seiner Theorie veranlaßten die Kirche, sie jahrhundertelang dogmatisch zu vertreten.

Nach dem Untergang Roms übernahmen die Araber, die sich überhaupt einen Großteil der wissenschaftlichen Methoden und Erkenntnisse der griechischen Wissenschaft aneigneten, auch deren medizinische Theorie. So überragende Gelehrte wie der islamische Philosoph Avicenna (eigentlich Ibn Sina) verschrieben bei nahezu jeder bekannten Krankheit einen Aderlaß.[5] Anders als die Griechen, die auf der Seite des Körpers Blut abnahmen, wo die Krankheit lokalisiert war, ließen die Araber auf der anderen, entgegengesetzten Seite zur Ader. Beispielsweise zapften sie am rechten Ellbogen Blut ab, um eine Blutung im linken Na-

senflügel des Patienten zum Stillstand zu bringen. Auch in Europa wurde
der Aderlaß weiterhin praktiziert. Ärzte der medizinischen Schule von
Salerno, der größten Einrichtung dieser Art im 12. Jahrhundert, stellten
einen gereimten Gesundheitskodex zusammen, in dem für ein bezeich-
nend breites Spektrum von Krankheiten und Leiden der Aderlaß empfohlen wurde:

> *Aderlaß den Körper reinigt, insgeheim doch allgemein:*
> *Belebt die Nerven, macht Augenlicht fein,*
> *Ist heilsam dem Geiste und auch dem Bauch,*
> *Bringt Schlaf, klares Denken, verscheucht Schwermut auch,*
> *Gehör und auch Stimmkraft nimmt zu jeden Tag,*
> *Dies alles und mehr noch Ausbluten vermag.*[6]

Und so weiter, elf Verse lang.

Aderlaß war damals ein genauso verbreitetes und beliebtes Mittel wie
heute Aspirin. Mönche ließen einander mehrmals im Jahr zur Ader, einfach um gesund zu bleiben. (Bei der Ausgrabung eines uralten Klosters in
Schottland entdeckten Wissenschaftler vor kurzem eine ganze Boden-
schicht voller Blutabfälle, eine Menge, die insgesamt etwa 150 000 Litern
Blut entspricht.[7]) Die talmudischen Autoren legten komplizierte Regeln
für den Aderlaß fest.[8] Aus Gefälligkeit zapften Ärzte ihren Lehnsherren
Blut ab. Mediziner entwarfen ausgeklügelte Tabellen, anhand derer man
die günstigsten astrologischen Konstellationen für einen Aderlaß berechnen konnte. Der zweite medizinische Text aus Gutenbergs Presse war ein
Aderlaßkalender aus dem Jahre 1462.[9] Bei dem ersten handelte es sich um
einen 1457 gedruckten *Purgierkalender*.

Im Mittelalter bildete sich eine neue Gruppe von Praktikern heraus.
Der Papst hatte den Geistlichen verboten, Aderlässe vorzunehmen (allerdings sollten sie sich sehr wohl auf diese Weise behandeln lassen), und die
Ärzte ließen sich durch die Tatsache abschrecken, daß die Lehnsherren sie
möglicherweise wegen eines Kunstfehlers töteten. Daher nahmen jetzt
Feldschere das Ganze in die Hand, die eher Handwerker als Ärzte waren,
eigene Gilden gründeten und mit den Apothekern und Wundärzten um
Anerkennung wetteiferten. Sie warben mit einem Symbol für sich, das
man noch heute kennt: ein rot-weiß gestreifter Stab, der für den Stecken
steht, an den die Patienten sich klammerten, wenn sie zur Ader gelassen
wurden – die weißen Streifen symbolisieren die Verbände, die roten das
Blut.

Wohl nur wenige Ärzte, die den Aderlaß propagierten, übertrafen hinsichtlich Arroganz, Spitzfindigkeit und Borniertheit Guy Patin, einen Zeitgenossen Denis'. Als Dekan der medizinischen Fakultät in Paris hatte er zudem eine Stellung inne, die ihm große Macht verlieh. Patin war ein Erzkonservativer, der seinen Einfluß gegenüber allen geltend machte, die sich gegen die offizielle Lehrmeinung wandten. Die umfangreiche Korrespondenz, die er hinterließ, bezeugt auf sehr lebensnahe Weise die Schwächen der Menschen jener Zeit.

Patin verbreitete sich über die Vorteile des Aderlasses: »Auf der ganzen Welt gibt es kein Heilmittel, das so viele Wunder wirkt wie der Aderlaß«, schrieb er 1645 an einen Kollegen. »Im allgemeinen bewegen sich unsere Pariser zuwenig, essen und trinken viel und leiden daher häufig unter Blutandrang. Aus diesem Grund kann man sie praktisch von keiner Krankheit heilen, die sie befällt, wenn man sie nicht kräftig und ausgiebig zur Ader läßt . . .«[10]

In einem anderen Brief erinnerte er sich an einen Kollegen, der »von einem heftigen, äußerst schmerzhaften Rheuma befallen wurde; auf Anordnung seines Vaters wurde er deswegen in acht Monaten vierundsechzigmal zur Ader gelassen . . . und erholte sich schließlich«. Ein andermal behandelte Patin »einen jungen Herrn, der sieben Jahre alt war; nachdem er sich beim Tennisspielen überhitzt hatte, bekam er eine Rippenfellentzündung . . . Ich nahm ihm dreizehnmal Blut ab, und wie durch ein Wunder war er nach vierzehn Tagen geheilt.«

Noch zur Zeit Patins begannen einige Ärzte sich zu fragen, ob vielleicht chemische Substanzen und nicht irgendwelche Körpersäfte auf den Körper einwirkten. Einer von ihnen war der belgische Chemiker Johan Baptiste van Helmont, den Patin 1645 grausam geißelte: »Er war ein niederträchtiger flämischer Schurke, der vor ein paar Monaten im Wahnsinn starb. Nie vollbrachte er irgend etwas wirklich Brauchbares. Ich habe mir alles angesehen, was er geschrieben hat. Dieser Mensch hatte nur eine einzige, aus chemischen und empirischen Geheimnissen zusammengebraute Medizin im Sinn. Gegen den Aderlaß verfaßte er zahlreiche Schriften, ist aber, eben weil ein solcher an ihm nicht vorgenommen wurde, im Irrsinn gestorben.«[11]

Patin war kein Heuchler: Seine Frau ließ er, als sie Blutandrang in der Brust hatte, zwölfmal hintereinander zur Ader, seinen Sohn wegen eines Fiebers zwanzigmal und sich selber bei einem Schnupfen siebenmal. Seinem Schwiegervater zapfte er noch Blut ab, als dieser bereits achtzig Jahre alt war. »Außerdem haben wir mit sehr glücklichem Ergebnis und ohne daß es zu irgendwelchen Komplikationen gekommen wäre, Kinder zur Ader gelassen, die zwei oder drei Monate alt waren«, schrieb er. »Ich kann

mehr als zweihundert vorführen, die ich in so jungem Alter zur Ader gelassen habe. Es gibt keine einzige Frau in Paris, die nicht viel auf den
Aderlaß hielte ...«[12] Angesichts einer derartigen Begeisterung sollte man
noch einmal hervorheben: Abgesehen von einigen ganz wenigen Fällen
tut ein Aderlaß dem Körper nicht gut.[13] Daß auch nur einer der Patienten
Patins überlebte, hatte eher etwas mit Glück und körperlicher Wider-
standskraft als mit irgendwelchen wohltuenden Folgen seiner Behandlung zu tun. Wie die anderen Ärzte seiner Zeit legte auch Patin keine
systematischen Krankengeschichten an; seine Behauptungen beruhten
einzig und allein auf seinen subjektiven Eindrücken. Für jeden Erfolg forderte er Anerkennung ein; jeden Fehlschlag schrieb er als leider unvermeidlich ab. In einer bezeichnenden Rechtfertigung aus dem Jahr 1659
stellte er fest: »Unser braver Monsieur Baralis wurde innerhalb sechs Tagen elfmal zur Ader gelassen, was verhinderte, daß er erstickte ... Dennoch schwebt er in Lebensgefahr. Anhaltendes Fieber, eine entzündete
Lunge, das hohe Alter von vierundachtzig Jahren, all das läßt eine düstere
Ahnung in mir aufkeimen.«[14]

Zwar war Patin der angesehenste und mächtigste Arzt seiner Zeit, jedoch schützte seine Stellung ihn keineswegs vor beißender Kritik sozial
engagierter Mitbürger. In der Figur des Dr. Sangrado (»Dr. Blutrunst«),
des »hochgewachsenen, verschrumpelten Scharfrichters dreier Schwestern«, der seine Patienten im wahrsten Sinne des Wortes ausbluten ließ,
parodierte ihn der Romanschriftsteller Alain-René Le Sage.[15] Molière
verspottete die überhebliche Zuversicht und die geckenhafte Art von
Ärzten wie Patin; sein Stück *Der eingebildete Kranke* stellt genaugenom-
men einen Katalog ihrer Fehler und Schwächen dar. Molière litt an zahlreichen Krankheiten und hatte öfter mit Ärzten zu tun, als ihm lieb
war. Eines Tages fragte Ludwig XIV. ihn, wie er mit seinem neuesten Arzt
auskomme. »Sire, wir reden miteinander«, antwortete Molière. »Er ver-
schreibt mir Medikamente – ich nehme sie nicht ein, und schon geht es
mir besser.«[16]

Dennoch blieb Aderlaß eine grundlegende Praktik der Ärzte. Sie entwickelten ausgeklügelte Systeme zur genauen Bestimmung des Zeitpunkts,
wann und bei welcher astrologischen Konstellation eine Vene aufgeschnit-
ten werden sollte. Einige vertraten die Ansicht, vom Mittelfinger, auch
»Blutsaugfinger« genannt, verlaufe eine Vene unmittelbar zum Herzen;
daher sei er besonders geeignet für einen Aderlaß. Andere bezeichneten
die »Herz-« oder »Meridianvene« als die geeignetste Stelle. Die meisten
stimmten darin überein, daß Patienten mit ernsten Erkrankungen schnellstens und in aufrechter Stellung zur Ader gelassen werden sollten. Verloren
sie das Bewußtsein, wurde dies als positives Zeichen gewertet.

Zum Blutabnehmen stand den Ärzten ein beeindruckendes Arsenal von Werkzeugen zur Verfügung.[17] Das wichtigste Instrument war die Lanzette, ein kleines, scharfes, zweischneidiges Messer, das normalerweise in einem kunstvoll gefertigten Etui aufbewahrt wurde. Der Aderlasser benutzte die Lanzette zum Aufschneiden einer Vene am Arm, am Bein oder am Hals. Zu diesem Zweck band er den jeweiligen Körperteil mit einem Stauschlauch ab (abgesehen natürlich vom Hals), hieß den Patienten einen Stab umklammern, klemmte die Lanzette vorsichtig zwischen Daumen und Zeigefinger und schlitzte die Vene diagonal oder der Länge nach auf. (Bei einem senkrechten Schnitt wäre möglicherweise die Ader durchtrennt worden.) Dann fing er das Blut in einem Meßbecher, meist kunstreich aus erlesenem venezianischem Glas gefertigt, auf. In vielen Familien wurden solche Schalen von einer Generation auf die nächste vererbt.

Die Handhabung der Lanzette erforderte einiges Geschick: ein falscher Schnitt konnte einen Nerv oder eine Sehne durchtrennen. Um die Prozedur zu erleichtern, konstruierte ein Erfinder in Wien eine unter Federdruck stehende Lanzette, im Deutschen »Schnäpper«, im Englischen »phleam« genannt. Dieser bestand aus einem etwa fünf Zentimeter langen Schaft, aus dessen Spitze eine unter Federdruck stehende Klinge schnellte. Der Aderlasser kochte die Klinge aus, preßte den Schnäpper auf die Haut, drückte auf einen Auslöser, die Klinge schnellte nach unten und ritzte die Vene. Der Schnäpper hatte den Vorteil, daß er nur bis zu einer bestimmten Tiefe schnitt. Deutsche, holländische und amerikanische Ärzte arbeiteten vor allem mit diesem Instrument, während französische Praktiker die einfachere Lanzette bevorzugten, deren Gebrauch größere Kunstfertigkeit erforderte.

Gelegentlich arbeiteten Aderlasser mit einem Skarifiziermesser – einer Kassette mit zwölf bis achtzehn Klingen – und Schröpfköpfen, um lokale Entzündungen einzudämmen. Dabei drückte der Arzt eine Art kleinen Becher aus Glas mit wulstigem Rand auf die Haut und erhitzte ihn mit einem Brenner. Durch die Wärme bildete sich ein ausreichend starkes Vakuum, daß das Glas sich auf der Haut festsaugte und eine große, blutgefüllte Blase zog. Anschließend nahm der Aderlasser den Schröpfkopf ab, ließ das Skarifiziermesser aufspringen, um dann den Vorgang zu wiederholen und noch mehr Blut abzunehmen. Auch Blutegel setzte man ein. Der vom angelsächsischen *loece*, »heilen«, abgeleitete englische Ausdruck *leech*[18] (mittelalterliche Ärzte nannten sich *leeches*) bezeichnete die Egel, die laut einem medizinischen Text aus dem Jahre 1634 an schwer zugänglichen Stellen, etwa »Muttermund, Zahnfleisch, Lippen, Nase und Fingern«[19] Blut absaugten.

Eines der erschütterndsten Dramen in der Geschichte des Aderlasses
spielte sich Tausende Meilen von dem Ort entfernt ab, wo die Behandlungsmethode entwickelt worden war. Als die Europäer auszogen, um
die Neue Welt zu kolonisieren, nahmen sie ihre Praktiken mit. Zudem
studierten, da es in den Kolonien keine medizinischen Ausbildungsstätten
gab, auch noch nach der Revolution angehende amerikanische Mediziner
in Europa – die alten Traditionen blieben unangetastet.

Der herausragendste Aderlasser in Amerika war der Arzt und Patriot
Benjamin Rush. Der von seinen Zeitgenossen als »Fürst der Aderlasser«[20]
bezeichnete Rush war ein gelehrter Humanist mit sozialreformerischen
Neigungen; er gehörte zu den Unterzeichnern der Unabhängigkeitser-
klärung. (Sein Name steht unmittelbar über dem seines Freundes Benjamin Franklin.) Hochgebildet und zutiefst moralisch, sprach er sich gegen
Sklaverei, Todesstrafe und Grausamkeit gegenüber Kindern aus. Das erste
amerikanische Lehrbuch über Geisteskrankheiten stammte aus seiner Feder. Er gründete das Philadelphia Dispensary, eine Art Lazarett mit ange-
schlossener Apotheke, in dem Arme behandelt wurden, und zusammen
mit Franklin die Society for the Protection of Free Negroes (Gesellschaft
zum Schutz freigelassener Neger). In der nordamerikanischen Kontinen-
talarmee arbeitete er als Stabsarzt, fungierte zudem als Leiter der medizinischen Abteilung am College von Philadelphia sowie als Aufsichtsbe-
amter der Staatlichen Münze. Die medizinische Praxis in den Kolonien
beeinflußte er in einem Maße, daß man ihn den Hippokrates Amerikas
nannte.

Rush hatte an der Universität Edinburgh studiert und eine moderne
Variante der Viersäftetheorie übernommen. Zu jener Zeit litten Patienten
nicht an »Tuberkulose« oder »eitrigen Entzündungen«, die von unterschiedlichen Erregern ausgelöst wurden, sondern an unspezifischen
Krankheiten infolge einer Unausgewogenheit der Körpersäfte, etwa Was-
sersucht (Herzversagen aufgrund einer Blutstauung) und Brustschmerzen
(Rippenfellentzündung); sie hatten »Anfälle«, litten unter »Krämpfen«
oder »Hinfälligkeit« und »blutigem Ausfluß«, wurden Opfer einer unendlichen Vielfalt von Fiebern, darunter »schubweises«, »anhaltendes«, »vorübergehend nachlassendes« und »Faulfieber«.[21] Und bei all diesen Leiden
fand man keinerlei Hinweis auf die möglichen Ursachen. Die Ärzte
bemühten sich, die Symptome zu klassifizieren und sich irgendeine logische Behandlung auszudenken, die jedoch, da keine Diagnose erfolgte,
oft falsch war. Ihrer Ansicht nach begünstigte die Natur den Heilungs-
prozeß, doch mußte man ihr einen kräftigen Schubs versetzen. Und so
griffen sie zu extremen Maßnahmen, um die Säfte des Körpers wieder ins
Gleichgewicht zu bringen und ihn von Giften zu reinigen. Sie lösten Er-

brechen, Durchfall und Blutungen aus und verdoppelten ihre Anstrengungen, wenn es den Patienten daraufhin schlechter ging. Und sie änderten die Behandlungsmethode von einem Tag auf den anderen, je nachdem, wie die Symptome sich entwickelten.

Man bezeichnet diese Epoche als das Zeitalter der Radikalmedizin. Wie radikal, zeigen die Krankenhausberichte über einen jungen Mann namens Alexander Forbes, der 1795 in das Königliche Krankenhaus in Edinburgh eingeliefert wurde.[22] Der zweiundzwanzigjährige Forbes litt an heftigen Kopf- und Brustschmerzen; die Ärzte stellten die Diagnose »Reizbarkeit« der Blutgefäße. Zuerst verabreichten sie ihm über mehrere Tage hinweg Opiate, um die Schmerzen zu lindern, sowie Brech- und Abführmittel. Am sechsten Tag blisterten sie ihn auf der Brust. (Blistern war das Anbringen von Pflastern mit Senf oder irgendeiner anderen brennenden Substanz, ätzend genug, um Verbrennungen zweiten Grades hervorzurufen; das Ganze diente dazu, den Körper von Giftstoffen zu reinigen.) Sodann gaben sie ihm ein als »Guajaktinktur« bezeichnetes leichtes Anregungsmittel, um seine Blutgefäße zu kräftigen und Harndrang zu verursachen; anschließend blisterten sie ihn erneut.

Mittlerweile war der Patient seit siebenunddreißig Tagen im Krankenhaus. Seine Ärzte verabreichten ihm als allgemeines Stärkungsmittel Perurinde (eine Art Chinin); eine Woche darauf setzten sie über Nacht sechs Blutegel an seinen Kopf. Später verabreichten sie ihm noch mehr Opiate und Abführmittel und plazierten acht weitere Egel auf seinem Kopf. Schließlich entließen sie ihn nach zwei Monaten und fünf Tagen – das Fieber war zurückgegangen, doch er litt immer noch unter Schmerzen.

Rush befürwortete derart rigorose Methoden, denn seiner Ansicht nach rührte jegliche Krankheit von einer Erregung der Blutgefäße her, die ein massiver Aderlaß abschwächen konnte. Er lehrte, der menschliche Körper enthalte etwa fünfundzwanzig Pfund Blut, von denen man ohne weiteres zwanzig abzapfen könne. (Wenn man bedenkt, daß es sich in Wirklichkeit um weniger als die Hälfte der von Rush geschätzten Menge Blut handelt, kann man nur sagen: Wehe dem Patienten, dem er seine Pflege angedeihen ließ!) Wurde der Patient ohnmächtig, um so besser, denn es bedeutete, die drakonischen Maßnahmen wirkten.

Einer ganzen Generation von Ärzten brachte Rush das Verfahren des Aderlasses bei. Ein ehemaliger Student, William Montgomery, schrieb ihm einst, er habe einem Mitglied der Legislative von South Carolina innerhalb von fünf Tagen 165 Unzen Blut abgenommen (das entspricht nahezu dem Gesamtblut eines Menschen). »Er starb. Hätten wir ihm noch mehr Blut abgezapft, wäre der Ausgang vielleicht ein glücklicherer gewesen.«[23]

Was für Fehler und Mängel die Theorie und die Methoden Rushs auch

gehabt haben mochten, keiner konnte ihm Mut und Charakterfestigkeit
absprechen. Beides stellte er während der großen Gelbfieberseuche unter
Beweis, die 1793 in Philadelphia wütete – die schlimmste in der Geschichte Amerikas; damals entwickelte Rush seine rigorosen Verfahren.
Philadelphia, zu der Zeit Hauptstadt des Landes, Metropole und wirtschaft-
liches sowie geistiges Zentrum, liegt in der Tiefebene am Zusammenfluß
von Schuylkill und Delaware – eine heiße, schwüle Sumpfgegend und
damit eine ideale Brutstätte für *Aedes aegypti,* die Stechmücke, die Gelbfieber überträgt. Doch damals sah niemand den Zusammenhang zwischen den Mücken und dem Fieber. Man wußte lediglich, im August
eines heißen Sommers, der auf den nassesten Frühling seit Menschenge-
denken folgte, begannen die Leute plötzlich zu sterben. Anfangs waren es
jeden Tag zwei oder drei, dann zwanzig oder dreißig, und schließlich, als
die Seuche ihren Höhepunkt erreichte, starben täglich mehr als hundert
Menschen. Sie wiesen alle die gleichen heftigen Symptome auf: hohes
Fieber, Schüttelfrost und Schmerzen, Erbrechen einer schwarzen Flüssigkeit und Gelbsucht; binnen weniger Tage trat der Tod ein. Schon allein
die Erwähnung der Krankheit löste Panik aus. Philadelphia entvölkerte
sich, und die Verwaltung der Stadt brach zusammen.

Rush blieb, wo er war. Er schickte seine Frau und seine Kinder aufs
Land, kümmerte sich selbstlos um die Kranken und hielt sich – eine in-
tuitive Schutzmaßnahme – an eine vegetarische Diät.

»Jeder, der diesen wahrhaft großen Menschen wirklich würdigen will,
sollte ... Rushs Bericht von der Seuche lesen und nochmals lesen«, empfahl der Rektor der University of Pennsylvania ein Jahrhundert später.
»Nach sechs Wochen ... ließ er alle Vorsichtsmaßnahmen außer acht,
ruhte sich am Bett seiner Patienten aus, trank in ihren Krankenstuben
seine Milch und verzehrte dort sein Obst; über hundert Fieberpatienten
besuchte er tagtäglich und nahm in seinem Haus die Armen auf, deren
Blut sich, mangels einer ausreichenden Anzahl von Schüsseln, oft auf den
Boden ergoß ...«[24]

Er streifte über mittelalterlich, ja surreal anmutende Schauplätze. Mittlerweile waren die Straßen praktisch menschenleer, und die wenigen, die
sich noch aus dem Haus wagten, sahen einander nicht an, kauten Knob-
lauch, rauchten Zigarren und beträufelten sich mit Weinessig, um sich
vor Ansteckung zu schützen. An den Straßenecken zündeten sie große
Feuer an, um die Luft zu »reinigen«; die Kirchenglocken hörten auf zu
läuten, und die Turmuhren der Stadt gingen sämtlich falsch, da niemand
sich hinauswagte, um sie richtig einzustellen. In den Häusern spielten sich
Szenen voll unsäglicher Tragik ab, wenn binnen kürzester Zeit ein Fami-
lienmitglied nach dem anderen starb.[25]

Anfangs probierte Rush es mit seinen üblichen Methoden – Erbrechen und Darmentleerung und anschließend ein maßvoller Aderlaß –, doch seine Patienten starben nach wie vor. Als er eines Nachts verzweifelt über seinen Büchern grübelte, stieß er auf den Bericht über eine frühere Seuche. Damals war die einzig wirksame Lösung eine gewaltsame Purgierung des Körpers gewesen, selbst wenn sie den Patienten an den Rand des Grabes brachte. An einem Mann, der beinahe schon tot war, versuchte er es mit der neuen Behandlungsmethode: Er verabreichte ihm große Dosen Quecksilber und Jalapa, um Durchfall auszulösen, und ließ ihn dann kräftig zur Ader. Der Zustand des Mannes schien sich zu bessern.

Rush hatte das Gefühl, ein Heilmittel entdeckt zu haben. In den darauffolgenden Tagen behandelte er etliche Patienten nach der neuen Methode, und die meisten von ihnen wurden »vollkommen geheilt«. Rush führte, wie die anderen Ärzte seiner Zeit, nur hinsichtlich der Finanzen Buch, verfügte also über keinerlei Statistik zu seinen Behandlungsmethoden. Er ging lediglich danach, was er für einen Eindruck hatte. Und der war nachhaltig genug, daß er seine Methode auf Plakaten der Öffentlichkeit bekanntgab und sie dem College of Physicians aufnötigte.

Viele seiner Kollegen waren anderer Ansicht. Ein französischer Arzt, der eine auf behutsame Regenerationsmethoden spezialisierte Klinik eröffnet hatte, berichtete ebenfalls, seinem Empfinden nach habe er damit großen Erfolg; andere waren der Ansicht, massives Aderlassen entkräfte die Patienten auf den Tod. Rush tat sie alle ab. Mit all der Energie, die er aus einer seinem Gefühl nach göttlichen Eingebung schöpfte, hastete er durch ganz Philadelphia und wandte sein Verfahren bei allen an, die danach verlangten. Anfangs behauptete er, vier von fünf Menschenleben zu retten; dann waren es acht von zwölf und schließlich neunzehn von zwanzig. »Gestern war ein Tag des Triumphes für Quecksilber, Jalapa und Aderlaß«, schrieb er am 13. September 1793 an seine Frau Julia. »Ich bin höchst zufrieden, daß sie allein durch meine Hand nahezu hundert Menschenleben gerettet haben.«[26] Und an einen Freund: »Anfangs hielt ich das Abzapfen von zehn oder zwölf Unzen Blut für ausreichend ... doch allmählich, mit dem Fortschreiten der Jahreszeit, mußte ich die Menge auf sechzig, siebzig und sogar achtzig Unzen erhöhen, meist mit großem Erfolg. In den Fällen, in denen ich am ausgiebigsten Blut abnahm, konnte ich die schnellste Genesung beobachten; ein Beweis dafür, daß ich dies nicht im Übermaß betrieb, war, daß in keinem einzigen Fall anschließend auch nur die geringsten Beschwerden auftraten.«[27]

Mittlerweile wissen wir, die Ursache für Gelbfieber ist ein Virus: Die Krankheit nimmt ihren Verlauf und kommt dann zum Stillstand; nur re-

lativ wenige Infizierte sterben. Die Ärzte unternehmen im Grunde nichts
gegen das Virus, sondern beschränken sich meist auf Pflege der Kranken
sowie Linderung der Symptome. Rush hätte seinen Patienten einen
größeren Dienst erwiesen, wenn er sich um ihr Wohlbefinden gekümmert und sie ansonsten in Ruhe gelassen hätte.

Dennoch, an seinem Mut und seiner Aufopferungsbereitschaft gibt es
keinen Zweifel. Er arbeitete Tag und Nacht, sieben Tage in der Woche,
und brachte es fertig, pro Tag mehr als hundert Patienten zur Ader zu lassen. Niemand konnte vergessen, wie Rush, in eine Atmosphäre des Grau-
ens und des Todes gehüllt, in ein stinkendes Krankenzimmmer trat, einen
Patienten untersuchte und beruhigend meinte: »Sie haben nichts weiter
als Gelbfieber«, als wäre dies nicht schlimmer als eine Erkältung.[28] Als
seine geliebte Schwester starb, nahm er sich eine halbe Stunde Zeit, um
sie zu betrauern; dann hastete er davon, um seine Runde zu machen. Er
steckte sich auch selber an und rang sechs Tage lang mit einer massiven
Infektion; in der ganzen Zeit ermahnte er seine Assistenten, ihm weiterhin Blut abzunehmen und zu purgieren. Sobald er wieder einigermaßen
bei Kräften war, stand er auf und nahm den Kampf wieder auf.

»Wie du siehst, habe ich am eigenen Leib bewiesen, daß Gelbfieber
auch nicht schlimmer ist als eine gewöhnliche Erkältung, wenn man es
nach der neuen Methode behandelt«, schrieb er an seine Frau.

Derart viele Angehörige der Mittelschicht waren aus Philadelphia geflohen, daß Rush freigelassene »Neger« als Hilfskräfte anheuerte. Er
brachte ihnen bei, wie man einen Aderlaß vornimmt, und ließ sie in die
ganze Stadt ausschwärmen. Chronisten erinnern sich an eine denkwür-
dige Szene, als Rushs Fahrer ihn durch das Kensington-Viertel kut-
schierte. Eine riesige Menschenmenge drängte sich um die Karosse und
flehte ihn um Hilfe an; Rush sprach den Leuten Trost zu und verkündete
sodann: »Ich behandle meine Patienten mit Aderlaß und massivem Purgieren mittels Kalomel und Jalapa, und ich habe Erfolg damit – ich rate
euch, meine lieben Freunde, wendet ebenfalls diese Heilmittel an!«

»Was?« brüllte jemand, »alle sollen zur Ader gelassen und purgiert werden?«

»Ja!« rief er. »Laßt ganz Kensington zur Ader und purgiert es! Fahr weiter, Ben!«[29]

Schließlich flaute die Seuche aber ab. Die Herbstfröste rotteten die
Stechmücken aus. Allmählich kehrten die Bürger zurück, die Fenster
wurden aufgerissen, die Kirchenglocken läuteten, und die Straßen beleb-
ten sich wieder. Todmüde, aber dennoch höchst zufrieden, schrieb Rush
seiner Frau und seinen Kindern: »Nie verspürte ich so erhebende Freude
wie jetzt, da ich den Erfolg meines Heilverfahrens betrachtete. Das be-

lohnte mich für all die Plackerei und das Studieren. Der Sieg über diese schreckliche Krankheit war nicht ein Ergebnis des Zufalls, auch nicht der Anwendung eines einzigen Heilmittels; es war der Triumph eines Prinzips der Medizin.«[30]

Rush verdiente es, diesen Augenblick auszukosten. Er hatte Mut, Aufopferungsbereitschaft und Selbstlosigkeit unter Beweis gestellt. Doch seine wissenschaftliche Erkenntnis war, wie wir mittlerweile wissen, auf tragische Weise falsch. Dieser tapfere, fromme, wahrhaft heiligmäßige Mensch hat ohne jeden Zweifel mehr Leute unter die Erde gebracht als geheilt.

Obwohl die Seuche vorbei war, kam Rush nicht zur Ruhe. In der Zeit, als sie gewütet hatte, hatte er mit allem Nachdruck den Standpunkt vertreten, sie sei lokalen Ursprungs und nicht eingeschleppt worden, wie manche behaupteten. (Die Stadtväter hätten nur zu gerne der Besatzung eines Flüchtlingsboots aus Santo Domingo die Schuld zugeschoben. Rush erklärte, das Fieber sei eine Folge der verpesteten Luft in der Stadt – etwas, das man wohl nicht sonderlich gerne öffentlich verkündet hörte.) Im November erfuhr Rush, das College of Physicians, dessen Mitbegründer er gewesen war, hätte einen Bericht verfaßt, in dem es zu dem Schluß kam, die Krankheit sei eingeschleppt worden. Empört trat er von seinem Posten zurück. Dazu kamen finanzielle Schwierigkeiten. Während der Seuche hatte er keine Rechnungen verschickt, da er es für unangemessen gehalten hatte, in Notzeiten derlei zu tun; doch sein Hausherr erhöhte die Miete. Dann kam es zu neuen Angriffen gegen seine Behandlungsmethode.

Rushs Hauptgegner war ein scharfzüngiger junger Journalist namens William Cobbett, der die *Porcupine's Gazette*, das damals landesweit meistgelesene Blatt, herausgab. Cobbett mißfielen Rushs Verhalten und sein ganzes Wesen – was kaum überraschen kann, waren die beiden doch so gegensätzlich, wie Menschen es nur sein können. Rush war ein gottesfürchtiger, humorloser Mann von hoher Gesinnung, dem die Zukunft der Menschheit und soziale Reformen am Herzen lagen, der Zeitungsmensch hingegen Autodidakt und ein streitsüchtiger Abenteurer. Als Marinesoldat war der gebürtige Engländer weit herumgekommen und hatte in Kanada sowie Delaware gearbeitet, ehe er sich in Philadelphia niederließ. Dort beschuldigte er Rush, seine Behandlungserfolge »aufzubauschen« und die Todesfälle unter den Tisch fallen zu lassen. Er setzte eine Kampagne gegen den Arzt in Gang – eine ununterbrochene Aufeinanderfolge persönlicher Angriffe, häufig in Form gehässiger Couplets:

Schrei'n alle Quacksalber nach Aderlaß,
sind's unheilvolle Zeiten fürbaß.[31]

Sarkastisch bezeichnete Cobbett Rush als »Hippokrates von Pennsylvania«[32]. (Benjamin Franklin, den er ebenfalls nicht mochte, nannte er den »Blitzableiter«.[33]) Als Rush seine Behandlungsmethoden mit der Kraft Samsons verglich, griff Cobbett die Analogie auf und verlieh ihr eine neue Wendung: »Ich glaube wahrlich, daß sie mehr Amerikaner hingeschlachtet haben ... als Samson Philister.« Zudem rückte er unter dem Namen des Arztes eine satirische Anzeige in die Zeitung ein: »Arzt sucht neuen Patientenbestand, da der alte ihm entwischt ist ...«[34]

Rush wurde des Lebens in Philadelphia überdrüssig und bewarb sich um eine Professur an der Columbia University. Einer der dortigen Kuratoren hatte den Arzt als einen Mann bezeichnet, »der dafür geboren ist, der Gesellschaft nützlich zu sein«.[35] Als dies Cobbett zu Ohren kam, erklärte er schadenfroh: »Das gilt auch für die Stechmücke, für den Pferdeegel, das Frettchen, den Skunk, das Wiesel: denn sie alle saugen den Menschen Blut aus und verstehen ihr Handwerk ebenso gut wie Dr. Rush das seine.«[36]

Cobbetts Sticheleien setzten sich monatelang fort; der Mann war wie besessen. Schließlich verklagte Rush, entgegen dem Rat seiner Freunde, Cobbett wegen übler Nachrede. Die Gerichtsverhandlung wurde immer wieder verschoben und endete erst im Dezember 1799, als eine Jury Cobbett der Verleumdung für schuldig befand und ihn zu einer Zahlung von Schadenersatz an Rush in Höhe von 5000 Dollar verurteilte.[37] Genau am Tag des Urteilsspruchs ereignete sich ein schier unglaublicher Zufall, der Cobbett und seiner spitzen Feder nur allzu gelegen kam: »Am 14. Dezember, an eben dem Tag, *zu eben der Stunde*, als mir eine ruinöse Strafe auferlegt wurde, weil ich versucht hatte, den Praktiken Rushs ein Ende zu setzen, *starb General Washington, als eben diese Praktik bei ihm zur Anwendung kam.*«[38] Das stimmte: Washington, der sich im Winter nach einem Ausritt auf seiner Farm in Virginia offenbar eine schwere Erkältung zugezogen hatte, bestand darauf, daß seine Ärzte ihn massiv zur Ader ließen. Nach zweitägiger Behandlung starb der ehemalige Präsident.[39]

Unter dem Titel *Rush-Light* [Talg- oder Binsenlicht] verfaßte Cobbett eine Reihe von Pamphleten, die Benjamin Rush endgültig zugrunde richten sollten. Nur wenige Monate nach Washingtons Tod druckte *Rush-Light* die Kritik des Arztes John Brickell aus Savannah, Georgia, ab. Dieser vertrat die Ansicht, da »alte Leute einen Aderlaß nicht so gut vertragen wie junge«,[40] hätten die Ärzte Washington nicht soviel Blut abnehmen sollen. (Brickell war der Ansicht, sie hätten ihn behutsam und maßvoll zur Ader lassen sollen, und zwar unter der Zunge.) In der Zwischenzeit hatte sich herausgestellt, daß Elisha Dick, der jüngste der drei Ärzte, die den Präsidenten behandelt hatten, vor einem kräftigen Aderlaß

gewarnt hatte, von den beiden anderen jedoch überstimmt worden war.
Ein paar Wochen später schrieb Gustavus Brown, ebenfalls ein behandelnder Arzt Washingtons, er bedaure es, Dicks Rat nicht befolgt zu
haben. Mit ungeheurer Schadenfreude stürzte Cobbett sich auf diese
Auseinandersetzung: Was hätte ihm gelegener kommen können, als daß
einer von Rushs Studenten vor den Exzessen seines Mentors warnte?
»Glauben Sie nicht auch, es wäre eine gute Sache, Doktor, wenn Namen
und Aufenthaltsorte aller Rush-Schüler veröffentlicht würden? Falls Sie
nicht dieser Ansicht sind – ich bin es sehr wohl.«[41]

Die Kontroverse hielt nicht mehr lange an, obwohl Gelehrte noch
Jahre später darüber stritten, ob Washington richtig behandelt worden
sei. Cobbett hielt Ausschau nach gewichtigeren Zielscheiben seiner
Schmähschriften und kehrte nach England zurück. Dort griff er das ganze
Klassensystem an und behauptete, es sei den kleinen Land- und Guts-
pächtern gegenüber ungerecht. Rush, mit dessen Praxis es seit der Epidemie bergab gegangen war und der seitdem mit finanziellen Schwierigkeiten zu kämpfen hatte, schenkte dennoch das Bußgeld Cobbetts einer
wohltätigen Institution. In Anerkennung früherer Dienste ernannte Präsident John Adams ihn zum Aufsichtsbeamten der Münzanstalt. Als William Loughton Smith, der amerikanische Botschafter in Portugal, von
dieser Bestallung erfuhr, schrieb er: »Die Lektüre einiger amerikanischer
Zeitungen, die mit dem letzten Schiff gekommen sind, hat mich höchlichst vergnügt. Wie ich sehe, ist die alte Diskussion [über] Aderlaß als
Mittel gegen Fieber und Schüttelfrost mit großer Heftigkeit wiederaufge-
lebt, und Dr. Rush wird beschuldigt, viele Hunderte zu Tode geblutet zu
haben ... Diese Anschuldigung überraschte mich nicht sonderlich, doch
ich muß gestehen, es hat mich sehr wohl überrascht, daß er zum Schatz-
meister der Münze ernannt wurde. Ich hoffe, er blutet nicht auch diese
aus.«[42]

Trotz Rushs Pech und Washingtons Tod blieb Aderlaß noch ein halbes
Jahrhundert hindurch ein beliebtes Verfahren. Da die Ärzte Krankheit
im Grunde nicht verstanden, konnten sie nur auf wenige Heilmittel
zurückgreifen. Zudem sah jeder Arzt, wenn seine Patienten ohnmächtig
wurden, die Behandlung zeitigte in der Tat nachhaltige Wirkung. »Laß
beliebig oft zur Ader«, schallte es durch die Hörsäle für Medizin, »in aufrechter Stellung, solange, bis der Patient das Bewußtsein verliert«.[43] In
Frankreich breiteten sich die Praktiken eines gewissen François Joseph
Victor Broussais aus, eines Veteranen der Napoleonischen Feldzüge. Er
betrachtete halbherzige Behandlungsmethoden mit der Verachtung des
abgebrühten Wundarztes. Allein im Jahre 1833 führten französische Ärzte

41,5 Millionen Blutegel ein.[44] Jacques Lisfranc, ein Schüler Broussais',
vergoß Ströme von Blut. Oliver Wendell Holmes, der amerikanische
Schriftsteller und Arzt (und Vater des herausragenden Juristen), der zu jener Zeit in Paris studierte, beschrieb Lisfranc als »großen Blutabzapfer
und Abhacker von Körperteilen«.[45] Er erinnerte sich, Lisfranc in einem
wahren »Blutrausch« gesehen zu haben, »wie er anordnete, seine Patienten samt und sonders zur Ader zu lassen, was auch immer ihnen fehlte«. In
Italien ließ Giovanni Rasori in der Klinik von Mailand routinemäßig Patienten zur Ader, bis sie fast starben.[46] Die britischen Ärzte schätzten den
Aderlaß so sehr, daß sie ihre wichtigste Zeitschrift *The Lancet* [»Die Lanzette«] nannten; so heißt sie übrigens heute noch.

Wie andere Satiriker vor ihm nahm auch Charles Dickens die übereif-
rigen Ärzte aufs Korn. Ein Dr. Kutankumagen beschreibt in den *Mudfog
Papers* seinen Kollegen einen Fall.[47] Der Patient war »kräftig und muskulös,
seine Wangen rund und rot; er hatte eine volltönende Stimme und einen
gesegneten Appetit; sein Puls ging regelmäßig, und er lachte ständig, so
herzlich, daß es schrecklich war, ihn zu hören.« Die Ärzte behandelten
ihn »nach einer wirkungsvollen Methode: Sie verordneten Schonkost
und Aderlaß«. Die Behandlung erstreckte sich über einige Wochen.
Anschließend waren alle erleichtert, als sie sahen, wie der Patient »in wei-
che Kissen gebettet ... von zwei Krankenschwestern die Treppe hinun-
tergetragen werden mußte ...«. Er »aß nur noch wenig, schlief kaum, und
nie mehr hörte man ihn lachen, egal, was geschah«. Die anderen Ärzte
beglückwünschen Dr. Kutankumagen zu der »triumphalen« Heilung.

Verschiedene Entwicklungen führten dazu, daß die Ärzte schließlich
von der Phlebotomie Abstand nahmen. Unter anderem trug eine Aufeinanderfolge von Fleckfieberepidemien dazu bei, die Anfang der dreißiger
Jahre des 19. Jahrhunderts in britischen Städten wütete. Bei Fleckfieber
oder Flecktyphus, einer von Flöhen übertragenen Rickettsia-Infektion,
ist eine Behandlung mit Aderlaß besonders unangebracht. Einige Arten
von Fieber, etwa Malaria, führen zu Reizzuständen: Der Puls rast, die
Temperatur schnellt in die Höhe, der Patient schwitzt und fällt schließlich
in ein Delirium. In diesen Fällen vermittelt Blutabzapfen, da es den Patienten schwächt, den Anschein einer Besserung. Fleckfieber jedoch ent-
kräftet den Kranken: der fiebernde Patient verfällt zusehends. Schon die
Entnahme von wenigen Unzen Blut kann zu einer Ohnmacht führen.
Man mußte schon blind sein, um nicht zu erkennen, daß es den Patienten
nach einem Aderlaß schlechter ging. »Nach dem Fieber habe ich den
Aderlaß völlig aufgegeben«, schrieb ein Edinburgher Arzt.[48]

Die zweite Entwicklung war ein neues Spezialgebiet der Medizin, die
sogenannte medizinische Statistik. Bislang waren die Ärzte, wie wir gese-

hen haben, nur danach gegangen, was für einen Eindruck sie hatten – sie sahen sich den Patienten an und entschieden auf der Grundlage von Erfahrungswissen, was zu tun sei. Sie führten nicht Buch über den Verlauf einer Behandlung und die Ergebnisse. In den dreißiger Jahren des 19. Jahrhunderts begann allerdings ein Arzt in Paris, Pierre-Charles-Alexandre Louis, auf systematischere Weise Informationen zu sammeln.[49] Er war ein vertrauter Anblick im Krankenhaus La Pitié: eine hochgewachsene, melancholische Gestalt mit einer Brille auf der Nase und einem Notizbuch in der Hand – eigentlich sah er eher wie ein Buchhalter als wie ein Arzt aus –, wie er von einem Bett zum nächsten ging und sich ausführliche Notizen machte. Er stellte den Patienten Fragen, die früher kein Mensch gestellt hat: Wann waren sie krank geworden? Welche Symptome hatten sie gehabt? Hatten sie früher schon einmal an dieser Krankheit gelitten? Später fertigte er anhand Hunderter von Fällen Tabellen an und dokumentierte den Verlauf von Krankheiten wie Typhus und Tuberkulose. Mit Hilfe seiner Statistik zeigte er, wann eine Krankheit auftrat, wie sie verlief und wie sie auf verschiedene Behandlungsmethoden ansprach. Eine unzulängliche Behandlung hält einer solch genauen Überprüfung nicht stand, und in einer Untersuchung zeigte Louis, daß Aderlaß vielleicht doch nicht so wirksam war, wie man bislang geglaubt hatte. Seine Schlußfolgerungen waren unbestimmt gehalten, doch ihre exakte statistische Grundlage verlieh ihnen eine Bedeutung, die Louis gar nicht beabsichtigt hatte.

Bald trat eine neue Generation von Ärzten auf den Plan, zu deren Ausbildung in der allmählich sich entwickelnden Wissenschaft der Zellbiologie gehörte, daß sie Krankengeschichten aufnahmen. Schließlich zeigten die drei Giganten der Bakteriologie – Louis Pasteur in Frankreich, Joseph Lister in Schottland und Robert Koch in Deutschland –, daß Mikroorganismen und nicht Körpersäfte oder irgendwelche anderen unfaßbaren Substanzen Krankheiten hervorrufen. Die Keimtheorie wurde zur Grundlage der modernen Medizin. All diese Entwicklungen – eingehendere Beobachtung, die Anwendung statistischer Methoden, das Anlegen detaillierter Krankengeschichten, die Entwicklung der Zellbiologie und die Anfänge der Keimtheorie – führten zum Niedergang der Praxis des Aderlasses. Zwar hielten sich in manchen Gegenden die alten Gewohnheiten, dennoch war die Phlebotomie praktisch gestorben.

Zweieinhalb Jahrtausende sind eine lange Zeit für eine wirkungslose Behandlungsmethode, doch man muß sich im Rückblick klarmachen, wie wenig Hilfsmittel den Ärzten zur Verfügung standen. Krankheit hatte immer etwas Erschreckendes an sich; sie war etwas Geheimnisvolles, und die praktizierenden Ärzte hatten keine Ahnung, wie sie sie unter

Kontrolle bringen sollten. Blut abzuzapfen vermittelte ihnen das Gefühl, das Ganze im Griff zu haben, etwas unternehmen zu könnnen, irgend etwas; und die leichte Benommenheit der Patienten nach einem Aderlaß im Verein mit der Tatsache, daß die meisten sich nach einem Fieber erholten, vermittelten unter Umständen den Eindruck einer Heilung. Selbst in späteren Jahren, als alles auf die Wirkungslosigkeit dieser Praktik hindeutete, verteidigten viele Ärzte die Phlebotomie, möglicherweise vor allem, um ihre Autorität zu wahren. Zumindest gewinnt man diesen Eindruck, wenn man die Aufzeichnungen der Ärzte liest, die Washington, selbst als er immer schwächer wurde, immer noch mehr Blut abzapften. Sie verfaßten eine Rechtfertigungsschrift, die im Hinblick auf die weitere Geschichte des Bluts gespenstisch anmutet: »Wir ließen uns von dem besten Licht leiten, das wir hatten: Wir glaubten, recht zu haben, und das rechtfertigte uns.«[50]

3 Eine seltsame Verklumpung

Die moderne Transfusionsmedizin begann mit dem Hämmern an eine Tür mitten in der Nacht. Das Jahr: 1908, der Ort: New York City, und die Tür führte zur Wohnung eines gewissen Alexis Carrel, eines angesehenen französischen Forschers. Er war hierhergekommen, um am Rockefeller Institute for Medical Research zu arbeiten. Vor der Tür standen drei Männer mit aschfahlem Gesicht: Adrian V. S. Lambert von der Columbia University und seine zwei Brüder, beide Ärzte. Lamberts Frau war von einem Mädchen entbunden worden, das seit einigen Tagen aus der Nase und dem Mund blutete. Das Kind würde mit Sicherheit sterben, wenn man dem Körper nicht frisches Blut zuführte. Lambert hatte Carrels Arbeit verfolgt, der bei Versuchstieren Arterien und Venen transplantiert hatte, und war überzeugt, irgendwie könne er diese Technik anwenden, um das Leben seiner neugeborenen Tochter zu retten.

»Und wie soll ich das anstellen?« erwiderte Carrel.[1] »Im Staat New York habe ich keine Zulassung als praktizierender Arzt. Meine Patienten sind lediglich meine Hunde und Katzen.«[2]

Lambert versprach, die juristische Verantwortung voll und ganz zu übernehmen, wenn Carrel nur bitte käme – auf der Stelle. Nachdem er unterwegs im Institut vorbeigeschaut hatte, um seine Instrumente zu holen, hastete Carrel durch die kalte Nacht zu Lamberts Wohnung.

Das Drama, das sich jetzt abspielen sollte, ist im Kontext einer abenteuerlustigen und hoffnungsfrohen Epoche zu sehen, einer Zeit wissenschaftlicher Entdeckungen und raschen gesellschaftlichen Wandels. In den ersten paar Jahren des 20. Jahrhunderts veröffentlichte Einstein seine Relativitätstheorie, Max Planck seine Theorie der Quantenphysik und Marie Curie ihre Beschreibungen der Radioaktivität sowie der Elemente, die sie hervorrufen. Die Gebrüder Wright absolvierten ihren Flug mit einem Schiff, das schwerer war als Luft, und Guglielmo Marconi sandte Funkbotschaften über den Atlantik. Allmählich enthüllten sich die Geheimnisse des Verhaltens, als Freud und Pawlow ihre Untersuchungen veröffentlichten. Auch in der Medizin überstürzten sich die Entdeckungen. Als der amerikanische Arzt Walter Reed und seine Kollegen, die in dem vor kurzem der Verwaltung durch die Vereinigten Staaten unterstellten Gebiet am Panamakanal arbeiteten, nachwiesen, daß Gelbfieber von Stechmücken übertragen wird, und damit den Weg dafür bereiteten, sie in den Griff zu bekommen, verlor die von Benjamin Rush und anderen so vergeblich bekämpfte Krankheit ihre Schrecken. In Deutschland besiegte die Medizin eine weitere Geißel der Menschheit, als Paul Ehrlich ein Heilverfahren für Syphilis entdeckte. Allmählich arbeiteten immer mehr Kliniken mit Röntgenstrahlen, um »Schattenbilder« des menschlichen Körpers anzufertigen, und Arzneimittelfirmen brachten ein neues Medikament namens Aspirin auf den Markt.

Natürlich hielten sich nach wie vor althergekommene Gewohnheiten. Die meisten Krankenhäuser legten immer noch keine Krankengeschichten ihrer Patienten an, und es gab ebenso viele Quacksalber, die die Leute behandelten, wie ausgebildete Ärzte und Chirurgen. Selbst erfahrene Ärzte standen einer Vielzahl von Krankheiten hilflos gegenüber, bei denen sie nicht verstanden, wie sie übertragen wurden; dazu gehörten Fleckfieber, Malaria und Beulenpest. Sie hatten keine Ahnung von Vitaminen oder Insulin, dem Mittel gegen Diabetes. Doch die Ärzte betrachteten Krankheit nicht mehr als unbesiegbaren Feind, gegen den man, wenn auch noch so wirkungslos, nur mit den alten Heilmitteln vorgehen konnte. In der Medizin wie in der Wissenschaft, der Industrie und der Technologie hießen die Leitmotive der Epoche Fortschritt und Wandel.

Allgemein herrschte zu Beginn des neuen Jahrhunderts Aufbruchsstimmung, und nirgends war dies deutlicher zu spüren als in den Vereinigten Staaten, einem Land, das das Zeitalter zu verkörpern schien. Amerika trat in ein neues Industrie- und Produktionszeitalter ein; es stellte weltweit mehr als ein Drittel des Stahls, Roheisens und Silbers her und lieferte die Hälfte des Gesamtbedarfs an Baumwolle, Mais, Kupfer und Öl. Mehr als eine Million Meilen Telephonleitungen stellten eine Verbindung zwischen den Menschen dieser Nation her und läuteten damit ein Zeitalter direkter Kommunikation ein; auf mehr als zweihunderttausend Meilen Eisenbahnschienen wurden Menschen und Güter von Küste zu Küste befördert. Als der U.S.-Marine die Bedeutung von Marconis drahtloser Kommunikation klar wurde, schenkte sie Schwärmen von Brieftauben die Freiheit. In Beaumont, Texas, kam es zu einem Ölboom, in dessen Folge Benzin, der Treibstoff des 20. Jahrhunderts, entwickelt wurde. Henry Ford gründete das größte Automobilunternehmen der Welt, in dem er schon bald das beliebteste Auto aller Zeiten anfertigen ließ – die »Tin-Lizzy«, das Modell T Ford. Dieser an Leuten und natürlichen Rohstoffen so reiche Kontinent war offenbar ein ungeheurer Absatzmarkt, auf dem jeder sein Glück machen konnte. Industriemagnaten wie John D. Rockefeller, J. P. Morgan und Andrew Carnegie gründeten Öl-, Bank- und Stahlimperien und schufen Riesenkonzerne, die erbarmungslos jegliche Konkurrenz ausschalteten. Doch auch um die sozial Schwächeren kümmerte man sich dort. Zur gleichen Zeit, als die »Raubritter« den Gipfel ihrer Macht erklommen, unterstützte die Öffentlichkeit voller Begeisterung ihren Präsidenten Theodore Roosevelt bei seinen Bemühungen, ein Kartellamt zu schaffen, um sie im Zaum zu halten. Später gründeten die Wirtschaftsmagnaten, um ihr Image aufzupolieren, philanthropische Gesellschaften zur Förderung der Forschung und Lehre, etwa die Ford Foundation, die Carnegie Foundations und das Rockefeller Institute, die machtvolle Triebkräfte zur Verbesserung der Lage der Menschheit vor allem im Bereich der Medizin wurden.

War Amerika beispielhaft für den Glauben der neuen Epoche an Wachstum und Fortschritt, so fanden sich die besten Eigenschaften nirgendwo so im Überfluß wie in New York. Die unwirtliche, rasant wachsende Metropolis – die mit vier Millionen Einwohnern Paris, Berlin und Tokio übertrumpfte – stürzte sich voller Erregung, Optimismus und mit atemberaubender Geschwindigkeit in das neue Jahrhundert. 1908 gab es bereits Straßenbeleuchtung, elektrische Straßenbahnen lösten die von Pferden gezogenen ab, und man hatte bereits den ersten Tunnel von Manhattan nach New Jersey gegraben. Als Einfallstor der Nation zog die Stadt jährlich Zehntausende Einwanderer an: Iren, Juden, Italiener, Russen und Polen. Inmitten dieses wimmelnden Menschengewirrs siedelten sich in New York einige der tatkräftigsten und innovativsten medizinischen Institutionen an, darunter das Mount Sinai Hospital, das Lenox Hill Hospital (das damals noch Deutsches Hospital hieß) und das Bellevue Hospital, die um die beste Technologie in New York und auf der ganzen Welt konkurrierten.[3] In dieser Atmosphäre des Wettstreits betrachtete man jeden neuen Vorstoß als etwas, worauf man sich einlassen, das man aufgreifen mußte. Dies erklärt vielleicht, warum in den ersten fünfzehn Jahren des neuen Jahrhunderts die Transfusionstechnik in New York revolutioniert wurde.

Alexis Carrel war wie so viele andere auf der Suche nach Freiheit und günstigen Gelegenheiten in die Stadt gekommen – er wollte der Starrheit und Engstirnigkeit der französischen Medizin entkommen. Carrel stammte aus einer wohlsituierten Familie in der Nähe von Lyon und war ein kleingewachsener, intelligenter, eigenwilliger Mann mit einem blauen und einem braunen Auge, beide hinter dicken, halbkugelförmigen Brillengläsern versteckt.[4] Er hatte eine Jesuitenschule besucht und seinen akademischen Grad an der Universität Lyon erworben. Als kurz darauf, im Jahre 1894, der Präsident der französischen Republik, Sadi Carnot, Lyon einen Besuch abstattete, rammte ein italienischer Anarchist ihm ein Messer in den Bauch. Die Klinge durchschnitt die Pfortader, das große Blutgefäß, das die Bauchhöhle mit der Leber verbindet – eine Ver-

letzung, die nach Ansicht der damaligen Ärzte tödlich war. Kurz nachdem Carnot verblutet war, stellte Carrel in aller Öffentlichkeit die Frage,
warum die besten Chirurgen Frankreichs nicht einmal den Versuch
unternommen hatten, die Vene zu vernähen. Das machte ihn beim medizinischen Establishment nicht gerade beliebt, war jedoch der Beginn seines lebenslangen Interesses an Gefäßchirurgie.

Carrel erlegte sich selber eine strenge Lebensweise auf, um der beste
Chirurg Frankreichs zu werden. In seinem Labor in Lyon entwickelte er
neue Methoden und stellte immer feinere Nadeln und Nahtmaterial her.
Unter Anleitung der besten Stickerin von Lyon, Madame Leroudier, verfeinerte er seine Nähtechnik. (Irgendwelche Kollegen, die ihn wegen
seiner Stickerei hänselten, verstummten schnell, wenn sie sahen, wie geschickt er Nähte legte.) Außer diesen Fähigkeiten vervollkommnete Carell auch seine Bildung, denn er hatte seit jeher das Gefühl, Menschen
waren nicht nur körperliche, sondern auch geistige Wesen. 1903 begleitete er eine Gruppe von Pilgern zur Kathedrale von Lourdes, wo angeblich Wunderheilungen stattfanden. Bei ihnen befand sich ein kleines
Mädchen, das an Bauchfelltuberkulose litt, einer durch Bakterien hervor-
gerufenen Entzündung der Bauchwand. Nachdem er das Mädchen untersucht hatte, war Carrel überzeugt, es werde sterben, und riet den Gläu-
bigen, es sofort in ein Krankenhaus zu bringen. Statt dessen bespritzten sie
es mit Weihwasser und beteten. Stunden vergingen, in denen das Mädchen dem Tod näher war als dem Leben. Doch plötzlich schwächten die
Symptome sich ab. Carrel untersuchte das Mädchen erneut. Irgend etwas
– möglicherweise, so glaubte er, die Kraft der Suggestion – hatte das Kind
ins Leben zurückgerufen.

Carrel, ein sorgfältiger, peinlich genauer Beobachter, beschrieb das,
was er miterlebt hatte, in einem Bericht an die medizinische Gemeinschaft in Lyon und beantwortete freimütig alle Fragen der Journalisten.
Der daraufhin einsetzende Presserummel sorgte für einen Aufruhr. Wie
konnte ein so herausragender Chirurg wie Carrel sich zu der mittelalterlichen Vorstellung des Gesundbetens bekennen? Die Ärzte kritisierten
ihn, weil er die Ansicht vertrat, die Heilung sei auf etwas Mystisches
zurückzuführen, und vom Klerus wurde er gerügt, weil er das Wunder
der Macht der Suggestion und nicht Gott zuschrieb. Als die Wochen vergingen und die Aufregung nicht abebbte, wurde Carrel klar, dies würde
ihn für immer behindern und einschränken, und er gab einem Gefühl
nach, das seit Jahren an ihm nagte: Er kam zu dem Schluß, die französische Medizin sei mittlerweile hoffnungslos verknöchert. Wollte er wirklich etwas leisten, dann mußte er in die Neue Welt.

Carrel arbeitete in Kanada und nahm dann eine Stelle an der University of Illinois in Chicago an, wo er seine chirurgischen Techniken verfeinerte. Hier entwickelte er bei Experimenten an Versuchstieren ein Anastomose genanntes Verfahren, bei dem er Arterien mit Venen vernähte. Nur wenige hatten bislang diese Methode beherrscht. Blutgefäße sind so winzig, daß es nahezu unmöglich ist, die eine Wand einer Ader zu vernähen, ohne die andere zu durchstechen. Carrel entwickelte eine Dreipunktmethode: An drei Punkten um das Gefäß herum brachte er kleine Stiche an, zog dann das Gefäß von einem Punkt zum anderen stramm zusammen und erhielt so eine gerade Linie, die er vernähen konnte, ohne durch die Rückwand des Blutgefäßes zu stechen. Diese Technik erwies sich als so erfolgreich, daß er sich ihrer bedienen konnte, um bei einem Experiment abgetrennte Gliedmaßen von Tieren wieder anzunähen. Stundenlang stand er so da, über seine Versuchstiere gebeugt; er trug eine Spezialbrille mit Vergrößerungsgläsern, um die minuziöse Operation durchzuführen – eine Vorwegnahme der Mikrochirurgie.

Zur gleichen Zeit, als Carrel im winzigsten Maßstab Operationen durchführte, versuchte einer der reichsten Männer der Welt mit Hilfe eines großen und großartigen Plans die Medizin zu verändern. Der Ölbaron John D. Rockefeller hatte eine Farm auf einer Klippe gekauft, die in New York über dem East River aufragt. Er ließ das Gelände roden, um dort ein Zentrum für medizinische Forschung, das Weltgeltung haben sollte, zu gründen. Hier könnten, so einer der Verwaltungsdirektoren, Ärzte »sich ungestört dem Studium und der Forschung widmen, ausgestattet mit einem ansehnlichen Gehalt und völlig unabhängig von einer Praxis«. Als Leiter des Rockefeller Institute for Medical Research wurde der Pathologe Simon Flexner von der University of Pennsylvania eingestellt. Er sollte die fortschrittlichsten Forscher auf dem Gebiet der Medizin anwerben, die er finden konnte.[5] Kurz nachdem die Bauarbeiter das Land urbar gemacht hatten, kam Carrel zu Besuch; 1906 stellte Flexner ihn ein.

Am Rockefeller Institute setzte Carrel seine Arbeiten zur Anastomose von Blutgefäßen fort. Einmal ersetzte er den Abschnitt des Blutgefäßes einer Katze durch ein Teilstück der Ader eines Hundes, das er ein paar Tage zuvor herausgeschnitten und aufbewahrt hatte. Er steckte mitten in seinen Untersuchungen zur Verpflanzung von Blutgefäßen, als im Jahre 1908 eines Tages kurz vor Anbruch der Dämmerung Adrian Lambert und seine Brüder zu ihm kamen. Sie wußten, er hatte seine Techniken nur an Versuchstieren erprobt, doch sie wußten auch, die Lage war schier hoffnungslos.

Carrel eilte zu Lamberts eleganter Wohnung in der West 36th Street. Dort erwartete ihn ein Anblick, der »in der Tat mitleiderregend« war:

Adrians Frau, die junge Mutter, lag im Bett, der Verzweiflung nahe und
fast zu schwach, um sich zu rühren; neben ihr das Baby, bewußtlos und
leichenblaß.[6] »Ich befürchtete, das Kind würde sterben, ehe ich alles für
die Operation vorbereitet hatte«, erinnerte Carrel sich später. Er band das
Baby auf einem Bügelbrett fest, das er auf den Eßtisch legte. Dann fragte
er, wer Blut spenden wolle. Er erklärte den Lamberts, daß es sich um eine
riskante Operation handle. Noch nie hatte er sie an einem Menschen
durchgeführt, und es könnte gut sein, daß der Blutspender anschließend
seinen Arm nicht mehr gebrauchen könne. Und jetzt »kam es zu einem
regelrechten Streit. Alle, der Vater, die Mutter und die beiden Onkel bestanden darauf, sich am besten zum Blutspenden zu eignen.«

Carrel entschied sich für den Vater des Kindes. Lambert legte sich neben das Kind, und Carrel band sein Handgelenk fest an dessen Bein.
Betäubungsmittel verwendete er keine. Bei dem Baby fand er nur eine
Vene, die groß genug war – die Vene in der Kniekehle. Mit einem Skal-
pell durchtrennte Carrel die Haut, schnitt durch eine Schicht glänzendes
rosafarbenes Bindegewebe und legte die winzige, streichholzdünne und
rötlich-blau verfärbte Vene bloß. Dann legte er eine Arterie am linken
Handgelenk des Vaters frei (Lambert war Rechtshänder) und versuchte
mit Hilfe seiner berühmten Dreipunkttechnik, die Arterie des Vaters mit
dem winzigen Blutgefäß im Bein des Babys zu verbinden. Etliche Male
schlug der Versuch fehl, und er schlitzte die Wände der gewebeartigen
Vene auf, ehe er sie schließlich mit der Arterie verbinden konnte. Als das
Blut des Vaters in den Körper des Kindes strömte, fingen dessen Gefäße
an zu pulsieren, doch das Baby selber lag weiterhin reglos und totenblaß
da. Aber bald bemerkte einer der Onkel eine Veränderung – »eine kleine
rosafarbene Färbung an einer Ohrspitze … Dann wurden die Lippen, die
vorher ganz blau gewesen waren, rot«. Und plötzlich »schimmerte der
ganze Körper rosig«, als hätte man das Kind heiß gebadet. Das Baby begann zu wimmern.

»Drehen Sie jetzt lieber zu, sonst platzt das Baby«, bemerkte ihr Onkel
Samuel.[7] Carrel klemmte und band die Blutgefäße ab. Das Kind überlebte, und auch die Zirkulation in der Hand des Vaters kam wieder in
Gang. Später schrieb die Mutter John D. Rockefeller einen Brief, in dem
sie für das Baby sprach und ihm persönlich dafür dankte, Carrel durch das
Institut in die Lage versetzt zu haben, ihr zu helfen. »Ich werde immer das
Gefühl haben, daß Sie mir das Leben gerettet haben, da Sie es Dr. Carrel
ermöglicht haben, mich mit Erfolg zu behandeln, als alle anderen Ärzte
jegliche Hoffnung aufgegeben hatten, mich am Leben zu erhalten.«[8]
Außerdem schickte sie Carrel eine Photographie des Babys, die dieser als
»souvenir précieux«[9] aufbewahrte. Rockefellers Angestellte für Öffentlich-

keitsarbeit gaben die Geschichte an die Presse weiter, die Carrel binnen kurzem zu einer Berühmtheit machte und ihn pries, »einen der bemerkenswertesten chirurgischen Erfolge vollbracht zu haben, die hierzulande je erzielt wurden«,[10] so einer seiner Ärztekollegen. 1912 erhielt er den Nobelpreis. Jahre später würdigten selbst die Franzosen seine herausragenden Leistungen und ernannten ihn zum Ritter der Ehrenlegion. Doch Carrel vergaß nie seinen Groll ihnen gegenüber. Bei einer Dinnerparty eines Abends in Paris drehte das Gespräch sich um das neue Gebiet Impfung. »Und was meint Dr. Carrel dazu?« fragte einer der Gäste. »In Frankreich sind sie zu beschränkt, um für die Zukunft vorauszuplanen«,[11] antwortete Carrel vernehmlich, woraufhin alle verstummten. Kurz darauf kehrte er in die Vereinigten Staaten zurück.

Nachdem die Transfusion im 17. Jahrhundert verdammt worden war, blieb sie lange Zeit hindurch Gegenstand ausschließlich theoretischen Forscherdrangs. Charles Darwins Großvater Erasmus hatte 1794 die Ansicht geäußert, Bluttransfusionen könnten möglicherweise Fieber sowie Unter- und Mangelernährung lindern. Allerdings gibt es keinerlei Beweis dafür, daß er dies tatsächlich ausprobiert hat. Die erste Transfusion menschlichen Bluts fand erst 1818 statt – fast hundertfünfzig Jahre nach dem Defacto-Verbot, und damals starb der Patient. James Blundell, Arzt, Physiologe und Geburtshelfer an den Krankenhäusern Guy's und St. Thomas in London, war beunruhigt über die hohe Sterblichkeitsrate bei Müttern infolge von Blutungen während der Geburt und machte sich Gedanken, wie man den Blutverlust ausgleichen könnte. Nachdem er systematisch mit Tieren experimentiert hatte, fällte er zwei grundlegende Entscheidungen: (1) Man sollte nur menschliches Blut verwenden, und (2) Transfusionen sollten nicht zur Heilung von Geisteskrankheiten oder zur Veränderung des Wesens eines Menschen eingesetzt werden, sondern einzig und allein, um verlorenes Blut zu ersetzen. Von diesen Vorstellungen geleitet und mit Geräten zur Blutinjektion ausgerüstet, die er selber entwickelt hatte, machte er sich daran, etliche Transfusionen an Menschen zu versuchen.

Am 22. Dezember 1818 injizierte Blundell zwölf bis vierzehn Unzen Blut, die er einigen seiner Assistenten abgezapft hatte, einem Patienten, der an inneren Blutungen zu sterben drohte.[12] Für zweieinhalb Tage kam der Mann wieder zu Kräften, doch dann starb er. Als nächstes versuchte Blundell, eine junge Frau wiederzubeleben, die an einer Plazentablutung während der Geburt gestorben war. Aber das frische Blut zeitigte nicht die gewünschte Wirkung. Noch zwei Transfusionen nahm er ohne offenkundigen Nutzen vor – damit waren es vier Fehlschläge hintereinander.

Schließlich injizierten Blundell und einer seiner Kollegen einer Patientin Blut, die nach einer Uterusblutung zu sterben drohte. »Ich fühle mich stark wie ein Bulle«,[13] sagte sie und erholte sich. Insgesamt nahm Blundell im Verlauf von elf Jahren bei zehn Patienten Transfusionen vor; fünf von ihnen überlebten.

Blundells Ergebnisse waren zwar alles andere als völlig überzeugend, doch sie ließen auf ein seltenes Maß an wissenschaftlicher Exaktheit schließen und waren, gemessen an den Standards jener Zeit, nicht allzu entmutigend. Sie hatten eine Neubelebung des Interesses an Transfusionen zur Folge, und Ärzte in ganz Europa fühlten sich zu Experimenten ermutigt. Wie die Aderlasser vor ihnen erfanden sie eine Vielzahl von Instrumenten, um Blut abzunehmen und zu injizieren, etwa den Scannel-Apparat, die Rotunda und zwei von Blundell entwickelte Instrumente, die er als Gravitator und Flügelrad bezeichnete.[14] Diese plumpen, nicht sterilisierten Injektoren erforderten einen Einschnitt am Handgelenk des Patienten und die Einführung von Kanülen in eine Vene. J. H. Aveling, Oberarzt an der Sheffield-Frauenklinik in England, erfand ein Instrument, das aus zwei mit einem Gummischlauch an einen Quetschballon in der Mitte angeschlossenen Silberröhren bestand und »als eine Art Hilfsherz fungieren sollte«.[15] Acht Jahre lang trug er das Gerät in seiner Tasche mit sich herum und wartete auf die geeignete Gelegenheit, es einzusetzen. Schließlich wurde er gerufen, um einer Frau, bei der es nach der Geburt zu Blutungen gekommen war, zu helfen. Er ritzte ihr Handgelenk, legte eine Vene frei und übertrug ein wenig Blut von ihrem Kutscher (der sich während dieser Prozedur immerhin so wohl fühlte, daß er fortwährend hilfreiche Vorschläge machte). Nach einigen Augenblicken erlangte sie das Bewußtsein wieder, gerade lange genug, um dem Arzt zu erklären, jetzt sterbe sie. »Die Besserung ihrer Gemütsverfassung war nicht so ausgeprägt und trat nicht so schnell ein, wie ich erwartet hatte«, schrieb Aveling, »aber vielleicht lag das an der Menge Kognak, die sie getrunken hatte.« Wenige Stunden später kam sie erneut zu sich, »redete, aß, und ein neues Leben begann für sie«.[16]

Der beratende Chirurg am Liverpooler Krankenhaus, Alfred Higginson, nahm in der Zeit von 1847 bis 1856 an sieben Patienten Transfusionen vor.[17] Fünf von ihnen starben, doch Higginson interpretierte die Ergebnisse als Hinweis darauf, daß »man mit Fug und Recht behaupten kann, eine Transfusion sei von Nutzen«. Eine der Überlebenden war eine dreiunddreißigjährige Frau, die sich durch zu ausdauerndes Stillen ihrer Zwillinge überanstrengt hatte. Higginson injizierte ihr zwölf Unzen Blut von einer gesunden Dienstmagd. Plötzlich befiel sie starker Schüttelfrost, in dessen Verlauf sie in einem Zustand der »Reaktion und Erregung« mit

lauter Stimme eine Hymne sang. Später erholte sie sich und konnte sich
nicht an ihre »kraftvollen Stimmübungen« erinnern.

In der zweiten Hälfte des 19. Jahrhunderts erfreute sich das Transfu-
sionsverfahren allmählich wieder zunehmender Beliebtheit. In Europa
wurden Hunderte Blutübertragungen vorgenommen. Amerikanische
Ärzte berichteten von zwei Transfusionen im Bürgerkrieg, jedesmal bei
einer Beinamputation; einer der Patienten überlebte.[18] Während der großen Choleraseuche in Kanada verabreichten einige Ärzte Milchtransfu-
sionen; sie glaubten eigenen Aussagen zufolge, »die weißen Zellen der
Milch könnten in rote Blutkörperchen umgewandelt werden«.[19] Die
meisten Ärzte befolgten jedoch Blundells Rat und beschränkten sich auf
die Verwendung menschlichen Bluts, aber im allgemeinen schlugen ihre
Versuche fehl. Sie hatten keine Ahnung von Sterilisierung, Blutgruppen
und wie man verhindern könnte, daß das Blut in den Nadeln und Röhren
gerann. So war es kein Wunder, daß der polnische Arzt F. Gesellius 1873
bei der Durchführung einer Statistik über Transfusionen feststellte, daß
56 Prozent tödlich geendet hatten.[20] Herausragende Ärzte wie Friedrich
Wilhelm Scanzoni in Würzburg und Theodor Billroth in Wien verurteilten Transfusionen als Paradestücke, die der Klinik auf Kosten der Patienten allgemeine Aufmerksamkeit sichern sollten.[21] Gegen Ende des
Jahrhunderts brachte die kurze Renaissance der Transfusion so viel
menschliches Leiden und Tod mit sich, daß das Verfahren erneut in der
Versenkung zu verschwinden drohte.

Im Jahre 1900 mischte ein junger Forscher am Wiener Institut für pathologische Anatomie einige Blutproben in einem Reagenzglas und beobachtete dabei ein ungewöhnliches Phänomen: Unter bestimmten Umständen verklumpten die Blutkörperchen. Vor ihm war schon anderen
diese Reaktion aufgefallen, als sie das Blut von Tieren und Menschen
oder das kranker Patienten mit dem Gesunder gemischt hatten. Sie nahmen an, dies werde durch grundlegende Unterschiede des Blutes verschiedener Spezies beziehungsweise zwischen gesundem und krankem
Blut ausgelöst. Der Forscher Karl Landsteiner[22] stellte die Verklumpung
jedoch auch bei Blutproben gesunder Personen fest.

Er beschloß, dies genauer zu untersuchen, und führte eine Reihe von
Experimenten durch, die in ihrer Genauigkeit, Einfachheit und Eindeu-
tigkeit klassische Beispiele wissenschaftlichen Forschens darstellen. Die
Vorgehensweise entsprach dem Naturell Landsteiners, der das Gefühl
hatte, Forschung müsse man auf äußerst exakte, doch einfache Weise betreiben. Er hatte kaum andere Interessen, führte untertags seine Experimente durch und wertete sie abends aus. Der großgewachsene, schlanke

und gutaussehende Landsteiner mit seinem mächtigen dunklen Schnurr-
bart und den sanftmütigen braunen Augen war ein übermäßig schüchter-
ner Mensch, der zugunsten der Wissenschaft sein Ego völlig unter-
drückte. Er behauptete, den Ernst und die Nüchternheit von seinem
Vater, einem berühmten Wiener Journalisten geerbt zu haben, der für seinen kargen, strengen Stil bekannt war. Der Vater starb, als Karl acht Jahre
alt war, und er wurde von seiner gütigen, aber zurückgezogen lebenden
Mutter aufgezogen. Die beiden blieben einander ihr Leben lang zugetan.
Ursprünglich jüdischen Glaubens, konvertierten sie zum Katholizismus,
der in Österreich Staatsreligion war, als Karl zweiundzwanzig Jahre alt
war. So viel lag Landsteiner an seiner Mutter, daß er seine Verlobung bis
nach ihrem Tod hinausschob und ihre Totenmaske an die Wand seines
Schlafzimmers hängte.

Als Student hatte Landsteiner eine Begabung für Chemie an den Tag
gelegt, und darauf spezialisierte er sich, als er an der medizinischen Fakultät der Universität Wien und später in München und Zürich studierte.
Anschließend fand er eine Stelle als Leichenbeschauer – oder »Prosektor«,
wie man dies damals nannte – am Institut für pathologische Anatomie in
Wien. Kein übermäßig fordernder Arbeitsplatz, außer für jemanden mit
Landsteiners Eifer. In den zehn Jahren, die er an dem Institut tätig war,
führte er 3639 Autopsien durch – ein Fünftel der gesamten anfallenden
Arbeit – und verfaßte mindestens fünfundsiebzig wissenschaftliche Abhandlungen in seinem charakteristischen exakten Stil. Er lehrte auch an
der Universität und hielt Seminare zu pathologischer Anatomie für ausländische Ärzte ab, die nach Wien strömten. Es war eine aufregende Zeit
für medizinische Forscher, in der sich alle paar Wochen neue bakteriolo-
gische Ursachen für Krankheiten zu enthüllen schienen.

1900 veröffentlichte Landsteiner eine wissenschaftliche Abhandlung
über gewisse Eigenschaften von Blut, Plasma und Lymphflüssigkeiten, in
der er als Fußnote anmerkte, das Blut eines Menschen tendiere dazu, zur
Verklumpung des Bluts eines anderen zu führen. Er fügte hinzu, es müsse
noch untersucht werden, ob die Verklumpung durch bakterielle Verseuchung oder indivuelle Unterschiede des Blutes hervorgerufen werde.
Dann ging er auf seine typische, zielstrebige Weise vor. Er entnahm sich
selber und Kollegen Blutproben, ließ das Blut sich setzen, bis die roten
Blutkörperchen sich vom Plasma trennten, und mischte dann in etlichen
Reagenzgläsern das Plasma einer jeden Person mit den roten Blutkörperchen aller anderen. Manchmal verklumpten die roten Blutzellen oder
barsten sogar; in anderen Fällen passierte nichts Außergewöhnliches. Er
trug die Ergebnisse in einfache Tabellen ein; die Namen der Plasmaspender waren auf der linken Seite von oben nach unten aufgelistet, die Na-

men derer, von denen die roten Blutkörperchen stammten, in der letzten
Zeile unten. Je nachdem, ob es zu einer Verklumpung gekommen war,
wurden die Ergebnisse mit »+« oder »−« gekennzeichnet.

Als er sich die Spalten mit Plus und Minus ansah, stellte Landsteiner
»eine merkwürdige Regelmäßigkeit bei der Reaktion der zweiundzwanzig untersuchten Blutproben« fest, und zwar schien das Blut in drei unterschiedliche Gruppen zu zerfallen.[23] Das Plasma der einen Gruppe, die er
als »A« bezeichnete, führte zur Verklumpung der roten Blutkörperchen
einer anderen, »B« genannten Gruppe. Auf ähnliche Weise ließ das Plasma
der »B«-Gruppe die Zellen der »A«-Gruppe gerinnen. Doch keine der
beiden verursachte eine Verklumpung der roten Blutkörperchen einer
dritten Gruppe, die er als »C« bezeichnete; allerdings änderte er dies später in »0« um. Landsteiner, dessen rote Blutkörperchen mit dem Plasma
keiner anderen Person reagierten, gehörte zu der 0-Gruppe – den univer-
salen Spendern. Zwei Jahre später entdeckten zwei Kollegen, die auf
Landsteiners Bitte hin eine umfassendere Kreuzprobe durchführten, eine
vierte Gruppe, die auf beide Plasmaarten reagierte und die sie als »AB«
bezeichneten.[24]

Die Ergebnisse erinnerten Landsteiner an eine typische Immunkörper-
Antigen-Reaktion, die Wissenschaftler erst ein paar Jahre zuvor entdeckt
hatten. Bei diesen Reaktionen greifen Schutzsubstanzen im Körper ein-
dringende Organismen an. In diesem Fall gingen die Antikörper im
Plasma jedoch nicht auf Bakterien oder Viren los, sondern auf fremde rote
Blutkörperchen, als seien die Korpuskel selber zu einem schädlichen Antigen geworden. Daraus zog Landsteiner den Schluß, daß es unterschiedliche Arten von normalem menschlichen Blut geben muß, von denen
jede von allen anderen als »fremd« betrachtet wird. Das hätte den tödlichen Ausgang so vieler Transfusionen erklärt. Wenn die Ärzte nichts von
Blutgruppen oder Verklumpungsreaktionen wußten, hing das Überleben
eines Patienten einzig und allein von der Wahrscheinlichkeit ab, kompatibles Blut zu erhalten. Landsteiner folgerte daraus, seine Erkenntnisse
»könnten zur Erklärung der unterschiedlichen Folgen therapeutischer
Bluttransfusionen beitragen«. Darüber hinaus stellte er fest, daß er die
Gruppe, zu der eine Blutprobe gehörte, selbst dann noch feststellen
konnte, wenn sie zwei Wochen lang auf einem Stück Stoff angetrocknet
war. Damit legte er den Grundstein für die Nutzung der Blutgruppenbestimmung in der Gerichtsmedizin.

Später wurde Landsteiner für seine Experimente der Nobelpreis verliehen, doch jahrelang beachtete kein Mensch seine Arbeit. Die Welt war
damals größer als heute – Neuigkeiten verbreiteten sich langsamer, gelegentlich überhaupt nicht –, und zwischen Laborexperimenten und ihrer

praktischen Anwendung tat sich eine große Kluft auf. Vielleicht war auch die Vorstellung von Blutgruppenbestimmung dermaßen revolutionär, daß sie »warten« mußte, bis die restliche Wissenschaft aufgeholt hatte, so wie Gregor Mendels Vererbungsgesetze mehr als dreißig Jahre lang praktisch unbemerkt geblieben waren. Gleichzeitig sahen Ärzte, die Transfusionen vornahmen, sich anderen, gefährlicheren Problemen gegenüber. Erst allmählich gewöhnten sie sich daran, ihre Instrumente zu sterilisieren, und dadurch wurden bei Transfusionen vermutlich mehr Menschenleben gerettet als durch irgendwelche anderen medizinischen Fortschritte jener Zeit. Zudem hatten sie mit einem gewichtigen technischen Problem zu kämpfen, nämlich geeignete Instrumente zu entwikkeln, um das Blut injizieren zu können, ehe es in den Spritzen gerann.

Bei der Behandlung des Babys Mary Lambert hatte Alexis Carrel durch eine direkte Übertragung eine Verklumpung vermieden – indem er ihre Vene mit der Arterie des Vaters vernähte, hatte er ein durchgehendes Gefäß geschaffen und damit verhindert, daß das Blut mit Luft in Berührung kam; so konnte der Gerinnungsprozeß gar nicht erst einsetzen. Wie seine Kollegen hatte er keine Ahnung von Blutgruppen. Das Kind verdankte sein Überleben lediglich der Tatsache, daß ihr Vater glücklicherweise eine kompatible Blutgruppe hatte. Carrel erntete umgehend Lob für seine Methode und brachte viele Ärzte dazu, es ihm nachzutun, obwohl nur wenige über die gleiche Geschicklichkeit verfügten wie er. George Washington Crile, ein berühmter Chirurg in Cleveland, vereinfachte das Verfahren: Er entwickelte einen Metallring beziehungsweise eine Kanüle, mit deren Hilfe man die Vene des Empfängers hervortreten lassen und mit einer Manschette versehen konnte, so daß sie sich leichter mit der Arterie des Spenders verbinden ließ.[25] Nach dieser Methode, die er als Carrel-Technik bezeichnete, führte er einundsechzig Transfusionen durch. Gegen Ende des ersten Jahrzehnts des neuen Jahrhunderts nahmen Ärzte allein im Mount Sinai Hospital in New York mit Hilfe der Carrel- und anderer Techniken jährlich etwa zwanzig Transfusionen vor und verlangten dafür ein ansehnliches Honorar in Höhe von 500 Dollar.[26]

Etliche Jahre hindurch blieb die »direkte Blutübertragung«, bei der der Arzt den Kreislauf des Spenders unmittelbar mit dem des Empfängers verband, die bevorzugte Methode. Bei dieser Tortur betteten die Ärzte den Patienten und den Blutspender auf aneinandergeschobene Tische, so daß die Pulsader des Spenders der Vene des Empfängers so nahe wie möglich lag. Dann unterhielten sie sich mit beiden, während sie ihnen ein Betäubungsmittel verabreichten und den Arm aufschnitten, um die Blutgefäße freizulegen. (Crile schrieb, wie notwendig es sei, den »psychischen Faktor«[27] während dieser Prozedur, bei der zusätzlich zur Verabreichung

von Morphium und Kokain »eine Krankenschwester ein nasses Tuch auf
die Augen der beiden legt und sie durch die Erklärung ablenkt, die Augen
müßten vor dem hellen Licht geschützt werden, um Kopfschmerzen zu
vermeiden«, möglichst weitgehend auszuschalten.) Dann schoben die
Ärzte die Hohlnadel über die Vene des Empfängers, stülpten das Blutgefäß über den Metallring und schufen so eine glatte Fläche, die sie mit der
Arterie des Spenders verbinden konnten. Dann lockerten sie die Klem-
men auf den Blutgefäßen und schätzten, indem sie zusahen, wie das Blut
in den Empfänger strömte, ab, wann der Patient genügend Blut erhalten
hatte. Anschließend vernähten sie die Adern von Spender und Empfänger
und hofften, daß der Spender anschließend seinen Arm noch bewegen
könne. Sie führten keine Voruntersuchungen durch, weder zur Blutgruppenbestimmung noch um festzustellen, ob eine Krankheit vorlag. »Im
nachhinein wundere ich mich über unseren Leichtsinn«, schrieb Bertram
H. Bernheim, ein bekannter Arzt am Johns Hopkins Hospital in Baltimore, Maryland, und einer der führenden Transfusionsärzte seiner Zeit.
»[Wir] alle waren ausschließlich daran interessiert, daß das Blut tatsächlich
von der einen Person zur anderen floß, sowie daran, diesen Prozeß in
Gang zu halten. Wie es sich verhielte, wenn es dort anlangte ... was es bewirken würde ... ob es zu irgendwelchen Reaktionen käme ... und
möglicherweise zum Tod führte ... kümmerte [uns] wenig ...«[28]
Bernheim verfaßte außergewöhnlich freimütige Memoiren über die
Frühzeit der Transfusion, die Versuchs-Irrtums-Epoche, in der die Ärzte
erst allmählich und oft durch mißliche Erfahrungen lernten, wie sie ihre
Patienten schützen konnten. Er schilderte die Operation als eine ungemein dramatische Szene – das Hin und Her zwischen einem möglichen
Wunder und einem oft tödlichen Ausgang.
So erinnerte er sich an den Fall einer Frau fortgeschrittenen Alters, die
plötzlich erkrankte und eine Transfusion benötigte. Die Ärzte brachten
einen anderen Patienten herein, der sich bereit erklärt hatte, Blut zu spenden. Es gab keine Möglichkeit zu messen, wieviel Blut sie übertrugen,
und sie hatten sich auch keinerlei Gedanken darüber gemacht, daß zuviel
möglicherweise tödlich sein könnte. Sie schlitzten die Haut am linken
Armgelenk des Spenders auf, legten eine Arterie frei und verbanden sie
mittels eines von Bernheim entwickelten Spezialschlauchs mit einer Vene
am Handgelenk der Frau.

Langsam, bedächtig wurde die Klemme von der kräftig pulsierenden Arterie des sitzenden Spenders gelöst. Augenblicklich schoß das Blut durch
den Schlauch. Die Venen der Patientin schwollen an und barsten beinahe.
Das Blut strömte zu ihrem Herzen, sprunghaft, stoßweise, mit voller Kraft

und unter hohem Druck. Und es setzte das Herz der Frau buchstäblich
außer Gefecht, als hätte man mit einem Vorschlaghammer darauf einge-
schlagen!

Binnen einer Minute – länger hat es kaum gedauert –, nachdem das
Blut zu strömen begonnen hatte, zeigte die Patientin erste Anzeichen von
Atembeschwerden, und nach einer weiteren Minute hörte sie auf zu at-
men. Und die ganze Zeit über war ich vergnügt und mit mir selber recht
zufrieden dagesessen und hatte zugesehen, wie wunderbar mein kleiner
Apparat funktionierte. Was war ich doch für ein schrecklicher Narr! Der
Anästhesist schlug als erster Alarm. Doch ich saß immer noch da. Er sagte,
die Patientin verhalte sich immer seltsamer, und stieß dann einen lauten
Schrei aus, als sie zu atmen aufhörte. Man begann, sie künstlich zu beat-
men, da dämmerte mir, was passiert war – und ich unterbrach den Blutstrom.

Ich hatte das Blut unter extrem hohem Überdruck in eine Kammer (das
Herz) fließen lassen, die derart mitgenommen war, daß sie kaum oder gar
nicht mehr unter Druck stand. Und da die Wände dieser Kammer aus
einem lebenden, entkräfteten und ziemlich dünnen Herzmuskel bestanden, hatten sie sich unter der Belastung immer weiter gedehnt, da sie nicht
in der Lage gewesen waren, das hereinströmende Blut schnell genug her-
auszupumpen. Ganz leicht einzusehen, einfach zu verstehen. Es bestand
kein Zweifel daran, denn der Chirurg öffnete hastig den Brustkorb der
Frau und sah das riesige, erweiterte Herz. Er massierte es, um es zu entla-
sten. Doch es half nichts, es half einfach nichts. Die Frau war tot. Ich hatte
sie umgebracht.[29]

Solche Vorfälle passierten nicht selten. Ein herausragender Transfusions-
arzt jener Zeit, Reuben Ottenberg in New York, schrieb: »Man wußte
nie, wieviel Blut man zu irgendeinem Zeitpunkt bereits übertragen hatte
oder wann es Zeit war aufzuhören (außer der Spender wurde ohnmächtig). Ich erinnere mich daran, wie einer das Bewußtsein verlor und beinahe starb – und der Chirurg mußte wiederbelebt werden.«[30] Schließlich
lernte man, die Transfusion zu kontrollieren, indem man nahe der Ver-
bindungsstelle einen Finger auf das Blutgefäß preßte.

Nicht nur der Patient litt während einer Transfusion: das Verfahren
führte zu derartigen Traumata und rief solche Schmerzen hervor, daß es
für die Ärzte schwierig wurde, Spender zu finden. Als erstes wandten sie
sich an die nächsten Familienangehörigen, doch auch diese wollten sich
nicht unbedingt der Prozedur unterziehen. Bernheim erinnerte sich an
einen Fall, bei dem es um eine »hochgebildete, kultivierte Dame« gegangen war, »die aus einer sehr bekannten Familie stammte« und deren Kinder sich im Krankenhaus eingefunden hatten, um Blut zu spenden.[31]

Während sie auf den Arzt warteten, kam eine Diskussion darüber in Gang, wie sie jedem einzelnen in der Vergangenheit Unrecht getan hatte; als er eintraf, hatten alle sie im Stich gelassen. Den Ärzten blieb nichts anderes übrig, als Blut von einem professionellen Spender zu kaufen. Als die Frau aufwachte und erfuhr, sie hätte Blut von einem Boxer erhalten, geriet sie außer sich vor Zorn. »Warum sie etwas gegen das Blut eines Berufsboxers hatte, konnte keiner von uns verstehen«, bemerkte Bernheim, »aber ihre Kinder vielleicht schon.« Und selbst die wohlmeinendsten Angehörigen konnten angesichts der primitiven Operationsverfahren jener Zeit keine ausreichenden Mengen spenden. Die Ärzte kauften also immer häufiger das Blut von Fremden. Sie versuchten es mit Anzeigen in den Zeitungen, doch diese zogen lediglich ausgelassene Horden an – nicht um Blut zu spenden, sondern um Zeugen des Spektakels zu werden. Bernheim zog es vor, Blut von den Insassen zweier örtlicher Einrichtungen zu beziehen, des Levering House und des Wayfarer's Rest. Hier fand er, nachdem er den Aufsehern ein großzügiges Trinkgeld gegeben hatte, eine Ansammlung menschlicher Wracks, die freudig für ein Honorar von 50 Dollar Blut spendeten, auch wenn sie das Geld meistens gleich wieder für Schnaps ausgaben. »Es war vielleicht keine übermäßig bewundernswerte Methode, aber die einzige, die mir damals zur Verfügung stand.«

Keiner war mit den Transfusionen so, wie sie damals vonstatten gingen, zufrieden – weder die Patienten noch die Spender, nicht einmal die Ärzte, die mehr Zeit auf die Transfusion als auf die Operation, für die man sie benötigte, verwandten. 1913 machte Edward Lindeman vom Bellevue Hospital in New York durch die Entwicklung einer Transfusionstechnik mit Hilfe einer »Vielfachspritze« ein Aufschneiden des Arms des Patienten überflüssig. Er steckte jeweils eine spitze Hohlnadel in den Arm des Patienten und des Spenders, durchstach die Haut und führte sie in die Vene ein. Die Nadeln blieben an Ort und Stelle, während er vom Spender zum Empfänger eilte und mit einer Spritze Blut abnahm beziehungsweise injizierte. Auf diese Weise konnte der Arzt messen, wieviel Blut er übertrug, da er es in mit Gradeinteilungen versehene Spritzen strömen ließ. Doch auch dieses Verfahren hatte Nachteile: Der Arzt mußte schnell handeln, ehe der Gerinnungsvorgang einsetzte (auch wenn das Eintauchen der Spritzen in eisgekühltes Wasser den Prozeß verzögerte), und bei der Operation benötigte man gutausgebildetes Personal und bis zu ein Dutzend teurer Spritzen aus Glas. Dennoch erwies sich die Methode als so erfolgreich, daß Lindeman der erste ausschließlich auf Transfusionen spezialisierte Arzt wurde.

Kurz darauf entwickelte Lester J. Unger, Arzt am Mount Sinai Hospital, einen Absperrhahn und machte damit die Verwendung mehrerer Spritzen überflüssig. Wie Lindeman führte er eine Nadel in den Arm von Patient beziehungsweise Spender ein, doch statt mit einer Spritze hin und her zu hasten, verband er die Nadeln mit einem Gummischlauch und einem Vierweg- oder Kreuzventil. Indem er die Stellung des Absperrhahns veränderte, konnte er Blut in ein zylindrisches Gefäß mit Gradeinteilung fließen lassen, es messen und dann an den Empfänger weiterleiten. Die Gerinnung des Bluts verzögerte er, indem er die Vorrichtung mit Äther besprühte und so abkühlte.

Mit Transfusionen ließ sich eine Menge Geld machen – und man konnte dadurch berühmt werden. Schließlich konkurrierten Unger und Lindeman darum, wessen Methode das Standardverfahren werden sollte.[32] 1916 beschrieben sie ihre jeweiligen Apparaturen auf der Konferenz der American Medical Association, die im Seebad Atlantic City stattfand. Nach ihrem Auftritt erklärte der international anerkannte Internist Edward Libman Ungers Entwicklung für überlegen. Lindeman war erbost. Die Veranstaltung fand an einem heißen Juniabend statt, und ein Kollege schlug vor, Lindeman solle sich bei einem Bad im Ozean ein wenig abkühlen. Er schwamm aufs offene Meer hinaus, erlitt einen Krampf und ertrank.

Die neuen Techniken machten Transfusionen einfacher und weniger traumatisch, doch sie trugen nichts zur Lösung des Problems der Blutgruppen bei, das, als das Verfahren zunehmend häufiger angewandt wurde, allmählich in den Mittelpunkt des Interesses rückte. Immer mehr Ärzte berichteten von einer geheimnisvollen Reaktion nach Transfusionen: Fieberanfälle, Schüttelfrost, Erbrechen, Nierenschmerzen, schwarzer oder blutiger Urin; gelegentlich starb der Patient sogar. Crile, der mittlerweile Hunderte Transfusionen durchgeführt hatte, stellte fest, 35 Prozent seiner Patienten wiesen derartige Symptome auf. Da sie Landsteiners Abhandlungen nicht gelesen hatten, beschönigten er und seine Kollegen die Gefahren der Vermischung unverträglicher Blutgruppen. Wenn sie sich auf eine Transfusion vorbereiteten, mischten sie gelegentlich Blutproben von Spender und Empfänger und warteten ab, ob es zu einer Hämolyse käme – dem Zerbersten von Blutzellen, wenn eine der Blutproben von einem Kranken stammte. Auf eine verräterische Verklumpung, die genauso gefährlich sein konnte, achteten sie jedoch nicht. Glücklicherweise hatte wenigstens einer, nämlich Reuben Ottenberg, Landsteiners Arbeit gelesen. Mehr als zehn Jahre nach Landsteiners Untersuchungen bestimmte Ottenberg mittels Kreuzproben die Blutgruppen von Spendern und Empfängern. Auf diese Weise senkte er bei einhundertfünfundzwanzig Fällen im Mount Sinai Hospital die Rate der

Transfusionsreaktionen auf null.[33] Er zog daraus die Schlußfolgerung,
derartige Unfälle könnten »durch sorgfältige vorherige Bluttests völlig
ausgeschlossen werden«. Doch es gelang ihm anscheinend nicht, die Aufmerksamkeit der Chirurgen darauf zu lenken, die eifersüchtig auf die
Wahrung ihrer Zuständigkeit im Operationssaal bedacht waren und »das
Gefühl hatten . . . sie mußten sich nicht von irgendwelchen Laborassistenten bevormunden lassen. Ich bot ihnen an, selber die Verträglichkeitsun-
tersuchungen durchzuführen, doch viele Chirurgen gingen nicht darauf
ein.« Der liebenswürdige, gelehrte Ottenberg reiste nach Wien, um dem
großen Landsteiner persönlich seine Erkenntnisse vorzulegen. Landsteiner war jedoch so sehr in seine damaligen Forschungen zur Übertragung
des Poliovirus vertieft, daß das Thema Transfusion überhaupt nicht zur
Sprache kam. Es sollte noch bis weit in die Zwanziger hinein dauern, ehe
nach Jahren des »Agitierens, Experimentierens und einiger weniger Zwi-
schenfälle« Blutgruppenbestimmung ein Standardverfahren wurde.

Auf der anderen Seite des Erdballs und unter Umständen, die für die
Amerikaner unvorstellbar waren, betrachtete ein Vater sein Neugebore-
nes mit wachsender Angst und Verzweiflung. Seine Frau hatte einem
wunderschönen Baby, einem pummeligen kleinen Jungen mit blonden
Locken und blauen Augen das Leben geschenkt. Doch irgend etwas war
nicht in Ordnung. »Heute morgen begann ohne jede Ursache der Nabel
unses kleinen Alexis zu bluten«, notierte der Vater in seinem Tagebuch.
»Die Blutung hielt mit einigen Unterbrechungen bis zum Abend an. Wir
mußten den Chirurgen Fedorow rufen, der um sieben Uhr einen Verband anlegte. Das Kind war bemerkenswert still und sogar fröhlich, aber
es war schrecklich, was wir durchgemacht haben.«[34] Am nächsten Tag
blutete das Baby erneut, und in den Wochen danach bildeten sich häßliche Blutergüsse, sooft es sich in seinem Bettchen stieß. Bald war klar, das
Neugeborene litt an Hämophilie, einer gefürchteten Krankheit, bei der
das Blut nicht gerinnt.

Wie der Zufall es will, verurteilte, während Transfusionsärzte gegen
die Blutgerinnung kämpften, die ihre Instrumente verstopfte und einen
Abbruch der Prozedur erforderlich machte, das Fehlen ebendieses Phä-
nomens Tausende zu einem kurzen Leben voller Schmerzen, wie im Falle
von Alexis. (Heutzutage können Hämophile sich eines relativ langen Lebens erfreuen, doch zu der Zeit, als Alexis auf die Welt kam, gab es keine
Möglichkeit, die Krankheit zu behandeln.) Hätte es sich um irgendein
Kind gehandelt, wäre die Situation für ihn, seine Eltern und alle, die ihn
liebten, aussichtslos gewesen; doch die Umstände, in die dieses Kind hin-
eingeboren wurden, verliehen seiner Krankheit darüber hinaus histori-

sche Bedeutung. Das Baby war Seine Kaiserliche Hoheit Alexis Nikolaus Nikolajewitsch, Erbe der Kaiserkrone und Zarewitsch, Großfürst von Rußland – der Sohn des Zaren Nikolaus II. Und aufgrund einer seltsamen, tragischen Verkettung von Ereignissen beschleunigte seine Hämophilie den Untergang eines Reiches.

Bei der seit der Antike bekannten Hämophilie handelt es sich um eine an das Geschlecht gebundene Erbkrankheit, die bei einem von zehntausend männlichen Kindern auftritt und über ein Gen von der Mutter auf den Sohn übertragen wird. Blutern fehlt ein für die Blutgerinnung entscheidendes Protein. Geringfügige Schnittverletzungen, die sie sich zuziehen, bluten sehr lange, schon bei kleinen Unfällen kommt es zu inneren Blutungen, und hin und wieder bluten sie an Knie, Ellbogen und Hüfte. Letzteres ist besonders qualvoll: der Patient leidet unter lähmenden Schmerzen in den Gelenken, da durch die Blutungsneigung Knorpel, Knochen und Nerven angegriffen werden. Die berühmteste Bluterin aller Zeiten war Victoria, Großmutter nahezu des gesamten königlichen Adels von Europa.[35] Einer ihrer vier Söhne, Leopold, litt an Hämophilie – er starb im Alter von einunddreißig Jahren nach einem Sturz an inneren Blutungen –, und zwei ihrer vier Töchter waren Trägerinnen des Gens für diese Krankheit, obwohl sie das erst merkten, als sie Kinder bekamen. Ein Enkel namens Friedrich starb mit zwei Jahren, ein anderer nach einem chirurgischen Eingriff. Vier Urenkel, die der englischen beziehungsweise der spanischen, deutschen und russischen Königsfamilie angehörten, starben ebenfalls frühzeitig. »Offenbar wird unsere ganze Familie von dieser schrecklichen Krankheit heimgesucht, der schlimmsten, die ich kenne«, schrieb Victoria.

Eine Enkelin Victorias, die deutsche Prinzessin Alexandra, Tochter des Großherzogs von Hessen, heiratete Zar Nikolaus II. und gebar ihm vier gesunde Töchter sowie den kranken Sohn Alexis Nikolaus Nikolajewitsch. Sie war eine äußerst gefühlsbetonte und tiefreligiöse Frau und quälte sich selber, weil sie nicht in der Lage war, das Leiden und die Schmerzen ihres Sohnes zu lindern. (Tatsächlich konnte man beobachten, wie während eines Anfalls ihres Sohnes, als er elf Tage lang an inneren Blutungen litt, ihre blonden Haare langsam grau wurden.) In ihrer Verzweiflung wandte sie sich an Gregorij Rasputin, einen Mönch, dem der Ruf vorauseilte, Mystiker und Gesundbeter zu sein. »Gott hat Eure Tränen gesehen und Eure Gebete gehört«, telegraphierte er ihr während eines Anfalls ihres Sohnes. »Sorgt Euch nicht. Der Kleine wird nicht sterben.«[36] Zwei Tage später hörte die Blutung auf.

Von diesem Zeitpunkt an hielt Rasputin sich fast ständig bei Hof auf. Er war schroff und habgierig, unflätig und unmoralisch und erregte bei

den meisten Gefolgsleuten des Zaren Anstoß. Dennoch gebot er über
eine hypnotische Macht, die er nicht nur bei den Damen St. Petersburgs
einsetzte, sondern auch zum offenkundigen Nutzen des kleinen Alexis.
Der Mönch mit den tiefliegenden blauen Augen in dem bärtigen Gesicht
erzählte dem kleinen Jungen Geschichten, beruhigte ihn durch hypnoti-
sierendes Zureden und verkürzte damit seine Blutungsanfälle.[37] In den
Augen Alexandras hatte Gott ihrer Familie einen Retter gesandt.

Rasputin kam zu einer Zeit an den Hof, als die Lage äußerst bedenklich war: Das russische Volk, das seit langem unter krasser sozialer Ungleichheit und darunter litt, daß es nicht gelang, das Land zu modernisieren, rief immer lauter nach Reformen. Anfangs machte Nikolaus einige
Zugeständnisse, verhärtete sich dann unter dem Einfluß seiner Frau und
Rasputins jedoch zunehmend. »Sei autokratischer«, schrieb die Kaiserin
während des Ersten Weltkriegs an ihren Mann. »Vergiß nie, daß Du der
autokratische Zar bist und bleiben mußt.«[38] Rasputin interessierte sich
nicht im geringsten für Politik. Ihm war nur daran gelegen, sein Streben
nach Reichtum und Macht zu befriedigen. Unter seinem Einfluß drängte
Alexandra Nikolaus dazu, bestimmte Leute zu Ministern zu ernennen,
Bestallungen, die die jeweiligen Bewerber einzig ihrer Einstellung dem
Mönch gegenüber verdankten. »Er mag unseren Freund ... Er verehrt
unseren Freund ... Er nennt unseren Freund Vater Grigori ... Ist er nicht
unseres Freundes Feind?«[39] Ein andermal telegraphierte sie ihm: »Grigori
bittet Dich ernstlich, Protopopow zu ernennen ... Bitte, nimm Protopopow als Innenminister.«[40] Der Zar zögerte – »Die Vorstellungen unseres
Freundes von Menschen sind manchmal sehr seltsam«[41] –, gab dann aber
nach. Die Ernennung Potopopows zum Innenminister erwies sich als Katastrophe; er war für den wirtschaftlichen Niedergang des Reiches verantwortlich. In der Tat war Rasputins Einfluß derart zerstörisch, daß
die Leute annahmen, er sei ein von den Deutschen angeheuerter Spion
und die Kaiserin seine Geliebte, eine Sympathisantin der Deutschen oder
beides. Schließlich ermordete Ende 1916 eine Gruppe königlicher Ver-
schwörer Rasputin, als sie sahen, wie die Regierung sich allmählich auf-
löste. Drei Monate später mußte der Zar abdanken. Eineinviertel Jahre
nach seinem Verzicht auf den Thron ermordeten die Bolschewiken den
Zaren und seine Familie.

Es mag unwahrscheinlich anmuten, wie sehr die Krankheit eines Kindes zum Untergang eines Reiches beitrug. Doch man sollte die »Rück-
ständigkeit und gärende Unruhe in der russischen Gesellschaft, den Ruf
nach Reformen, die Belastung und das Leid, die der Erste Weltkrieg mit
sich brachte«, nicht außer acht lassen«, wie Robert Massie in *Nicholas and
Alexandra,* einer eingehenden, gründlichen Untersuchung zu jener Zeit,

schreibt. Der Zar hätte sich selber und sein Reich retten können, wäre er
weiterhin so liberal geblieben wie zu Beginn seiner Herrschaft und hätte
er es Rußland ermöglicht, mit der modernen Welt Schritt zu halten.
Doch als er sich Umständen gegenübersah, die seine Familie und sein
Reich letztendlich dem Untergang weihten, resignierte er: »Das Schicksal
hat uns die Hämophilie und Rasputin geschickt.«[42]

Das Mount Sinai Hospital besteht aus mehreren würfelförmigen Blocks,
die auf der Upper East Side von Manhattan an den Central Park grenzen.
Es wurde im italienischen Renaissancestil erbaut – über einem festungs-
gleichen Fundament aus grob behauenem Stein ragen fünf Stockwerke
auf – und vermittelt so einen beruhigenden Eindruck von Stärke, Anmut
und Beständigkeit. Das Krankenhaus wurde 1852 von deutschen Juden
gegründet und entsprechend der europäischen Tradition als Zentrum für
Forschung wie auch für die Pflege von Patienten geplant und mit den für
die damalige Zeit modernsten Apparaturen ausgestattet. Ein Arzt aus Italien, der 1909 dem Krankenhaus einen Besuch abstattete, beschrieb es als
ein Paradebeispiel für »Komfort, Sauberkeit und Ordnung« und bewunderte die Operationssäle – »regelrechte Amphitheater aus Marmor und
Kristall und für alle wissenschaftlichen Erfordernisse ausgerüstet«.[43] Nie
hätte Mount Sinai ein Zufluchtsort für liebenswürdige, altmodische
Ärzte werden können, für sympathische Männer, die ihre Stellung genossen und zufrieden vor sich hin arbeiteten. Nein – dies war eindeutig
ein Krankenhaus für Kämpfernaturen.[44] Es war von brillanten, jedoch
häufig sehr jähzornigen Leuten bevölkert und ein Schauplatz des Wettstreits, »wo nur eine Regel galt – es ist besser, wenn du recht hast«, so ein
langjähriger Angehöriger der Belegschaft. Es war kein Zufall, daß innerhalb dieser Mauern so viele Fortschritte erzielt wurden.
      Einer der auf so charakteristische Weise selbstsicheren Ärzte im Mount
Sinai zu Beginn des neuen Jahrhunderts war Richard Lewisohn.[45] Er
stammte aus einer angesehenen, reichen New Yorker Familie und hatte in
Deutschland studiert, sich jedoch trotzdem die typisch amerikanische
Unduldsamkeit dem Status quo gegenüber bewahrt. In diesem Fall betraf
der Status quo gewisse unerwünschte Eigenschaften von Blut. Zu jener
Zeit hatten Forscher zwei der drei Hauptschwierigkeiten bei Transfusionen in den Griff bekommen. Mittels der von Leuten wie Lindeman und
Unger entwickelten Apparaturen hatten sie das Verfahren vereinfacht, es
weniger traumatisch und für Spender und Empfänger erträglicher gemacht. Sodann hatten sie durch die Bestimmung der jeweiligen Blutgruppen mittels Kreuzproben nach dem Vorbild Landsteiners, Ottenbergs
und anderer die Gefahr einer gefährlichen Reaktion erheblich einge-

schränkt. Doch nach wie vor standen sie vor einer dritten, schrecklichen Hürde – der unvermeidlichen Blutgerinnung, aufgrund derer man nach drei bis fünf Minuten die Transfusion abbrechen mußte, da die Nadeln und Schläuche verstopft waren. Man veränderte die Vorgehensweise, um das Blut schneller strömen zu lassen, doch das unweigerliche Einsetzen der Verklumpung verhinderte die Übertragung einer ausreichenden Menge Blut auf die Patienten. Die verzweifelten Versuche der Ärzte ärgerten Lewinsohn, inspirierten ihn jedoch gleichzeitig, und er kam zu dem Schluß, es sei an der Zeit, es mit einem anderen Ansatz zu versuchen. Dies faßte er in einer Reihe herausfordernder Fragen zusammen: »Müssen wir diese Koagulierungszeit als unabänderliches Gesetz hinnehmen? Jede Transfusion, bei der man die normale Gerinnungszeit von Blut als unabänderlichen Faktor betrachtet, erweist sich als schwierig und erfordert eine Menge persönlicher Erfahrung und Geschick. Wäre es nicht möglich, die Gerinnungsgefahr während der Blutübertragung auszuschalten, ohne den klinischen Wert des Blutes für den Empfänger zu mindern?«[46] Kurz gesagt: Lewinsohn beschloß, sich nicht um eine zügigere Transfusion zu bemühen, um der Gerinnungszeit Rechnung zu tragen, sondern die Gerinnung selber in Angriff zu nehmen.

Er war nicht der erste, der dies versuchte. In den sechziger Jahren des 19. Jahrhunderts hatte der englische Geburtshelfer John Braxton Hicks mit einem gerinnungshemmenden Mittel experimentiert. Das Ergebnis war gewesen, daß drei Patientinnen starben. Andere Ärzte versuchten es mit Hirudin, einer aus Blutegeln gewonnenen Substanz, die sich jedoch beim Menschen in hoher Dosierung als giftig erwies. Wieder andere probierten es mit Oxalaten, doppeltkohlensauren Salzen und Phosphaten, die zwar alle den Gerinnungsprozeß verzögern, aber toxisch sind.

Lewinsohn begann mit Natriumcitrat, einem im Handel erhältlichen Antigerinnungsmittel für den Laborgebrauch. (Diese chemische Substanz verzögert die Verklumpung, indem sie Kalzium, einen ungebundenen Bestandteil des Blutes, der für die Koagulierung entscheidend ist, absorbiert.) Die Standardkonzentration von Natriumcitrat für das Labor war eine einprozentige Lösung – ein Teil Natriumcitrat auf neunundneunzig Teile Spenderblut –, eine Konzentration, die bekanntermaßen schädlich ist. Lewinsohn überlegte nun, ob Citrat in jeder Konzentration toxisch sei. »Kein Mensch war je dem einfachen Gedanken nachgegangen, Experimente durchzuführen, um herauszufinden, ob nicht vielleicht eine kleinere Dosis ausreiche...«[47]

Vier Jahre lang unternahm Lewinsohn eine Vielzahl von Experimenten, zunächst an Hunden, später dann an Menschen, und versuchte, eine Konzentration herauszufinden, die hoch genug war, um eine Gerinnung zu verhindern, andererseits jedoch niedrig genug, um nicht toxisch zu wirken. Er variierte die Dosis jeweils um Promille und stellte fest, ein Fünftel der vormals für wirksam gehaltenen Dosis – eine 0,2-prozentige Konzentration – hielt das Spenderblut flüssig und stellte keine Gefahr für den Empfänger dar. Die Ärzte könnten das Spenderblut in einem Glasgefäß auffangen, eine gewisse Menge Natriumcitratlösung einrühren und es dann dem Empfänger injizieren – und all das mit der für eine sorgfältig durchgeführte Transfusion erforderlichen Bedachtsamkeit. »Technik sehr einfach«, notierte er in seinen Aufzeichnungen. »Erfordert keine spezielle Apparatur . . . Jeder Landarzt könnte das Verfahren anwenden.«[48] Vermutlich hatte er ein Gefühl, als hätte er den Heiligen Gral gefunden:

Wie wunderschön diese Substanz den menschlichen Bedürfnissen entgegenkommt!
    Ich erinnere mich sehr gut an die Überraschung meiner Kollegen, als ich die Methode im Januar 1915 bekanntmachte. Sie konnten es nicht glauben, daß das Bluttransfusionsverfahren, das sich bislang als so kompliziert erwiesen hatte, plötzlich genauso einfach sein sollte wie eine gewöhnliche Kochsalzinfusion . . . Natürlich ging ich davon aus, diese sichere und einfache Methode mit dem Natriumcitrat werde sogleich von allen übernommen . . .[49]

Doch dies sollte Jahre dauern. Transfusion hatte sich zu einem komplizierten Verfahren entwickelt, das nur hochqualifizierte – und hochbezahlte – Ärzte durchführen konnten. Ihnen war durchaus nicht daran gelegen, das Feld jedem »Landarzt« zu überlassen, wie Lewinsohn es einigermaßen mutwillig formuliert hatte. Darüber hinaus traten mit der Zeit, als immer mehr Transfusionen unter Verwendung von Natriumcitrat durchgeführt wurden, verwirrende Nebenwirkungen auf, einschließlich Fieber und Schüttelfrost. Eifersüchtige Kollegen führten die Symptome auf »die Toxizität des Citrats« zurück. Einige von ihnen setzten eine Flüsterkampagne in Gang, um Lewinsohns Ergebnisse anzufechten und vom Gebrauch dieser chemischen Substanz abzuraten. Lewinsohn war klar, daß das Citrat gar nicht lange genug im Blut blieb, um toxisch wirken zu können. Binnen weniger Minuten nach seinem Eintritt zusammen mit dem übertragenen Blut wandelt die Leber die Chemikalie in harmlose Nebenprodukte um. Im Verlauf der nächsten achtzehn Jahre bewies er, die Nebenwirkungen waren nicht auf das Citrat zurückzuführen, sondern auf winzige Verschmutzungen des Wassers und der Glasbehälter, die die Kliniken durch eine sorgfältige Sterilisierung verhindern konnten.
    Mittlerweile waren die Vorteile des Citratverfahrens derart offenkun-

dig, daß es zur Standardmethode wurde und dies bis auf den heutigen Tag blieb. Die Ärzte hatten nun also die drei Haupthürden für eine erfolgreiche Transfusion genommen. Sie verfügten jetzt über die geeignete Ausrüstung, um Transfusion für den Patienten erträglich, über die Blutgruppenbestimmung, um das Verfahren sicher, und über das Antigerinnungsmittel, um das Ganze leicht anwendbar zu machen. »Eine geringe Menge Natriumcitratlösung... und presto! das Blut bleibt in flüssigem Zustand«, schrieb Bertram Bernheim vom Johns Hopkins Hospital. »Es war fast so, als sei die Sonne plötzlich stillgestanden.«[50] Seit jenen ersten grausamen, äußerst schmerzhaften Transfusionen hatte die Wissenschaft einen langen Weg zurückgelegt – denn inzwischen war es in der Tat eine Wissenschaft und kein Handwerk mehr –, und Bernheim jubelte über die Veränderungen, deren Zeuge er in den ersten zwei Jahrzehnten des 20. Jahrhunderts wurde.

Für meine erste Transfusion benötigte ich sieben Stunden; ich nahm einem Spender bis zu seiner völligen Erschöpfung Blut ab und hätte den zweiten beinahe getötet... Und da kommt ein Mann, der mit seinen paar Tropfen einer klaren, wäßrigen Lösung, die alle Risiken ausschaltet, das Ganze töricht erscheinen läßt...

Und wie macht er das letztendlich? Einfach indem er mit einer dünnen, kleinen Hohlnadel durch die Haut des Patienten in dessen Vene sticht – am Arm, am Bein, am Hals, am Kopf –, sie über einen Schlauch mit einer Flasche verbindet und das flüssige Blut in den Kranken strömen läßt. Jede Menge, ob gering oder groß, soviel, wie eben gebraucht wird, langsam oder schnell, bei normaler Temperatur – nicht einmal erwärmt. Höchst erstaunlich.

Und was hat er erreicht? Nichts, außer daß er jedem kranken Menschen auf der Welt, von hohem oder niedrigem Stand, reich oder arm, schwarz oder weiß, Mann, Frau oder Kind ermöglicht hat, eine Transfusion zu erhalten. Und was noch? Nichts, außer daß er sich allen großen Transfusionsspezialisten wie mir und anderen, die ich nennen könnte, gegenüber als überlegen erwiesen hat... Junge Ärzte, alte Ärzte, Assistenzärzte, Krankenschwestern, Techniker, alle nehmen... ohne die geringsten Schwierigkeiten Transfusionen vor.

2. Teil

BLUTIGE KRIEGE

4 Lebende Blutkonserven

Natriumcitrat ließ den Chirurgen genügend Zeit, das Blut eines Spenders in einem Glasgefäß aufzufangen und dem Patienten das Blut langsam zu übertragen. Dennoch blieb die Transfusion eine mühsame Angelegenheit. Niemand hielt Blut in Flaschen – die für einen sofortigen Einsatz verfügbar gewesen wären – in einer Blutbank vorrätig. Vielmehr war in den Augen der Ärzte Citrat ein Mittel, das die Gerinnung kurzfristig hemmte, damit das Blut lange genug flüssig blieb, um die Transfusion zu Ende zu führen. Benötigte ein Patient Blut, mußte der Arzt immer noch einen passenden Spender finden, ihn ins Krankenhaus bringen und das Blut sofort verwenden. Zwar war die Transfusion zu einem »indirekten« Verfahren geworden – das Blut mußte nicht mehr unmittelbar vom Spender zum Patienten fließen. Es konnte in einem Glasbehälter gesammelt werden –, aber es wurde nach wie vor an Ort und Stelle Spendern entnommen, die »lebende Blutkonserven« darstellten.

Dieser Situation sah sich Percy Lane Oliver 1921 in London gegenüber. Oliver, ein bebrillter Mann mit schütterem Haar, der eher wie ein Bücherwurm wirkte, war Sekretär der Camberwell Division des britischen Roten Kreuzes im Südostteil Londons, als bei einem Anruf dringend Blut angefordert wurde. Da sonst niemand für eine Blutentnahme zur Verfügung stand, eilten Oliver und drei Mitarbeiter zum Krankenhaus; einer von ihnen hatte eine passende Blutgruppe, und der Patient überlebte.[1] Diese dramatische Rettungsaktion brachte Oliver auf eine Idee. Die Ärzte waren auf eine unzuverlässige Versorgung durch Spender angewiesen, die sie in der Familie des Patienten oder aus ihrem persönlichen Bekanntenkreis, Arme eingeschlossen, rekrutierten. Oft fanden sich keine geeigneten Spender, und wenn, dann oft erst mit einer gefährlichen Verzögerung. Wie wäre es also, wenn es eine die ganze Stadt erfassende Vermittlungsstelle gäbe, in der Freiwillige vorher ausgewählt und getestet würden? Ein solcher Service, in dessen Rahmen Spender aller Blutgruppen sich auf Abruf bereit hielten, könnte Hunderte Menschenleben retten.

Bei seinen ersten vorsichtigen Versuchen warb Oliver zwanzig Freiwillige aus seinem beruflichen Umfeld an. Im Verlauf des ersten Jahres, 1922, wurde er dreizehnmal von Ärzten angerufen. Schnell sprach sich herum, daß Oliver eine sichere, zuverlässige Spendergruppe zusammengestellt hatte. 1925 erhielt er vierhundertachtundzwanzig Anfragen von Krankenhäusern, im darauffolgenden Jahr fast doppelt so viele.[2] Offensichtlich bestand wirklich ein entsprechender Bedarf. Um seine Spenderbasis zu vergrößern, wandte er sich an den YMCA, die englische Entsprechung des CVJM, sowie an die Rover Scouts und andere gemeinnützige Gruppen. Er traf auf ein so überwältigendes Entgegenkommen, daß er sich ermutigt fühlte, eine neue Organisation zu gründen: den *Greater London Red Cross Blood Transfusion Service,* das weltweit erste städtische Blutspenderverzeichnis.

Jeder Freiwillige wurde einer körperlichen Untersuchung unterzogen, auf Blutgruppe und Syphilis getestet und in eine Telephonliste eingetragen. Er erklärte sich bereit, zu jeder Tageszeit in ein Krankenhaus zu eilen, falls seine Blutgruppe benötigt wurde. Oliver betrieb die Organisation von zu Hause aus, wo er, nur von seiner Frau und einer Sekretärin unterstützt, sieben Tage die Woche arbeitete, Spender anwarb, den Papierkram erledigte und Freiwillige anrief. »Ich bin ständig beschäftigt und ... kann das Büro nie auch nur für eine Minute verlassen«, schrieb Oliver 1926. »Das Telephon kommt häufig zum Einsatz, mehr als zweitausendfünfhundert Anrufe pro Jahr werden von hier aus getätigt, und dreitausendfünfhundertmal erhalten wir einen Anruf ... Abgesehen von der jeweiligen Bereitstellung eines Spenders, was unter Umständen bis zu acht Anrufe erfordert, müssen die Auslagen von Spendern beglichen, die Belege verbucht und abgeheftet und medizinische Berichte geschrieben ... kopiert und den Ärzten zugeschickt werden ... [Seine täglichen Pflichten umfaßten] den Spendeneingang, die Gespräche mit Besuchern, die Anwerbung, Einteilung und Registrierung von Freiwilligen, das Vorbereiten und Abhalten von Kursen, und dazu jede Menge Briefe, in denen unser Service erklärt oder kleine Reibereien beigelegt werden ...«[3]

Bedenkt man, wie lückenhaft das Kommunikationsnetz zu jener Zeit war, erscheinen einem die Leistungen Olivers noch beeindruckender. Nicht jeder in London besaß ein Telephon oder konnte jederzeit zu einem Apparat in der Nähe gerufen werden. Gelegentlich mußte Oliver einen Nachbarn bitten, den Spender aufzustöbern – »Geistliche sind in dieser Hinsicht sehr freundlich und zuvorkommend« –, oder, als letzte Möglichkeit, das jeweilige Polizeirevier darum bitten, obwohl »die meisten Menschen eine natürliche Abneigung gegen einen Polizeiwachtmeister haben, der mitten in der Nacht an ihre Tür hämmert«.[4] Der Service war kostenlos – weder dem Patienten noch dem Krankenhaus wurde eine Rechnung gestellt. Um die Unternehmung zu finanzieren, bemühte Oliver sich um Geld von wohltätigen Stiftungen und sammelte Stanniolabfälle, die gegen Bargeld eingetauscht wurden.

Die wachsende Nachfrage nach Blut im London der zwanziger Jahre
war möglicherweise Geoffrey Keynes zu verdanken, dem Bruder des
Ökonomen John Maynard Keynes. Er war einer der berühmtesten englischen Chirurgen seiner Zeit, der während des Ersten Weltkriegs zu einem
Befürworter der Citrattransfusion geworden war. Die entsprechende
Technik hatte er bei in Europa stationierten amerikanischen Ärzten gelernt. Deren Betätigungsfeld war zwar noch sehr eingeschränkt gewesen –
trotz Millionen Kriegsverletzten konnten die Ärzte nur in ein paar hundert Fällen eine Transfusion vornehmen –, doch die Ergebnisse waren in
den Augen Keynes' und anderer britischer Ärzte erstaunlich.

Die Transfusionstechnik brachte natürlich eine unvergleichliche Ausweitung der Möglichkeiten lebensrettender Chirurgie mit sich ... Eine vor
der Operation durchgeführte Transfusion, gefolgt von einer Rückenmark-
anästhesie, ermöglichte es mir, einen großen Eingriff alleine durchzuführen. Eine zweite Transfusion stabilisierte dann den Genesungsprozeß
bei dem Patienten derart, daß er ohne Bedenken in eine andere Abteilung
verlegt werden konnte. Wo früher keinerlei Hoffnung mehr bestanden
hatte, wurde sie nun durch die Möglichkeit der Blutübertragung geweckt,
und ich nutzte jede Unterbrechung meiner Arbeit, um mich in die Ster-
bestation [wo die als hoffnungslos angesehenen Fälle lagen] zu stehlen,
dort einen Patienten auszuwählen, der noch atmete und einen tastbaren
Puls hatte, ihm eine Transfusion zu verabreichen und die jeweils erforder-
liche Operation durchzuführen. Die meisten hatten in erster Linie einen
Schock und Blutverluste erlitten. Auf diese Weise hatte ich die Genugtuung, viele Männer den Klauen des Todes zu entreißen.[5]

Bei seiner Rückkehr ins Zivilleben stellte Keynes zu seinem Erstaunen
fest, in London gab es tatsächlich Ärzte, die von Transfusionen nichts wissen wollten. Die Chirurgen, mit denen er zusammenarbeitete, hielten sie
für eine Behinderung ihrer Arbeit, selbst bei Operationen mit großen
Blutverlusten. »Es gab gute Gründe für die Annahme, daß es sehr hilf-
reich für die Patienten wäre, wenn das Blut nach Verlusten so schnell
wie möglich ersetzt würde, doch meine Vorgesetzten befürchteten, ich
könnte bei meiner Tätigkeit den Operateuren ›im Weg sein‹.«[6] Da er von
der Notwendigkeit überzeugt war, die Ärzte wie auch die Öffentlichkeit
aufzuklären, wurde Keynes zum Anwalt der Transfusion und warb in
Zeitungsbeiträgen und Radiosendungen dafür. Sein 1922 erschienenes
Buch *Blood Transfusion* war der erste zeitgenössische Text zu diesem
Thema in England. Im St. Bartholomew's Hospital, wo er als Chirurg arbeitete, organisierte er eine kleine Spendergruppe, die sich aus Medizin-

studenten zusammensetzte. Als später Percy Oliver ihn bat, sich dem
Spenderdienst als einer der medizinischen Berater zur Verfügung zu stellen, stimmte er freudig zu.

Nachdem Oliver nun eine Organisation gegründet hatte, wollte er
mehr tun, als immer nur Spender anzuwerben. In dem neuen Unternehmen wollte er einen Gemeinschaftssinn, ein Gefühl von Menschlichkeit,
das alle teilten, wecken. In seinem vierteljährlichen Rundbrief betonte er
den individuellen Charakter der Spende und hob die Bindung zwischen
Spender und Empfänger hervor, indem er die jeweiligen Ergebnisse bekanntgab. Regelmäßig druckte er Briefe von Patienten ab, um seinen
Freiwilligen zu danken und sie zu ermutigen. »Es war äußerst edelmütig
von diesem Herrn, sein Blut für die Rettung eines ihm völlig fremden
Mitgeschöpfes zu spenden«, ist in einem Brief zu lesen, der vom Bruder
eines Patienten, der eine Transfusion erhalten hatte, stammte. »... Es wird
ihm Genugtuung bereiten, wenn er erfährt, daß sein Opfer nicht ver-
gebens war.«[7] Oliver, der seine Leser weiterbilden und gleichzeitig unterhalten wollte, ergänzte seine Berichte mit neuen Informationen über das
Verfahren:

Frage: Wieviel Blut enthält ein menschlicher Körper?
Antwort: ... etwa fünf bis sechs Liter.
Frage: Wie hoch ist der Blutspendenrekord eines einzigen Spenders?
Antwort: Vermutlich hält der Franzose Raymond Briez den Weltrekord;
           er hat ... 459mal Blut gespendet ... insgesamt 125 Liter.[8]

Er machte sich zum Anwalt der Spender, die selten die Anerkennung erhielten, die sie verdienten. Viele Chirurgen unterstellten, die Spender
seien für ihre Dienste bezahlt worden (wie das in anderen Teilen Englands
oft der Fall war), und behandelten sie mit einer gewissen Geringschätzung, ließen sie stundenlang warten oder schickten sie ohne wirkliche
Begründung wieder nach Hause. Einige wandten die Technik des
»Durchschneidens« an – die chirurgische Öffnung einer Vene zur Einführung der Nadel – oder legten das Gefäß frei und »hebelten es heraus«.
Oliver tadelte die Ärzte wegen ihrer Rücksichtslosigkeit und untersagte
jedes Verfahren außer mit der Injektionsnadel. Er rügte die Presse, weil
sie die Transfusion vorwiegend als heroische Tat darstellte, auch wenn
dies gut gemeint war, denn so wurde der Eindruck erweckt, Blutspenden
sei eine Angelegenheit für besonders Tapfere. Nach übertrieben blumi-
gen Pressedarstellungen wurde Oliver manchmal von Mitgliedern, ihren
Angehörigen oder gar deren Ärzten mit Telegrammen überhäuft, in denen sie ihn beschworen, ihren Namen aus der Liste zu streichen. »Der alte

Hausarzt ist gelegentlich ein Hindernis«, schrieb Oliver. »Er argumentiert nach folgendem Muster: ›Gegen eine Bluttransfusion habe ich eigentlich keine Einwände, aber Sie, meine Gnädigste, Sie mit Ihrer besonderen Konstitution, sind der letzte Mensch auf der Welt, der sich einer solchen unterziehen sollte . . .‹«[9] Ein Freiwilliger schrieb: »Nach dem Abendessen am Sonntag erwähnte ich meiner Frau gegenüber, daß ich mich eintragen lassen habe. Prompt fiel sie in Ohnmacht. Als sie wieder zu sich kam, rief sie unseren Arzt an, und die beiden versuchten den ganzen Abend lang, mich umzustimmen. Als sie fertig waren, war ich zu dem Schluß gekommen, daß ich . . . meine Eintragung rückgängig machen muß . . .«[10]

Trotz des Fortbestehens von Furcht und Aberglauben wuchs der Umfang des Spenderverzeichnisses ständig; in Groß-London erhielt der Blutspendedienst in den dreißiger Jahren mehr als dreitausend Anfragen pro Jahr und belieferte einhundertsechzig Krankenhäuser.[11] Oliver wurde in den Buckingham Palast eingeladen. Dort überreichte man ihm ein Schreiben des Herzogs von York, in dem dieser seine Organisation als »ermutigenden Dienst an der Menschheit« anerkannte. Stolz wies er auf die Tatsache hin, daß jeder seiner nahezu zweitausendfünfhundert Spender ausschließlich als unbezahlter Freiwilliger mitmachte.

Motiviert durch Olivers Beispiel und infolge drückender Armut wurden während der zwanziger und dreißiger Jahre überall in der Welt Spenderverzeichnisse angelegt, die Ärzte in Deutschland, Österreich, Belgien, Australien, Rußland und sogar in Siam organisierten. In Japan gründete H. Ijima die *Nippon Blood Educational Society,* der etwa zweihundert Spender angehörten, die bereit waren, »sich auf Anfrage kurzfristig in jedes Krankenhaus in Tokio oder Umgebung zu begeben«.[12]

In Frankreich richtete Arnault Tzanck im Hôpital St.-Antoine in Paris eine Gesellschaft für Notfall-Bluttransfusion, *Œuvre Transfusion Sanguine d'Urgence,* mit eigenem Labor und Behandlungsräumen ein. Zusammen mit seinen Mitarbeitern legte er eine Kartei der Mitglieder an, die einem dreifachen Blutgruppentest unterzogen worden waren und viermal jährlich untersucht wurden, um sicherzustellen, daß sie bei guter Gesundheit waren. Spender erhielten als Ausgleich für die Unannehmlichkeiten einen kleinen Geldbetrag, der meist aus öffentlichen Zuschüssen stammte. Tzanck, ein kleiner, rundlicher Brillenträger und Pfeifenraucher, wurde in seiner Heimat für sein Engagement und seine Energie bewundert, da er die Departements bereiste und den Ärzten in der Provinz bei der Einrichtung von Transfusionsdiensten half – er brachte seine eigene Ausrüstung mit, stellte selber sein Blut zur Verfügung und warb mit Begeisterung Krankenhauspersonal, Medizinstudenten und Polizeibeamte an. (Sein Ruhm verbreitete sich weltweit, als er die Internationale Gesellschaft für

Bluttransfusion gründete.) Tzanck war offenbar unermüdlich: der Inbegriff eines humanistisch gesinnten Arztes, leidenschaftlich und nonkonformistisch. Er bildete eine ganze Generation von Transfusionsmedizinern aus, die ihn bewunderten; zudem führte er wichtige hämatologische Untersuchungen durch, entwickelte Geräte und schrieb sogar philosophische Abhandlungen, in denen er die moralischen Grundlagen seiner Arbeit darlegte. »Tzanck gelang es auf unvergleiche Weise, die Leute zu motivieren«, schrieb einer seiner Schüler, Jean Pierre Soulier, der später dreißig Jahre lang dem französischen Blutspendedienst vorstand. In seinem Buch *La Conscience Créatrice,* einer Zusammenfassung von Reflexionen über die Lehren, die er aus seinem Berufsleben gezogen hatte, nannte er die Quelle seiner Energie: »Wahrhaft arm ist der Mensch, der nicht zu geben weiß.«

Tzanck stand für Menschlichkeit in ihrer höchsten Ausprägung, und Oliver war der Inbegriff der Selbstlosigkeit. Die Amerikaner hingegen verkörperten mit ihren praktischen, marktbezogenen Methoden bei der Mobilisierung von Spendern gelassene Professionalität. Sie sahen nichts Unrechtes darin, Blut zu kaufen, solange angemessene Vorkehrungen getroffen wurden, um die Gesundheit der Spender wie der Empfänger zu garantieren – obwohl das Geschäft mit Blut, wie viele Unternehmungen in der Welt des amerikanischen *Laissez-faire*-Kapitalismus, schnell außer Kontrolle geriet. Die *New York Times* bezeichnete die Praktiken des Jahres 1923 als »unseren tausendund... sten Weg, seinen Lebensunterhalt zu verdienen«[13] und nannte als Standardhonorar 35 bis 50 Dollar. »Professionelle Blutspender arbeiten in anderen Berufen und stellen sich zur Verfügung, um ihr Einkommen aufzubessern«, hieß es in der Zeitung. »Die derzeitige Liste der verfügbaren Spender führt Männer auf, die in vielen Berufen tätig sind; meist handelt es sich um körperliche Arbeit, da der Spender sich verpflichtet hat, sich und sein Blut gesund zu halten.« Doch die Spender waren viel unterschiedlicher, als die Zeitung sich das vorstellte: von College-Studenten (1925 verkauften mehr als einhundertfünfzig Studierende der University of Michigan Blut, um ihren Nachhilfeunterricht bezahlen zu können[14]) bis hin zu Pennern, die ihr Blut für den Kauf von irgendwelchem Fusel verhökerten. Während der Depression, als Jobs knapp wurden, meldeten sich beträchtlich mehr Spender. Gegen Ende des Jahrzehnts berichtete das Gesundheitsamt von New York City, professionelle Spenderagenturen würden in die Parkanlagen der Stadt ausschwärmen und Arme anwerben, die möglicherweise Träger von Syphilis und anderen Krankheiten waren. Einige schwächten sich durch den Blutverkauf in gefährlichem Maße; beispielsweise spendete einer dreiunddreißig Liter in einem Jahr.[15]

Eine Gruppe von New Yorker Ärzten, die diese Situation erschreckend fand, gründete eine Organisation, um die Anforderungen an professionelle Blutspender höherzuschrauben. Die *Blood Transfusion Betterment Association* – *BTBA*, wie sie sie nannten, wurde von den hervorragendsten Ärzten auf diesem Gebiet geleitet, darunter Reuben Ottenberg, Lester J. Unger, der berühmte Immunologe Arthur F. Coca und sogar Karl Landsteiner, der ein paar Jahre zuvor nach New York emigriert war.

Simon Flexner war wahrhaft ein Coup gelungen, als er Landsteiner nach New York und ans Rockefeller Institut gebracht hatte. Dieser war in den Jahrzehnten nach seiner Entdeckung der Blutgruppen nicht nur wegen seiner Arbeiten zu Blut, sondern auch durch seine Forschungen zu Krebs und Kinderlähmung weltberühmt geworden. Allerdings hatte es sich für ihn in den letzten Jahren als schwierig erwiesen, in Europa zu leben. Wien, einst ein weltbekanntes Forschungszentrum, versank wie das übrige Österreich nach der katastrophalen Niederlage im Ersten Weltkrieg in wirtschaftlichem Chaos und moralischer Verzweiflung. Die einst lebendige und glanzvolle Stadt war grau, baufällig, mutlos und bettelarm geworden. Als das Land keine Kohle mehr hatte, brach die Industrie zusammen, die Straßenlampen brannten nur noch zeitweise, und manchmal standen die Straßenbahnen tagelang still. Da Kühlschränke und elektrische Geräte ausfielen, wurde jede Forschung unmöglich. Alle litten unter Hunger und Kälte, die Unterschicht ebenso wie die Bessersituierten; da man praktisch keine Milch mehr kaufen konnte, legte Landsteiner sich eine Ziege zu, um seinen kleinen Sohn ernähren zu können. Als er dann eines Tages sah, wie Nachbarn seinen Gartenzaun zerlegten, um ihn zu Brennholz zu machen, wußte er, es war Zeit zu gehen.[16]

1919, im Alter von einundfünfzig Jahren, brachte Landsteiner seine Familie nach Holland, wo er eine Stelle an einem kleinen katholischen Krankenhaus in Den Haag annahm. Die Stellung entsprach bei weitem nicht seinen Fähigkeiten – unterstützt von einem Helfer und einer Nonne, die auch Kaffee für das Personal kochen mußte, führte er in einem kleinen Raum Routineautopsien und Laboruntersuchungen durch –, doch zumindest konnte er außerhalb Österreichs Fuß fassen. Obwohl er dafür sehr dankbar war, konnte er seine Ungeduld nicht verhehlen. »Für einen jungen Mann ohne jeden Ehrgeiz wäre seine Stellung ideal ... aber für einen Mann wie Landsteiner ist sie wahrhaft schrecklich«, schrieb einer seiner Kollegen in einem Brief an Flexner.[17] »Er muß alle Routinearbeiten erledigen, Leichenbeschauungen, Gewebeuntersuchungen, Blutuntersuchungen, Urinproben, Wassermann-Tests und so weiter, und all das nur mit der Hilfe einer katholischen Nonne, die außerdem noch die Orgel in der Krankenhauskapelle spielen muß ... Landsteiner steht nur ein Raum zur Verfügung, dort arbeitet er mit der Nonne und einem Helfer; der Raum dient noch verschiedenen anderen Zwecken; jeder Arzt, der eine Urinprobe untersuchen oder einen Kaffee trinken will oder sich mit Landsteiner unterhalten möchte, kommt dort vorbei ... Daß Landsteiner unter solchen Umständen überhaupt wissenschaftlich arbeiten kann, ist wirklich bewundernswert.«

Flexner war klar, dies war seine Chance zur Rettung eines Wissenschaftlers von Weltrang. Er setzte sich mit seinem Direktorium zusammen und wurde 1922 ermächtigt, Landsteiner eine Stelle anzubieten. Für den scheuen Wissenschaftler würde dies eine dramatische Umstellung bedeuten – neue Kollegen, eine neue Sprache, ein neues Leben. Wie so viele Einwanderer vor ihnen packte die Familie Landsteiner also ein paar liebgewordene Besitztümer in einen Schrankkoffer, darunter auch ein Fäßchen mit Steinkohlenteer, mit dem Landsteiner bei Versuchstieren Hautkrebs auslöste, und dampfte über den Atlantik nach Amerika. Bei der Ankunft in Manhattan wurden sie von Peyton Rous begrüßt, einem weiteren bekannten Forscher des Rockefeller Instituts, der sich erkundigte, welche Art von Unterkunft die Familie vorziehe. Wehmütig erwiderte Landsteiner: »Ich wünsche mir ein kleines Häuschen am Meer mit einem Rosengarten, wie ich es in Scheveningen hatte.«[18] Das Beste, was sie ihm anbieten konnten, war eine Wohnung über einem Fleischerladen in der Madison Avenue – der erste von vielen Schocks, die Landsteiner in seiner neuen Heimat noch erleben sollte.

Dennoch gewöhnte er sich rasch an das Leben im Institut, wo er seine Forschung auf dem Gebiet der Immunologie fortsetzte und zu einer beliebten, wenn auch ein wenig steifen und unnahbaren Persönlichkeit wurde. Er war für seine unerschütterliche Ernsthaftigkeit bekannt und verabscheute jegliche Form von Aufmerksamkeit oder Anerkennung. Als er 1930 (ein Jahr, nachdem er amerikanischer Staatsbürger geworden war) den Nobelpreis erhielt, wehrte er errötend die Reporter ab: »Ich bitte Sie, ich habe überhaupt nichts vollbracht. Ich arbeite einfach, das ist alles.«[19] Das Sprechen vor Publikum war ihm zuwider, und als er beim Festbankett in Stockholm an der Reihe war, eine Rede zu halten, bat er Sinclair Lewis, den Nobelpreisträger für Literatur, an seiner Stelle zu sprechen. Der eloquente Lewis wies auf Landsteiner und sagte: »Sie mögen mich den Herrn der Worte nennen, aber was ist dann er? In Tausenden von Fällen war er der Herr über Leben und Tod.«[20] Doch Landsteiner machte sich wahrhaftig nichts aus Anerkennung – es ging ihm nur um Beständigkeit, Regelmäßigkeit und ein Umfeld, in dem er ungehindert arbeiten konnte. Im Gegenzug widmete er sich uneingeschränkt seiner Forschung, diente jüngeren Wissenschaftlern als Mentor und ließ großzügig

andere an seiner Erfahrung teilhaben. Als seine Kollegen die Blood Transfusion Betterment Association gründeten, willigte er ein, sich ihr als medizinischer Sonderberater zur Verfügung zu stellen.

Unter Landsteiner, Ottenberg, Coca und den anderen wurde die
BTBA zu einer professionellen Spendervereinigung im besten Sinne, in
der rigorose Disziplin- und Hygienestandards galten. Alle Spender mußten sich mit dem Nachweis einer kürzlich erfolgten körperlichen Untersuchung und eines Tests auf Syphilis, der zudem mindestens viermal pro
Jahr wiederholt werden mußte, beim städtischen Gesundheitsamt regi-
strieren lassen.[21] Spender mit einer Vorgeschichte von sechs übertragba-
ren Krankheiten oder mit Alkohol- und Drogenproblemen wurden nicht
aufgenommen. Spender ohne Telephonanschluß konnten nicht teilnehmen – hierzulande war es nicht möglich, den Spender mit Hilfe von
Geistlichen aufzustöbern. Außerdem erhielt er ein grünes Büchlein, in
dem er die Einträge über alle Blutspenden, Zahlungen, Tests und Untersuchungen auf dem aktuellen Stand halten mußte. Ohne diesen Nachweis in Händen konnte keiner sein Blut verkaufen.

Um in der Stadt professioneller Blutspender zu werden, mußte man
sich ständig um einen guten Gesundheitszustand und um Disziplin
bemühen. Die Richtlinien der Vereinigung schrieben vor, jeder Spender
müsse »sich in guter gesundheitlicher Verfassung halten. [Er] sollte besonders sorgfältig auf die körperliche Reinlichkeit ... sowie auf ausreichend
Schlaf in einem gut gelüfteten Raum achten [und] sich täglich Bewegung
verschaffen ...«[22] Kein Spender konnte sein Blut öfter als einmal in fünf
Wochen verkaufen. Bei jedem Anzeichen von Gewichtsverlust oder
Blutarmut wurde die Geschäftsbeziehung abgebrochen. Man erwartete
von den Spendern Pünktlichkeit und Zuverlässigkeit, und falls irgend jemand Zweifel an der Entschlossenheit der Vereinigung hatte, konnte er
sich den Fall des Spenders William Davidson vor Augen führen. Davidson
war eines Tages im Krankenhaus erschienen; nachdem beim ersten Ein-
stich kein Blut abgenommen werden konnte, hatte er einen zweiten verweigert, obwohl man ihm ein schmerzstillendes Mittel anbot. Vom Gesundheitsamt ermächtigt, schickte die Vereinigung einen Polizisten in
seine Wohnung, der sein grünes Nachweisbuch sicherstellte.[23]

Auch wenn es einem so vorkommen mag, als sei die Blood Transfusion
Betterment Association im Vergleich zum Londoner Blutspendedienst zu
kommerziell orientiert gewesen – die Engländer waren eindeutig dieser Meinung und brachten sie auch unmißverständlich zum Ausdruck –,
konnte das Unternehmen hervorragende Ergebnisse vorweisen. Die
Blutübertragung, einst gefährlich und ausbeuterisch, wurde im Rahmen
dieses kommerziellen Unternehmens zu einem sicheren und professio-

nellen Verfahren. Dies bewog die Krankenhäuser, sich von den unzuver-
lässigen Vermittlungsbüros für Spender abzuwenden. Die Zahl der Transfusionen stieg rapide – im Jahr 1937 bearbeitete die Vereinigung mehr als
neuntausend Anforderungen. Dies übertraf den Londoner Durchschnitt
deutlich.[24] Da die Vereinigung für das Blut Geld verlangte (Spender erhielten 35 Dollar, die Agentur 6 Dollar für die Vermittlung)[25], konnte sie
das Verfahren überdies professioneller gestalten, einen medizinischen Direktor einstellen, ihre eigenen blutgruppenspezifischen Seren höchster
Qualität entwickeln und Zuschüsse für serologische Forschungsvorhaben
gewähren. Natürlich könnte man unter moralischen Aspekten diesen
kommerziellen Handel mit Blut verurteilen, doch was den gesellschaftlichen Bedarf betraf und wie man ihn befriedigte – sauberes Blut von gesunden Menschen, denen keinerlei Leid zugefügt und die in keiner Weise
ausgebeutet wurden –, gab es zwischen den New Yorker Profis und den
Londoner Freiwilligen praktisch keinen Unterschied.

Spätestens gegen Ende der zwanziger Jahre zog eine neue Ära herauf,
was Blut betraf, und zwar nicht nur in der Medizin, sondern auch im Bereich der Rechtsprechung. Landsteiner hatte vorhergesagt, daß die Sero-
logie in der Gerichtsmedizin und in Vaterschaftsfällen von Nutzen sein
werde, und seine Nachfolger ließen diese Vision Wirklichkeit werden. In
Italien entwickelte Leone Lattes Reagentien, mit denen die Blutgruppe
noch Monate nach dem Antrocknen eines Blutflecks bestimmt werden
konnte, und setzte sie mit durchschlagender Wirkung ein. In einem
berühmten Fall bewirkte er die Freilassung eines Mannes, dem die Polizei
aufgrund eines verdächtigen Blutspritzers auf seinem Mantel unterstellte,
er habe seine Frau ermordet.[26] Lattes wies nach, daß die Blutgruppe nicht
mit der der Frau übereinstimmte, sondern mit der des Mannes. Damit
war dessen Geschichte bestätigt, der Fleck stamme von einem Nasenblu-
ten. In Rußland wurden zwei Männer vom Vorwurf des Mordes freigesprochen, nachdem sich herausgestellt hatte, das Blut auf dem Dolch des
einen stimmte nicht mit dem Blut des Opfers überein.[27]

In der Rechtsprechung kam auch der Erblichkeit von Blutgruppen zunehmend Bedeutung zu. Landsteiner und seine Kollegen hatten entdeckt,
daß die Blutgruppen gemäß den einfachen Mendelschen Vererbungsre-
geln – nämlich entsprechend der Dominanz bestimmter Gene – von einer
Generation auf die nächste übertragen werden. Bei den Blutgruppen sind
die Gene für den Typ A und B dominant gegenüber 0; daraus lassen sich
bestimmte vorhersagbare Muster ableiten. Wenn also eine Mutter für ihr
Kind die Vaterschaft eines Mannes feststellen lassen wollte und die Blutgruppen von Mutter und Kind bekannt waren, konnte man einen Stamm-

baum aufzeichnen, an dem die möglichen Blutgruppen des Vaters abzu-
lesen waren.

Zunächst in Europa und dann in den Vereinigten Staaten wurde die
Möglichkeit, bestimmte Kombinationen auszuschließen, bei Vaterschafts-
prozessen immer wichtiger. In Deutschland wurden Blutuntersuchungen
zum Ausschluß der Vaterschaft bereits 1924 zugelassen. Innerhalb von
fünf Jahren hatten deutsche Gerichte in mehr als fünftausend Fällen be-
strittener Vaterschaft Blutgruppenbestimmung als Beweismittel anerkannt.[28] In einem Fall wurde eine Frau wegen Meineids zu sechs Monaten Gefängnis verurteilt, nachdem der Bluttest ergeben hatte, daß sie
einen Mann fälschlicherweise als Vater angegeben hatte. In Dänemark
und Österreich fanden Tausende von Prozessen statt, in denen Blutgruppen als Hauptbeweis anerkannt wurden.

In Amerika wurde das Verfahren durch den aufsehenerregenden Fall
einer Kindsvertauschung im Sommer 1930 allgemein bekannt.[29] Am
30. Juni brachten Mrs. William Watkins und Mrs. Charles Bamberger, die
sich im Englewood Hospital in Chicago ein Zimmer teilten, je einen
Jungen zur Welt. Die Frauen kümmerten sich freudig um ihre Säuglinge,
stillten sie, badeten sie und freundeten sich im Verlauf der Genesung miteinander an. Alles war bestens, bis Mr. Watkins einige Wochen darauf
seiner Frau zusah, wie sie das Baby badete. Er bemerkte ein Stück Klebe-
band auf dem Rücken des Kindes. Als er genauer hinsah, las er, in roten
Buchstaben geschrieben, den Namen »Bamberger«. Er rief die Bambergers an, die das Etikett aufstöberten, das sie vom Rücken ihres Babys entfernt hatten, und die darauf den Namen »Watkins« entdeckten. Irgendwie
mußten die beiden Babys vertauscht worden sein – oder doch nicht? Waren die Mütter mit den falschen Babys nach Hause zurückgekehrt, oder
hatten sie die richtigen Babys mit den falschen Etiketten auf dem Rücken
mitgenommen? Die Eltern riefen das Krankenhaus an, dessen Personal jedes Fehlverhalten und jegliche Verantwortung abstritt, was die Angst der
Eltern nur noch steigerte. Die Auseinandersetzung drohte sich zum Skandal auszuwachsen, als der Gesundheitsbeauftragte von Chicago, Arnold
H. Kegel, sich zum Eingreifen entschloß.

Kegel versprach, die neuesten Techniken empirischer Untersuchung
anzuwenden, zum Beispiel Fingerabdrücke, Reflexologie und Phrenolo-
gie (die Lehre von den Schädelformen). Dies war kein Fall für Anwälte
oder Richter – er wollte *Wissenschaftler* entscheiden lassen. Und so berief
er ein Gremium von dreizehn Gelehrten aus verschiedenen Disziplinen,
das entscheiden sollte, welches Baby von Rechts wegen welchen Eltern
gehörte.

Von der University of Illinois kam Gerhardt von Bonin, ein Medizinanthropologe, der die Schädelformen der Babys mit denen der Eltern verglich. Eben das, was er dadurch in Erfahrung zu bringen hoffte, irritierte manche Beobachter. Ihnen fiel auf, daß die Babys mit gerundeter Stirn, Stupsnase und fliehendem Kinn identische Profile aufwiesen – wie alle Babys eben, wenn man es sich recht überlegt. Auf der Grundlage einer sorgfältigen Untersuchung ihrer Profile kam von Bonin dennoch zu dem Schluß, die Babys seien mit Sicherheit vertauscht worden. Allerdings beeilte er sich hinzuzufügen, möglicherweise hätten die Babys ihr Profile von den Großeltern geerbt; in diesem Fall müßte er die Angelegenheit noch einmal überdenken. Schließlich seien »die Vererbungsgesetze hinsichtlich des Menschen nur sehr unvollkommen bekannt«.[30]

Als nächster trat Dr. Cleveland White, Dermatologe an der Northwestern University Medical School, auf. Eigentlich hatte er beabsichtigt, die Säuglinge anhand der Hautfarbe zu unterscheiden, fand sie aber zu ähnlich, da beide das Babyrosa des indoeuropäischen Typus zeigten. Er versuchte, ihre »rassischen« Merkmale zu bestimmen, doch diese waren ebenfalls zu ähnlich, da die familiären Hintergründe der Eltern nahezu übereinstimmten: die Bambergers waren österreichischer und irisch-englischer, die Watkins deutscher und walisischer Abstammung. Auf der linken Ferse des Bamberger-Babys fand er ein Muttermal, das dem auf der linken Ferse des mutmaßlichen Vaters glich. Leider half ihm selbst das nicht viel weiter. »Außerdem«, schrieb er, sei das Muttermal des Vaters »rund und hart. Es könnte sich sogar um einen Kallus handeln . . . Das Muttermal des Babys besteht aus Blutgefäßen und ist länglich, eher wie eine Bohne geformt.«[31]

Anschließend wurden die Babys von dem Reflexologen Harold S. Hulbert untersucht. Mit einem Gummihammer klopfte er ihnen behutsam auf die Knie. Er entdeckte eine interessante Ähnlichkeit: Mrs. Bamberger und ihr Baby zeigten »lebhafte« Reflexe, während die Reaktion bei Mutter und Kind Watkins eher »normal« war. Mutter und Kind waren demnach richtig zugeordnet worden.

Als nächster kam der Experte für Fingerabdrücke, Ferdinand Watzek, der aus Wien stammte und jetzt Direktor des wissenschaftlichen Kriminallabors der Northwestern University war. Zunächst hatte er einige Schwierigkeiten, da es die jüngsten Personen waren, denen er je Fingerabdrücke abnehmen mußte. Nachdem er die Fingerspitzen der Babys mit Holzkohle eingestäubt hatte, konnte er die Säuglinge nicht dazu bewegen, ihre Hände zu öffnen. »Das ist vielleicht eine Heidenarbeit!«[32] meinte er, als er mit den winzigen Fäusten kämpfte. Als er und seine Assistenten schließlich die zwanzig Fingerabdrücke der Babys und die vierzig der Erwachsenen hatten, zogen sie sich in ihr Labor zurück, um sie entsprechend der zweitausendvierhundert möglichen Merkmale zu klassifizieren. Zwei Tage später präsentierten sie ihre Ergebnisse: die Babys befanden sich in den richtigen Familien. Ein skeptischer Captain der Chicago Police, der bei der Prozedur zugesehen hatte, meinte: »Das würde ich in keiner Weise als Fingerabdrücke bezeichnen. Das ist eher eine Anhäufung verschmierter Flecken.«[33]

Zuletzt erschien der Blutspezialist Hamilton Fishback von der Northwestern University, dessen Schlußfolgerungen, wie sich herausstellen sollte, den einzigen eindeutigen und unwiderleglichen Beweis darstellten. Fishback entnahm den vier Eltern und beiden Babys Blutproben, bestimmte die Blutgruppen und stellte seine Ergebnisse vor: Mr. und Mrs. Watkins hatten beide Blut der Gruppe 0; dies bedeutete entsprechend den Gesetzen der Genetik, daß sie nur ein Kind mit derselben Blutgruppe haben konnten. Das Baby in ihrer Obhut gehörte jedoch zur A-Gruppe. Die Bambergers hatten die Blutgruppen AB und 0; ihr Baby mußte folglich Blut der Gruppe A oder B haben. Doch das Kind, das sie großzogen, gehörte zur 0-Gruppe. Es war nicht zu leugnen: Die Kinder waren vertauscht worden. Kegel, den die von Fishback präsentierten Beweise überzeugt hatten, kam zu dem Schluß, die Bambergers und die Watkins' sollten ihre Babys tauschen, und das sagte er auch bei einer Versammlung im Rathaussaal.

Die Entscheidung des Gesundheitsbeauftragten war eine Sache, doch für die schockierten Eltern sah das alles ganz anders aus. Mit dem Schrei: »Mir steht diese ganze Wissenschaft bis hier!«[34] stürmte Mr. Bamberger aus der Versammlung. Später, als seine Frau sich nach einem Nervenzusammenbruch in ihre Wohnung zurückgezogen hatte, erklärte er zwischen Tür und Angel: »Ich werde doch mein eigenes Kind noch kennen, und keiner wird es mir wegnehmen! Meine Frau ist überzeugt, das Baby ist unseres. Ich finde, der Instinkt einer Mutter ist genausoviel wert wie die Meinung einer Handvoll medizinischer Spezialisten.«[35] Dann rief er: »So ein Humbug!« und warf die Tür zu.

Am anderen Ende der Stadt erzählte Mr. Watkins den Reportern, er werde hingehen und sich sein Baby mit Gewalt holen. »Ich werde Bamberger auf Herausgabe verklagen. Und ich werde das Krankenhaus verklagen ... Schreiben Sie, Bambergers Frau sei hysterisch. Dieser Bamberger rennt mit *meinem* Baby in der Sommerhitze herum, und meine Frau sitzt zu Hause und stillt *sein* Baby.«[36]

Die Bambergers hatten sich in das Haus von Verwandten auf dem Land zurückgezogen. Später behaupteten sie, auf Weisung des Allmächtigen zu handeln, was keiner der Wissenschaftler der Stadt von sich sagen könne. Sie brachten das Kind zu der Kirche Our Lady of Solace und ließen es auf den Namen George Edward Bamberger taufen. »Ich verstehe nichts von diesen Bluttests«,[37] meinte Mr. Bamberger. Inzwischen fanden Reporter im Heim der Watkins' Mrs. Watkins in »hysterischem Zustand«[38] vor.

Die Zeitungen verbreiteten das Drama im ganzen Land, und in Chicago füllte es die Seiten von Flugschriften und Boulevardblättern. Die Nachrichten bewegten die Bürger der Stadt. Sie spürten, daß dieser Fall nicht bloß zwei Familien unter einem unglücklichen Stern betraf, sondern die Grundlagen der Mutterschaft selbst bedrohte. In Chicago gründeten einige hundert Mütter ein Komitee, das sie »Die Vereinigten Mütter von Illinois« nannten und das sich einschalten sollte. »Da die Wissenschaft versagt hat, kann dieses Problem nur mit dem Mutterinstinkt gelöst werden«,[39] meinte die Vorsitzende Grace E. Dibrell beim Gründungstreffen der Organisation. »Und wir wollen die Frage nicht nur für diese armen Eltern klären, sondern auch unsere künftigen Kinder, die künftigen Kinder von Chicago absichern. Wir wollen ein staatliches Gesetz durchsetzen, das Mütter vor solchen Machenschaften schützt.«[40]

Wochen vergingen. Die Watkins' schwankten und konnten sich nicht entscheiden, welches der Kinder nun ihres war, und die Bambergers weigerten sich, irgendwelche Zweifel zu hegen. Die Watkins' verklagten das Krankenhaus auf 100 000 Dollar Schadensersatz wegen des »Identitätsverlustes« ihres Sohnes. Etwa sechs Wochen nach der Geburt der beiden Babys änderten die Bambergers dann ihre Meinung. Ihr Anwalt rief Kegel an und teilte mit, seine Klienten hätten sich die Beweislage noch einmal durch den Kopf gehen lassen und seien aufgrund der Bluttests nun überzeugt, daß er recht habe. Die Auseinandersetzung löste sich so schnell und friedlich in nichts auf, daß das Ende wie eine Art sanfter Schock erschien. Am 19. August fuhren die Bambergers zum Haus der Watkins'. Während der Gesundheitsbeauftragte Kegel lächelnd im Hintergrund stand, zogen die beiden Mütter ihre Babys aus, tauschten sie um und umarmten sich unter Tränen.

Der Babytausch der Familien Bamberger-Watkins stellte einen Meilenstein in der gerichtsmedizinischen Praxis dar und wurde über Jahre hinweg in medizinischen Zeitschriften abgehandelt. Dennoch hatte dieser Präzedenzfall einer Blutgruppenbestimmung kaum Auswirkungen auf die Praxis der Rechtssprechung, vor allem dann nicht, wenn eine Jury beteiligt war. Zwar war man ohne weiteres bereit, neue Geräte und Technologien anzunehmen, doch bei neuen wissenschaftlichen *Theorien* – insbesondere wenn es um so geheimnisvolle Dinge wie Biologie, Vererbung und Evolution ging – zögerte man. Nur wenige Jahre zuvor war in dem berühmt-berüchtigten Scopes-Prozeß in Tennessee ein Lehrer von einem Geschworenengericht für schuldig befunden worden, weil er im Unter-

richt die Evolutionslehre vertreten hatte. (Die Verurteilung wurde später
wegen eines Formfehlers aufgehoben, doch das entsprechende Gesetz
blieb bis zur Mitte der sechziger Jahre in Kraft.) Und so dauerte es – sehr
zur Verzweiflung möglicherweise fälschlich beschuldigter Männer –
noch Jahre, bis Blutgruppenbestimmung als Ausschlußbeweis einer Vaterschaft anerkannt wurde.

Im berühmtesten dieser Fälle ging es um Charlie Chaplin, der von
einer jungen Frau namens Joan Barry, mit der er eine Affäre gehabt hatte,
verklagt wurde.[41] Lange nach dem Ende der Beziehung brachte sie ein
Mädchen zur Welt und forderte von Chaplin Unterhaltszahlungen. Der
Richter zog ein Triumvirat von Ärzten bei, die zu dem Schluß kamen,
Chaplin könne aufgrund der Blutgruppen der Beteiligten unmöglich der
Vater des Kindes sein. Angesichts des unwiderleglichen wissenschaft-
lichen Beweises verlegte Joseph Scott, der Anwalt Joan Barrys, sich dar-
auf, an die Gefühle zu appellieren. Er malte in buntesten Farben aus, wie
Chaplin, fast wie einer der Schurken in seinen Filmen, die unschuldige
junge Dame verführt habe, und bezeichnete Chaplin als »Reptil«, als
»grauhaarigen alten Lump . . . Fiesling von einem Svengali« und als »geilen
Köter«. Einmal rief Chaplin, aufgebracht von den Beschimpfungen, aus:
»Euer Ehren, ich habe kein Verbrechen begangen. Ich bin nur ein
Mensch. Aber dieser Mann versucht, ein Ungeheuer aus mir zu machen.«
Als letzten taktischen Winkelzug veranlaßte Scott die Jury, Chaplin und
das Kind volle fünfundvierzig Sekunden lang anzustarren, um die Ähnlichkeit zu erkennen. »Ehefrauen und Mütter im ganzen Land erwarten,
daß Sie ihm ein für allemal das Handwerk legen«, tönte Scott. Das theatralische Auftreten des Anwalts blockierte die Jury. Die Geschworenen im
Wiederaufnahmeverfahren nahmen den medizinischen Beweis gar nicht
erst zur Kenntnis und erklärten Chaplin zum Vater.

Glücklicherweise kam es höchst selten zu solchen Fehlurteilen. Vielmehr erklärten Länder in aller Welt wie auch viele Bundesstaaten der
USA die Blutgruppen zum ausschlaggebenden Faktor bei Vaterschaftsfällen; Kalifornien schloß sich allerdings erst 1953 an.[42]

Im historischen Zentrum von Moskau befindet sich in der Nähe des
Kolchosplatzes ein langgestreckter, massiver Bau, das Sklifosowskij-Institut. Über das neoklassizistische Gebäude wölbt sich eine majestätische,
von geschwungenen Säulen eingefaßte Kuppel (inzwischen wurde ein
klobiger Neubau angefügt). Seinen Namen hat es von Nikolaij Wasillije-
witsch Sklifosowskij, dem russischen Pionier der Notfall- und Kriegschirurgie. Die Moskowiter nennen das Bauwerk, in dem das Zentrum für
Traumabehandlung untergebracht ist, »Sklif«. Es verfügt über Tausende

Betten und Dutzende Operationssäle, die auf Notfallversorgung spezialisiert sind. Tag und Nacht schrillen die Sirenen der Ambulanzen, die durch die Stadt zum Sklif rasen, um dort ihre Fracht von Schwerkranken und Schwerverletzten abzuladen.

Hier führte Serge Yudin einen der merkwürdigsten und weitreichendsten Versuche auf dem Gebiet der Transfusion durch.[43] In einer Märznacht des Jahres 1930 wurde ein junger Mann eingeliefert, der sich die Pulsadern geöffnet hatte. Der Patient hatte ziemlich tief geschnitten und so viel Blut verloren, daß sein Puls kaum mehr zu tasten war. Um zu überleben, brauchte er eine massive Blutübertragung, doch es blieb keine Zeit mehr, eine »lebende Blutkonserve« anzufordern; eigentlich war gar keine Zeit mehr, überhaupt noch etwas anderes zu tun als das, was Yudin seit mehr als einem Jahr vorausgesehen und doch befürchtet hatte. Yudin tat, was er konnte, um den Patienten zu stabilisieren, und eilte dann in einen nahegelegenen Raum des Krankenhauses, wo die Leiche eines gerade Verstorbenen auf ihn wartete.

Yudin war einer langen, spezifisch russischen Tradition medizinischer Kühnheit, Innovationsfreudigkeit und Opferbereitschaft verpflichtet. In der russischen Medizin gibt es unendlich viele Geschichten von Ärzten, die bei Epidemien oder in Kriegen gemeinsam mit ihren Patienten litten. »Ärzte an die Front«[44] nannten sie es – *vrachbnaya etika* oder ärztliche Ethik –, und Russen benutzen den Satz noch immer, um die Tradition der Selbstaufopferung in ihrer Medizin hervorzuheben. Mit dem Satz ist allerdings auch gemeint, sie sollten nicht allzu zurückhaltend sein, was Versuche an sich selber oder ihren Patienten betrifft. All das ist Bestandteil ihres Dienstes am Staat, ihrer Verpflichtung dem Gemeinwohl gegenüber.

Sein Vorgänger, Alexander Bogdanow, der für den Fortschritt der Blutübertragung in der Sowjetunion gestorben war, hatte diese Verpflichtung verkörpert.[45] Er war eine Art bolschewistischer Renaissancemensch gewesen. Als Sohn bescheidener Lehrer in der Provinz wurde er Arzt, Revolutionär, marxistischer Theoretiker und Schriftsteller und für einige Zeit einer der engsten Freunde Lenins. 1908 schrieb er einen vorausschauenden Science-fiction-Roman über eine utopische Gesellschaft auf dem Mars. Neben der Bereitstellung kostenloser Ausbildung, Gesundheitsfürsorge und sinnvoller Arbeit verlängert die dortige Regierung das Leben ihrer Bürger durch den wechselseitigen Austausch verjüngenden Bluts. »Wie kommt es, daß unsere Erdregierung dieses Verfahren nicht anwendet?« fragt der ungläubige Besucher von der Erde. »Ich weiß es nicht«, antwortet der Marsianer. »Vielleicht ... ist dies nur eurer vorwiegend individualistischen Psychologie zu verdanken, die die Leute so vollständig voneinander isoliert, daß der Gedanke einer Verschmelzung nahezu unvorstellbar ist.«[46]

Bogdanow war von der Vorstellung fasziniert, durch den wechselseitigen Austausch von Blut den allgemeinen Gesundheitszustand zu verbessern. Er war in London gewesen, hatte dort Olivers Organisation kennengelernt und war zu dem Schluß gekommen, der marxistische Staat könne dasselbe in größerem Maßstab verwirklichen. Er leitete ein Programm zur Errichtung von Transfusionszentren in allen Republiken in die Wege – dort erhielten die Arbeiter eine ansehnliche Summe Geld für ihr Blut –, die mit zahlreichen staatlich unterstützten Instituten zusammenarbeiteten, in denen Wissenschaftler für Forschung und Lehre zuständig waren. 1926 gründete er das Hämatologische Zentralinstitut in Moskau, das weltweit erste Zentrum für Transfusionsforschung.

Selbst als Bogdanow bereits dabei war, eine landesweite Infrastruktur für Transfusionen aufzubauen, faszinierte ihn nach wie vor der Blutaustausch – hauptsächlich wohl aufgrund der potentiell lebensverlängernden Eigenschaften – und dessen Anwendung im Rahmen der kommunistischen Philosophie. Um diesen »physiologischen Kollektivismus«[47] zu praktizieren, versammelte er einen Kreis seiner Studenten um sich, mit denen er bei gegenseitigen Transfusionen regelmäßig Blut austauschte. Elfmal tauschte er Blut mit ihnen, und jedesmal stellte er eine belebende Wirkung fest. Was er nicht wußte – was zu dieser Zeit niemand wußte: jede zusätzliche Transfusion fremder Blutzellen regte sein Immunsystem an, das die Produktion von Antikörpern beschleunigte. (Dieser Zustand hoher immunologischer Bereitschaft mit seiner hohen Konzentration von Antikörpern wird als »hoher Titer« bezeichnet und kommt bei manchen Menschen von Natur aus vor.) In militärischen Grundbegriffen umschrieben: sein Körper war auf Alarmstufe eins eingestellt und rechnete mit einem Angriff. Im April 1928 unterzog er sich einer zwölften Transfusion und injizierte sich das Blut eines Studenten. Obwohl es dieselbe Blutgruppe aufwies, enthielt es einen Faktor, den Bogdanows Körper als fremd erkannte. Im Verlauf der massiven Reaktion darauf zerstörte Bogdanows Immunsystem die fremden roten Blutkörperchen, so daß sein Blutstrom mit deren Bruchstücken verunreinigt wurde. Eine Urämie ließ ihn zwei Wochen lang zwischen Leben und Tod schweben, da Bruchstücke der Zellen seine Nierenfunktion beeinträchtigten.[48] Schließlich starb er in bester sowjetischer Tradition, als er den ihn umringenden Ärzten seine Symptome schilderte.[49]

Trotz des Todes von Bogdanow wurde die Transfusion in der Sowjetunion immer populärer. Wie in England und Amerika griffen die sowjetischen Ärzte auf lebende Blutkonserven zurück, wurden jedoch bald ungeduldig. Sie fanden es entmutigend, stets darauf hoffen zu müssen, daß der Spender mit der passenden Blutgruppe sich im Augenblick höchster Not rechtzeitig zur Verfügung stellte; außerdem konnte man in einem Land, das so groß und in manchen Gebieten so dünn besiedelt war wie die Sowjetunion, nicht immer damit rechnen, den richtigen Spender am richtigen Schauplatz anzutreffen. Diese Schwierigkeiten bewogen den sowjetischen Arzt V.N. Schamow vom Institut für Bluttransfusion in Charkow in der Ukraine dazu, eine andere Möglichkeit zu erwägen. Schamow wußte, gewisse Gewebe wie Muskeln und Drüsen funktionierten nach dem Tod eines Tieres noch stundenlang. Er fragte sich, ob auch Blut lebensfähig bliebe. Wenn das der Fall war, konnte er Blut aus einem toten Körper entnehmen, um einen lebenden zu erhalten. Das Verfahren könnte sich allerdings als gefährlich erweisen, da das Gewebe toter Kreaturen durch die Ausbreitung von Bakterien toxisch werden kann. Könnte man es jedoch sicher machen, würden vielleicht Millionen davon profitieren.

1927 begann Schamow mit einer Reihe von Versuchen, die klären sollten, ob Leichenblut sicher war.[50] Hunderten eben getöteter Hunde entnahm er Blutproben und untersuchte deren ganze Körper in Intervallen von fünfzehn Minuten bis zu zwölf Tagen nach dem Tod auf Bakterien. Laut seinen Ergebnissen hing der Grad an bakterieller Verseuchung vom Zeitpunkt und der Stelle der Entnahme ab. Bakterien breiteten sich vom Bauch her aus – Blut aus den Eingeweiden infizierte sich schneller als Blut aus Muskeln, Gelenken, Knochenmark oder Gehirn; Blut aus diesen entfernten Regionen blieb für mehr als eine Woche nach dem Tod »steril«. Beim nächsten Schritt wollte er herausfinden, ob Blut seine Fähigkeit zum Sauerstofftransport beibehielte. In einer Reihe von Versuchen mit Hunden entnahm er ihnen 90 Prozent ihres Blutes – eine Menge, die »sich unmöglich mit Leben vereinbaren läßt«. Als er es durch Kadaverblut ersetzte, erholten sich die Hunde. »Diese Daten... bestätigen unsere grundlegende Hypothese«, schrieb er, »daß Blut in einem toten Körper bis etwa zehn Stunden nach dem Tod lebensfähig bleibt und innerhalb dieser Zeitspanne für Transfusionen auf einen lebenden Organismus verwendet werden kann.«

Als Schamow im September 1928 seine Ergebnisse dem Ukrainischen Chirurgenkongreß vortrug, saß Yudin im Publikum.[51] Da jährlich etwa zehntausend Patienten ins Sklif eingeliefert wurden, war Yudin klar, er konnte keinen entsprechenden Blutvorrat anlegen. Leichenblut wäre möglicherweise eine Lösung. Doch er zögerte noch immer. Der Grund war nicht so sehr eine kulturell bedingte Abscheu vor Leichen – als Arzt hatte er gelernt, mit solchen Gefühlen fertigzuwerden, und er ging davon aus, seine Patienten seien dazu ebenfalls in der Lage. Vielmehr machte er

sich wegen etwaiger unvorhergesehener medizinischer Folgen wie »Lei-
chenvergiftung« (das Blut könnte für Menschen giftig sein) oder Syphilis
Sorgen, die durch Blut übertragen werden kann. Das hatte sich bei Scha-
mows Experimenten nicht nachprüfen lassen, da Hunde nicht mit dieser
Krankheit infiziert werden. Schließlich entschied er sich, die Methode
anzuwenden, jedoch erst, wenn ein Patient eingeliefert würde, der sonst
keine Überlebenschance hätte; nur dann würde ihm sein Gewissen erlauben zu handeln. Eineinhalb Jahre wartete er auf diese Gelegenheit. In der
Nacht des 23. März 1930 kam schließlich die Ambulanz mit dem sterbenden jungen Mann.

> Ich wurde zur Aufnahmestation gerufen, wo man mir einen jungen Inge-
> nieur zeigte, der bei einem Selbstmordversuch... [seine] Blutgefäße
> durchtrennt hatte. Ich sah, daß er sich in dem von mir gewünschten Zu-
> stand befand. Er drohte an akuter Anämie [Blutverlust] zu sterben. Ande-
> rerseits war er kräftig und robust. In der Aufnahme lag zur gleichen Zeit
> auch die Leiche eines sechzigjährigen Mannes, der sechs Stunden zuvor
> gestorben war... nachdem ein Omnibus ihn überfahren hatte. Der alte
> Mann hatte dieselbe Blutgruppe wie der junge Ingenieur. Meine mora-
> lische Verantwortung wäre letzten Endes insofern minimal, als der junge
> Mann selbst den Tod herausgefordert hatte. Ich ordnete an, den alten
> Mann in ein Labor zu bringen...[52]

Yudin pinselte den Rumpf der Leiche mit Jod ein, öffnete den Leib und
stieß auf die *vena cava inferior*, die untere Hohlvene, durch die das Blut aus
dem Körper zum Herzen zurück fließt. Er führte eine Nadel ein und entnahm Blut, doch die Vene leerte sich schnell und fiel in sich zusammen.
Yudins Assistenten hoben Hände und Füße des Leichnams an, massierten
die Gliedmaßen und drückten heftig auf den Brustkorb, um mehr Blut in
Richtung des Herzens zu befördern. Yudin entnahm noch mehrere Spritzen voll Blut. Da stürzte der Chirurg der Notaufnahme herein und erklärte, der Patient liege im Sterben. Yudin eilte zu ihm und überprüfte die
Vitalfunktionen des jungen Mannes. »Der Puls war nicht mehr tastbar,
und er war totenblaß und ohne Bewußtsein... Die Pupillen reagierten
nur mehr schwach auf Licht.« Es war keine Zeit zu verlieren: Yudin stieß
die Spritze in die Pulsader in der Ellenbeuge, drückte auf den Kolben und
beobachtete, was geschah.

> Nach der Injektion der ersten 250 ccm Blut war der Puls am Handgelenk
> wieder deutlich zu spüren, nach weiteren 150 ccm begann der Patient
> gleichmäßig und tief zu atmen. Kurz darauf erlangte er wieder das Be-

wußtsein, und als die Transfusion beendet war, pochte der Puls des Patienten regelmäßig, und seine Gesichtsfarbe hatte sich gebessert. Die Blutübertragung selbst verlief, ohne daß es zu irgendwelchen Reaktionen kam, und auch sonst ergaben sich keine Komplikationen.

Noch eine Frage blieb zu klären, und das wußte Yudin. Er ging noch einmal zu dem Leichnam und führte eine Autopsie durch, in der er nach Anzeichen von Syphilis und Malaria suchte. Zum Glück fand er keine. Zwei Tage darauf entließ Yudin den jungen Patienten »voll wiederhergestellt und mit vernähter Wunde«. Weitere zwei Tage später entnahm er einem anderen Leichnam Blut und übertrug es auf drei Patienten – zwei hatten Krebs und sollten operiert werden, dem dritten war ein Bein amputiert worden. »Alle diese Transfusionen zeitigten hervorragende Wirkungen und verliefen ohne Komplikationen«, berichtete er. Kurz darauf führte er drei weitere durch.

Yudins Ergebnisse überzeugten das Büro des Staatsanwalts, der ihm eine Sondergenehmigung zur Blutentnahme bei Leichen ausstellte. Bald lieferten Ambulanzen Leichen aus ganz Moskau ein – Opfer von Herzattacken, Unfällen, Morden und Schlaganfällen. Straßenbahnunfälle erwiesen sich als besonders ergiebig. Einzig Opfer eines plötzlichen Todes wurden angenommen, da deren Blut nach seiner Gerinnung bald wieder flüssig wird. (Yudin verstand nie, weshalb sich das Blut der Opfer eines plötzlichen Todes wieder verflüssigt, während das Blut jener, deren Sterben sich länger hinzieht, verklumpt bleibt. Später fanden Hämatologen heraus, daß der Körper nur bei einem plötzlichen Tod Enzyme freisetzt, die Blutverklumpungen auflösen.) Yudin schnallte den Leichnam auf einem Operationstisch fest, führte Drainageröhrchen aus Glas in die vordere Halsvene ein und kippte den Tisch steil nach hinten. Das Blut floß dann zum Kopf und durch die Röhrchen in eine Flasche. Er fand heraus, daß er dem Körper mehr Blut entziehen konnte, wenn er eine Salzlösung in die Oberschenkelschlagader injizierte. Anschließend testete er das Blut auf Blutgruppe und Syphilis und suchte bei einer Autopsie nach Anzeichen von Krankheiten des Spenders. Er legte eine kleine »Blutbank« aus Leichenblut an, die sich als relativ sicher erwies. Bis 1938 führte er bei zweitausendfünfhundert Personen Transfusionen mit Leichenblut durch; sieben starben, bei einhundertfünfundzwanzig stellten sich relativ harmlose Reaktionen wie Fieber und Schüttelfrost ein.[53]

Die Ergebnisse von Yudins Transfusionen überraschten seine Kollegen in Übersee, die von seinen Berichten beeindruckt und zugleich abgestoßen waren. »Die Gefahr von Verunreinigungen im Blut des Spenders kann man praktisch vernachlässigen«[54], schrieb Fritz Schiff in Berlin. In der Annahme, Patienten könnten Einwände gegen das Verfahren haben, fügte er allerdings hinzu, »in Deutschland dürfte es nicht so ohne weiteres anzuwenden sein«. In London meinte Percy Oliver: »Die Briten haben von Natur aus eine starke Abneigung dagegen, Leichenteile zu verwenden; schon allein ein solcher Vorschlag würde heftige Proteste hervorrufen...«[55] Andere hingegen konnten ihre Neugierde nicht zügeln, und während der folgenden Jahrzehnte experimentierten Wissenschaftler in Kanada, Indien und den Vereinigten Staaten in aller Stille mit Leichenblut.

Ab 1935 führten zwei Ärzte an einem Privatkrankenhaus in der Gegend von Chicago innerhalb von zwei Jahren etwa fünfunddreißig Leichentransfusionen durch (die genaue Zahl ist nicht bekannt, da die Ärzte nicht exakt Buch führten).[56] Sie hielten ihre Arbeit geheim, da sie fürchteten, von aller Welt verdammt zu werden, falls ihre Versuche bekannt würden; nicht einmal ihre Patienten oder Familien erfuhren etwas davon. Einer der Ärzte, Donald F. Farmer, schrieb fünfundzwanzig Jahre später in einem Rückblick, Leichenblut habe sich in jeder Hinsicht als ebenso »wertvoll und sicher« erwiesen wie Blut von lebenden Spendern. 1961 und 1964 führten Ärzte am Pontiac General Hospital in Michigan zwei Reihen von Transfusionen mit Leichenblut durch. Leiter der Forschergruppe war Jack Kevorkian, der später als »Selbstmordarzt« bekannt wurde, da er unheilbar Kranken half, ihrem Leben ein Ende zu setzen.[57] Kevorkian berichtete, von sieben Patienten, die Leichenblut erhalten hatten, seien fünf genesen und nur zwei gestorben. In keinem Fall habe er Anzeichen irgendwelcher Reaktionen oder schädlicher Auswirkungen beobachtet. Die beiden anderen Patienten waren vermutlich an den Ursachen ihrer Einlieferung ins Krankenhaus gestorben, da sie zur Zeit der Versuche bereits dem Tod nahe waren. »Es wäre vermessen, eine umfassende Einführung dieses neuartigen Verfahrens zu empfehlen«, schloß er. »Dennoch sind wir jetzt von seinem Nutzen und der Durchführbarkeit überzeugt; wir sind den russischen Forschern zu Dank verpflichtet, die diesen Weg eröffnet haben.«[58]

Leichenblut war nicht die einzige Art von Blut, die Yudin und seine Kollegen sammelten. Die Möglichkeit, Blutvorräte anzulegen, regte sie an, Blut aufzubewahren, das sie aus Plazenten oder von zufällig vorbeikommenden Spendern bezogen. Die Vorstellung, Blutvorräte anzulegen, erschien ihnen tatsächlich so reizvoll, daß sie die Vorratshaltung von Blut in nationalem Maßstab in die Wege leiteten.[59] Sie bedienten sich dazu der von Lewisohn entwickelten Citratverfahren und kamen allmählich von den lebenden Blutkonserven ab. In ihrem Eifer gingen sie nicht sonderlich bedachtsam vor, sondern übertrugen trotz einer Komplikationsrate von manchmal mehr als 50 Prozent nach der Transfusion Blut, das wochenlang aufbewahrt worden war.

Mitte der dreißiger Jahre hatten die Sowjets ein Netzwerk von mindestens sechzig großen und mehr als fünfhundert nachgeordneten Blutzentren aufgebaut, die alle »Dosenblut« vorrätig hielten und es in die abgelegensten Gegenden ihrer Union verschickten. Allein im Jahr 1937 verabreichten sowjetische Ärzte mehr als 10 000 Liter Blut. Die Nachrichten, welche Erfahrungen die Sowjets auf diesem Gebiet machten, erreichten Amerika, wo die Ärzte immer noch auf lebende Blutkonserven angewiesen waren und Transfusionen eher dutzendweise als tausendfach durchgeführt wurden. Die amerikanischen Mediziner kannten zwar Lewisohns Citratverfahren und setzten es als Zwischenschritt bei direkten Transfusionen ein, doch sein Einsatz für die langfristige *Lagerung* von Blut war ihnen nicht in den Sinn gekommen. Da sie ungemein konservativ waren, glaubten sie, die Verwendung gelagerten Blutes würde die Komplikationsrate nach der Transfusion erhöhen. Doch die Erfahrungen der Sowjets, wie unvollkommen sie auch sein mochten, senkten die Hemmschwelle. Nachdem Bernard Fantus, Arzt am Cook County Hospital in Chicago, 1937 Berichte über die Methoden der Sowjets gelesen hatte, installierte er in der Klinik eine Vorrichtung, um Spenderblut in einen Glasbehälter, der eine kleine Menge Natriumcitrat enthielt, abzufüllen.[60] Nachdem er es getestet hatte, versiegelte er die Flasche und bewahrte sie in einem Kühlschrank auf. Empfänger dieser Art von Blut bekamen gelegentlich Fieber und Schüttelfrost, doch in weit geringerem Umfang als in Rußland, möglicherweise aufgrund der besseren Sterilisierung der Apparaturen in Amerika. Fantus nannte die Einrichtung *Blood Preservation Laboratory*, doch angesichts des Systems von »Einzahlungen« und »Abhebungen« kam er bald auf eine eingängigere Bezeichnung, die sofort allgemein aufgegriffen wurde. Die »Blutbank« hätte zu keinem günstigeren Zeitpunkt entwickelt werden können, denn die Welt stand kurz vor Beginn einer Ära des weltumspannenden Krieges und des beispiellosen Blutvergießens.

5 Vorspiel zu einem Blutbad

Im Dorf Niederlungwitz im Osten Deutschlands vollbrachte ein Arzt im Jahre 1935 in aller Stille eine Heldentat. Ein Patient brauchte Blut. Da keine lebenden Blutkonserven zur Verfügung standen, schlitzte der Arzt Hans Serelman sich den Arm auf, öffnete eine Arterie und spendete selber Blut.[1] Zufällig gehörte es zu einer kompatiblen Blutgruppe. Es war eines jener kleinen Dramen, wie sie sich auch in anderen Ländern gelegentlich abspielten. Sie brachten einem normalerweise das Lob der Gemeinschaft und ein oder zwei Zeitungsartikel ein. Doch Serelmans Opfermut löste eine ganz andere Reaktion aus. Der Patient war Arier, Serelman aber Jude. Der Arzt wurde unter der Anklage, das Blut der germanischen Rasse geschändet zu haben, für ein halbes Jahr in ein Konzentrationslager geschickt.

Zu einer Zeit, da viele Länder Fortschritte bei der Erforschung des Blutes machten, fielen die Deutschen, die medizinische Forschung auf höchstem Niveau betrieben hatten, in Mythologisierung und Aberglauben zurück. Unter dem Naziregime war Blut mehr als nur ein Rohstoff so wie in anderen fortschrittlichen Ländern: Es wurde zu einer Flüssigkeit mit sinnbildlicher Bedeutung, zu einem Symbol rassischer Reinheit. Diese Überzeugung – die manchmal erschreckend wörtlich genommen wurde – behinderte die deutsche Medizin und ihre Weiterentwicklung immens und kostete das Land Tausende von Menschenleben.

Das Nazi-Ideal von rassischer Reinheit des Bluts stellte ein giftiges Gebräu aus Antisemitismus, Sozialdarwinismus und einem verzweifelten Verlangen nach Macht dar. Was diese Philosophie neben ihren mörderischen Auswüchsen besonders verwerflich machte, war das Ausmaß, in dem die Intelligenz ihretwegen die Wissenschaft verzerrte. Deutsche Anthropologen verbrachten Jahre mit der Erforschung von Merkmalen, anhand derer man Juden von Ariern unterscheiden könnte; sie arbeiteten mit Kriterien wie der Form von Stirn, Lippen und Augenlidern oder der »typisch jüdischen Körperhaltung«.[2] Viele der führenden Anthropologen und Ärzte des Landes vermengten Propaganda und Gelehrsamkeit und versuchten so, die Öffentlichkeit von der Überlegenheit der arischen Rasse zu überzeugen. 1926 zum Beispiel unterstützten sie einen landesweiten Wettbewerb für den »besten nordischen Kopf«[3] mit Geldpreisen für den Mann und die Frau, die das nordische Ideal am mustergültigsten verkörperten.

Auch die Blutforschung wurde von solchen Wissenschaftlern unterminiert. Unter der Führung von Otto Reche, einem der führenden Rassentheoretiker seiner Zeit und Gründer der Deutschen Gesellschaft für Blutgruppenforschung, versuchten sie, die serologische Forschung zum Beweis einer Überlegenheit der arischen Rasse zu benutzen, um damit territoriale Ansprüche zu untermauern. Reche durchlief eine bemerkenswerte Karriere auf dem Gebiet der Rassereinheit.[4] An der Wiener Universität war er Professor für Ethnographie gewesen. Dort hatte er die Wiener Gesellschaft für Eugenik gegründet; anschließend lehrte er an der Universität Leipzig und leitete dort das Institut für Rassen- und Volksanthropologie sowie das Staatsinstitut für Volkskultur und gab zwei rassistische Zeitschriften heraus – *Volk und Rasse* und die *Zeitschrift für Rassenanthropologie*. Reche und seine Kollegen brachten ein Gesamtwerk hervor, das den Rassismus auf »biologischer« Grundlage rechtfertigen sollte, indem sie den Zusammenhang zwischen Blutgruppen und angeblichen Rassenmerkmalen aufzeigten. Ihren Machwerken lag eine verzerrte Version der Arbeiten von Ludwig Hirszfeld zugrunde, einem polnischen Serologen, der in den Augen der Europäer nur von Landsteiner übertroffen wurde.[5] Hirszfeld hatte viele Jahre in Deutschland gearbeitet – hier hatte er auch, von den Arbeiten Landsteiners ausgehend, die Vererbung der Blutgruppen bewiesen. Im Ersten Weltkrieg hatte er sich Serbien verpflichtet gefühlt und mit seiner Frau Hanna, ebenfalls Ärztin, als Sanitätsoffizier an der Front in Mazedonien gedient. Zwei Jahre lang waren die Hirszfelds im sogenannten »Käfig« eingesperrt gewesen, einem undurchdringlichen Ring der Deutschen, die Tausende alliierter Soldaten in Saloniki umzingelten. Die Hirszfelds waren zusammen mit Menschen aus mehr als einem Dutzend Ländern eingeschlossen – mit Afrikanern wie auch mit Asiaten und Europäern, da die Männer in den Kolonien ebenfalls eingezogen worden waren – und reagierten mit charakteristischer Findigkeit. Nachdem sie sich in einer Art Museum menschlicher Vielfalt befanden, sammelten sie Tausende von Blutproben.

Die Hirszfelds führten ihre Forschungen zu einer Zeit durch, in der die Anthropologen nach neuen Werkzeugen suchten, um die Evolution des Menschen zu erforschen. Schädelform, Hautfarbe, Haarstruktur – alles war als Hilfsmittel für ein Verständnis der menschlichen Rassen herangezogen worden, doch allmählich stellten die Wissenschaftler deren Wert als tatsächliche Indikatoren der Rasse in Frage. Bestimmte Merkmale wie Hautfarbe oder Haarstruktur können sich im Lauf der Zeit bei ein- und demselben Individuum verändern. Sie wurden somit zu variablen Kennzeichen. Bei anderen Merkmalen, etwa der Schädelform, hatte man festgestellt, daß sie sich von einer Generation zur nächsten auffällig verän-

dern können. Es wurde zunehmend schwieriger, die menschlichen Rassen überhaupt zu definieren, und noch viel weniger waren Spekulationen
möglich, wie sie sich entwickelten. Die Hirszfelds glaubten, die Erforschung der Blutgruppen, die ja auf Biochemie und Statistik beruhte,
würde sich vielleicht als zuverlässiger erweisen als die offensichtlicheren
körperlichen Anhaltspunkte. Zudem blieben die individuellen Blutmerkmale lebenslang unverändert. Zugegebenermaßen änderten sich die
Blutgruppen von einer Generation zur nächsten. Doch wenn man einen
breit angelegten statistischen Ansatz wählte und die relative Häufigkeit
bestimmter Blutgruppen unter Tausenden in Betracht zog, könnte man
vielleicht bestimmte Gruppenmerkmale herausfinden.

Während sie in Saloniki eingeschlossen waren, sammelten die Hirszfelds etwa achttausend Blutproben von insgesamt neunzehn ethnischen
Gruppen.[6] Als sie die Blutgruppen mit den geographischen Ursprüngen
der jeweiligen Gruppen in Beziehung setzten, ergaben sich bestimmte
Muster. Die Engländer zum Beispiel hatten einen relativ hohen Prozentsatz der Blutgruppe A: 43,2 Prozent gegenüber 7,2 Prozent der Gruppe B.
Von den Indern hingegen gehörten mehr zur Gruppe B: 41,2 Prozent gegenüber 19 Prozent A. Unter anderem bei Franzosen und Serben lag das
Verhältnis irgendwo dazwischen. Als sie die Blutgruppen auf eine Karte
übertrugen, stellten die Hirszfelds umfassendere Muster fest. Wenn man
von Westen nach Osten ging, stieg der Anteil der Gruppe B: in Frankreich und Italien vergrößerte er sich, stieg bei den Türken weiter an und
erreichte in Indien einen Höchstwert. Im Gegenzug stieg der relative
Anteil der Gruppe A, wenn man von Ost nach West blickte, und erreichte
einen Höhepunkt im nördlichen Mitteleuropa.

Aus diesen Verteilungsmustern der Blutgruppen leiteten die Hirszfelds
die Hypothese ab, die Menschheit habe möglicherweise von zwei verschiedenen Orten aus ihren Ursprung genommen. Ein Prototyp – »die
biochemische Rasse B« – sei in Indien entstanden, wo das Gen für diese
Blutgruppe noch immer mit der größten Häufigkeit auftrat. Eine andere
Gruppe – die Rasse A – wäre demnach irgendwo im nördlichen Mitteleuropa entstanden. Laut dieser Theorie hätten sich die beiden Ursprungs-
rassen vom Zeitpunkt ihrer Entstehung an über den Erdball ausgebreitet,
wobei sie ihre Genpools vermengten, so daß es zu den von den Hirszfelds
entdeckten Vermischungen von Blutgruppen kam. Die Verteilung der
Blutgruppen konnte daher als evolutionäre Straßenkarte der Arten dienen, die die Ursprünge und Wanderungen der verschiedenen Nationa-
litäten aufzeigte.

Allerdings machten die Hirszfelds grundlegende Fehler. Am auffällig-
sten war, daß sie die Gruppe 0 aus ihrer Analyse ausklammerten, obwohl

sie in manchen Gegenden häufiger auftritt als A oder B. Sie rechtfertigten dies mit dem Argument, das Vorhandensein von A oder B sei durch ein Gen festgelegt, während o bei *Abwesenheit* eines Gens auftrete. Heute wissen wir, dies trifft durchaus nicht zu. Allerdings muß man ihnen zugute halten, daß sie die rassistischen Irrtümer jener Zeit vermieden. In den Augen der Hirszfelds sagten Blutgruppen nichts über irgendwelche klischeehaften Merkmale wie etwa gebückten Gang oder herrisches Auftreten aus. Sie lieferten lediglich *geographische* Informationen ohne irgendwelche Wertungen, die nur aufdeckten, wo die Rassen *gewesen* waren. So schrieben sie in ihrer Abhandlung von 1919: »Die serologische Formel einer bestimmten Rasse wird in keiner Weise von anthropologischen Merkmalen berührt... Russen und Juden, die sich in anatomischen Eigenheiten, Lebensweise, Beschäftigung und Naturell so sehr voneinander unterscheiden, zeigen exakt dieselben Anteile von A und B. Andererseits ist offensichtlich, daß die Verteilung von A und B mit überraschender Genauigkeit zu geographischen Gegebenheiten paßt.«[7]

Sieben Jahre, nachdem die Hirszfelds ihre Befunde veröffentlicht hatten, gründeten Otto Reche und seine Kollegen die Deutsche Gesellschaft für Blutgruppenforschung und damit geradezu die Verkörperung des Irrtums, den die Hirszfelds hatten vermeiden wollen.[8] Mit einem Stab von etwa vier Dutzend österreichischen und deutschen Ärzten und Anthropologen lancierte die Gesellschaft eine Kampagne, um Blutgruppen mit angeblichen Rassenmerkmalen zu korrelieren. Zu diesem Zweck verteilten sie Tausende von Fragebögen und baten die Mediziner, die Blutgruppen und Rassen ihrer Patienten einzutragen. Anschließend stellten sie in ihrer Zeitschrift *Volk und Rasse* und ihrer Veröffentlichung von 1932, dem *Handbuch der Blutgruppenkunde*, eine Verbindung zwischen den Ergebnissen her.

Rückblickend muten einen ihre Resultate fast komisch an. Da die Blutgruppe B unter Osteuropäern und Juden mit einer geringfügig höheren Häufigkeit (wenn auch nicht mehrheitlich) auftritt, wurde sie von den Naziärzten als »slawisches« oder »jüdisches« Merkmal bezeichnet. Für sie wurde B zur Blutgruppe der dunklen, asiatischen Rassen und der »Minderwertigen« in Deutschland – der unerwünschten Elemente. Forscher brachten Blut vom Typ B mit dem Träger negativer rassischer Merkmale – beispielsweise dunklem Haar und breitem slawischen Gesicht – miteinander in Verbindung. Sie verknüpften sie eher mit »Trägern polnischer Namen« als mit »Trägern deutscher Namen«,[9] mit Stadtvolk eher als mit Landvolk, mit gewalttätigen eher als mit gewaltlosen Gefängnisinsassen und mit plumpen Menschen eher als mit anmutigen Athleten. Die A-Gruppe, die unter Deutschen geringfügig stärker verbreitet war,

wurde hingegen mit positiven Zügen wie Intelligenz und Fleiß in Zusammenhang gebracht. B war das Merkmal der zurückgebliebenen Teile
der Bevölkerung – Debile, Alkoholiker, infektionsanfälligere Menschen
und solche, die an Nervenerkrankungen litten, wobei die meisten von
ihnen rein zufällig aus dem Osten stammten. Ein Forscher brachte Blut
der Gruppe B mit der auf der Toilette verbrachten Zeit in Verbindung.
Nach dieser Studie benötigte der A-Typ nur einen Augenblick für sein
Geschäft, der B-Typ hingegen vierzig Minuten oder noch länger. Ein
französischer Forscher, der mit den Nazis sympathisierte, schrieb, Blut der
Gruppe B lasse »einen Menschen geeigneter erscheinen, Kleinhandel zu
treiben als Waffen zu tragen«.[10]

Diese Art von Forschung war absurd. Wie alle außer den Nazis schon
damals wußten, haben die Blutgruppen mit dem Naturell oder den Verhaltensweisen nicht mehr zu tun als die Augenfarbe. Überdies kam
selbst der, der an eine Verknüpfung der Gruppe B mit bestimmten
Merkmalen glaubte, nicht an der Tatsache vorbei, daß Blutgruppen mit
geographischen und nicht mit ethnischen Gegebenheiten verknüpft
waren. Die relative Häufigkeit von Blut der Gruppe A oder B unterschied sich innerhalb der Einwohnerschaft einer bestimmten Örtlich-
keit nur geringfügig. Selbst in Berlin, der Hauptstadt Nazi-Deutsch-
lands, wiesen Arier häufiger Blut der B-Gruppe auf als Juden. Doch die
Nazis machten weiter und verfälschten die These der Hirszfelds in
einem Maße, daß Ludwig Hirszfeld sich 1938 gezwungen sah, sie anzu-
prangern: »Ich möchte mich von denen distanzieren, die Blutgruppen
mit Rassenmystik in Verbindung bringen ... Die derzeitige Verteilung
der Blutgruppen auf der Welt spiegelt die Kreuzung der Rassen wider
und liefert einen weiteren Beweis, daß die Menschheit ein Rassenmo-
saik darstellt.«[11]

Doch es war zu spät. Die Rassisten hatten sich seine Theorien zu eigen
gemacht und benutzten sie, um ihre Ziele zu rechtfertigen. Reches Kollege Paul Steffan hatte die Forschungsergebnisse verdreht, um die Existenz
von zwei »Agglutinationspolen«[12] zu beweisen – den einen in der Nähe des
Harzgebirges inmitten Deutschlands, den anderen in China –, wo sich
zwei große, sich bekriegende Blutrassen entwickelten. Als sie sich verbreiteten und miteinander kreuzten, brachten sie die Mischrassen Europas
(insbesondere die Juden und die Slawen) hervor, die sich entlang der deutschen Ostgrenze konzentrierten. Später stellte die Deutsche Gesellschaft
für Blutgruppenforschung knallbunte Landkarten her, die diese Situation
veranschaulichten, mit farblich gekennzeichneten Inseln orangeroten germanischen Bluts, umspült von einem gelben slawischen Meer. Die Bedeutung war unmißverständlich: Die Arier mußten das Land im Osten er-

obern und wieder besiedeln und die Inseln reinen germanischen Blutes befreien.[13] Gleichzeitig entmenschlichten die Nazis ihre Feinde mit Hilfe bizarrer anthropologischer Theorien und begannen, alle Anzeichen »fremder« Volkszugehörigkeit und fremden Blutes auszumerzen. 1935 erließen sie die berüchtigten Nürnberger Rassengesetze zum Schutz deutschen Bluts, die jedem die Bürgerrechte absprachen, der nicht seine Zugehörigkeit zum »deutschen oder mit ihm verwandten Blut« beweisen konnte.[14] Jeder, der sich mit Juden einließ – dies betraf nicht nur sexuelle Beziehungen, sondern im Grunde jeden sozialen Kontakt –, mußte mit Gefängnis rechnen. Juden, die gegen die Gesetze verstießen, wurden eines »Angriffs auf deutsches Blut« bezichtigt. Deutschen drohten Strafen wegen »Verrats am eigenen Blut«.

Bereits zu Beginn ihrer Rassenfeldzüge zielten die Nazis darauf ab, den »jüdischen Einfluß« aus der Medizin zu verbannen. Im deutschen Gesundheitswesen hatten Juden eine herausragende Stellung erlangt, da es eines der wenigen Gebiete war, die ihnen traditionell zugänglich waren. Mitte der dreißiger Jahre verabschiedete die Regierung eine Aufeinanderfolge von Gesetzen, die das Recht jüdischer Ärzte auf den Abschluß von Kursen, sodann auf die Erwerbung medizinischer Grade und zuletzt auf die Behandlung aller außer jüdischer Patienten einschränkten. Bekannte medizinische Zeitschriften lancierten massive antisemitische Attacken und plädierten dafür, Juden durch Arier zu ersetzen. Tausende der fähigsten praktischen Ärzte des Landes schrieben ihren Kollegen in Übersee und baten um eine Stellenvermittlung, um ihr Leben und ihre Karriere zu retten. Dutzende nahmen Kontakt mit Karl Landsteiner auf, der im gesamten deutschsprachigen Raum bekannt war und in hohem Ansehen stand, obwohl er in Amerika lebte. Im April 1933 schrieb ein dänischer Arzt wegen ihres gemeinsamen Freundes Fritz Schiff, der neben Landsteiner und Hirszfeld einer der drei größten Serologen weltweit war, an Landsteiner. Der Brief, in gebrochenem Englisch abgefaßt, bietet einen aufschlußreichen Einblick in die Zeit:

> Ein paar Tage zurück war ich in Deutschland und hatte dort ein Gespräch mit *Dr. Fritz Schiff*. Er ist ein guter Freund von Ihnen, wie ich weiß, und von mir auch. Wahrscheinlich kennen Sie die jetzigen Bedingungen in Deutschland, besonders was die Juden betrifft ... Die Bedingungen sind schlimmer, als wir uns denken können ...
>
> Dr. Schiff hat all seine gerichtsmedizinischen Untersuchungen und Forschungen verloren ... Er ist nun fast ohne Geld für seinen Lebensunterhalt. Er wird seine Wohnung am Hohenzollerndamm aufgeben und sich ein paar billige Räume suchen ...

Unser Freund, der seine gesamte Existenz bedroht sah, bittet mich, Sie zu fragen, ob Sie etwas für ihn tun könnten, vielleicht eine Stellung für ihn in den USA oder sonstwo finden würden, eine Stellung, in der er entsprechend seinen Qualifikationen als Serologe und Bakteriologe handeln könnte. Die Bedingungen in Deutschland sind jetzt so ungewiß, daß er gezwungen sein könnte, sein Vaterland zu verlassen ...

Bitte erwähnen Sie diesen Brief nicht, wenn Sie direkt an Dr. Schiff schreiben. Fast alle Briefe aus dem Ausland werden geöffnet ...[15]

Schließlich fand Schiff Arbeit am New Yorker Beth Israel Hospital, wo er seine serologischen Forschungen fortsetzte. Die meisten jüdischen Ärzte hatten weniger Glück. Der Freund eines gewissen Dr. Rothinger in Wien zum Beispiel teilte Landsteiner in einem Brief mit, daß der Mann »in Österreich ins Gefängnis eingeliefert worden ist ...«[16] Nach der hinterlassenen Korrespondenz zu urteilen, tat Landsteiner, ein mitfühlender und humaner Mensch, sein Möglichstes, um seinen Kollegen zu helfen. In ganz Nordamerika zog er Erkundigungen ein und schickte zumindest einmal Geld, als sich herausstellte, daß er sonst nichts tun konnte. In der Zwischenzeit richteten andere amerikanische Wissenschaftler in New York ein *ad-hoc*-Komitee ein, das Zufluchtsmöglichkeiten für deutsche Intellektuelle finden sollte.

Die Nazis vollendeten ihre »Säuberung« der deutschen Medizin prompt und gründlich. Innerhalb von fünf Jahren nach Hitlers Wahl sank die Zahl jüdischer Ärzte in Deutschland von neuntausend auf weniger als siebenhundert.[17] Etwa die Hälfte war geflohen, vierhundertfünfzig begingen einer Schätzung zufolge Selbstmord, und Tausende verschwanden in den Konzentrationslagern. 1942 konnte Rudolf Ramm, der die Oberaufsicht über die medizinische Ausbildung der Nazis hatte, triumphierend erklären: »Kein Mensch deutschen Bluts wird von einem jüdischen Arzt behandelt.«[18] Diese »Leistung« erwies sich allerdings als Eigentor: Die deutsche Medizin, einst von der ganzen Welt beneidet, erlebte einen rapiden Niedergang. Da die Ärzte im Land knapp wurden, bildete man in den medizinischen Ausbildungsstätten in aller Eile arische Studenten aus, meist als medizinische Helfer. Gleichzeitig entwickelte sich im medizinischen Establishment eine gewisse Toleranz Quacksalberei und Volksheilmitteln gegenüber.[19] Von der Front kommende Verwundete sahen sich einer zu geringen Zahl behandelnder Ärzte gegenüber, die mit veralteter Ausstattung und überholten Methoden arbeiteten. Die Deutschen erkannten ihren taktischen Fehler und ordneten die Remobilisierung jüdischer Ärzte an, doch die Bemühungen des Regimes waren allzu wirksam gewesen. Die Verletzung, die sich die Nazis selbst zugefügt hatten, sollte sich, wie wir später sehen werden, im Bereich der Kriegschirurgie und -transfusion noch als schwerwiegend herausstellen.

Im Handumdrehen teilten die Nazis die Welt in Faschisten und Nichtfaschisten, Arier und andere Rassen auf (auch wenn rassische Unterscheidungen passenderweise verschwanden, sobald sie den strategischen Zielen der Nazis im Weg standen). 1936 verbündete Hitler sich mit Francisco Franco, dem spanischen General und Faschisten, der einen Putsch gegen die schwache Linksregierung in Madrid inszenierte. Franco hatte sich die Unterstützung Mussolinis gesichert, der ihm Truppen von mehreren zehntausend Mann zur Verfügung stellte. Hitler lieferte nun noch Panzer und die Luftwaffe. Im Bestreben, die faschistischen Vorstöße zum Stillstand zu bringen, schickten die Sowjets Männer und Gerät für die Linke, die Republikaner. Als die ideologischen Aspekte des Krieges sich immer deutlicher herauskristallisierten, strömten Freiwillige aus mehr als sechzig Ländern nach Spanien, wo eine blutige Generalprobe der Ideen und Maschinerien des heraufziehenden großen Krieges stattfinden sollte.

Einer der nach Spanien gereisten Freiwilligen war Norman Bethune, ein kanadischer Chirurg, Kommunist und, nach eigener Aussage, ein Mann der Tat.[20] Bethune, ein kräftig gebauter, gutaussehender und wohl auch ziemlich geltungsbedürftiger Mann, wollte nicht wie andere freiwillige Mediziner aus dem Ausland unbemerkt Dienst in einem Krankenhaus tun. Er hatte die Absicht, unmittelbar und mit großer Geste Einfluß zu nehmen. In Madrid besuchte er Verwundetenlazarette und wurde Zeuge, wie junge Soldaten wegen Blutmangels starben. Was für ein Wahnsinn, dachte er. Wieso brachte man die verblutenden Männer *zurück* ins Hospital, wenn es doch viel sinnvoller wäre, das Blut nach *vorn* zu ihnen zu bringen?

Bethune schlug etwas vor, was zuvor noch nie versucht worden war: Blut bei Zivilisten zu sammeln, es in Flaschen abzufüllen und an die Front zu transportieren. Die Ärzte, die im Ersten Weltkrieg Transfusionen durchgeführt hatten, hatten sich hauptsächlich auf lebende Blutkonserven verlassen – das Blut kam in der Tat nach vorn, und zwar in einem Menschen. Die meisten Ärzte hielten Konservenblut für zu neuartig und gefährlich für den Krieg. Bethune, ein Thoraxchirurg, wußte jedoch kaum etwas von den Komplikationen, die mit Konservenblut verbunden waren, wie zum Beispiel seiner begrenzten Lagerfähigkeit oder der Gefahr, daß rote Blutkörperchen beim Transport zerstört werden. Er hatte einfach eine Idee und versuchte, sie auszuprobieren. Mit Geldern einer kanadischen Organisation, dem *Committee to Aid Spanish Democracy,* fuhr er nach

London, um einen Lieferwagen zu kaufen, und rüstete ihn mit einem Dachgepäckständer, Staukisten, einem gasbeheizten Autoklaven zur Sterilisation und einem kerosinbetriebenen tragbaren Kühlschrank aus. Er füllte ihn mit Glasbehältern »jeder Art und Form – Vakuumflaschen, Blutflaschen, Tropfflaschen usw. . . . Alles in allem besteht unsere Ausrüstung aus 1375 Einzelteilen«,[21] schrieb er an seine kanadischen Förderer. »Wir haben ausreichend Chemikalien, um Lösungen für die intravenöse Injektion physiologischer Seren aufzubereiten, sowie Glukose und Natriumcitrat für drei Monate . . .«

Bethune nannte seine Aktion *Instituto Hispano-Canadiense de Transfusion de Sangre* oder Spanisch-kanadisches Institut für Bluttransfusion. Zusammen mit vier spanischen Ärzten brachte er es in einer Fünfzehn-Zimmer-Wohnung in Madrid unter. Sie war von einem Nazidiplomaten aufgegeben worden und lag direkt unter den Büros des medizinischen Notdienstes der Kommunistischen Partei. Von dort aus verbreiteten sie über Funk Spendenaufrufe, dort führten sie Blutentnahmen durch und lagerten das Blut. »Wir sammeln täglich zwei bis drei Liter, mischen Natriumcitrat bei (3,8 %) und bewahren es in sterilen Milch- und Weinflaschen in einem Kühlschrank bei einer Temperatur knapp über dem Gefrierpunkt auf«, schrieb er. »Dieses Blut hält sich etwa eine Woche.«[22] Da ihm die Ausrüstung fehlte, das Blut auf Syphilis oder Malaria zu testen, beugte er auf amateurhafte Weise vor und ließ die Spender bei ihrer Ehre schwören, sich diese Krankheiten niemals zugezogen zu haben.

Jeder Anruf aus einer der sechsundfünfzig Kliniken Madrids ließ Bethune und seine Leute zu jeder Uhrzeit mit einem Rucksack voller Blutflaschen zu ihrem Lieferwagen spurten. In einem Brief an einen kanadischen Freund beschrieb er seine Tätigkeit: »Unsere Nachtarbeit ist gespenstisch! Wir bekommen einen Anruf, daß Blut gebraucht wird. Schnappen uns die vorbereitete Tasche, nehmen jeder zwei Flaschen . . . und mit unserer bewaffneten Leibwache rasen wir los, durch die stockfinsteren Straßen und den Lärm der Kanonen und Maschinengewehre und Gewehrschüsse . . . Wir fahren ohne Licht, halten beim Krankenhaus an und suchen uns mit einer Taschenlampe unseren Weg, der meistens in den Keller führt. Alle Operationssäle in der Klinik sind ins Tiefgeschoß verlegt worden, um den Schrapnellsplittern, Ziegeln und Steinen auszuweichen, die durch die Decke des Operationssaals prasseln . . .«[23]

In der Klinik bestimmten sie die Blutgruppe des Patienten (»Das geschieht durch einen Stich in den Finger und mit Hilfe eines Glasstäbchens und des Serums und dauert zwei Minuten«[24]) und verabreichten ihm dann mit ihrem eigenen Transfusionsbesteck das passende Blut.

Bethune konnte die Taten vollbringen, nach denen er sich gesehnt hatte, und schwelgte in dem Gefühl, etwas Nützliches zu tun und seine Solidarität unter Beweis zu stellen. »Wirklich, dies ist ein großes Land und ein großartiges Volk«,[25] schrieb er, nachdem er vorher einem französischen Freiwilligen Blut transfundiert hatte. Dieser hatte einen Arm verloren, doch den anderen reckte er mit geballter Faust empor und rief: »*Vive la révolution!*« Anschließend hatte er einen spanischen Soldaten behandelt, der eigentlich Student war, und dieser hatte nach einem Leberdurchschuß nur gesagt: »*Nada«, »*Das ist gar nichts.«[26] Da Bethune ein *mobiler* Blutdienst vorschwebte, brachte er das Blut immer weiter hinaus aufs Schlachtfeld. Er transportierte Blut zu den Kämpfern in der Sierra de Guadarrama, raste die Kampflinien entlang und hielt an, um die Blutkonserven in Gebirgsflüssen zu kühlen. »Wir planen, die gesamte antifaschistische Armee Spaniens mit konserviertem Blut zu versorgen«,[27] schrieb er stolz an seine kanadischen Geldgeber. »Ihr Institut ist nun entlang einer Front von 1000 Kilometern im Einsatz.« Mit seiner forschen Mißachtung der Gefahr und seiner unbekümmerten Neigung zu Kameradschaft unter Männern hätte Bethune von Hemingway erfunden sein können. In seinen lebensnahen Artikeln für den *Daily Clarion,* eine kommunistische Zeitung in Toronto, stellte er sich auch selbst so dar. Einmal beschreibt er seine Ankunft in einem medizinischen Zentrum in der Provinz nach einem Gefecht:

Das sichere Zeichen für ein Gefecht waren die langen Reihen blutdurchtränkter Tragbahren, die senkrecht an die Wand gelehnt waren und darauf warteten, gesäubert zu werden ... Wir gehen also in den Operationsraum hinauf. Hier wird an drei Tischen gearbeitet, die stickige Luft ist von Ätherdämpfen geschwängert. Wir durchqueren den Raum, ein kurzer Blick, ein Nicken, ein *Salud* für den Chefchirurgen, hinüber zum weiß emaillierten Kühlschrank an der Wand. Die Reihe leerer Flaschen auf diesem sagt alles – drei, fünf, sieben leere und nur drei unbenutzte drinnen.

[Wir gehen] raus, den langen Flur voller Bahrenträger, Ärzte, Krankenschwestern und gehfähiger Verwundeter hinunter zur Wohnung von Dr. Jolly. Sein nettes, offenes Neuseeländergesicht verzieht sich zu einem Lächeln, als er uns sieht. Wir sind seit den ersten Tagen in Madrid gute Freunde.

»Wo ist der Kühlschrank?«

»Draußen im Wagen.«

»Gut, bringt ihn rein, wir brauchen ihn. Große Nachfrage.«

Der Raum ist voll von Verwundeten. Mit blutigen Bandagen um Kopf, Arme und Beine sitzen sie auf dem Fußboden und warten darauf, frisch verbunden zu werden.

»Sorry, ich muß weg. Habe gerade einen italienischen Hauptmann operiert, armer Junge. Bauchschuß. Hoffe, er kommt durch. André möchte
dich sehen. Er hat sein ganzes Blut verbraucht.« ... Wir bringen also den
Kühlschrank herein, setzten ihn ab und schließen ihn an. Dann stellen wir
unsere letzten vier Flaschen hinein ...

Das ist großartig! Ist es nicht herrlich, gebraucht zu werden![28]

Bethune war ein hochmoralischer, mitfühlender Mensch (er stammte aus
einer Familie presbyterianischer Geistlicher und zeigte früh eine Begabung als Maler), doch er verbarg dies hinter seinen gelegentlichen Saufe-
reien und seiner unbekümmerten Tapferkeit. Ein Assistent erinnerte sich:
»Er sagte immer zu mir: ›Laß es nicht an dich ran. In dem Job kannst du
dir das nicht leisten‹«, doch alle wußten, der Doktor log.[29] Er war tief,
persönlich und schmerzlich betroffen – und das wurde ihm am Ende zum
Verhängnis. Im Februar 1937 brachte er Blut nach Malaga, der Stadt am
Mittelmeer, die von den Nationalisten angegriffen wurde. Man wußte,
was mit gefangenen Zivilisten geschah, und so versuchte die ganze Stadt,
zu entkommen. Eine regelrechte Flutwelle von Flüchtenden verstopfte
die Küstenstraße. »Der unaufhörliche Strom von Menschen wurde so
dicht, daß wir uns mit dem Wagen kaum mehr einen Weg bahnen konnten ... Je weiter wir vordrangen, desto mitleiderregender wurde der Anblick. Tausende Kinder ... wurden von ihren Müttern auf den Schultern
getragen oder klammerten sich an ihre Hand ... Es war schwer zu entscheiden, wen wir mitnehmen sollten. Unser Wagen wurde von einer
Horde erregter Mütter belagert, die uns mit schlaffen Armen ihre Kinder
entgegenstreckten ... ›Nehmen Sie dieses.‹ ›Schauen Sie sich doch das da
an.‹ ›Das hier ist verletzt.‹«[30]

Drei Tage und drei Nächte pendelte Bethune mit dem Lieferwagen
voller Flüchtlinge in das 180 Kilometer entfernte Almería. Tausende drängten sich auf dem Stadtplatz, standen vor den Essensausgaben Schlange und
schliefen unter freiem Himmel. Eines Nachts, als alle schliefen, griffen
deutsche Stukas die Stadt im Sturzflug an und warfen ihre Bomben ab. Inmitten orangerot züngelnder Flammen und umherfliegender Trümmer
rannte Bethune umher und barg verletzte und tote Kinder. »Welches Verbrechen hatten diese unbewaffneten Zivilisten begangen, für das sie auf so
blutige Weise abgeschlachtet wurden?«[31] schrieb er.

Bethune war am Ende seiner Kraft, nicht nur aufgrund der emotionalen
Belastung, sondern auch infolge der körperlichen Anstrengung, vierundzwanzig Stunden am Tag Blut an die Front zu befördern. Er begann, unkontrolliert zu trinken und neigte zu maßlosen Wutanfällen. Aufgebracht
wegen einer angeblichen Beleidigung durch die Regierung der Republik

bat er seine Förderer, ihn nach Kanada zurückzuholen. Später schloß er sich den Kommunisten in China im Kampf gegen die japanischen Invasoren an. Während einer Notoperation in einem abgelegenen Bauerndorf rutschte er eines Tages aus und schnitt sich in den Finger. Es kam zu einer Infektion, und zwei Wochen später starb er.

Bethune hinterließ eine Botschaft von Mitgefühl und Opferbereitschaft – sowohl China als auch Kanada errichteten ihm Denkmäler –, doch seine Arbeit mit Transfusionen konnte keinesfalls als Vorbild dienen. Zu primitiv, zu improvisiert war sie. Seine Testverfahren und Lagertechniken waren allenfalls gerade noch zu vertreten. Laut dem Bericht eines britischen Arztes, der zeitweise an dem Institut arbeitete, starben innerhalb eines Zeitraums von sieben Wochen mindestens 60 Prozent der Empfänger[32] (auch wenn die meisten von ihnen ohnehin ihren Verletzungen erlegen wären). Bei mindestens der Hälfte der überlebenden Patienten kam es nach der Transfusion zu lebensbedrohlichen Folgereaktionen.

Während Bethune von seiner Basis in Madrid aus arbeitete, leitete ein Arzt, der keine so schillllernde Persönlichkeit war, aber weit sorgfältiger arbeitete, in Barcelona eine größere Organisation auf höherem Niveau. Sein Name war Federico Duran-Jorda. Anders als Bethune, dem eine Wohnung und ein Lieferwagen genügten, belegte Duran-Jorda ein mehrstöckiges Gebäude mit Labors, Patientenzimmern und sogar einer Cafeteria (in einer Stadt, deren Einwohner hungerten, war die Aussicht auf eine kostenlose Mahlzeit ein starker Anreiz für mögliche Spender). Als ausgebildeter Hämatologe glaubte Duran-Jorda, einen großen Blutvorrat könne er als umherhastender Einzelgänger nicht anlegen, vielmehr müsse er methodisch am Aufbau einer großen und stabilen Organisation arbeiten, die auch in chaotischen Zeiten Nachschub liefern konnte.

Und er steckte in der Tat mitten im Chaos. Barcelona litt schrecklich unter diesem Krieg. Zwischen den verschiedenen Fraktionen der Linken brachen früh Straßenkämpfe aus. Später, als sich die Bevölkerung unter der Führung der Republikaner zusammenschloß, wurde die Stadt zu einem bevorzugten Ziel Francos. Stellvertretend ließ er Barcelona durch die italienische und deutsche Luftwaffe bombardieren und zerstörte Öldepots, Lagerhäuser und Hafenanlagen. Städtische Einrichtungen wie Elektrizitätsversorgung und Straßenbahnen brachen zusammen. Die Vorräte gingen zur Neige. Die Nahrungsvorräte schwanden; Fleisch, Zucker, Butter und Milch gab es nicht mehr. »In ganz Barcelona kann man kein Stück Seife mehr auftreiben«,[33] schrieb ein amerikanischer Beobachter.

Unter solchen Bedingungen schuf Duran-Jorda eine Einrichtung, die zu ihrer Zeit als die fortschrittlichste der Welt galt. Er hatte Yudins Me-

thoden studiert und als undurchführbar verworfen (während der Luftan-
griffe, wenn der größte Bedarf anfiel, wäre es unmöglich gewesen, die
Leichen einzusammeln und ihnen Blut zu entnehmen). Er beschloß also,
Blut von Lebenden zu sammeln und sich einer auf Massenproduktion abgestimmten Technologie zu bedienen. Wie die Russen kühlte er das Blut
unter Zusatz kleiner Mengen Citrat- und Glukoselösung.[34] Anders als sie
sammelte er allerdings nur Blut der Gruppe 0, das als universelles Spenderblut allen übertragen werden konnte und das Testen der Empfänger
überflüssig machte. Er vermischte das Blut von jeweils sechs Spendern zu
einer Charge und verdünnte so eventuelle spezifische Antikörper oder
Antigene der einen oder anderen Einheit; auf diese Weise erhielt er ein
besser standardisiertes Produkt. Zuletzt pumpte er unter Druck gefilterte
Luft in die Flaschen, um einen hohen Sauerstoffgehalt des Blutes zu gewährleisten.

Zwar verarbeitete er das Blut zu einer massenhaft hergestellten Ware,
doch er ging deswegen nicht weniger sorgfältig damit um – im Gegenteil,
Duran-Jordas Verfahren zeichnete sich durch die außerordentlich hohen
Standards aus, die er durchsetzte. Anders als Bethune mit seinen willkür-
lichen Schätzungen und ehrenwörtlichen Versicherungen, was anstek-
kende Krankheiten betraf, untersuchte Duran-Jordas Personal jeden
Spender aufs genaueste. Man führte zwei gesonderte Tests auf Syphilis
durch und stellte die Blutgruppe und die Konzentration roter Blutkörperchen fest. Außerdem fand eine körperliche Untersuchung statt, und
der potentielle Spender mußte einen Fragebogen über seine medizinische
Vorgeschichte und Lebensgewohnheiten ausfüllen. Das gelagerte Blut
wurde nur bis zum Ende der zweiten Woche und keinen Tag länger verwendet. So hatte man einen großzügigen Sicherheitsspielraum. Um eine
Verschmutzung zu vermeiden, umhüllte er schließlich die ganze Vorrichtung, vom Arm des Spenders bis zur Transfusionsflasche, mit einem sterilen System aus Glas- und Gummiröhren, die nach seinen Bedürfnissen
und eigenen Entwürfen hergestellt worden waren. Das Ganze funktionierte so reibungslos, daß das Zentrum für Bluttransfusionen in Barcelona *(Centro de Transfusion de Sangre Barcelona)* selbst auf dem Höhepunkt
der Kämpfe bis zu fünfundsiebzig Blutspenden pro Stunde verarbeitete.

Nachrichten über seine Arbeit gelangten in andere Länder. Arnold
Tzanck in Frankreich, der lange an die »lebenden Blutkonserven« in Form
mobiler Spender geglaubt hatte, übernahm die Methode für Paris. In
Großbritannien wurde die Methode von der Zeitschrift *The Lancet* ge-
lobt; sie sei ein »großer Fortschritt gegenüber jeder Technik, die in diesem
Land je empfohlen worden ist. Ihr hauptsächlicher Vorteil, besonders in
Kriegszeiten, sind die großen Blutmengen ... die entnommen und in

kurzer Zeit unter sterilen Bedingungen für den Gebrauch bereitgestellt
werden können.«[35]

Sollte Duran-Jorda auf seine Leistung stolz gewesen sein, so ist es
zweifelhaft, ob er je die Zeit fand, sich darüber zu freuen. Die Bombardierung hielt bis in den Winter 1938 hinein an, selbst dann noch, als Millionen Flüchtlinge aus anderen Teilen Spaniens in die Stadt strömten. Als
die Zerstörung immer weiter ging und die Kampflinie näher rückte,
griff ein Gefühl der Entmutigung um sich. Das Leben auf den Straßen
war zum Stillstand gekommen. Sogar auf den Ramblas, dem fröhlichsten
aller Marktplätze, war Ruhe eingekehrt. Die Stadt wurde zur Geister-
stadt, in der Verzweiflung und Anspannung herrschten. Als sich Ende
Januar schließlich die Truppen der Nationalisten in den Außenbezirken
Barcelonas konzentrierten, bereiteten die Bewohner der Stadt ihre Evakuierung vor. Eine Viertelmillion Menschen drängte sich in den Straßen;
sie luden sich ihre Koffer auf, stemmten Bündel hoch, umklammerten
die Hände ihrer Kinder. Ein unheimlicher, herzzerreißender Anblick –
ein stetes, angsterfülltes Hin und Her der Menschenmassen, während im
Hintergrund Rauchsäulen zum Himmel stiegen, die Schlimmes ver-
hießen. Gelegentlich kamen kleine Patrouillen der katalanischen Garde
in ihren rotgestreiften blauen Umhängen vorbei und hielten mit aufmunternden Worten die Ordnung aufrecht. Kurz vor Einbruch der
Dämmerung setzte die Prozession sich in Bewegung. Die Bürger Barcelonas machten sich, begleitet von Autos, Krankenwagen, Maultierge-
spannen und Ochsenkarren, auf den traurigen Marsch nach Norden in
die Pyrenäen. Unter ihnen befand sich auch Duran-Jorda. Im Zentrum
für Bluttransfusionen in Barcelona hatte er schätzungsweise neuntausend
Liter Blut gesammelt, verarbeitet und verteilt, doch ihm blieb keine
andere Wahl, als das Unternehmen sich selber zu überlassen.[36] Das Zentrum wurde geschlossen, doch die Methoden überdauerten: bald sollte er
sie einer jungen Frau beibringen, die ihm in London einen sicheren Unterschlupf gewährte.

Im Frühling und Sommer 1939 herrschte in London Frieden, wenn auch
kein sehr entspannter. Die Theater blieben geöffnet, doch die Mengen
von Zuschauern wirkten eher zurückhaltend als fröhlich. Dennoch, ganz
gaben die Stadtbewohner ihre Vergnügungen nicht auf. Sie drängten sich
in den Pubs, um sich zu unterhalten und ein paar Biere zu trinken. Man
tanzte »Boomps a'Daisy« und sang den neuesten Hit »Boop Boop Dittem
Dottem Whattem CHOO!« Die Leute drängten sich durch die Einkaufs-
meilen im teuren West End, wo patriotische Fahnen forderten: »Seid stolz
auf unser glorreiches Empire.« Dennoch war allen klar, England würde

wahrscheinlich mit Deutschland Krieg führen, und dann würde die große Stadt bombardiert. Für den Fall des Kriegsausbruchs traute man der deutschen Luftwaffe nach Einschätzung des Geheimdienstes zu, allein innerhalb der ersten vierundzwanzig Stunden 1200 Tonnen Bomben über der Stadt abzuwerfen; danach sei ein ständiges Bombardement von 600 Tonnen pro Tag zu erwarten. 600 000 Bürger würden dabei getötet und mehr als eine Million verwundet werden. (Zum Glück erwiesen sich diese Schätzungen als zu hoch.)

Die Regierung bereitete sich auf das Schlimmste vor. Man verteilte Abertausende von Gasmasken – in bester trotziger Cockney-Manier wurden sie spöttisch als »Hitlers« bezeichnet. Zehntausende von Zivilisten wurden als Melder eines bevorstehenden Bombenangriffs, Luftschutzwarte und Feuerwachen eingezogen oder in Rettungstrupps und Abteilungen für Entgiftung eingeteilt. Behördenangestellte errichteten kleine Unterstände vom Typ Nissenhütte, Anderson-Unterstände genannt, die halb im Untergrund versenkt waren und ihre Insassen gegen alles außer direkte Einschläge schützen konnten. Die Notaufnahmen der Krankenhäuser wurden jeweils ins Tiefgeschoß verlegt. Man arbeitete Evakuierungspläne aus, um notfalls eine Million Kinder aufs Land zu bringen. Die Becken öffentlicher Schwimmbäder wurden leergepumpt, um in ihnen Notsärge aus Pappmaché zu stapeln, und große Gruben als Massengräber ausgehoben.

Angesichts all dieser Vorbereitungen blieben die Briten jedoch erstaunlich selbstgefällig, was das Blut betraf. London war noch immer von lebenden Blutkonserven abhängig, einem System, das schon in Friedenszeiten kaum angemessen war, in den ersten Tagen eines Konflikts jedoch völlig überlastet wäre. Die Funktionäre des britischen Gesundheitswesens wußten wie die meisten anderen in der Welt kaum etwas davon, daß man Blut in Flaschen aufbewahren konnte. Selbst als die Kriegsgefahr wuchs, blieb ihre Einstellung wunderlich altmodisch. Während der Debatten über die Kriegsvorbereitungen fragte ein Abgeordneter den Kriegsminister, was er hinsichtlich der Blutvorräte zu tun vorschlage. Der Minister antwortete, es sei die Politik der Regierung, »kein Blut für eine umfassende Behandlung vorrätig zu halten, da die Zeitspanne, in der das möglich ist, viel zu begrenzt ist«.[37]

Auf die Frage, ob er wisse, daß beispielsweise die Russen Blut in Flaschen für längere Zeit vorrätig hielten, drückte er erneut seinen Glauben an lebende Blutkonserven aus: »Es war zufriedenstellender, unser Blut in unserem Volk zu lagern.« Das Gesundheitsamt von London war auch nicht vorausblickender. Als 1938 das Gesundheitsministerium für die erste Kriegswoche 37 000 Bedarfsfälle voraussagte, legte das Personal von vier

Londoner Kliniken einen Notvorrat an Blut für die Stadt an: insgesamt
vier Liter.[38]

Um eine derartige Selbstzufriedenheit zu erschüttern, bedurfte es
schon eines beträchtlichen Durchsetzungsvermögens, und über genau
dies verfügte Janet Vaughan, eine junge Pathologin an der *Royal Postgraduate Medical School and Hammersmith Hospital* in London. Sie war groß-
gewachsen, hübsch, energisch und idealistisch (ihre Cousine zweiten
Grades, Virginia Woolf, beschrieb sie als »eine attraktive Frau; kompetent,
uneigennützig; jeden Tag machte sie Bluttests, um irgendein schwieriges
Problem zu lösen«[39]) und hatte es sich zur Gewohnheit gemacht, Vorur-
teile hinwegzufegen. Ihre Schulleiterin hatte sie als »zu dumm für eine
weiterreichende Ausbildung«[40] verabschiedet, doch sie machte weiter und
schaffte einen medizinischen Abschluß in Oxford. Später erhielt sie für
ein Forschungsvorhaben in Harvard ein Stipendium der Rockefeller Stiftung. Doch wie sie feststellen mußte, ließen ihre Vorgesetzten sie nicht
mit ihren Patienten arbeiten, und das nur, weil sie eine Frau war. Statt
dessen betrieb sie ihre Studien an Labortauben und leistete wichtige
Beiträge zur Erforschung der Blutarmut. Nach London zurückgekehrt,
verfaßte sie das erste britische Lehrbuch zur Chemie des Blutes und erhielt schließlich die Stelle am Hammersmith Hospital.

Ein Teil der Motivation Janet Vaughans entsprang dem Wunsch, mit
Hilfe der Medizin Armut und soziale Ungerechtigkeit zu lindern. In
Camden Town hatte sie inmitten der Armen gearbeitet und dabei die Un-
gleichheiten des britischen Klassensystems kennengelernt. Sie hatte sich
geschworen, an deren Beseitigung zu arbeiten. Für kurze Zeit schloß sie
sich der Kommunistischen Partei an (die zu jener Zeit als Alternative zum
Faschismus galt), empfand sie aber als zu doktrinär und wurde Mitglied in
einer Gruppe britischer Ärzte, die im spanischen Bürgerkrieg die Republikaner unterstützten. Dadurch war sie mit Duran-Jordas Arbeit vertraut
und gelangte zu der Überzeugung, London müsse wie Barcelona über
Blutvorräte verfügen, falls es zum Krieg kommen sollte.

Im Frühling und Sommer 1938 ergab sich für sie die Gelegenheit, ihre
Überzeugungen in die Tat umzusetzen. Hitler hatte gerade Österreich an-
nektiert und beschlossen, daß er die Tschechoslowakei ebenfalls benötigte.
Mehrere Male drohte er mit dem Einmarsch und löste damit jedesmal
Mobilmachungen in ganz Europa aus. Als ein Täuschungsmanöver
auf das andere folgte, wuchs in Großbritannien die Gewißheit, daß es zu
einem Krieg käme. Nachdem die Spannungen bis Ende September ständig
zugenommen hatten, unterzeichneten die Premierminister Frankreichs
und Englands das Münchner Abkommen und überließen die Tschechoslowakei ihrem Schicksal. Während dieser Zeit sammelten Vaughan und

ein Kollege in Hammersmith Blut von Freiwilligen und lagerten es in Flaschen mit Citratlösung. Auf diese Weise hatten sie fünfzig Flaschen zusammengetragen – zu jener Zeit der größte Blutvorrat in London – und das gelagerte Blut während der Wochen, in denen die Krise abflaute, erfolgreich bei Patienten eingesetzt. Später scherzte sie: »Alle sagten damals, als einziges wurde beim Münchner Abkommen das von Janet im Hammersmith gesammelte Blut vergossen.«[41]

Auch wenn Vaughan über ihr winziges »Blutdepot«, wie sie es nannte, witzelte, war sie mittlerweile zu der unumstößlichen Gewißheit gelangt, es sei Irrsinn, ohne Blutbanken in den Krieg einzutreten. Während eines Luftangriffs würde es sich als unmöglich erweisen, in der Stadt lebende Blutkonserven abzurufen. Ärzte, die bis über die Ellenbogen in der Notfallchirurgie steckten, wären nicht in der Lage, sich loszureißen und ihnen Blut abzunehmen. »Sie müssen Blut transfundieren und dürfen keine Zeit mit Blutentnahmen verlieren«, argumentierte sie in einem Brief an die Postgraduate Medical School in London.[42] Doch von den Verantwortlichen schien niemand zuzuhören. Als sechs Monate verstrichen waren und das Gesundheitsministerium noch immer untätig blieb, nahm Vaughan die Angelegenheit selbst in die Hand. Im Frühjahr 1939 berief sie eine Reihe von Versammlungen gleichgesinnter junger Ärzte ein, bei denen man überlegte, welche Vorbereitungen die Stadt treffen sollte. Sie trafen sich in ihrer Wohnung über dem Reisebüro ihres Mannes in Bloomsbury. Dort lasen sie Skripten, die aus dem Spanischen und dem Russischen übersetzt worden waren, und sichteten stapelweise Geräte. »Die Kinder regten sich wegen der alten Flaschen auf, die sie morgens überall im Haus fanden, weil wir eine Entscheidung treffen mußten, welche Art von Flaschen wir verwenden sollten«, erzählte sie später.[43] Die Ärzte kamen überein, Milchflaschen seien für ihre Zwecke am besten geeignet; Eiscremelieferwagen sollten für den Transport sorgen. (Der *Medical Research Council* – MRC, das Beratergremium des Gesundheitsministeriums, setzte später für den landesweiten Gebrauch eine leicht abgewandelte Milchflasche mit engem Hals zur leichteren Handhabung ein; man nannte sie entweder »MRC-Flasche« oder »Janet Vaughan«.)

Inzwischen war Duran-Jorda angekommen, nachdem er über das Komitee republikanischer Ärzte in London Janet Vaughan kennengelernt hatte. Er wohnte bei ihr und ihrer Familie, arbeitete in ihrem Labor und half der Gruppe bei der Ausarbeitung ihres Vorhabens, indem er ihnen die von ihm in Spanien entwickelten Methoden beibrachte. Gemeinsam entwarfen sie ein Netzwerk von vier über London verteilten Zentren, jedes mit einem Hämatologen besetzt, mit modernen Transfusionsgeräten ausgestattet und administrativ an örtliche Kliniken angeschlossen. Ihren Entwurf »Der Blutvorrat für Transfusionen« schickten sie ungebeten an den MRC. Die Antwort kam umgehend – aber nicht vom Beirat. »Danach tauchte der [Vorsitzende der Abteilung] bei uns auf und meinte, ich sei ziemlich unverschämt. Wie ich dazu käme, Memoranden an einflußreiche Stellen zu senden«, erinnert sich Vaughan.[44] »Ich sagte also, es täte mir leid und vergaß die ganze Sache.« Dann kam ein Anruf vom MRC, sie wünschten so schnell wie möglich einen Kostenvoranschlag. »Also listeten wir die Posten des wunderbaren Plans auf; so und soviel Baumwollwatte, so viele Gummischläuche und so weiter, und schickten die Kostenschätzung zurück . . .«

Der Entwurf hatte eine kritische Hürde überwunden, auch wenn seine Umsetzung sich noch um einige Wochen verzögerte. Das Schatzministerium wollte Sicherheiten: »[Wir] haben leider den Eindruck, daß die Vorschläge in Ihrem Brief ziemlich teuer sind, und möchten sichergehen, daß es sich um die billigste Lösung handelt«, stand in einem Brief.[45] Beamte des Gesundheitsministeriums, die inzwischen von dem Projekt begeistert waren, versicherten ihnen, mit dem Einsatz von lediglich zwanzigtausend Pfund könnten schätzungsweise fünftausendfünfhundert Leben pro Tag gerettet werden. Überdies, fügten sie hinzu, würde das Geld nur zur Abdeckung der Kosten innerhalb Londons verwendet. Die Kliniken im übrigen England könnten ihre Kosten wahrscheinlich selbst tragen (obwohl sie nicht erklärten, wie oder weshalb man das von ihnen erwarten sollte). Erstaunlicherweise stellte sich das Schatzministerium weiterhin quer. Schließlich erklärte das Gesundheitsministerium in einer meisterlichen Verdrehung bürokratischer Argumentation, die Menge des von den vier Depots gelieferten Bluts würde »beträchtlich unter« der für die geplanten Einsätze benötigten Menge liegen. Anstatt das Schreiben als Nachweis zu betrachten, daß das Projekt unzureichend war, wurde es als Zeichen fiskalischer Sparsamkeit verstanden. Am 5. Juni 1939 gab das Schatzamt seine Zustimmung.

Das war weniger als drei Monate, bevor die Briten in den Krieg eintraten. Hitler, der mit den Konzessionen von München nicht zufrieden war, machte sich daran, den Rest der Tschechoslowakei zu erobern, und besetzte auch Böhmen und Mähren. Vaughan und ihre Kollegen beeilten sich, ihre Depots anzulegen. Sie mieteten Gebäude, kauften Ausrüstung und heuerten Personal vom Roten Kreuz, von Kliniken und medizinischen Hochschulen an. Der nächste Schritt sollte das Anwerben von Spendern sein. Am 22. August unterzeichneten Stalin und Hitler ihren zynischen Nichtangriffspakt, der den Nazis den Weg für den Angriff auf Polen freimachte. Der Krieg schien nun zur Gewißheit geworden zu sein, da Truppen mobilisiert wurden und die Luft von angstvollen Gesprächen

schwirrte. Das Team von Frau Vaughan hatte gerade seine Ausrüstung fertig zusammengestellt, als es am 1. September 1939 ein Telegramm vom
MRC erhielt. Es war der Tag, auf den sie sich vorbereitet und dessen Ankunft sie gefürchtet hatten. Das Telegramm lautete schlicht: »Beginnen
Sie mit den Blutentnahmen.«[46]

6 Der Krieg beginnt

Am selben Tag, als das Telegramm ankam, wurde es auch mit dem Aderlaß ernst, wenn auch nicht nur im wörtlichen Sinne. Polen fiel in wenig mehr als zwei Wochen. Ein halbes Jahr später hatten die Deutschen Norwegen, Dänemark und die Niederlande besetzt. Im Mai 1940 fielen sie in Frankreich ein und besiegten die französische Armee in nur sechs Wochen.

Die Regierungen gingen ins Exil oder lösten sich auf, und das gleiche passierte mit den medizinischen Einrichtungen. Arnault Tzanck in Frankreich wurde, da er Jude war, von Freunden nach Chile in Sicherheit gebracht. Das Medizinwesen Polens brach zwar zusammen, wurde aber später an der University of Edinburgh neu organisiert. Die Holländer bauten einen eng mit der Résistance verbundenen medizinischen Dienst auf; obwohl ihr Transfusionsdienst winzig war und erst während der Besatzung entwickelt wurde, konnte er es aufgrund der Qualität seiner Produkte und der Erfahrung seines Personals mit allen anderen vergleichbaren Einrichtungen auf dem Kontinent aufnehmen.

Einzig die Briten schienen angemessen vorbereitet zu sein. Während des Sommers hatten die Ärzte fieberhaft gearbeitet, um die vier Depots in den Außenbezirken von London einzurichten – alle mit Räumen zur Blutabnahme, Labors und Industriekühlschränken ausgestattet –, und zwar in der Nähe von Klinikzentren, aber außerhalb der Innenstadt, auf die wahrscheinlich Bomben niedergehen würden. Sie hatten annähernd 80 000 Spender der Blutgruppe 0 rekrutiert, die zur Verfügung stünden, falls der Vorrat zur Neige ginge. Da man die Zentren in bereits vorhandenen Gebäuden unterbrachte, vermittelten sie trotz ihrer Professionalität den Eindruck von Improvisation.[1] Das Depot im Nordosten Londons in der Industriestadt Luton wurde im stillgelegten Flügel einer örtlichen Klinik installiert; die Niederlassung im Südosten, im ländlichen Maidstone, belegte zwei umfunktionierte Häuser. Und die Filiale im Nordwesten, in der Stadt Slough mit ihrer verarbeitenden Industrie, befand sich in einem Klubhaus. Janet Vaughan hatte die Räumlichkeit von einem gewissen Mr. Mobbs gemietet. »Er glaubte nicht, daß es zu einem Krieg käme, war aber bereit, mir ein paar Räume des Klubs zu überlassen, in denen ich meine Kühlschränke aufstellen konnte[2] ... Wir hatten ungeheures Glück mit den Räumen. Der große Saal, wo ich die Blutentnahmen

durchführte, befand sich direkt neben der Bar von Mr. Mobbs. Jeder
meinte: ›Typisch Janet, sich in einer Bar einzurichten!‹³« Das Depot im
Südwesten, in der Schlafstadt Sutton gelegen, ließ sich in der beruhigenden Atmosphäre einer Bildungseinrichtung für Erwachsene nieder. »Die
Sporthalle war in ein Labor umgewandelt worden; aus der Bibliothek hatten wir einen Raum zur Blutabnahme gemacht«, erinnerte sich Patrick L.
Mollison, der während des Krieges in dem Zentrum forschte.⁴ (Später
sollte Mollison das maßgebliche Lehrbuch über Blut schreiben, das heute
auf medizinischen Hochschulen in aller Welt verwendet wird.) Da Mollison und seine Kollegen keine Erfahrung in der Kunst der Anwerbung von
Spendern hatten, stellten sie einen Theaterimpresario ein, der mehrere
Viertel in der Umgebung mit Plakaten vollklebte. »Er schleppte uns alle
in einen Laden im Ort, wo wir am Tisch saßen, während die Leute ermuntert wurden, näherzutreten und sich eintragen zu lassen«, erzählte
Mollison. »Keiner hatte so etwas je zuvor getan; es war alles sehr neu für
uns.« Zur gleichen Zeit richtete die Army in einer Klinik im Südwesten
Londons ihr eigenes Transfusionsdepot ein, und zwar in Räumen, die zuvor als Entbindungsstation gedient hatten. »Wir waren hocherfreut, wie
leicht diese Organisation, die ohne jede praktische Erfahrung mit einem
Blutspendedienst großen Umfangs geplant wurde, ihren Betrieb auf-
nahm«, hieß es in einer Zusammenfassung des Projekts durch den MRC
nach dem Krieg.⁵ Alles – Zentren, Kliniken, Spender in ganz London –
war auf den Zeitpunkt vorbereitet, wenn die ersten Bomben abgeworfen
würden.

Im Verlauf des ersten Kriegsjahres blieb es in London friedlich, auch
wenn auf dem Kontinent bereits britisches Blut vergossen wurde. Die ersten wichtigen Lehren zog man aus der Evakuierung Dünkirchens, nachdem in Nordfrankreich mehr als 68 000 Mann getötet, verwundet oder
gefangengenommen worden waren. Keiner wußte genau, wie sich Blut
in Flaschen unter Gefechtsbedingungen verhalten würde – wie lange es
verwendbar bliebe und ob Schütteln die roten Blutkörperchen zerstörte –,
und Dünkirchen gab ihnen Anlaß zu Hoffnung. Die Ärzte in Nordfrankreich setzten 250 Liter Blut und Plasma ein und »waren mit den Ergebnissen ausnahmslos zufrieden«, berichtete William d'A. Maycock, Hauptmann
des Royal Army Medical Corps.⁶ (Maycock wurde später leitender Beam-
ter im Britischen Transfusionsdienst.) Das Blut blieb nicht nur mehrere
Wochen brauchbar, sondern überstand auch eine etwas rauhe Behandlung. Ein Chirurg hatte Maycock erklärt, »eine Transfusion könne unter
absolut allen Umständen außer in einem fahrenden Auto vorgenommen
werden« – ein Verfahren, das in Wirklichkeit später zur alltäglichen Routine werden sollte. Die britischen Ärzte lernten bei der neuen, beweg-

lichen Art der Kriegführung auch, daß die medizinische Versorgung
ebenfalls beweglich sein mußte. Die Chirurgen konnten nicht länger in
Etappenkliniken auf die Verwundeten warten. Die Verletzungen durch
neuartige Hochgeschwindigkeitsgeschosse waren so schwer, daß die
Männer viel näher an der Front stabilisiert werden mußten. Das Blut
mußte demnach unmittelbar nach vorne gebracht werden, ein Problem,
das Maycock mittels tragbarer Kühlschränke löste. Bethune hatte dies
schon im spanischen Bürgerkrieg betont: Eine Armee, die ihr Blut weiter
nach vorn brachte, hatte größere Chancen, ihre Verwundeten zu retten.

Die Briten berücksichtigten diese neue Information, als sich die
Kampfzone plötzlich direkt über ihnen befand. Am Spätnachmittag des
7. September 1940, eines warmen, sonnigen Tags, dröhnten in aufeinanderfolgenden Wellen deutsche Flugzeuge über die Stadt. Sie legten die
Viertel entlang der Themse in Schutt und Asche und setzten viele Meilen
der City in Brand, vor allem im ärmeren East End. »Es schien, als brenne
ganz London«, erinnerte sich ein Zeuge.[7] Am Morgen waren mehr als
400 Londoner tot und 1600 verwundet.

Der Angriff war das Startsignal für den *London Blitz,* ein Martyrium
nächtlicher Bombenangriffe, die monatelang fortgesetzt wurden und Tod
und Verwüstung in wechselndem Umfang brachten. Jede Nacht brannte
es an Hunderten verschiedenen Stellen; manchmal wurden ganze Viertel
zerstört. Wenn die Wasserleitungen unterbrochen waren und die Gaslei-
tungen in Flammen standen, breiteten die Brände sich in verheerendem
Maße aus und erzeugten ihr eigenes Wetter, wenn sie die Luft ansaugten,
um weiterzuwüten. Zehntausende kamen bei den Bombenangriffen um
oder wurden verwundet. Ebenso viele verloren ihre Wohnung und standen auf der Straße oder suchten nachts Unterschlupf in den Untergrund-
bahnstationen.

Die Ärzte blieben oben und versorgten die Verletzten, selbst wenn die
Kliniken unter dem Angriffssturm erbebten. Die Briten hatten die Stadt
in zehn Sektoren für die medizinische Notversorgung unterteilt, um
einen effizienten Transport der Verletzten in die Kliniken zu gewährleisten. Darüber hinaus ordneten sie diese Sektoren den vier Transfusionszo-
nen zu, die von jeweils einem Depot versorgt wurden. Innerhalb weniger
Minuten nach Beginn eines Bombenangriffs riefen die Kliniken des Sek-
tors ihr Depot an und gaben den geschätzten Bedarf durch. Dann verteilten die Depots das Blut per Lieferwagen. (Vaughan unterhielt eine eigene
Gruppe von Fahrern, vorwiegend Frauen. Einsatzzentrale war die Bar
von Mr. Mobbs.) Die freiwilligen Fahrer spurteten zu ihren Autos und
kurvten in halsbrecherischer Fahrt durch die stockfinsteren Straßen, wobei sie Bombenkratern und den Trümmern einstürzender Häuser auswei-

chen mußten. Sie fuhren so schnell, daß sie oft vor den Opfern in der Klinik waren. Ein Bericht des MRC erwähnt ihre Tapferkeit: »Alle Lieferungen kamen rechtzeitig an ... diese Tatsache beleuchtet die Fähigkeit der beschäftigten Fahrer. Unter den Bedingungen völliger Verdunkelung waren genaue und gründliche Straßenkenntnisse unerläßlich, mußten aber mit dem unbedingten Willen, während eines gerade stattfindenden Luftangriffs zu fahren, und mit der Entschlossenheit, die Klinik um jeden Preis zu erreichen, zusammenwirken, so schwierig die Fahrt wegen blockierter Straßen oder aufgrund anderer Umstände auch sein mochte.«[8]

Die Ärzte arbeiteten unter gefechtsähnlichen Bedingungen, da Bomben die Wärme-, Strom- und Wasserversorgung zerstört hatten.[9] Häufig bestand die Beleuchtung lediglich aus Grubenlampen, die sie am Kopf befestigt hatten. Trotz dieser erschwerenden Umstände hatten die Mediziner fast uneingeschränkt Zugriff auf Blut – wahrscheinlich in höherem Maße als vor dem Krieg –, und sie verwendeten es in Mengen wie nie zuvor. Zu Beginn des Krieges war man davon ausgegangen, Transfusionen seien nur für die Behandlung eines kleinen Teils der Patienten von Nutzen – nämlich bei solchen, die an lebensbedrohlichen Blutungen litten. Als jedoch die Zahl und die Vielfalt der Verletzungen anwuchs, stieg damit, wie sie feststellten, auch der Bedarf an Blutkonserven. Beispielsweise waren sie nie zuvor mit so vielen Quetschungen konfrontiert, wenn Leute von herabfallenden Trümmern getroffen worden waren. Solche Patienten – zunächst stabil, kollabierten sie plötzlich und ohne Vorwarnung – konnten mit Bluttransfusionen wirksam behandelt waren. Und nie zuvor hatten die Ärzte mit so vielen traumatischen Schockzuständen zu tun gehabt, bei denen der Kreislauf der Patienten zusammenbrach, ehe sie in der Chirurgie anlangten; sie brauchten ebenfalls Blut. Nie hatten sie so viele komplizierte Brüche, schwere Fleischwunden oder Verbrennungen zweiten und dritten Grades gesehen. In all diesen Fällen benötigte man Blut. Als die Bombenangriffe später nachließen und Vaughan Zeit hatte, ihre Befunde zusammenzufassen, schrieb sie: »Inzwischen gilt es weithin als Regel, daß jeder schwer verletzte Patient, ungeachtet des klinischen Zustands und des Blutdrucks, eine Transfusion erhalten sollte, ehe er in den Operationssaal kommt; in der Tat sollte die Transfusion nach der Verletzung so schnell wie möglich vorgenommen werden.«[10]

Sie verabreichten das Blut nicht nur an eine größere Anzahl von Patienten als zunächst angenommen, sondern injizierten auch eine größere Blutmenge in jeden einzelnen. Mit Hilfe der Tropfmethode, die einige Jahre zuvor von britischen Ärzten entwickelt worden war und mit der das Blut langsam infundiert wurde, lernten die Ärzte, die während der »Blitz«-Bombenangriffe Patienten behandelten, wie man etliche Liter transfundieren konnte. Der Wert von Blut wurde ihnen so deutlich, daß sie es unter die höchsten Prioritäten bei der Behandlung Schwerverwundeter einstuften. Einmal traf Vaughan auf ein kleines Mädchen mit so schweren Verbrennungen, daß an keiner Stelle ihres Körpers eine Transfusion gelegt werden konnte. Vaughan wollte das Kind schon aufgeben, als ihr einfiel, irgendwo von der Möglichkeit gelesen zu haben, Blut über das Knochenmark zu injizieren.

Ich ging zurück, um sie mir noch einmal anzusehen ... nahm die größte Nadel aus meinem Besteck, stach ihr ins Brustbein, hängte eine Flasche daran und wies meinen kleinen V.A.D. [Voluntary Aid Worker] an ... soviel wie möglich in sie hineinzupumpen. Das war das Gute an der Kriegsmedizin: Man konnte Risiken eingehen. Wenn die Leute starben, dann nicht in erster Linie wegen deines Eingriffs ... Als ich aber ein paar Stunden später zurückkam, sagte der V.A.D.: »Ich habe einen Liter reingekriegt.« Das war wirklich aufregend – das Mädchen überlebte.

[Daraufhin] ... ließen wir Spezialnadeln mit einem Flansch herstellen, da die Nadel beim Hineinstechen ebensogut bis in die Brust durchstoßen könnte ... Sehen Sie, auf einem schaukelnden Boot ist es wahrscheinlich sehr schwierig, in eine Vene zu stechen, während man durchaus hoffen kann, in ein Brustbein reinzukommen. Daher wurden Nadeln mit Flanschen hergestellt, die auch von nicht eigens dafür ausgebildeten Leuten ohne allzu große Schwierigkeiten eingeführt werden konnten.[11]

In London wurden riesige Mengen Blut verbraucht.[12] Zwar gibt es keine Statistik, wieviel Blut während des »Blitz« transfundiert wurde, doch der MRC schätzte die von den vier Londoner Depots während des gesamten Krieges gesammelte und verteilte Menge auf circa 26000 Liter. Mehr als 10 Prozent der Verwundeten benötigten Transfusionen. In manchen Vierteln stieg dieser Wert auf 33 Prozent. Als sich die Bombenangriffe auf andere Häfen und Industriestädte wie Liverpool, Plymouth und Swansea ausweiteten, brauchte man noch mehr Blut. Schließlich ging der Herbst in den Winter über, doch die Bombenangriffe dauerten an, und allmählich zeichnete sich eine beunruhigende Entwicklung ab: Die Briten hatten ein bemerkenswertes Verteilungssystem aufgebaut, und sie waren in der Lage, unvorhergesehen große Mengen an Blut einzusammeln und zu verteilen. Doch nun sah es so aus, als würde es knapp werden.

Jenseits des Atlantiks, während die Vereinigten Staaten sich millimeterweise auf ein Eingreifen zubewegten, fragten sich bekannte Transfusionsmediziner, was sie tun könnten. Im Frühjahr 1940 reiste Alexis Carrel, der

jene historische Transfusion bei dem kleinen Mädchen in New York vorgenommen hatte, nach Frankreich, um die medizinische Situation einzuschätzen. Seit jener ersten Transfusion hatte Carrel viel gearbeitet und auf
mehreren Wissensgebieten Fortschritte erzielt. In den dreißiger Jahren
freundete er sich mit Charles Lindbergh an, der nicht nur Pilot, sondern
auch Amateuringenieur war. Gemeinsam arbeiteten sie an einem künst-
lichen Herzen. Gerade zur rechten Zeit gelang es ihnen, eine kleine, sorgfältig gearbeitete gläserne Pumpe zu konstruieren, mit der Organe noch
wochenlang am Leben gehalten werden konnten, nachdem man sie Versuchstieren entnommen hatte – eine Vorwegnahme der modernen Herz-
Lungen-Maschine. Mit seinem Bestseller *Man, the Unknown* machte sich
Carrel auch einen Namen auf dem Gebiet der Metaphysik. Darin erör-
terte er das Zusammenwirken von Leib und Seele hinsichtlich des Gesundheitszustands des Menschen (eine Philosophie, die ein halbes Jahrhundert später in aller Munde sein sollte) und betonte die heilende Kraft
des Gebetes. Außerdem äußerte er weniger annehmbare Ansichten über
die angemessene und untergeordnete Rolle der Frau, den Wert der Eugenik und die Notwendigkeit einer weiten Verbreitung der Todesstrafe
»in kleinen Euthanasie-Einrichtungen, die passende Gase verwenden«.[13]
Trotz seiner gelegentlich rückständigen Ansichten (die für die damalige
Zeit allerdings nicht völlig verabscheuungswürdig waren) wurde er weithin als kreativer Denker bekannt, den Wissenschaftler wie Philosophen
gleichermaßen schätzten. Häufig führte er lange Gespräche mit Karl
Landsteiner, der von Carrels hellsichtigen Experimenten fasziniert war.
Lindbergh erinnerte sich, ihn eines Tages, als er von der Arbeit im Labor
aufsah, zusammen mit Albert Einstein gesehen zu haben, als sie, in ein
Gespräch über außersinnliche Wahrnehmung vertieft, hereinkamen.
Mittlerweile hatte Carrel seinen Frieden mit den Franzosen geschlossen,
die ihn mit Ehrungen und Hochachtung überhäuft hatten. Er fand eine
winzige Insel vor der Küste Großbritanniens, wo er und seine Frau ruhige
Sommer mit den Lindberghs verbrachten, denen eine Insel in der Nähe
gehörte.

Als er jetzt von der Reise in sein Heimatland zurückkam, berief Carrel
eine Sondersitzung der Blood Betterment Association ein, um die Ver-
schiffung großer Mengen Transfusionsflüssigkeit über den Atlantik zu
erörtern, die baldmöglichst anlaufen sollte. Blut nach Frankreich zu
transportieren, das im Frühjahr 1940 von den Deutschen besetzt worden
war, würde nur dem Feind nützen. Also richtete die Aufmerksamkeit der
Gesellschaft sich auf Großbritannien. Den Mitgliedern war klar, Vollblut
würde die Reise nicht überstehen – Transatlantikflüge waren zu dieser
Zeit noch unbekannt, und es hätte durchaus passieren können, daß das

Blut nicht innerhalb einer Woche – eine wesentliche Zeitspanne der nutzbaren Lebensdauer der Flüssigkeit – ankam. Die Gesellschaft konzentrierte sich also auf einen Blutbestandteil, der bekanntlich in vieler Hinsicht die gleichen Eigenschaften hatte.

Läßt man Blut mehrere Stunden stehen, setzen sich drei unterscheidbare Schichten ab: eine Schicht sauerstoffbeladener roter Blutkörperchen auf dem Boden; eine dünne weiße oder »gelbliche« Lage aus weißen Blutzellen und Blutplättchen (die weißen Zellen bekämpfen Infektionen, die scheibenförmigen Plättchen in der gelblichen Schicht spielen eine Rolle bei der Gerinnung) in der Mitte sowie eine oberste Schicht: eine bernsteinfarbene Flüssigkeit, das sogennanten Plasma. Plasma ist mehr als nur ein Transportmittel für rote Blutkörperchen: da es sich um eine Mischung aus Wasser, Salzen und Proteinen handelt, erfüllt es einige Funktionen, die von den roten Zellen nicht abgedeckt werden, etwa die Stabilisierung des Blutdrucks. Der Blutdruck war für die Chirurgen im Ersten Weltkrieg und danach im Hinblick auf den Schock, der Tausende das Leben kostete, ein entscheidender Aspekt geworden. Zu einem Wund- oder traumatischen Schock (im Gegensatz zum allergischen oder psychologischen Schock) kam es, wenn ein Soldat eine Verletzung, Verbrennung oder Quetschung erlitt. Hatte er dabei auch nur ein wenig Blut verloren, durchlitt er eine kaskadenartige Folge von beunruhigenden Symptomen: Blässe, feuchtkalte Haut, Durst, Schüttelfrost, schnellen, aber schwachen Puls, Keuchen; schließlich trat der Tod ein. Den Ärzten war der Schockzustand ein Rätsel, da die Opfer im Grunde nicht genügend Blut verloren hatten, um sterben zu müssen. Ein Mensch konnte fast die Hälfte seines Blutes entbehren, ehe er wegen des fehlenden Sauerstoffs, den normalerweise die roten Blutkörperchen transportierten, starb. Viele Schockopfer verloren nur etwa 20 Prozent ihres Gesamtvolumens an Blut. Abgesehen vom eigentlichen Blutverlust mußte es da noch etwas anderes geben, das sie umbrachte.

Die Antwort fand man viele Jahre später, nachdem man zahlreiche Schockopfer untersucht hatte. Arterien befördern das Blut unter Druck. Im gefüllten Zustand bleiben sie offen; leeren sie sich, dann fallen sie in sich zusammen. Die Mediziner stellten fest, daß ein Soldat möglicherweise so schnell so viel Blut verlor, daß seine Arterien kollabierten. Dadurch wurde die Blutzufuhr für lebenswichtige Organe unterbrochen, und dies verursachte den Schock. Oftmals erlitten auch Soldaten ohne massive Blutungen einen arteriellen Kollaps. Ein Soldat mit einer Quetschung oder einer unsichtbaren Sickerblutung zum Beispiel konnte in einen Schockzustand verfallen, obwohl er zunächst unversehrt zu sein schien. Die Flüssigkeit trat dabei schneller aus den beschädigten und zerfetzten Blutgefäßen aus, als sie vom Körper ersetzt werden konnte. Manchmal kam es bei Soldaten auch zu einem Kollaps des arteriellen Systems, bei dem das Blut nicht nur aus den Gefäßen in der Umgebung der Wunde, sondern auch durch die Gefäßwände in weiten Bereichen des Körpers austrat, selbst wenn sie dort nicht beschädigt zu sein schienen. Infolge eines Verletzungstraumas verändert sich die Körperchemie; die in den Gefäßen freigesetzten Stoffe lassen diese anschwellen und porös werden, so daß die Flüssigkeiten, die den Blutdruck regulieren, durchsickern. Es war also nicht der Verlust an roten Blutkörperchen als solcher, der den Schock verursachte, sondern der physikalische Effekt, den das Abziehen von Flüssigkeit aus dem Kreislauf bewirkte. Es bildete sich ein neues Modell des Kreislaufs heraus, der nun nicht mehr nur als chemisches und biologisches, sondern auch als hydraulisches System betrachtet wurde. Blutvolumen und -druck wurden fast ebenso wichtig wie die Übereinstimmung von Blutgruppe und Gerinnungsverhalten.

Je mehr die Ärzte über die Funktionen des Bluts herausfanden, desto umfassender wurde auch das Wissen darüber, was alles transfundiert werden konnte. Während des Ersten Weltkriegs hatten britische Ärzte versuchsweise eine Lösung von Gummi arabicum infundiert, einer kolloidalen Flüssigkeit mit derselben Konsistenz wie Blut. (Sie ließ den Blutdruck nur kurzzeitig ansteigen.) Ein gewisser Captain Gordon R. Ward, Arzt im Royal Army Medical Corps, schlug vor, die Feldchirurgen sollten ihren Patienten Plasma injizieren, doch anscheinend befolgte niemand seinen Rat. In den dreißiger Jahren begannen sowjetische, amerikanische und britische Forscher, mit Plasma zu experimentieren. Doch erst als ein Mann namens John Elliott Plasma zum Gegenstand eines persönlichen Kreuzzugs machte, sahen die Alliierten darin allmählich einen Rohstoff für den Krieg.[14]

Elliott, Laborchef des Rowan Hospital in Salisbury, North Carolina, hatte mit Verfahren zur Absonderung des Plasmas aus dem Blut experimentiert und einige Flaschen Plasma gesammelt, als ein junger Mann in die Notaufnahme gebracht wurde. Das Opfer hatte einen Stich ins Herz bekommen und offensichtlich nur noch Minuten zu leben. Elliott hatte keine Zeit, dem Patienten eine Blutprobe abzunehmen und sie auf eine passende Blutgruppe aus der Blutbank der Klinik zu testen, also tat er das einzig mögliche: er schnappte sich einige Flaschen Plasma und infundierte sie. Die Wirkung war erstaunlich. Noch ehe die Transfusion abgeschlossen war, erlangte der Patient das Bewußtsein wieder. Am folgenden Tag verabreichte Elliott ihm noch einmal Plasma. Das kräftigte den Patienten ausreichend, um ihn operieren zu können. Drei Wochen später konnte der junge Mann nach Hause gehen. »[Die] Reaktion des Patienten auf die Plasmainfusion war ebenso hervorragend wie bei Vollblut«, schrieb Elliott. [15] Und was noch wichtiger war: Das Plasma war sechs Wochen lang gelagert gewesen, weit über die Lebensdauer von Blut hinaus.

Diese und andere klinische Erfahrungen überzeugten Elliott, Plasma sei, vor allem in Zeiten eines nationalen Notstands, die beste Transfusionsflüssigkeit, die zur Verfügung stand. Schließlich konnte man Plasma viel länger lagern als Blut – über Monate hinweg, soweit er das abschätzen konnte. Plasma überstand eine rauhere Behandlung als Blut, da es keine zerbrechlichen roten Blutkörperchen enthielt. Und was am wichtigsten war: Plasma mußte nicht nach Blutgruppen eingeteilt werden, da es nie Unverträglichkeitsreaktionen hervorrief. Wird einem Patienten nicht kompatibles Blut injiziert, greifen die Agglutinine in seinem Plasma die roten Blutkörperchen des Spenderbluts an und lassen sie verklumpen. Wird hingegen unpassendes *Plasma* infundiert, kommt es zu keiner sichtbaren Reaktion. Nicht kompatibles Plasma enthält im Verhältnis zur Gesamtmenge der roten Blutkörperchen des Empfängers eine so geringe Menge an Agglutininen, daß deren Auswirkungen nur geringfügig sind. Anders ausgedrückt: jeder Plasmaspender ist ein Universalspender.

So überzeugt war Elliotts von der Nützlichkeit des Plasmas, daß er Leute suchte, die ihm bei der Propagierung seiner landesweiten Anwendung helfen könnten. Er hatte von einigen Pilot-Blutspendeaktionen des Amerikanischen Roten Kreuzes gelesen und schrieb an dessen medizinischen Direktor William DeKleine. Außerdem setzte er sich mit der britischen Botschaft (der er einige Plasmaproben für Versuche überließ) sowie mit der Blutbank von Baltimore und dem American College of Surgeons in Verbindung, um ihnen die Verwendung von Plasma als neuem Standardmittel nahezulegen. Elliott konnte unwiderstehlich und sein Enthusiasmus ansteckend sein. DeKleine war von Elliotts Vorschlägen so angetan, daß er zusammen mit dem Sanitätsinspekteur der Army auf ein Programm zur Plasmabeschaffung drängte. Inzwischen hatte Elliott John Scudder, einem Professor für Chirurgie an der Columbia University, der auch im Vorstand der Blood Transfusion Betterment Association saß, eine Probe übergeben. Wenn die Gesellschaft überhaupt etwas nach England verschiffte, so sollte es nach Scudders Überzeugung Plasma und nicht Blut sein.

Es bildete sich also eine breite Front von Befürwortern eines Versands von Plasma an die Briten. Das amerikanische Militär verlangte genauere Informationen über die Nützlichkeit von Plasma, und das Amerikanische Rote Kreuz sowie die Blood Transfusion Betterment Association wollten die Möglichkeiten testen, Plasma landesweit einzusetzen. Die beiden Organisationen lancierten daher im August 1940 ein Programm, das als

»Plasma für Großbritannien«[16] bekannt wurde und das sie als gemeinsames Projekt aufzogen. Das Rote Kreuz sollte Spender mobilisieren, die Blood Betterment Association die Spenden einsammeln und verarbeiten. Dann sollte wieder das Rote Kreuz übernehmen, die Flaschen verpacken und nach Übersee verschiffen.

Vor allem ein Name verbindet sich mit »Plasma für Großbritannien«: der seines medizinischen Direktors Charles Drew.[17] Drew – er hatte bei Scudder studiert – hatte als erster Afroamerikaner an der Columbia University einen medizinischen Doktortitel erworben. Seinen Platz in der amerikanischen Medizingeschichte sicherte er sich nicht nur durch seine Arbeit, sondern auch weil sein Leben so beispielhaft, seine Führung so entscheidend und sein Ende so tragisch war, wobei dessen Begleitumstände weithin falsch dargestellt wurden.

Drew wuchs in einer Mittelschichtsfamilie in Washington, D.C., auf. Er war das älteste von fünf Kindern, und man erinnerte sich stets an seine Zuversicht, seinen Humor und seine genialen, wenn auch von ihm nicht herausgekehrten Fähigkeiten als Anführer. Als begabter Sportler erhielt er ein Stipendium am Amherst College, wo er Football spielte und sich in den Sprintdisziplinen hervortat. Später unterrichtete er Biologie und Chemie an einem schwarzen College in Baltimore und arbeitete mit den Sportmannschaften, wobei er in allen Fällen ein genialer Coach war. Medizin studierte er an der McGill University in Montreal (wo er auch noch die Zeit fand, einen nationalen Kurzstreckentitel zu gewinnen), und an der Columbia University erhielt er ein Postgraduierten-Stipendium. Zu jener Zeit war die chirurgische Versorgung von Schwarzen ziemlich primitiv. Vor und nach der Operation wurden sie kaum betreut, und schwarze Patienten erlitten häufig einen Schock. So war es nur natürlich, daß Drew sich für Blut und andere Flüssigkeiten zur Schockbehandlung interessierte. Seine Doktorarbeit hatte den Titel »Blut in der Blutbank«, und ihr erster Entwurf war so dick wie das New Yorker Telefonbuch. Viele hielten sie für das damals maßgeblichste wissenschaftliche Werk über die Aufbewahrung von Blut. Zusammen mit seinem Professor John Scudder gründete er am New York's Presbyterian Hospital eine Einrichtung, wo sie mit gelagertem Blut und, nachdem sie von John Elliott eine Probe erhalten hatten, mit Flüssigplasma experimentierten.

Für die Schwarzen in Amerika war es, ungeachtet ihres Status oder ihres Ranges, eine schwere Zeit. Im Süden war Rassentrennung die Regel, und auch im Norden galt sie in vielen Bereichen des Berufslebens. Schwarze waren vom Studium am American College of Surgeons und der Mitgliedschaft in vielen lokalen Verbänden der American Medical Association ausgeschlossen. Afro-amerikanische Ärzte hatten in dieser Epoche keine andere Wahl, als ihren eigenen Berufsverband, die National Medical Association, samt einer eigenen Zeitschrift zu gründen. Drew machte sich keinerlei Illusionen, was ihn erwartete, und beschloß in der ihm eigenen, gutmütigen Entschlossenheit, den Kampf aufzunehmen. Er nahm eine Stelle an der Howard University, der Schwarzenuniversität in Washington, D.C., an, wo er eine Generation von schwarzen Chirurgen ausbilden wollte. Einem Freund schrieb er: »In der amerikanischen Chirurgie gibt es keine Neger. Alle, die etwas zu sagen haben, wissen, Negerärzte sind samt und sonders nichts weiter als simple Landärzte, die mit den Armen und Kranken ihrer Rasse zusammensitzen können, sich jedoch nicht allzu häufig intellektuellen Dingen widmen und nicht sonderlich daran interessiert sind, zum Fortschritt in der Medizin beizutragen. Diese Haltung möchte ich gerne ändern.«[18]

Kurz nachdem Drew seine Lehrtätigkeit in Howard aufgenommen hatte, rief ihn sein früherer Professor an und trug ihm eine Bitte vor: »Plasma für Großbritannien« war mittlerweile angelaufen, und Scudder hielt Drew für den einzigen, der sich für die Leitung dieser Aktion eignete. Ob er sich eventuell in Howard beurlauben lassen und nach New York kommen könne, um die Unternehmung zu organisieren? Und so wurde Drew medizinischer Direktor des ersten internationalen Programms für den Versand von Blutprodukten.

Unter Drews Leitung entwickelte sich »Plasma für Großbritannien« schnell zu einem ausgeklügelten Unternehmen.[19] Verwaltungstechnisch erfaßte es acht Kliniken in ganz New York, die mit einem Verbandsbüro in der Upper East Side von Manhattan in Verbindung standen. Mit Stadtplänen und Verzeichnissen des Standorts der Telephonvermittlungen ausgestattet, saß dort ein Dutzend Telephonisten um einen ringförmigen Tisch und nahm Anrufe von freiwilligen Spendern entgegen. Bei jedem Anruf füllte der Telephonist eine Anmeldekarte aus und schickte den Anrufer zu der zuständigen Klinik. Anschließend konnte der Anrufer sich an die entsprechende Klinik wenden, die notwendigen Bluttests vornehmen lassen und einen halben Liter Blut spenden. Das Kliniklabor zentrifugierte dann das Blut, um das Plasma abzusondern, verschickte Proben zu weiteren Tests an ein Zentrallabor und transportierte die Flaschen in ein Kühlhaus, von wo aus das Rote Kreuz und das Militär es schließlich nach Übersee verfrachteten.

Zwar schien es möglich, die Logistik des Programms einigermaßen in den Griff zu bekommen, doch bei den technischen Abläufen war das keineswegs der Fall. Der Umgang mit Plasma erwies sich als äußerst schwierig. Als bunte Mischung verschiedener Proteine war es sehr anfällig für

Bakterienwachstum. Eine Probe, die einmal, zweimal oder gar dreimal als
»sauber« befunden worden war, konnte sich später als gefährlich verseucht
erweisen. Zum Beispiel stellte sich heraus, daß eine Lieferung, die man
im August in New York als sauber bewertet hatte, im November in London infiziert war.[20] Selbst die kleinste Verunreinigung mußte ausgeschlossen werden, denn die Injektion verdorbenen Plasmas hatte in den
meisten Fällen tödliche Folgen. (Aus diesem Grund bezeichneten die Briten Plasma oft als »flüssiges Dynamit«.) »Als wir mit dieser Arbeit begannen, glaubten [wir] ... die Verarbeitung von Plasma sei nicht schwieriger
als das Mixen eines Cocktails«, schrieb DeWitt Stetten, Vorstandsvorsit-
zender der Blood Transfusion Betterment Association, »aber sehr zu unserem Leidwesen stellten wir bald fest, dies war nicht der Fall.«[21]

Drew ging das Problem an, indem er nichts dem Zufall oder der Improvisation überließ. Er arbeitete detaillierte Verfahren aus, die von den
Kliniken bei jedem Schritt der Prozedur zu befolgen waren, angefangen
beim Arm des Spenders bis hin zum Versand der Flasche. Wie Duran-
Jorda und andere vor ihm isolierte er die Flüssigkeit von jeglichem Kontakt mit Luft und schloß sie in einem System von Röhren, Flaschen und
Vakuumpumpen ein. Jedem Posten Plasma war eine Probe der Gesamt-
charge in einem Reagenzglas beigelegt. Um die Sicherheit des gesamten
Postens zu prüfen, wurde die Probe drei Wochen lang in regelmäßigen
Abständen überprüft, um etwaige Bakterien in allen Wachstumsstadien
aufzuspüren. Schließlich ordnete er an, alle Tests im Zentrallabor im
Presbyterian Hospital durchführen zu lassen, wo er die Qualitätskontrolle
unmittelbar überwachen konnte. Mittels seiner Verfahren, die neue Maß-
stäbe für eine heranwachsende Industrie setzten, wurden die Verunreinigungen, wie sie kurzzeitig in einer der Sendungen nach London aufgetreten waren, ausgeschaltet. »Seit Drew... dafür zuständig ist, sind die
hauptsächlichen Schwierigkeiten beigelegt«, schrieb Stetten.[22]

Das Programm weitete sich aus und erfüllte die Stadt mit Stolz. Mas-
senspenden waren neu für die New Yorker – man hatte derlei hierzulande
noch nie ausprobiert –, doch Tausende stellten sich in den Kliniken an,
um zu spenden. Das Rote Kreuz zog eine Werbekampagne mit Plakaten
und Empfehlungen von Prominenten auf, in denen die Öffentlichkeit davon überzeugt wurde, Blut zu spenden sei sowohl schmerzlos als auch
Ausdruck von Gemeinsinn. Fast fünfzehntausend Menschen spendeten
Blut. Nach der Verarbeitung ergab dies fünftausendfünfhundert Fläschchen Plasma.[23] Die Substanz, die nie zuvor in so großem Umfang hergestellt worden war, wurde allmählich fester Bestandteil des amerikanischen
Arsenals.

Drew hatte das Plasma für Großbritannien *gemacht*, darin waren sich

alle einig. Ohne seine Geschicklichkeit und sein Fachwissen wäre dem
Programm kein Erfolg beschieden gewesen. In Anbetracht der Achtung,
die ihm von allen Seiten entgegengebracht wurde, ist es im nachhinein
enttäuschend, daß man sich nicht über die Grundstimmung jener
Zeit hinwegsetzen konnte, was »Negerblut« und »weißes« Blut betraf.
Während ihrer Sitzungen hatten die Mitglieder der Gesellschaft darüber
debattiert, ob sie für »Plasma für Großbritannien« das Blut von Schwarzen annehmen sollten. Jeder wußte, schwarzes Blut unterscheidet sich
nicht von weißem. Ihre einzige Sorge war lediglich, daß die Verwendung
von Blut beider Rassen sich angesichts des damaligen Stands der Rassen-
beziehungen und der Neuheit des Transfusionsverfahrens als politisch
nicht durchsetzbar erweisen könnte. So renommierte Gesundheitszen-
tren wie das Johns Hopkins Hospital in Baltimore trennten das Blut nach
rassischen Gesichtspunkten. Andere weigerten sich von vorneherein,
»Negerblut« zu akzeptieren. So trafen die Gründer von »Plasma für Großbritannien« eine politische Entscheidung: Sie akzeptierten Blut von
schwarzen Spendern, kennzeichneten jedoch das Plasma, damit die Empfänger wußten, vom Angehörigen welcher Rasse es stammte.[24]

Im Januar 1941 hatten die Briten ihr Netzwerk von Depots erweitert
und eine eigene Anlage zur Plasmaaufbereitung gegründet. In New York
war das Rote Kreuz vom Nutzen des massenhaft produzierten Plasmas
ungemein beeindruckt und bereitete am Presbyterian Hospital ein neues
Pilotprogramm vor, diesmal zugunsten der Armee und der Seestreitkräfte
der Vereinigten Staaten. Drew wurde gebeten, dessen stellvertretender
Direktor zu werden. Er hatte gerade mit dem neuen Programm begonnen, als Army und Navy *ihre* Politik hinsichtlich Blut und Rasse ankün-
digten. Zu jener Zeit war das Militär streng nach Rassen getrennt, und
seine Führer glaubten, es sei das Beste für die Moral, kein schwarzes Blut
zu sammeln.[25] Das Rote Kreuz stimmte zu, obwohl seine Wissenschaftler
öffentlich festgestellt hatten, daß diese Politik jeglicher biologischen
Grundlage entbehrte.

Es gibt keinen offiziellen Hinweis darauf, wie Drew auf die Tatsache
reagierte, daß sein Blut von seinem Land für unannehmbar gehalten
wurde, auch wenn seine Kollegen sicher wußten, was er empfand. Im
März, als das Programm allmählich anlief, trat er von seinem Amt zurück
und nahm seine Lehrtätigkeit in Howard wieder auf. Hier widmete er
sich seinem Hauptanliegen, der Entwicklung einer »schwarzen Denk-
schule« im Rahmen der amerikanischen Medizin. Er durchlief eine be-
eindruckende Karriere als Professor der Chirurgie, fungierte als Kurator
mehrerer nationaler medizinischer Körperschaften und war nach dem
Krieg Mitglied eines Ärzteteams, das der Sanitätsinspekteur berufen hatte,

um medizinische Einrichtungen im besetzten Europa zu besichtigen. Mit seiner Familie ließ er sich in Washington, D.C., nieder, wo er sich auf ein langes, zufriedenstellendes Leben als Gelehrter, Chirurg und Lehrer einstellte.

Am 1. April 1950 fuhr Drew mit drei Kollegen nachts zu einer Versammlung in Tuskegee, Alabama – zum alljährlichen »kostenlosen Krankenhaus« für Schwarze aus dem tiefen Süden.[26] Dort kam die arme ländliche Bevölkerung zusammen, um sich von schwarzen Ärzten aus dem ganzen Land behandeln zu lassen. Es war immer wieder eine positive Erfahrung, mit alten Kollegen zusammenzutreffen und ganz handfeste gute Taten zu vollbringen. Drew und die drei anderen schwarzen Ärzte, die mit im Auto saßen – Samuel Bullock, John Ford und Walter Johnson – freuten sich darauf. Der Tag war so hektisch wie üblich gewesen. Drew hatte einige Operationen durchgeführt und dann an einem Treffen des Howard Student Council teilgenommen; er hatte nur wenige Stunden geschlafen und ruhte sich deshalb aus, während Bullock fuhr. Ein paar Meilen südlich von Richmond übernahm Drew das Steuer. Bullock döste neben ihm, während Ford und Johnson auf dem Rücksitz schliefen. Kurz vor acht Uhr morgens, auf der Staatsstraße 49 in North Carolina, spürte Bullock einen heftigen Schlag, als die Vorderräder über die rechte Fahrbahnkante rumpelten. »Hey, Charlie!« schrie er. Drew, der eingedöst war, riß das Lenkrad scharf nach links. Das Auto donnerte vom Highway herunter, pflügte sich durch ein Feld, überschlug sich dreimal und kam wieder auf den Rädern zu stehen.

Bullock, Ford und Johnson kamen mit geringfügigen Verletzungen davon. Sie fanden Drew, der halb außerhalb des Autos lag; sein rechter Fuß war unter dem Bremspedal eingeklemmt. Er hatte einen schweren Schock und schien umfangreiche Quetschungen erlitten zu haben, als das Auto ihn überrollt hatte. Ein Unfallzeuge rief den Rettungsdienst an, der die Männer ins Almanance General Hospital in Burlington, North Carolina, brachte. Wie viele Kliniken im Süden war das Almanance zu dieser Zeit nach Rassen getrennt, doch die Notaufnahme wurde für Schwarze und Weiße gemeinsam betrieben. Der diensttuende Arzt, ein Weißer namens Harold B. Kernodle, untersuchte den Patienten und sah erstaunt auf. »Ist das Dr. Drew?« »Ja, wir hatten einen Unfall auf dem Highway«, erwiderte Johnson.[27]

Kernodle und zwei Kollegen machten sich sofort an die Arbeit, befestigten Stauschläuche und versuchten, eine Transfusion anzulegen. Als ihre eigenen Maßnahmen erfolglos zu bleiben schienen, riefen sie das Duke Medical Center an, um sich mit Spezialisten zu beraten. Nach fast zwei Stunden intensiver Bemühungen schlurfte Kernodle schließlich zu

Drews Freunden ins Wartezimmer hinüber. »Wir haben es versucht«, erklärte er traurig, »wir haben unser Bestes getan.« Charles Drew war tot. Er starb im Alter von 45 Jahren.

Um Drew spann sich ein Netz von Mythen, vielleicht aufgrund seiner großartigen Leistungen, seiner Charakterstärke und seines zu frühen Todes. Wiederholt wiesen Autoren und Vertreter der Öffentlichkeit darauf hin, daß Drew das Verfahren der Plasmatrennung erfunden hatte. Bei einer Abschlußfeier der Howard University ging Präsident Harry Truman 1952 so weit zu erklären, der verstorbene Drew habe »die erste Blutbank der Welt ermöglicht«.[28] In Wirklichkeit hatte Drew lediglich ein Laborverfahren für die industrielle Nutzung entwickelt – was für sich schon keine geringe Leistung war.

Etliche Leute behaupten, Drews Haltung, was die Bürgerrechte betraf, sei eindeutiger gewesen, als es den Anschein hatte; er habe eine Pressekonferenz abgehalten, in der er mit beredten Worten die rassistische Politik des Militärs in Sachen Blut anprangerte. Die Geschichte würde zu seinem Charakter und seinen Ansichten passen, aber man fand keine Aufzeichnung dieser Pressekonferenz.

Die ergreifendsten Mythen ranken sich um die Umstände seines Todes. Man hört oft, ausgerechnet der Arzt, der so viel für die Transfusion getan habe, sei in der Notaufnahme eines Krankenhauses im Süden verblutet, weil die Mediziner dort sich geweigert hätten, ihm »weißes« Blut zu geben. Es ist schwierig, die Quelle dieses Gerüchts aufzuspüren, das einige Leute mehrere Jahre nach seinem Tod erstmals gehört haben wollen. Dick Gregory, der schwarze Schauspieler und Aktivist, erzählte die Geschichte in den sechziger und siebziger Jahren vor einem Publikum.[29] Whitney Young, Geschäftsführer der National Urban League, wiederholte sie in seiner landesweit abgedruckten Zeitungskolumne. Wichtige Publikationen wie das *Time Magazine* und die *New York Times* schenkten dem Gerücht Glauben. Selbst die populäre Fernsehshow »M.A.S.H.« erzählte die Geschichte vom Tode Drews nach und erhob sie in den Rang nationaler Überlieferung.

Doch diese Geschichte ist schlicht und einfach falsch. Die Ärzte an der Klinik in North Carolina gaben ihm an Blut, was vorhanden war, doch seine Verletzungen waren zu schwer: Mit gebrochenem Hals, gequetschtem Brustkorb und einer zerfetzten Hohlvene hatte Drew keine Überlebenschance. Laut Ford, der damals bei ihm war, »hätte alles Blut der Welt ihn nicht retten können«.[30]

7 Blut läßt sich spalten wie Öl

Der Fortgang des Krieges bereitete einem Chemiker in Harvard namens Erwin J. Cohn in zunehmendem Maß Sorgen.[1] Cohn fühlte sich Europa stark verbunden, da er oft dort gewesen und im Sinne der europäischen Tradition ausgebildet worden war. Als Sohn einer privilegierten Familie (sein Vater war wohlhabender Tabakimporteur) hatte er die besten Ausbildungsstätten Amerikas einschließlich Harvard, Yale und der Universität von Chicago besucht und war nach der Promotion in England, Dänemark und Schweden in der Forschung tätig gewesen. Insbesondere bewunderte er die europäische Architektur. Es konnte passieren, daß Cohn bei einem Mittagessen plötzlich nach einer Serviette griff und eine Liste der wichtigsten romanischen Kirchen in Frankreich daraufkritzelte. Dabei zählte er die jeweiligen Besonderheiten bis ins winzigste Detail auf. Sein Tonfall mutete nahezu britisch an.

Cohn spezialisierte sich auf die Erforschung der Proteine, einen zu jener Zeit noch relativ neuen Bereich der Chemie. In den Jahren zuvor hatte er einen konzentrierten Leberextrakt entwickelt, der zum Standardheilmittel bei Anämie wurde; während des Weizenmangels im Ersten Weltkrieg hatte er die Proteinchemie von Brot untersucht, um alternative Zutaten finden. Doch nun beherrschte ihn ein neuer Gedanke. Die Nazis standen kurz davor, eine große, ruhmreiche Zivilisation zu zerstören, die er persönlich sehr schätzte. Er *mußte* dazu beitragen, sie daran zu hindern.

Im Frühjahr 1940, als sich der faschistische Vorhang über Europa senkte, regte Cohn eine neue Richtung der Proteinforschung an. Er hatte von den Experimenten mit Flüssigplasma gehört und wußte über dessen Neigung zu Kontaminierung Bescheid. Außerdem war ihm bekannt, daß es mehrere Proteine enthielt, von denen vielleicht eines mit den gegen Schock wirksamen Eigenschaften der Flüssigkeit in Verbindung gebracht werden konnte. Er hatte das Gefühl, wenn er dieses Protein isolieren könnte, wäre er in der Lage, eine Transfusionsflüssigkeit herzustellen, die im Vergleich zu Flüssigplasma leichter anzuwenden und zudem frei von Bakterien wäre. Die Erforschung dessen würde sich schwierig gestalten – Proteine sind komplexe Verbindungen und äußerst instabil –, doch es schien der Mühe wert und reizte ihn.

Cohns Arbeit erwies sich schließlich nicht nur als faszinierend, sondern als absolut lebenswichtig, sowohl während der Kriegsjahre als auch in den darauffolgenden Jahrzehnten. Das von ihm entwickelte Verfahren sollte zu einem wichtigen Sektor der weltweiten Gesundheitsindustrie werden und Millionen Menschenleben retten, aber auch – ein tragischer Kontrapunkt zu den Segnungen dieser Technologie – Zehntausende das Leben kosten. Wie aus seinen frühen Schriften hervorgeht, war Cohn sich der Bedeutung seines Vorhabens durchaus bewußt. Zu diesem Zeitpunkt jedoch richtete sein Interesse sich auf das nächstliegende, vielschichtige Problem, einen Blutersatz aus den Plasmaproteinen herzustellen. Als er kurz vor einer Lösung stand, rief ein Regierungsvertreter an.

Man wollte Cohn im Rahmen der bislang größten Mobilisierung von Wissenschaftlern anwerben.[2] Die Führer des Landes wußten, dieser Krieg würde ein Wettstreit der Technologien, und das Land mit den schnellsten und flexibelsten Forschungspersönlichkeiten wäre auch militärisch im Vorteil. Als nun Millionen Bürger zum Krieg eingezogen wurden, rekrutierte die Regierung mit Hilfe von Stipendien, Verträgen und Jobs Wissenschaftler aus zahllosen Labors in Universitäten, Wirtschaftsunternehmen und des Militärs. Zwei neue Behörden – das *National Research Defense Committee* und das *Office of Scientific Research and Development* – stellten fest, über welche akademischen Ressourcen das Land verfügte, und gründeten attraktive Einrichtungen wie das Raketenzentrum des California Institute of Technology und das Zentrum für Explosivstoffe an der University of Michigan. Bald herrschte an diesen Universitäten reges, spannungsgeladenes Leben, als sich die Schlafsäle des Campus mit Soldaten, die dort ausgebildet werden sollten, und Forschern füllten, die von weither gekommen waren, um mit den besten Köpfen auf ihrem jeweiligen Fachgebiet zusammenzuarbeiten.

Unter anderem bemühte sich die Regierung um die Bereitstellung von Blut für das Schlachtfeld. Zu diesem Zweck hatte man ein wissenschaftliches Komitee für Transfusion gegründet. Zwei Möglichkeiten gab es zu jener Zeit – Vollblut und Flüssigplasma –, doch keine der beiden entsprach den Anforderungen in vollem Umfang. Vollblut hielt sich im Kühlschrank eine Woche oder länger, doch angesichts der Zeit, die man für die Überquerung des Ozeans benötigte, wäre es wahrscheinlich unbrauchbar, ehe es auf dem Schlachtfeld ankam. Flüssigplasma konnte zwar viel länger aufbewahrt werden, doch seine Neigung zu Infektionen machte dem Komitee Sorgen. Am 2. Dezember 1940 berichtete Max Strumia von der Bryn Mawr University auf einer auf den frühen Morgen anberaumten Sitzung des Komitees über seine Arbeit bei der Sharp & Dohme Company in Philadelphia. Er hatte eine gefriergetrocknete Form von Plasma hergestellt – ein feines goldgelbes Pulver, das jahrelang steril blieb, durch den Zusatz von Wasser jedoch wieder vollständig als Plasma zurückgewonnen werden konnte. In diesem Zusammenhang erwähnte Walter Cannon von der Harvard University, der herausragendste Schockexperte des Landes, eher beiläufig Cohn. Falls man Plasma als Transfusionsmittel einsetzen wolle, so Cannon, sollte man vielleicht mehr über dessen Bestandteile wissen. »Im Interesse einer Klärung der Begriffe«, meinte er, »sollten auch Proteinchemiker ... mit einbezogen werden.«[3]

Im Jahr vor Eintritt Amerikas in den Krieg liefen auf Empfehlung des Komitees mehrere Programme an, in deren Mittelpunkt Blut stand. Das Rote Kreuz richtete eine Reihe von Blutspendezentralen ein; pharmazeutische Unternehmen arbeiteten an der Gefriertrocknung von Plasma, und Cohn begann mit einem vom Militär finanzierten Forschungsprogramm, um Derivate von oder einen Ersatzstoff für Plasma zu finden.

Mit Sicherheit war er genau der Richtige für diese Aufgabe – nicht nur ein kreativer Proteinchemiker, sondern auch einer der besten wissenschaftlichen Organisatoren jener Zeit. Kollegen kannten ihn als einen Menschen, der ein Team um sich sammeln und wie im Akkord Durchbrüche erzielen konnte. Er kam ihnen wie eine merkwürdige Mischung aus alt und neu vor: selbst an den heißesten Tagen trug er stets einen Anzug aus Wolle sowie Gamaschen und einen Homburg und war von einer für seine Zeit anachronistischen, pingeligen Förmlichkeit (Photos zeigen eine Art dürren Alfred Hitchcock). Sein Labor allerdings betrieb er zielstrebig als produktionsorientiertes Geschäftsunternehmen, das den heutigen biotechnischen Fabriken nicht unähnlich war. Nachdem er die besten und ehrgeizigsten Leute seines Bereichs angeworben hatte, hielt er jede Woche eine Strategiesitzung ab, in deren Verlauf klar umrissene, kurzfristige Ziele festgelegt wurden, und trieb die Leute mit nie nachlassender Zielstrebigkeit an. Zu einer Zeit, als die Universitäten sich in ihrem Selbstverständnis deutlich von den Unternehmen abgrenzten, sah Cohn hier keine Barrieren. Wann immer er irgendwelche Angaben brauchte, hatte er keine Bedenken, zum Telephonhörer zu greifen und den entsprechenden Experten anzurufen. Innerhalb kürzester Zeit war dieser Experte dann bereit, Cohn ohne Rücksicht auf eigene Termine die Durchführung von Experimenten zu versprechen, und rief normalerweise so schnell wie möglich zurück, um ihm die Ergebnisse mitzuteilen.

Cohn stellte ein Team zusammen und richtete sein Labor in einer Reihe weitläufiger Räume und einem Kühlraum für Plasma im Untergeschoß von Bau E ein, einem der großen Marmorbauten, die das Viereck der Medizinischen Fakultät von Harvard bilden. Einmal pro Woche fuhr einer von Cohns Assistenten in einem zerbeulten alten Ford zum Rotes Kreuz Zentrum in der Stadtmitte Bostons und holte das frische Blut. Er stellte die Flaschen auf den zerfledderten Rücksitz und fuhr sie hinaus zu den staatlichen Toxikologielabors in Jamaica Plain, einem Vorort, wo die Techniker das Blut in einer Hochgeschwindigkeitszentrifuge in seine Bestandteile zerlegten. Dann kehrte er mit den Gläsern voll teefarbenem Plasma zur Harvard Medical School zurück.

Plasma ist eine klare, aber komplizierte Lösung. Sie enthält etwa 93 Prozent Wasser, circa 1 Prozent Salze und ungefähr 6 Prozent verschiedene Proteine. Cohn wußte, daß die Beimengung von Äthylalkohol zu Flüssigplasma die Proteine veranlaßte, sich voneinander zu trennen und sich schließlich am Grund des Reagenzglases abzusetzen. Mißlicherweise wurden dabei alle Proteine ausgefällt und ergaben so eine unbrauchbare Mischung. Er mußte sie also nacheinander absondern. Dieses Problem ging er an, indem er den Alkohol in mehreren aufeinanderfolgenden Schritten beimengte und die chemischen Bedingungen jedesmal geringfügig änderte. So variierte er den Salzgehalt, die Temperatur und den pH-Wert. Dies begünstigte die Ausfällung jeweils eines Proteins. Dieses Verfahren, das dem Cracken von Erdöl bei der Herstellung von Öl, Gas und anderen Produkten vergleichbar ist, wurde als »Fraktionierung« bekannt.

Den ganzen Sommer hindurch arbeitete Cohns Team an der Isolierung verschiedener Plasmabestandteile. Sie füllten das Plasma in ein Reagenzglas, mengten etwas Äthylalkohol bei und zentrifugierten es etwa eine halbe Stunde lang, bis sich auf dem Boden des Röhrchens ein Proteinkügelchen bildete. Das Protein, das bei der ersten Fraktionierung oder Fraktion I ausfiel, bestand größtenteils aus Fibrinogen – der Ausgangssubstanz eines Blutgerinnsels. Sie fischten das Klümpchen heraus und fraktionierten die restliche Flüssigkeit. Es stellte sich heraus, daß die Fraktionen II und III Globuline enthielten, eine Untergruppe von Eiweißen, die bei der Immunabwehr eine Rolle spielen. Die Fraktion IV enthielt eine Mischung aus Immunkörpern und Cholesterol. Fraktion V jedoch erregte ihre Aufmerksamkeit: nach fünf Durchgängen, in deren Verlauf Alkohol hinzugefügt und die Mischung zentrifugiert worden war, erhielt man ein rein weißes Pulver, das vorwiegend aus Albumin bestand, einem hochstabilen Protein, das Flüssigkeiten wie ein Schwamm aufsog. Aus diesem Grund schien es eine vielversprechende Komponente für eine Beimengung in den Blutstrom zu sein. Es blieb über lange Zeiträume und große Temperaturbereiche hin stabil und neigte, anders als Salzlösungen oder Gummi arabicum, dazu, innerhalb der Blutgefäße zu verweilen. Seine osmotische Kraft (die Fähigkeit, Wasser aus umliegendem Gewebe an sich zu ziehen, was eine vollständige Ausdehnung der Blutgefäße sicherstellte) war ungewöhnlich groß, doch als einzelnes Protein nahm es wenig Raum in Anspruch. Kurz gesagt, es hatte die schockbekämpfende Kapazität einer fünfmal größeren Packung getrockneten Plasmas.

Man kam mit den Untersuchungen schnell voran. Ende 1940 konnte Cohn schreiben: »Die Herstellung großer Mengen relativ reinen Albumins ist nun möglich, und es gibt praktisch keine Obergrenze für die Mengen dieses Materials... die schnell zur Verfügung gestellt werden können.«[4] Es war seine letzte Veröffentlichung zu diesem Thema vor Kriegsende. Von nun an unterlag Albumin strengster Geheimhaltung.

Während Cohn weiter mit Albumin experimentierte, begannen einige junge Ärzte seines Teams, die Substanz an Menschen zu testen. Als erstes injizierten sie elf studentischen Freiwilligen der Harvard Medical School, denen sie zuvor fast einen Liter Blut abgenommen hatten, ein flüssiges Albuminkonzentrat. In allen Fällen stellte das Albumin das Volumen in ihren Blutgefäßen wieder her, ohne irgendwelche krankmachenden Wirkungen hervorzurufen. Daraufhin fingen die Mediziner an, mit einer größeren und stärker diversifizierten Gruppe von Versuchspersonen zu experimentieren. »Wir nahmen Kontakt mit Notaufnahmen in der ganzen Stadt auf, und die riefen uns an, wenn ein besonders schwer verletztes Unfallopfer eingeliefert wurde«, erinnerte sich einer der Ärzte, Sam Gibson.[5] Sie injizierten das Albumin, vermerkten die Reaktionen des Patienten und entnahmen eine Blutprobe für eine chemische Analyse. Unterdessen stellten die Chemiker immer mehr Albumin her.

Am ersten Sonntag im Dezember des Jahres 1941 hatten sie einen kleinen Vorrat der Flüssigkeit beisammen. Die Mannschaft war zum Mittagessen in Cohns Haus in Cambridge gewesen – die übliche reichhaltige Speisenfolge einschließlich Kuchen mit Vanillesauce als Nachtisch. Gibson erinnerte sich, wie er völlig ermattet nach Hause fuhr, als er im Autoradio die Nachrichten hörte: Pearl Harbor war angegriffen worden. Sofort wendete er und raste ins Labor, wo seine Kollegen bereits Flaschen einsammelten. Die Navy hatte Isidor S. Ravdin, einen bekannten Chirurgen von der University of Pennsylvania, abkommandiert, um nach Hawaii zu fliegen und die Situation einzuschätzen, und der hatte Cohn angerufen und ihn gebeten, ihm jede verfügbare Flasche Albumin mitzugeben. Sie lieferten ihm einen Rucksack mit fünfzig Flaschen, die zu jener Zeit den gesamten Weltvorrat darstellten.

Um Mitternacht, kurz nachdem Cohns Rucksack angekommen war, flog Ravdin ab. Vier Tage nach der Bombardierung, nach einer Reihe von Flügen kreuz und quer durch die Staaten und über den Pazifik, landete er in Pearl Harbor. Bei dem japanischen Angriff waren fast zweitausendfünfhundert Militärangehörige getötet worden. Mehr als tausend Menschen hatten Verletzungen durch Geschosse und Schrapnellsplitter oder Verbrennungen durch brennendes Öl erlitten. Die Haut letzterer war oft so massiv geschädigt, daß sie an den Händen der Retter hängenblieb. So viele Verwundete waren binnen so kurzer Zeit eingeliefert worden, daß sich das Navy Hospital auf Baracken, Messehallen und Offizierskasinos ausgebreitet hatte.

In den ersten Tagen nach dem Angriff konnten die Ärzte kaum mehr
tun, als die Verwundeten zu stabilisieren, ihnen Morphium zu injizieren
und die Köpfe mit Quecksilberchrom zu kennzeichnen, damit sie keine
Überdosis erhielten. Als Radvin ankam, richteten die Mediziner Knochenbrüche ein, behandelten Verbrennungen und vernähten klaffende
Wunden. Radvin wählte sieben der Patienten mit den schwersten Brandverletzungen aus und injizierte ihnen Albumin zur Auffüllung ihres Blutvolumens. »Alle diese Patienten zeigten eine allgemeine klinische Besserung«, berichtete er.[6] Einer der Patienten war in so kritischem Zustand, daß
die anderen Ärzte fragten, ob man ihm überhaupt noch eine Transfusion
geben solle. »Am Morgen erhielt er eine Dosis Albumin ... und am
Nachmittag delirierte er zwar, aber er sprach wenigstens. Am nächsten
Morgen erhielt er noch einmal die gleiche Menge, und am Morgen darauf konnte er frühstücken.«

Ein paar Wochen später fuhr Radvin nach Boston und erstattete Bericht. Zu diesem Zeitpunkt hatten siebenundachtzig Personen bei verschiedenen Versuchen Albumin erhalten.[7] Nur in vier Fällen waren geringfügige Nebenwirkungen aufgetreten – für die Regierung, die die
Produktion von Trockenplasma bereits in die Wege geleitet hatte, vielversprechend genug, um auch ein Sofortprogramm zur Herstellung von Albumin anzuordnen. Mit der Produktion beauftragten die Militärs sieben
Pharmaunternehmen. Cohn, der kein allzu großes Vertrauen in die Erfahrung der Firmen setzte, bestand darauf, ihre Chemiker in seine Labors
zu holen, wo er und seine Leute sie persönlich ausbildeten. James Lesh,
ein Chemiker, der für die Armour Pharmaceutical Company in Chicago
arbeitete, erinnerte sich: »Mein Chef bestellte mich ins Büro und sagte:
›Packen Sie Ihre Sachen, Sie verlassen Boston.‹ Dann meinte er noch:
›Nehmen sie ein Extrahemd mit, Sie müssen vielleicht eine Weile dort
bleiben.‹«[8]

Um Albumin und Trockenplasma herzustellen, benötigte man große
Mengen Blut, nicht allein aufgrund der Nachfrage der Militärs, sondern
wegen der Eigenschaften der Blutersatzstoffe selber. Jede der neuen Technologien erforderte eine noch größere Blutmenge, als man früher für eine
einfache Transfusion gebraucht hatte. Für eine Einheit Trockenplasma
benötigte man mehr als einen Liter Blut, da ungefähr die Hälfte seines
Volumens sich aus anderen als aus Plasmabestandteilen zusammensetzte.

Für eine Einheit Albumin brauchte man 3,6 Blutspenden. So stieg die
Nachfrage nach Blut im Verlauf des Krieges, als immer mehr Soldaten
verwundet wurden, ins schier Unermeßliche.

Das Rote Kreuz war vorbereitet oder glaubte zumindest, es zu sein,
nachdem man im Verlauf der Kampagne *Plasma for Britain* erfolgreich
Spender rekrutiert hatte. Am Presbyterian Hospital in New York hatte man
ein Blutspendezentrum eingerichtet, und Ende 1941 waren in verschiedenen Großstädten im Osten der USA weitere sechs eröffnet worden. Jedes
Zentrum verfügte über bequem ausgestattete Empfangsräume, Ruhezo-
nen und Räume mit Feldbetten für die Blutentnahme. Da Blutspenden damals noch als etwas Exotisches und möglicherweise Schmerzhaftes angesehen wurden, wies man das Personal an, freundlich und zuvorkommend zu
sein, und die Zentren wurden einladend und beruhigend gestaltet. Um die
Spendebereitschaft zu steigern, stellte die Organisation Fachleute für Werbung ein, die Zeitungs- und Rundfunkkampagnen auf die Beine stellten.
Überall wurden Plakate angeschlagen – eines zeigte eine Krankenschwester, die sich mitfühlend über junge Männer beugt; im Hintergrund sind
vorbeifliegende Kampfflugzeuge zu sehen; ein anderes zeigte einen verwundeten Soldaten mit der Bildunterschrift: »Er gab sein Blut. Werden
Sie Ihres geben?« Einzelne Ortsgruppen veranstalteten anspornende Programme, verliehen Ehrennadeln und bildeten *»gallon clubs«* zu Ehren
jener, die mehrfach spendeten. Militärangehörige berichteten über ihre
Erfahrungen mit Plasma und forderten ihre Mitbürger zu Spenden auf.
»Ich bin gekommen, um Ihnen zu erzählen, daß Plasma praktisch Wunder wirkt«, erklärte Donald J. Sutton, ein neunzehnjähriger Sanitäter, als
er ins Blutspendezentrum in Baltimore kam, um das Plasma »zurückzuerstatten«, das er in Nordafrika erhalten hatte.[9]

> Sie bringen einen Jungen rein, der einen Schock erlitten hat. Er sieht wie
> tot aus. Sie pumpen das Plasma in ihn rein, und er kommt wieder zu sich.
>   Und dann erinnere ich mich an einen, der war nach Beschuß aus der
> Luft buchstäblich voll mit Maschinengewehrkugeln. Sah aus, als würde er
> da am Strand verbluten. Aber wir haben ihm Plasma reingepumpt und ihn
> verbunden; dann konnte man ihn auf ein Hospitalschiff verlegen; er wird
> am Leben bleiben.

Oft bat das Rote Kreuz Veteranen, von den »Wundern« zu berichten, die
eine Plasmainfusion bewirkte. So erklärte der Sanitäter Harry L. Goldman bei einer Werbeveranstaltung in New York, Plasma sei auch gut für
die Moral der Truppe:

Wenn [die Soldaten] wissen, es ist da, wissen sie auch, daß ihre Überlebenschancen, selbst wenn sie getroffen werden, viel größer sind. Sie lieben das Plasma geradezu ... Sie halten es für ein Zaubermittel ... Wenn sie sehen, daß ein Kamerad schlimm getroffen wurde, brüllen sie oft: »Doktor, schnell! Wir brauchen Plasma.« Die Burschen wissen, was es für sie bedeutet ...

Verstehen Sie, die injizieren das Plasma direkt in der Gefechtszone: man steckt ein Bajonett aufs Gewehr und rammt es in den Boden, dann hängt man die Flasche an den Abzugsbügel und läßt es rinnen. Unsere Sanitäter sind dafür ausgebildet, daß sie auch im Dunkeln mit ihren Geräten zurechtkommen; sie stellen sie auf und setzen sie zusammen wie ein MG-Schütze, der darauf gedrillt wird, sein MG im Dunkeln zu zerlegen und wieder zusammenzubauen. Dann mußt du dir nur noch eine Decke über den Kopf werfen, damit niemand das Licht sieht. Du schaltest eine kleine Taschenlampe an, suchst eine Vene und stichst die Nadel rein.[10]

In Florida gab es eine Radioshow mit dem Titel »Frauen im Krieg«.[11] Dort stellte man die Arbeit von Grace Jackson heraus, einer weißhaarigen Dame, die die Freiwilligenblutbank in Tampa leitete. Mit ihrer unverfrorenen patriotischen Rhetorik schaffte sie es, gleich mehrere Saiten zum Schwingen zu bringen, die in den Vereinigten Staaten wie auch in anderen kriegführenden Ländern so unwiderstehlich klangen: Pflichterfüllung, ein idealisierter Sinn des Lebens an der Heimatfront, die Tugendhaftigkeit der Frauen und die Heiligkeit des Blutes. Man siedelte das Drama in einer Klinik an, in der Ärzte sich bemühten, die verwundeten Jungs zu retten, und konnte so die entsprechenden Informationen über Plasma und die Stellen, wo man spenden konnte, gleich mitliefern. Außerdem wurden die Hörer daran erinnert, daß zwei Drittel der Blutspender im Land Frauen waren. Einmal beschrieb der Sprecher die Frau eines vermißten Soldaten, die zum Gedenken an dessen Geburtstag gemeinsam mit ihrer Tochter Blut spendet. Im Verlauf der Sendung folgte ein bewegender Moment auf den anderen, und gegen Ende steigerte sie sich dann zu der aufmunternden Folgerung: »Dein geschenktes Blut ist nicht so etwas wie Geld, Zeit oder Arbeit – es ist ein Geschenk, das buchstäblich von deinem Herzen kommt und direkt in das Herz eines anderen fließt – in das Herz eines amerikanischen Soldaten oder Seemanns, der damit überleben kann. So kann er weiterhin mithelfen, das zu schützen, was dir am Herzen liegt. Und das, weil du einen kleinen, doch großzügigen Schritt getan hast, um ihn zu retten ...«

Solche über den Äther verbreiteten Aufrufe stellten einen großen Anreiz für potentielle Spender dar, und Blut floß als das Massenprodukt, zu dem es plötzlich geworden war. Allerdings erwiesen sich nicht alle Kampagnen als so erfolgreich. Kurz nach Pearl Harbor erschien die Frau des Sanitätsinspekteurs der Navy in einem Blutspendezentrum in Washington, D.C. Captain Lloyd Newhouser, der Leiter des Blutspendedienstes der Marine, beschloß, einer derart prominenten Spenderin höchstpersönlich Blut abzunehmen. Die Dame war einigermaßen füllig, vor allem an den Armen, und das erschwerte die Auffindung ihrer Venen. Newhouser war bekannt dafür, auch schwer zugängliche Venen zu finden, doch in diesem Fall war auch er, trotz seiner Geschicklichkeit, der Aufgabe nicht gewachsen: jedesmal wenn er die Nadel in ihren Arm stach, verfehlte er das Blutgefäß. Kurz: er konnte der Dame kein Blut abnehmen. Um irgendwelche Peinlichkeiten zu vermeiden, bat er verstohlen um eine bereits zuvor gefüllte Flasche, die er dann wie bei einem Taschenspielertrick hochhielt, als er der Dame herzlich für ihre Spende dankte.[12]

Eine ernsthaftere Behinderung stellte die andauernde Auseinandersetzung über »farbiges« versus »weißes« Blut dar. Im Verlauf einer der frühen Blutspendeaktionen folgte das Rote Kreuz den Wünschen der Militärs und wies afroamerikanische Spender ab. Doch in den Wochen nach Pearl Harbor überredete das Rote Kreuz die Militärs zu einer liberaleren Einstellung. Man würde auch Blut von schwarzen Bürgern akzeptieren und es dann kennzeichnen und getrennt verarbeiten. Auf diese Weise »kann den Transfusionsempfängern Plasma aus dem Blut ihrer Rasse übertragen werden.«[13]

Diese Politik erschien vielen Amerikanern als anstößig – schließlich kämpfte das Land gegen einen rassistischen Feind – und führte zu einer Flut von Leserbriefen und Protesten nicht nur von Schwarzen und Gruppen der Bürgerrechtsbewegung, sondern auch von Kirchen und Wissenschaftsverbänden. In einem Leitartikel schrieb die *New York Times*: »Das Vorurteil gegen Negerblut für Transfusionen ist um so unverständlicher, als so mancher Südstaatler an der Brust einer schwarzen Amme gestillt wurde ... Uns erscheint das vom Roten Kreuz aufrechterhaltene Vorurteil unerklärlich, und [wir halten es] für ein Überbleibsel des mit Blut assoziierten Aberglaubens und Mystizismus ... Manchmal fragen wir uns, ob dies wirklich das Zeitalter der Wissenschaft ist.«[14]

Die New Yorker Filiale geriet nicht als einzige wegen der Streitpunkte Blut und Rasse in Schwierigkeiten. Auch die Ortsgruppe Baltimore richtete ein Blutspendezentrum ausschließlich für Schwarze ein, und das Zentrum in New Orleans reservierte einen Tag in der Woche für schwarze Spender – mit jeweils nicht gerade befriedigendem Ergebnis. Der anhaltende Protest veranlaßte das Rote Kreuz im Frühjahr 1942, eine Sitzung in Washington einzuberufen, um seine Einstellung zu überprüfen. Die

Organisation räumte freimütig ein, es gäbe keine Unterschiede im Blut verschiedener Rassen, hielt es jedoch für unmöglich, sich über die Annahme hinwegzusetzen, daß »die meisten Menschen weißer Rasse Einwände gegen die Injektion von Negerblut in ihre Venen haben«.[15] Es schien keinen zu stören, daß der Wahrheitsgehalt dieser Aussage nie überprüft worden war – wie viele weiße Soldaten, die auf dem Schlachtfeld aus klaffenden Wunden bluteten, hätten, wenn sie fast schon im Koma lagen, den Sanitäter davon abgehalten, ihnen Plasma »mit der falschen Farbe« zu geben? Ebensowenig zog das Rote Kreuz in Betracht, daß Schwarze vielleicht kein Plasma von Angehörigen der weißen Rasse wollten. Soweit es das Rote Kreuz betraf, war ausschlaggebend, daß 90 Prozent der Soldaten Weiße waren und die Politik den »Wünschen der großen Mehrheit« gerecht werden mußte.

Im Rückblick ist es leicht, diese Politik zu verurteilen, doch man sollte die Umstände jener Zeit berücksichtigen. Es war eine Zeit schwelender Unruhe, sowohl was Blutspenden anging als auch in Rassenfragen. (Und es war eine Zeit des Verfolgungswahns, in der es die Regierung für angebracht hielt, Amerikaner japanischer Abstammung unabhängig von ihrem Verhalten oder ihrer Integration in Internierungslager zu sperren.) Massenhafte Blutspenden waren ein neues und irgendwie beängstigendes Unternehmen, und beim Militär wie auch in weiten Teilen des Landes wurde noch immer die Rassentrennung praktiziert. Die Leiter des Roten Kreuzes hatten das Gefühl, die Politik der Rassentrennung aufrechterhalten zu müssen, um ihr zerbrechliches neues Netzwerk der Blutsammelstellen zu schützen. Schließlich sollte man auch nicht vergessen, daß viele Beschäftigte des Roten Kreuzes die offizielle Politik nicht zur Kenntnis nahmen und immer das Plasma verabreichten, das sie gerade zur Hand hatten – ungeachtet seines »rassischen« Ursprungs.

Als man mit der Herstellung von Albumin begann, wurde klar, das Verhältnis von Blut zum Endprodukt machte es unmöglich, getrennte Chargen aus dem Blut Weißer beziehungsweise Schwarzer zu produzieren. Plasma gewann man aus jeweils fünfzig, Albumin hingegen aus Hunderten, wenn nicht gar Tausenden Spenden. Da es keine praktikable Methode zur Gewinnung von »schwarzem« und »weißem« Albumin gab, schloß das Rote Kreuz »schwarzes« Blut von der Aufbereitung von Albumin aus und hielt den ganzen Krieg hindurch an dieser Politik fest.[16]

Allerdings hatten diese im Hintergrund rumorenden Kontroversen keine Auswirkungen auf die Bereitschaft der Amerikaner, Blut zu spenden. Die Leute meldeten sich zu Tausenden – einzeln und in Gruppen, auch ganze Familien oder gar Firmen kamen gemeinsam. Arbeitgeber und Gewerkschaften verpflichteten sich zu wöchentlichen Quoten: Jeder

meldete sich freiwillig, vom Fließbandarbeiter bis zum leitenden Angestellten. Bei der Brauerei Schlitz in Milwaukee gingen fünfhundert Arbeiter zur Massenspende.[17] Mit dem Ziel, für die Dauer des Krieges täglich drei Liter zu sammeln, führte das American Institute of Banking in
Cleveland eine »Stunde der Banker« ein. Angestellte der Straßenbahn in
St. Paul, Minnesota, starteten einen Blutspendewettbewerb, bei dem verschiedene Mannschaften gegeneinander antraten, um herauszufinden,
welche Gruppe am meisten spendete.[18] In Hollywood spendete Dracula
in der Person von Bela Lugosi Blut, um seine auf »abscheuliche Weise erworbenen Gewinne« zurückzuerstatten. Auch in Gefängnissen wurde
Blut von freiwilligen Spendern gesammelt: San Quentin lag an der
Spitze, dicht gefolgt von Attica. Für eine Bevölkerung, die Opfer bringen
wollte, aber fern der Front war, wurde die Blutspende auch ein Ventil an-
gestauter Gefühle. In Dallas stürzte eine Frau in ein Blutspendezentrum
und erklärte: »Bitte, ich möchte Blut spenden. In der Wochenschau haben
sie einen verwundeten Marinesoldaten gezeigt, der Blutplasma bekam.
Der Soldat war mein Mann.«[19] Ein Geschäftsmann in New York rief bei
seinem örtlichen Zentrum an und sagte seinen Termin ab, kam aber ein
paar Stunden später doch. »Ich habe meine Meinung geändert«, sagte er.
Er hielt ein Telegramm der Army in der Hand – darin wurde ihm mitgeteilt, sein Sohn sei gefallen.[20]

Um dem Zustrom der Spender Herr zu werden, hatte das Rote Kreuz
seine Zentren an sechs Tagen der Woche geöffnet und zudem weitere
Zentralen eingerichtet; allmählich dehnte sich das Netzwerk von den
dichtbesiedelten Städten im Osten in den Westen und Mittelwesten aus.
Schließlich wurde in fünfunddreißig Städten Blut gesammelt. Dazu kamen sechsunddreißig mobile Einheiten in den Vorstädten.[21] Doch selbst
so konnte man mit den Anforderungen der Militärs nicht Schritt halten.
Jedesmal wenn das Rote Kreuz eine bestimmte Sammelquote erreicht
hatte, wurde sie vom Militär unter dem Druck der kriegsbedingten
Nachfrage um ein Mehrfaches erhöht. Der Bedarf im Jahre 1942 lag bei
etwa einhunderttausend Litern. Solche Mengen hatte man sich bislang
nicht einmal *vorstellen* können. Doch das Rote Kreuz strengte sich an, und
für kurze Zeit übertrafen sie sogar die Vorgaben der Militärs. Im folgenden Jahr stieg die Quote auf mehr als eine halbe Million Liter.[22]

Innerhalb der ersten sechs Monate nach dem Kriegseintritt der USA war
eine Produktionskette eingerichtet worden, die Trockenplasma im landesweiten Maßstab herstellte. Das Rote Kreuz sammelte das Vollblut,
kühlte es mit Eis, verpackte es in riesige Eiskästen und verfrachtete es per
Bahnexpreß zu einem der neun im ganzen Land verteilten pharmazeuti-

schen Labors, von denen keines weiter als vierundzwanzig Stunden entfernt war.[23] In den Labors wurde das Plasma separiert, zu Chargen von
fünfzig Flaschen vermengt und gefriergetrocknet. Anschließend wurde
das Pulver in Flaschen mit Einzelportionen abgefüllt. Dann verpackte
man das Trockenplasma in Feldpäckchen – stabilen Kartons, die jeweils
eine Flasche Plasma und eine Flasche steriles Wasser enthielten, die man
in zwei Blechdosen einschweißte. Die Haltbarkeit der Päckchen wurde
strengstens überprüft. Laut einem Bericht von A. E. Willis, dem stellver-
tretenden Verkaufsdirektor von Sharp & Dohme, »warfen Armeean-
gehörige die Packung aus einem Fenster im dritten Stock auf eine Beton-
fläche und spielten in einem der großen Räume Fußball mit ihr, ehe sie
die Packung öffneten und die Auswirkungen überprüften«.[24] Die Blechdosen waren verbeult, aber sie zerbarsten oder zerbrachen nicht. Die
Navy unterwarf die Päckchen eigenen Foltermethoden, indem sie sie
während Schießübungen auf Schlachtschiffen plazierten – direkt unter
den 30-Zentimetergeschützen. Was diese rüde Behandlung überstand,
konnte fast alles aushalten.[25]

Trotz all seiner Vorzüge war Trockenplasma jedoch nicht vollkommen.
Das Plasmapäckchen wog mehrere Pfund und hatte das Format eines
Lunchpakets, es war lästig zu tragen und unhandlich im Gebrauch. Ein
Sanitäter, der eine Transfusion vornehmen wollte, mußte sich erst mühsam zum Inhalt der Schachtel durchkämpfen, die zwei Blechdosen mit
dem Büchsenöffner, der am Boden einer der Dosen festgelötet war, aufschneiden, den beigefügten Gummischlauch mit einer Nadel an beiden
Enden herausfischen, die Nadeln durch die Gummidichtungen der beiden Dosen stechen, das Wasser in das Plasmapulver leiten, das Ganze
schütteln und schließlich die Lösung verabreichen. Das konnte fünfzehn
Minuten und länger dauern – unter Beschuß eine Ewigkeit.[26] Albumin
hingegen konnte als gebrauchsfertige Flüssigkeit abgepackt werden, da
bei einem der Fraktionierungsschritte alle Bakterien zuverlässig abgetötet
wurden. Da es sich um ein Konzentrat handelte, konnte man es in eine
Ampulle von der Größe einer Männerfaust füllen. Die unkomplizierte
Anwendung sowie das geringe Gewicht und Volumen machten es für den
Einsatz in Flugzeugen und auf Schiffen besonders geeignet. Auch als man
Plasma bis nahe an die Front beförderte, ging die Albuminproduktion in
unvermindertem Tempo weiter.

Cohns Labor sah nun wie eine kleine Fabrik aus, in der Dutzende
Chemiker rund um die Uhr in Schichten schufteten. Hatten sie früher
mit Reagenzgläsern gearbeitet, so verwendeten sie nun Bottiche. Sie
bauten eine Probeanlage, in der sie, wie für Fabriken vorgeschrieben, alle
Verfahren testen konnten. Die Herstellung einer Charge Albumin dau-

erte eine Woche. Danach wurde sie zehn Stunden lang auf 60 Grad erhitzt, um sie zu pasteurisieren, und anschließend sorgfältig auf ihre osmotische Kapazität und Viskosität, auf Lichtbrechungseigenschaften (ein
Maß für die Klarheit der Lösung) und Reinheit des Proteins untersucht.
Zuletzt wurde die Flüssigkeit in Glasampullen eingeschweißt.

Cohns Einfluß beschränkte sich keineswegs auf Bau E. Als Leiter des
staatlichen Albuminprogramms schloß er zahlreiche Verträge mit Klinikern, Immunologen und Biochemikern an Universitäten und in Unternehmen überall in den Vereinigten Staaten. Er war Berater für das Rote
Kreuz und das Militär und beaufsichtigte landesweit die Qualitätskontrollen für alle von ihm entwickelten Produkte. Bei jeder Fertigstellung einer
Charge Albumin sandte das Unternehmen eine Probe an Cohns Labor,
wo er sie auf Reinheit prüfte. Eine so enge Zusammenarbeit zwischen
Universitäten und der Industrie hatte es noch nie gegeben. Cohn hatte
alles in der ausgedehnten, wild wuchernden Unternehmung fest im Griff.
»Die konzentrierte Aufmerksamkeit, die er jedem Einzelschritt eines jeden Verfahrens widmete, war erstaunlich«, schrieb ein Kollege; »Entwürfe für Verbesserungen und Änderungen folgten wie eine nie endende
Flut aufeinander...«[27] John Ashworth, ein Veteran der Herstellung von
Blutderivaten, der in jungen Jahren in dem Labor gearbeitet hatte, erinnert sich: »Jeder, der nicht zwölf Stunden täglich arbeiten wollte, wurde
aufgefordert, seinen Hut zu nehmen. Zum Teufel, wir verschwendeten
keinen Gedanken darauf, daß wir Geschichte machten. Es war einfach
Dr. Cohn, der uns jeden Tag eine überzog, vielleicht, weil das Militär auf
ihn einschlug.«[28]

Cohn trieb seine Leute mit einer Mischung aus Begeisterung, Vorbildhaftigkeit und Einschüchterung an. Nie konnte man wissen, wann sein
berüchtigtes Temperament mit ihm durchginge, auch wenn es normalerweise bei Flüchtigkeitsfehlern zum Ausbruch kam. »Wenn der pH-Wert
um ein Zehntel abwich, konnte er sich fürchterlich aufregen«, erinnerte
sich Ashworth. Manchmal telephonierte er nächtelang, um den Fortgang
eines Experiments zu überprüfen, und immer eilten seine Vorschläge für
neue Verfahren weit voraus. Einmal rief er um zwei Uhr morgens einen
Laborassistenten an. »Als man ihm sagte, Dr. Cohn wolle ihn sprechen,
beeilte sich der junge Mann, seinen Kragen zu schließen, die Krawatte
festzuzurren und sein Jackett anzuziehen, ehe er den Hörer abnahm«,
schrieb Louis K. Diamond, ein ehemaliger Mitarbeiter des Labors.[29] Ein
anderer erinnerte sich, wie Cohn in den Kühlraum schlenderte, ohne
einen Parka anzuziehen, und lange Vorträge hielt, während die Kollegen,
die ihn begleiteten, vergeblich versuchten, ihr Zittern zu unterdrücken.
»Der gute Doktor fröstelte nie.«[30]

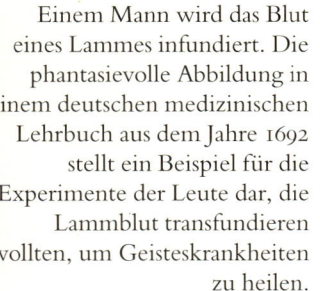

Einem Mann wird das Blut eines Lammes infundiert. Die phantasievolle Abbildung in einem deutschen medizinischen Lehrbuch aus dem Jahre 1692 stellt ein Beispiel für die Experimente der Leute dar, die Lammblut transfundieren wollten, um Geisteskrankheiten zu heilen.

Part. 3. Cap. 40.
C
C
E
C
E
C
E
C
B
A
D

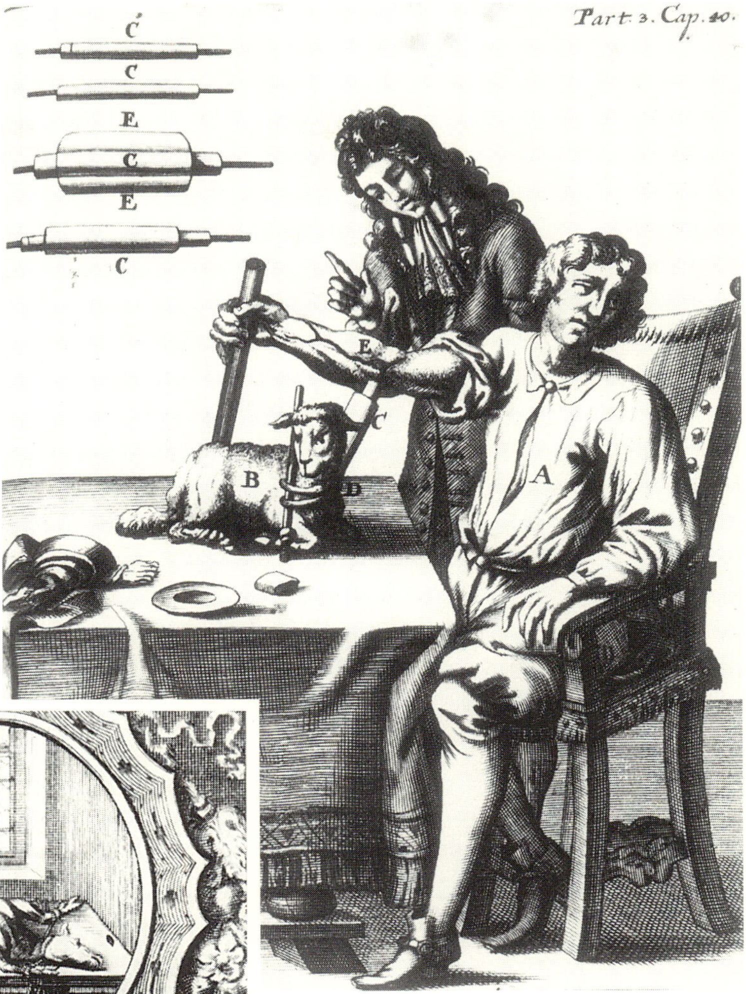

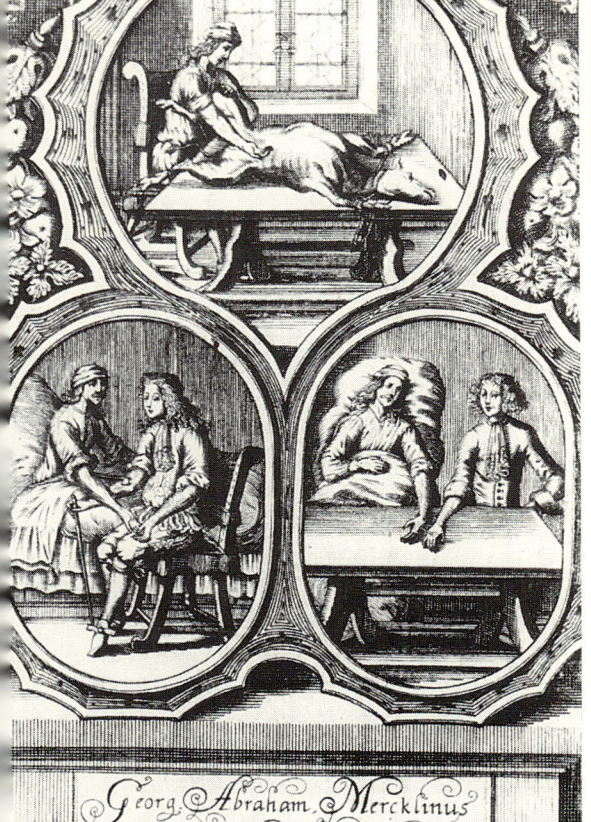

Georg Abraham Mercklinus
De
Ortu et Occasu
Transfusionis Sanguinis.

Drei Illustrationen in einem Traktat aus dem Jahre 1679 »über Ursprung und Niedergang der Bluttransfusion«. Der Verfasser des Werks behauptet, Transfusionen von Tier zu Mensch, im oberen Feld dargestellt, hätten sich »als irrig erwiesen«, während Transfusionen von Mensch zu Mensch noch einer »Überprüfung an der Erfahrung überlassen« blieben.

So beschrieb der deutsche
Wundarzt J. S. Elsholtz im Jahre
1667 Transfusionstechniken und
-apparaturen. Er war der Ansicht,
Transfusionen zwischen einem
Mann und seiner Frau könnten
Charaktereigenschaften
übertragen und so eheliche
Zwietracht beseitigen.

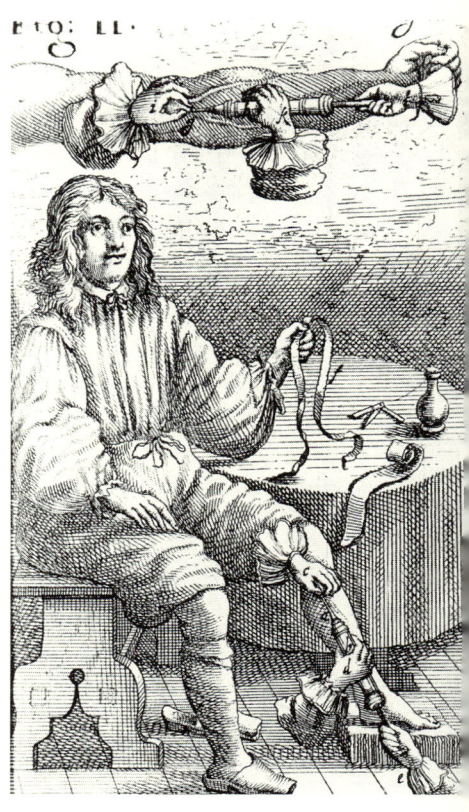

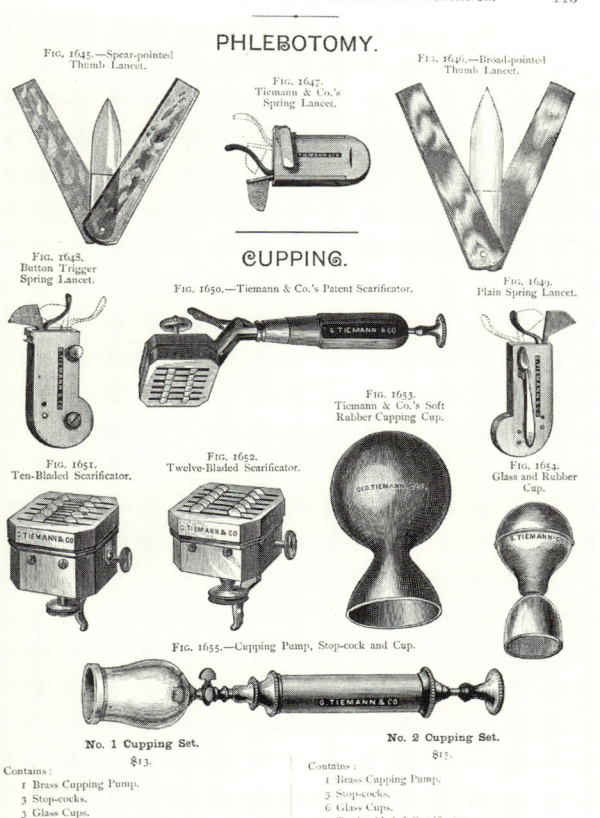

PHLEBOTOMY.

FIG. 1645.—Spear-pointed
Thumb Lancet.

FIG. 1647.—
Tiemann & Co.'s
Spring Lancet.

FIG. 1646.—Broad-pointed
Thumb Lancet.

FIG. 1648.
Button Trigger
Spring Lancet.

CUPPING.

FIG. 1650.—Tiemann & Co.'s Patent Scarificator.

FIG. 1649.
Plain Spring Lancet.

FIG. 1653.
Tiemann & Co.'s Soft
Rubber Cupping Cup.

FIG. 1651.
Ten-Bladed Scarificator.

FIG. 1652.
Twelve-Bladed Scarificator.

FIG. 1654.
Glass and Rubber
Cup.

FIG. 1655.—Cupping Pump, Stop-cock and Cup.

No. 1 Cupping Set.
$13.

Contains :
1 Brass Cupping Pump.
3 Stop-cocks.
3 Glass Cups.
1 Ten-bladed Scarificator.
1 Mahogany or Black-walnut Case, lined with velvet.
No. 1. Without Scarificator.... $9.00
Also, Breast Pumps.

No. 2 Cupping Set.
$15.

Contains :
1 Brass Cupping Pump.
3 Stop-cocks.
6 Glass Cups.
1 Twelve-bladed Scarificator.
1 Mahogany or Black-walnut Case, lined with velvet.
No. 2. Without Scarificator.... $10.50

Verschiedene Aderlaß-
instrumente. Zwei Jahrtausende
hielt sich die Praxis des Aderlasses
als Behandlungsmethode,
obwohl es keinerlei Beweise
für ihre Wirksamkeit gab.

Eine Transfusion im Hospi
La Pitié, Paris, im Jahre 18
Zumindest teilweise ist o
Darstellung der Phanta
entsprungen, da man bezweife
darf, ob das Blut tatsächli
so elegant in den Napf sprude
oder in die Vene der Fr
geströmt wäre, ohne vorl
zu verklumpe

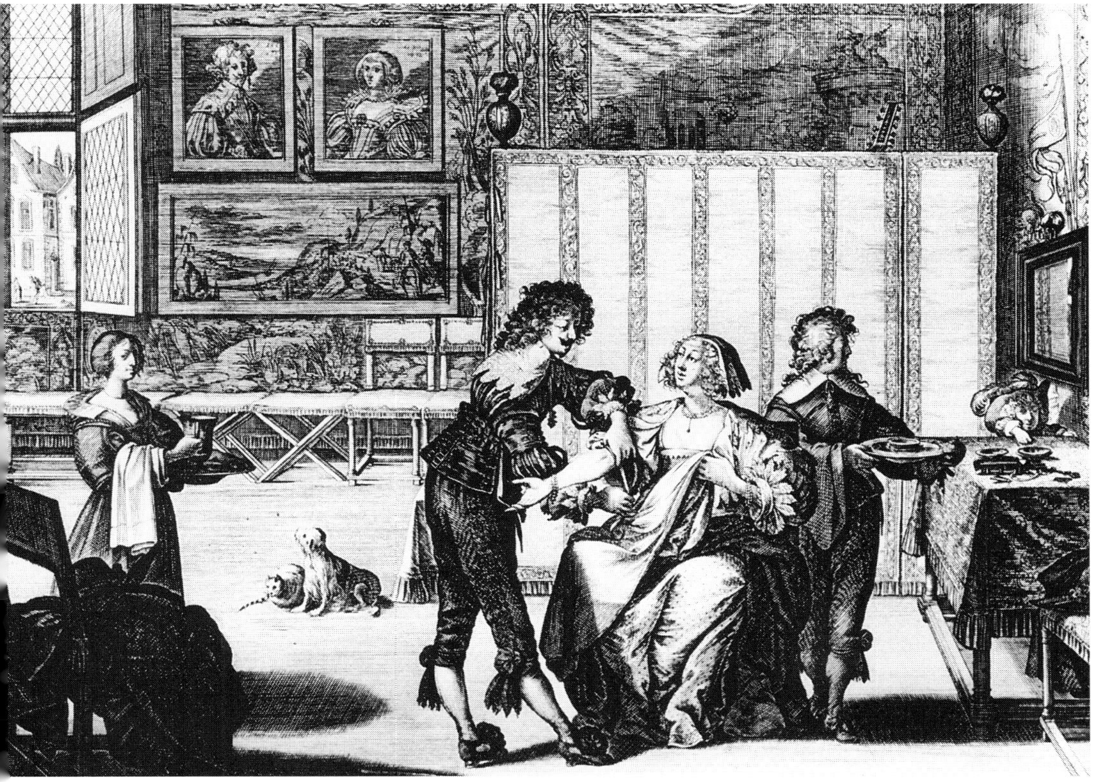

Selbst als den Ärzten allmählich die Vorteile von Blutinfusionen klar wurden, praktizierten sie nach wie vor den Aderlaß. Auf dieser Darstellung des französischen Künstler Abraham Bossé (1602–1676), *Der Aderlaß*, behandelt ein Bader seinen reichen Patienten.

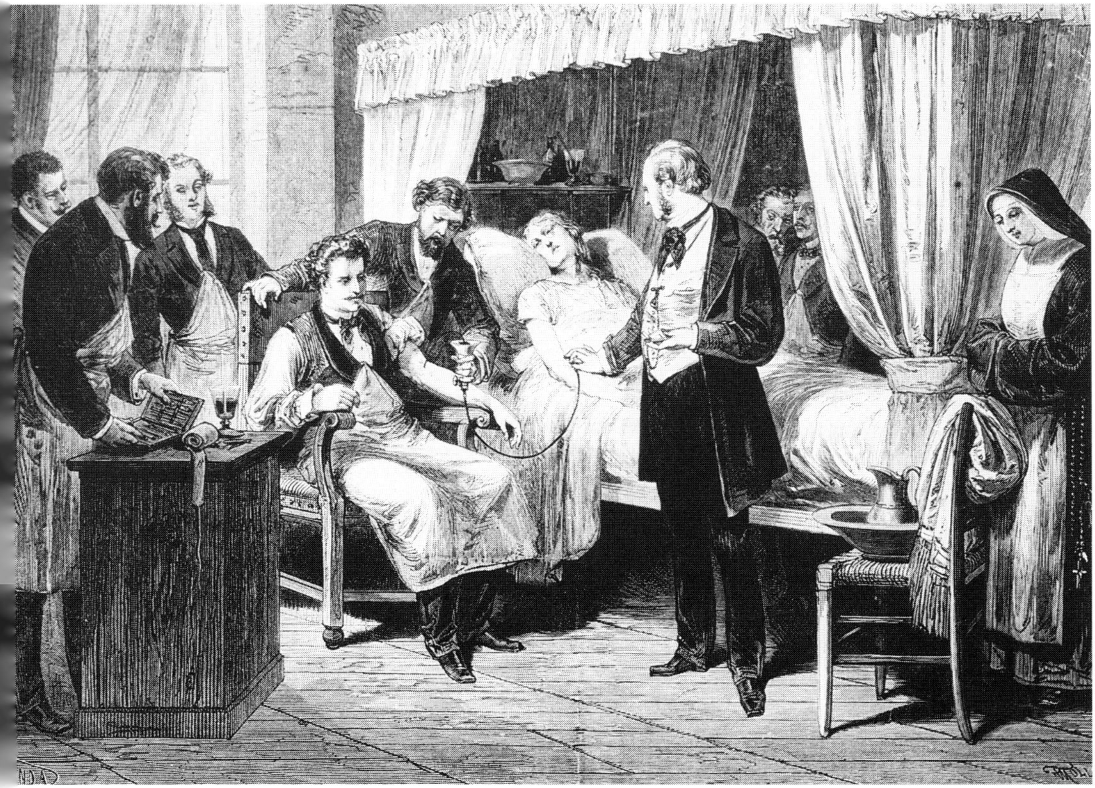

1908 führte Alexis Carrel, der aus Frankreich in die Vereinigten Staaten ausgewandert war, um dort zu arbeiten, die erste moderne Transfusion durch, bei der er die Beinvene eines Babys mit einer Arterie im Arm des Vaters vernähte. Carrel wurde zu einem der bekanntesten Wissenschaftler seiner Zeit, starb jedoch vereinsamt und depressiv, da man ihn fälschlich einer Kollaboration mit den Nazis beschuldigte.

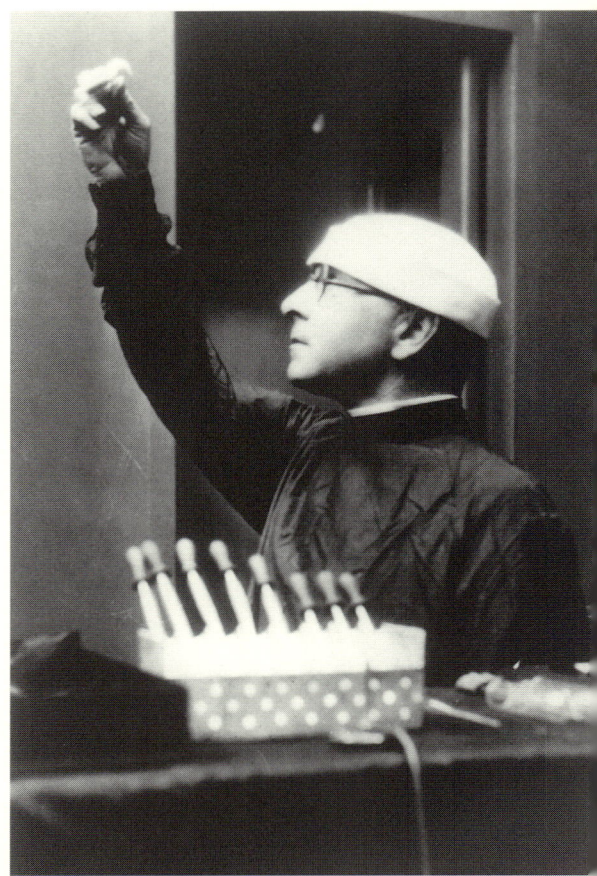

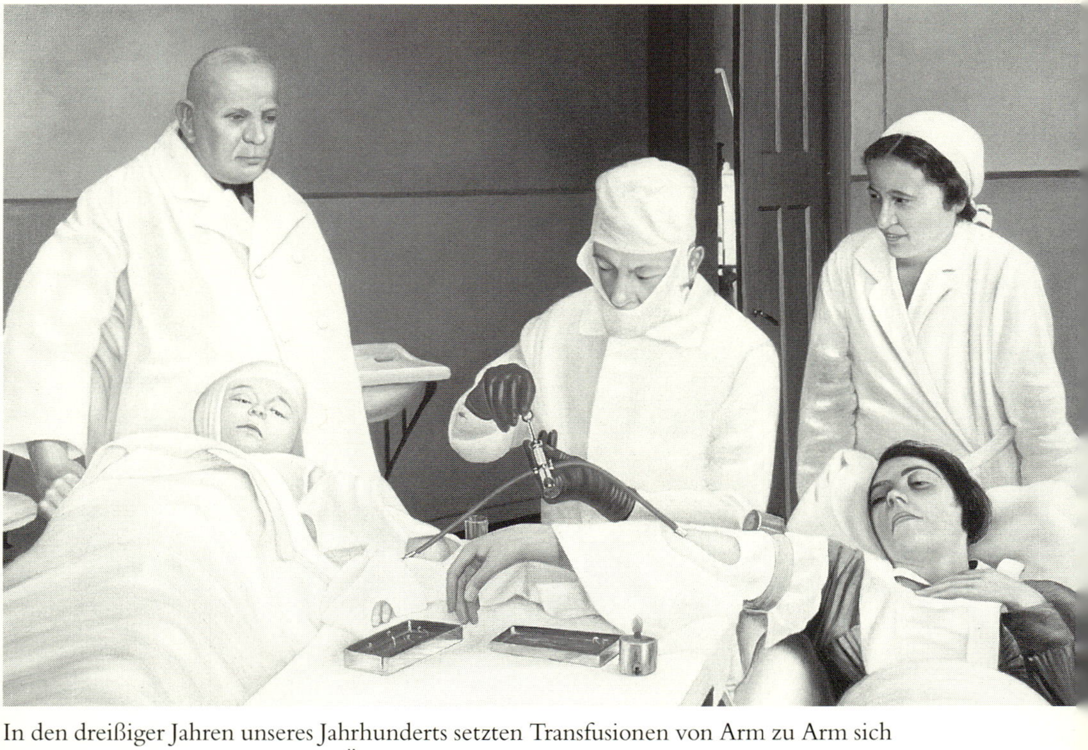

In den dreißiger Jahren unseres Jahrhunderts setzten Transfusionen von Arm zu Arm sich immer mehr durch. Holländische Ärzte infundieren das Blut einer Krankenschwester einer Patientin.

Karl Landsteiners Entdeckung der Blutgruppen machte Transfusionen sicher und ihr Ergebnis vorhersehbar.

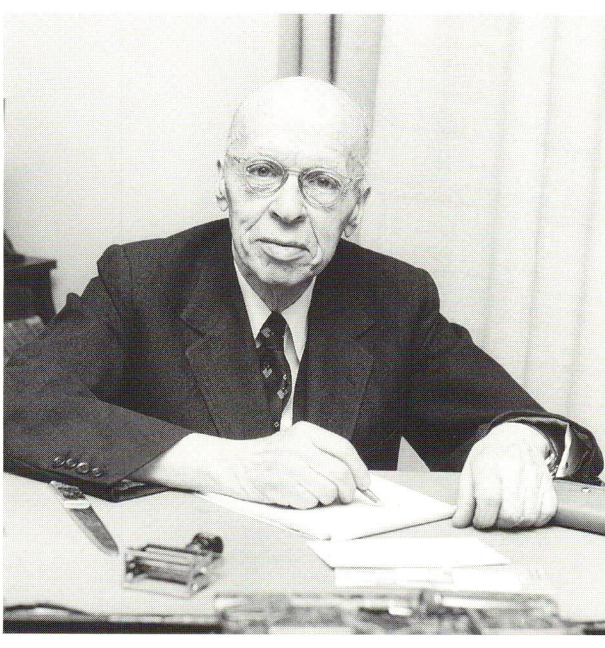

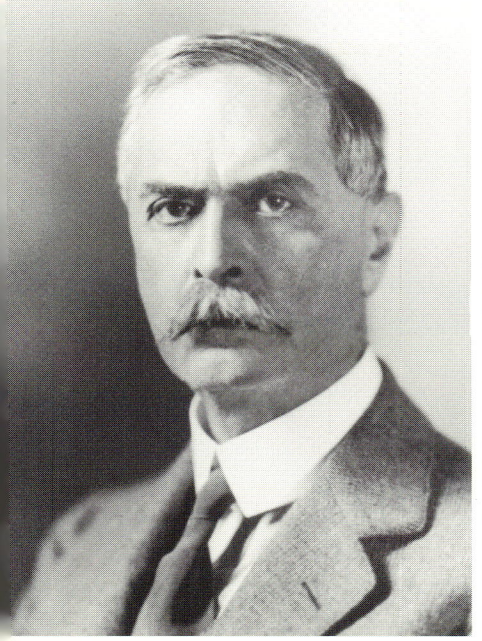

Richard Lewisohn praktizierte an der Mount-Sinai-Klinik in New York. Seine Entwicklung der Antigerinnungsfaktoren ermöglichte die Lagerung von Blut und damit Blutbanken.

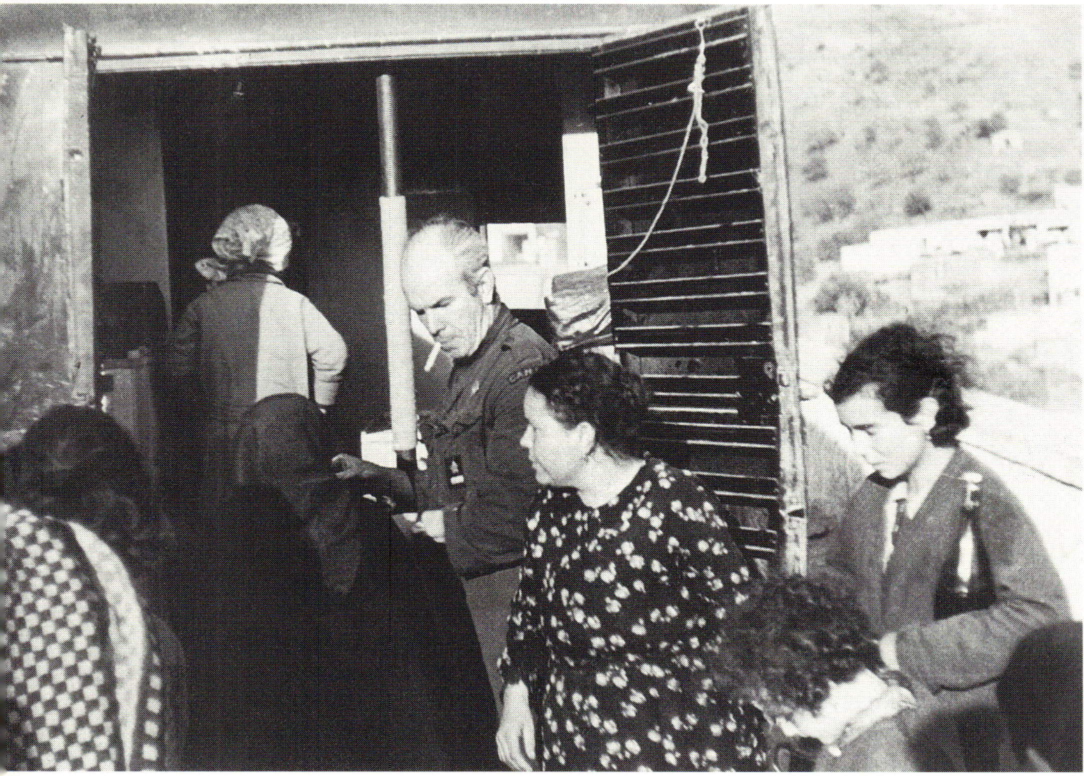

Im Verlauf des spanischen Bürgerkriegs führte Norman Bethune, Chirurg und Revolutionär aus Kanada, die Bluttransfusion in Spanien ein. Er betrieb einen mobilen Transfusionsdienst und raste die Frontlinien entlang, um Blut zu den Verwundeten zu bringen. Hier sieht man ihn, wie er 1937 bei der Evakuierung Malagas Flüchtlingen hilft.

PLASMAFRAKTIONIERUNG – COHNSCHES VERFAHREN

PLASMA
Äthylalkohol, pH = Wasserstoffionenkonzentration,
Salz & Temperaturausgleich

(Zentrifuge)

OBENAUFSCHWIMMENDE FLÜSSIGKEIT   FRAKTION I – PULVER
Äthylalkohol, pH,   Fibrinogen (trägt zum Gerinnen bei)
Salz & Temperaturausgleich

(Zentrifuge)

OBENAUFSCHWIMMENDE FLÜSSIGKEIT   FRAKTION II & III – PULVER
Äthylalkohol, pH,   reich an Globulinen (Antikörpern)
Salz & Temperaturausgleich

(Zentrifuge)

OBENAUFSCHWIMMENDE FLÜSSIGKEIT   FRAKTION IV – PULVER
    Immunstoffe, Cholesterin

(Filter, Zentrifuge)

OBENAUFSCHWIMMENDE FLÜSSIGKEIT   FRAKTION V – PULVER
(Abfall)   Albumin

(Behandlung; Verarbeitung)

GEREINIGTES ALBUMIN

Die Cohnsche Fraktionierung: In einer Aufeinanderfolge von Schritten – dem Cracken von Erdöl, um petrochemische Produkte zu erhalten, ähnlich – gelang es Cohn, Plasma in seine Bestandteile zu zerlegen. Damals waren vor allem das Albumin und das Gammaglobulin unschätzbar. Sein Verfahren führte zur Entwicklung von mehr als einem Dutzend medizinischer Präparate und legte nach dem Krieg den Grundstein zu einer weltweiten Industrie.

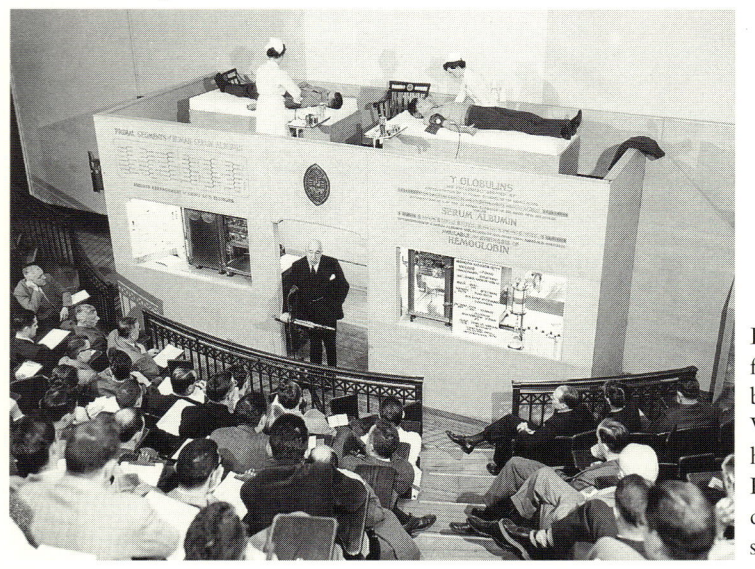

Erwin Cohns Fraktionierungsverfahren stellte einen der bedeutendsten Fortschritte im Verlauf des Krieges dar. Hier hält Cohn einen Vortrag vor Kollegen, während er gleichzeitig das Blut zweier Freiwilliger in seine Komponenten zerlegt.

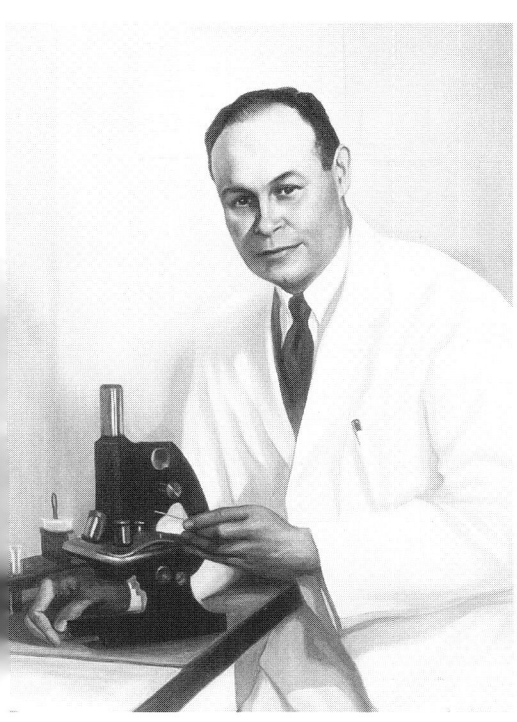

In den ersten Jahren des Zweiten Weltkriegs bereitete Charles Drew den Weg für die industrielle Verarbeitung von Blut. Die Regierung pries ihn als Helden und beispielhaften amerikanischen »Neger« – zu einer Zeit, als Blutspenden je nach Rasse gesondert aufbewahrt und verabreicht wurden.

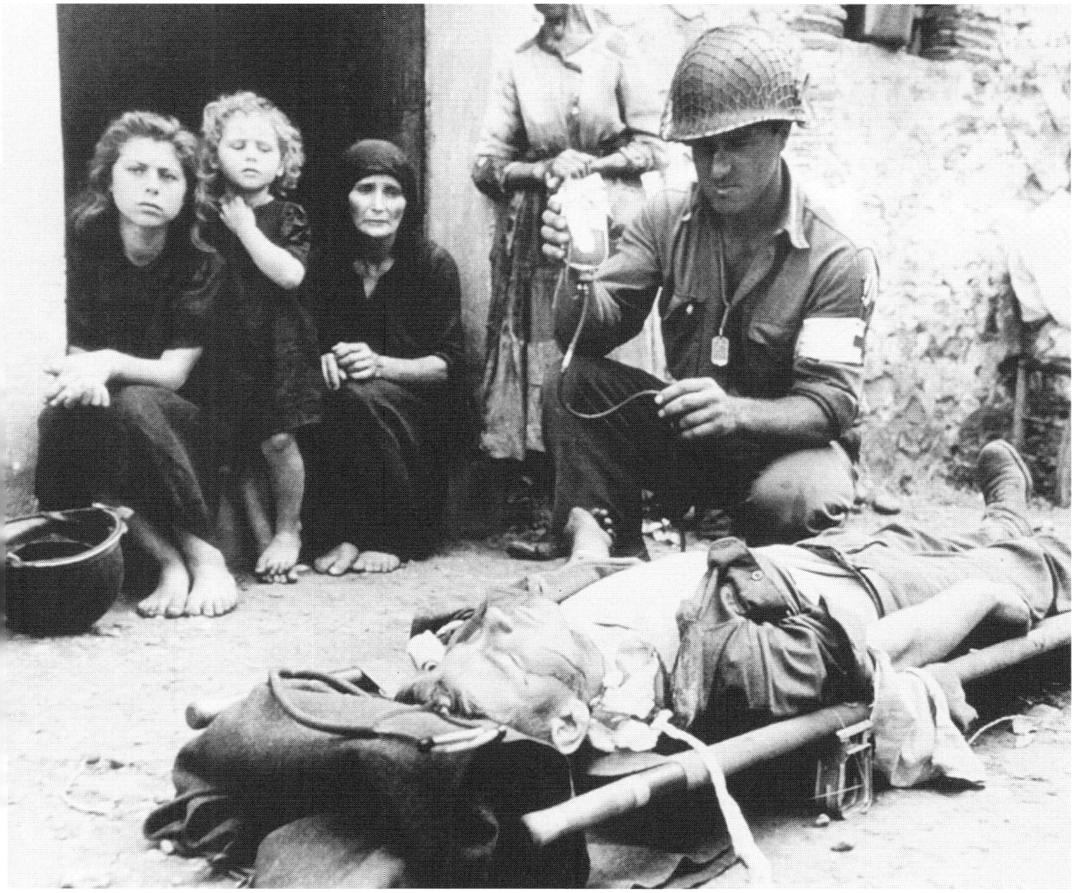

ährend des Zweiten Weltkriegs stellten die Alliierten Blut und seine Bestandteile in dustriellem Maßstab zur Verfügung. Hier infundiert ein amerikanischer Sanitäter auf zilien einem verwundeten Soldaten Plasma.

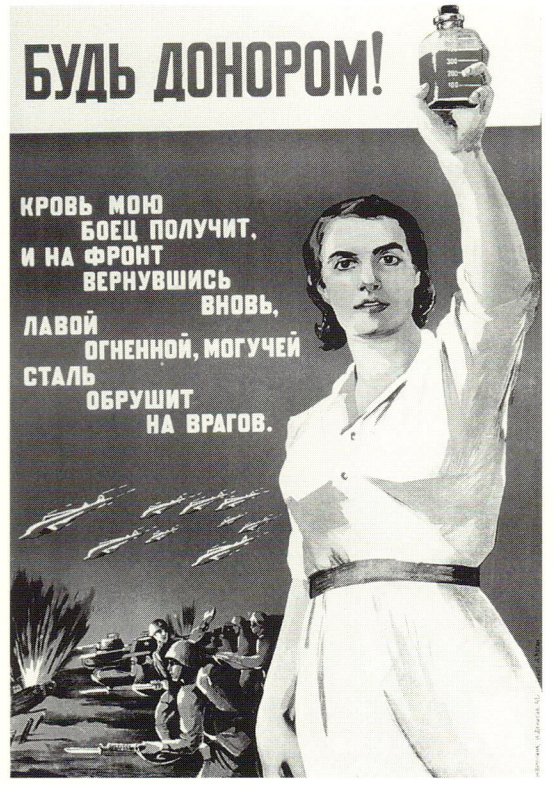

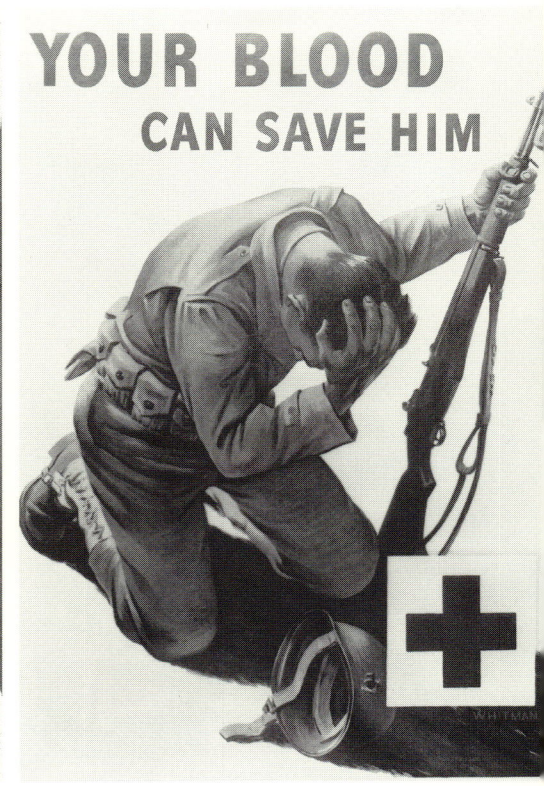

»Spende jetzt Blut!« Dies war
der Tenor der fieberhaften
Blutspendeaktionen, ob nun in den
Vereinigten Staaten, in England
oder in der Sowjetunion.

In der ganzen freien Welt gab es
solche mobile Blutsammelstellen
wie hier in Bristol, England. Die
Nazis hatten bei ihren Sammelaktionen weniger Erfolg, da sie ausschließlich Blut von garantiert
arischen Spendern akzeptierten.

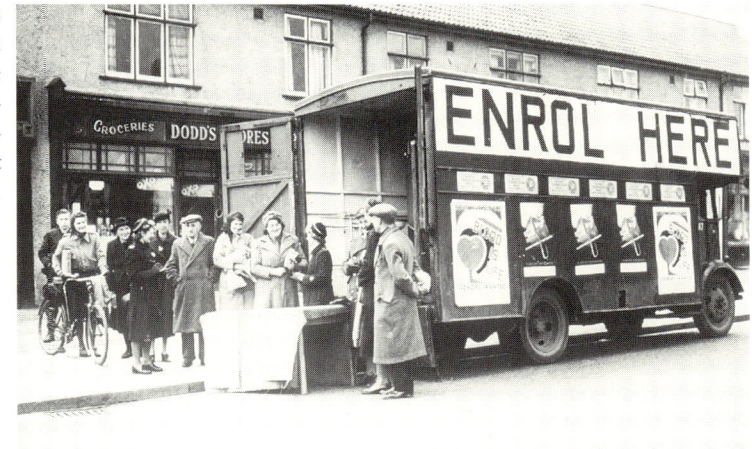

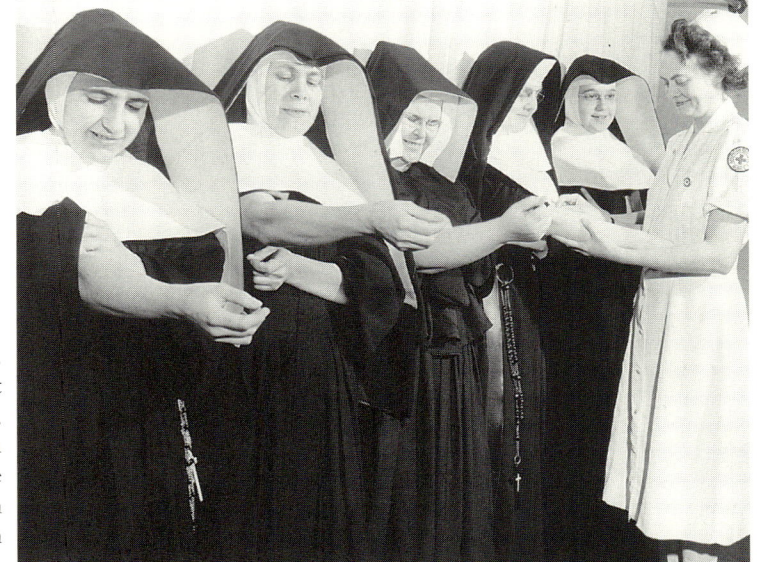

In Milwaukee, Wisconsin,
stellten sich 1942 hundert
Nonnen in einer Reihe auf,
um Blut für den Krieg zu
spenden. Derlei patriotische
Aufwallungen waren ein
vertrautes Bild in
Blutspendezentren.

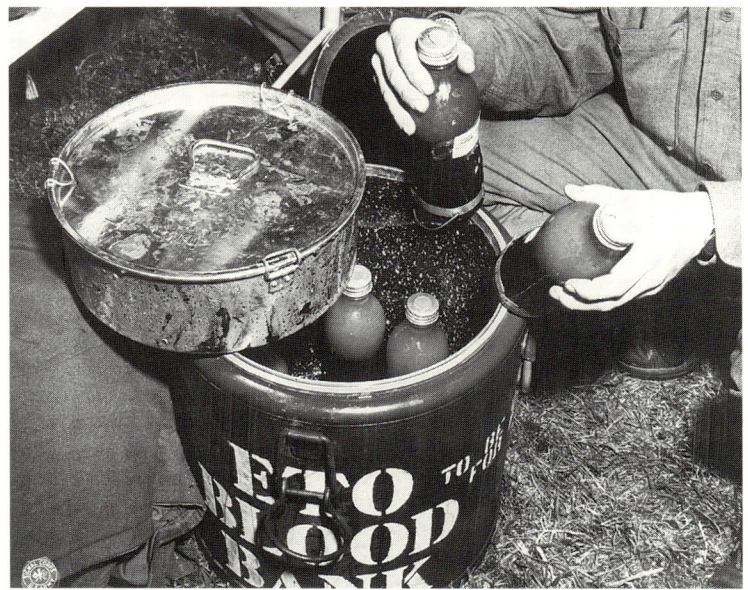

Ein Behälter, in dem während
des Zweiten Weltkriegs
Vollblut zu Lazaretten in
Europa verschickt wurde.
Zur Konservierung wurden die
Flaschen in Trockeneis gepackt.

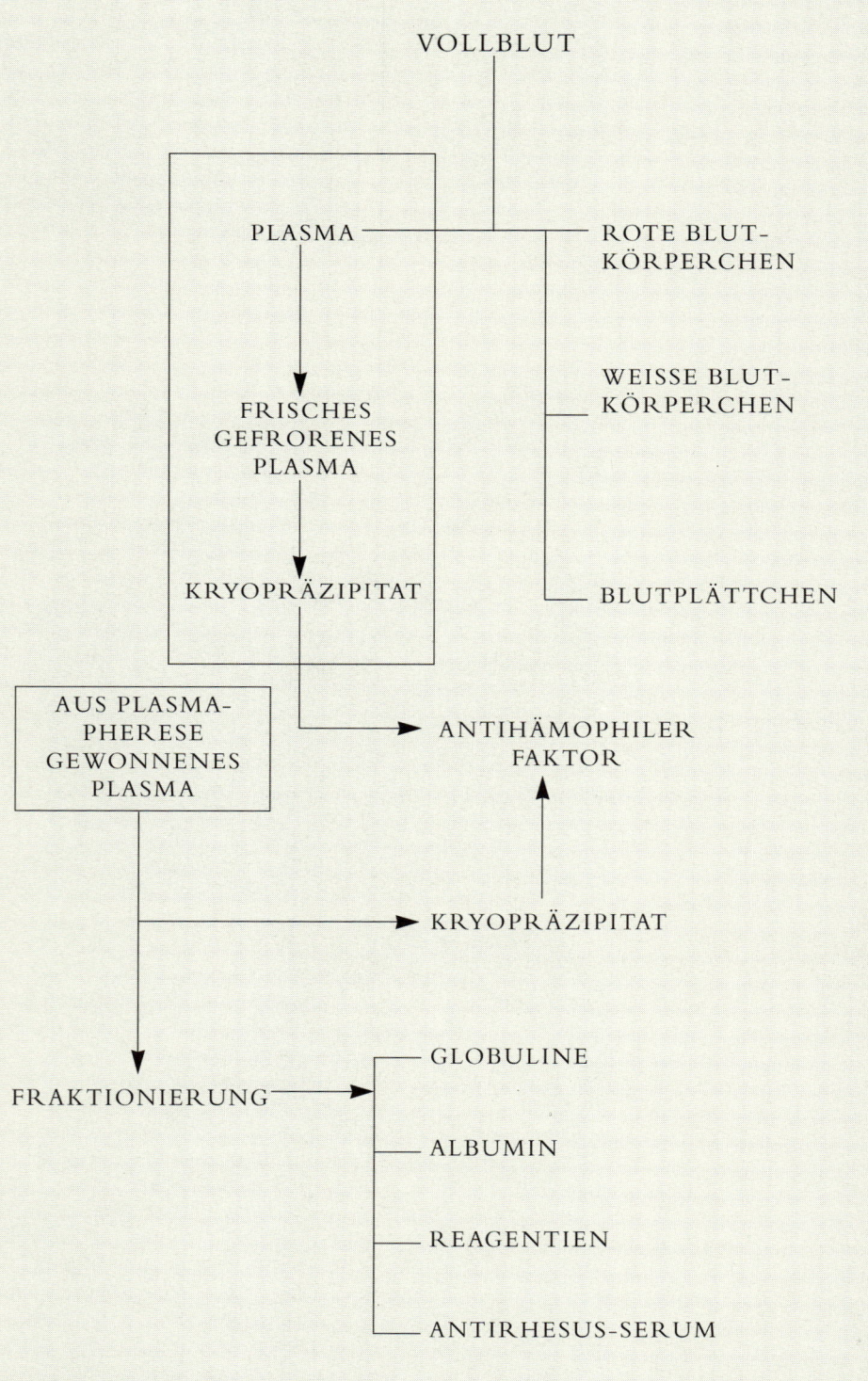

BLUTKOMPONENTENTHERAPIE

VOLLBLUT

PLASMA — ROTE BLUT-
KÖRPERCHEN

WEISSE BLUT-
KÖRPERCHEN

FRISCHES
GEFRORENES
PLASMA

KRYOPRÄZIPITAT — BLUTPLÄTTCHEN

AUS PLASMA-
PHERESE
GEWONNENES
PLASMA

ANTIHÄMOPHILER
FAKTOR

KRYOPRÄZIPITAT

FRAKTIONIERUNG — GLOBULINE

ALBUMIN

REAGENTIEN

ANTIRHESUS-SERUM

In den Jahren unmittelbar nach dem Zweiten Weltkrieg betrachtete man Blut als eine Ansammlung verschiedener Bestandteile; jeder einzelne diente einem speziellen therapeutischen Zweck.

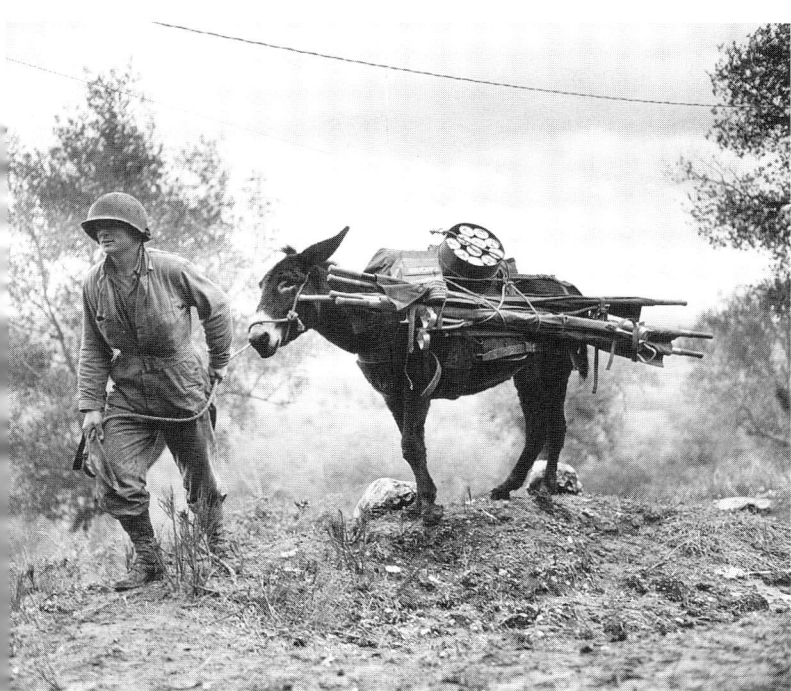

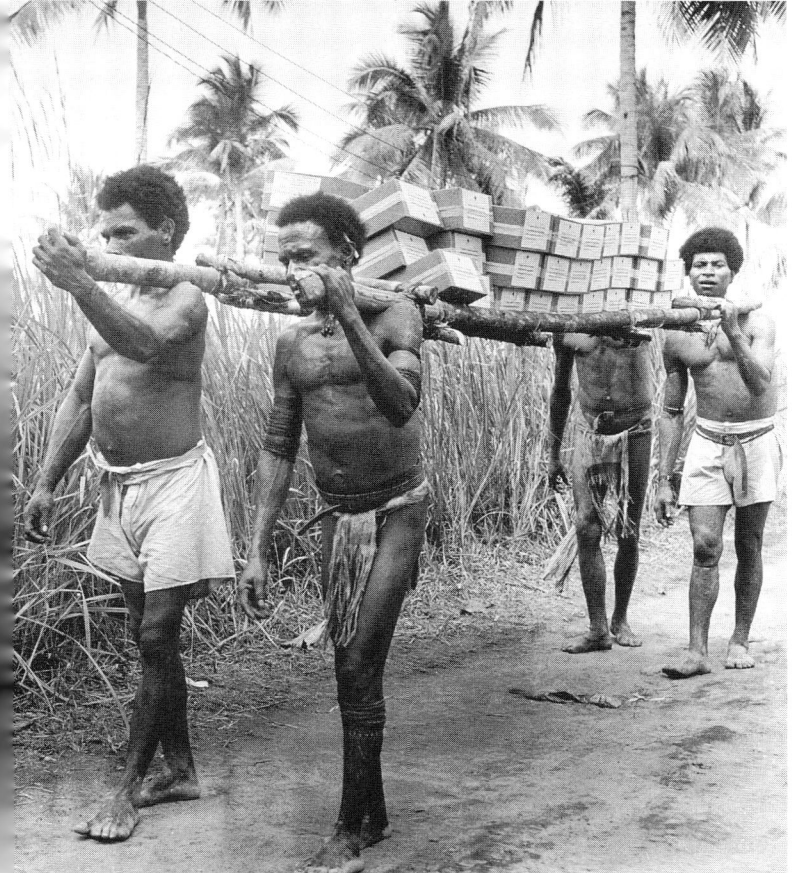

Plasma- und Albumin-
pulver wurden über
weite Entfernungen
transporiert, ob auf dem
Rücken eines Maulesels
wie hier in Italien oder
von Eingeborenen auf
Neuguinea.

1ᵉʳ ARRONDISSEMENT

ATTENTION!

La Municipalité, émue du grave problème que pose le besoin de sang pour les transfusions, a décidé, en accord avec le CENTRE NATIONAL DE TRANSFUSION SANGUINE, d'organiser une

JOURNÉE DU SANG

VENDREDI 9 DÉCEMBRE 1949
de 8 h. 30 à 11 h. 30

au Dispensaire Saint-Honoré (25, r. de la Sourdière)
(limite d'âge : 55 ans)

Un peu de VOTRE SANG peut SAUVER une VIE

RÉPONDEZ PRÉSENT

Chaque personne qui offre de son sang a droit à des TICKETS de SURALIMENTATION
CAFÉ: 500 grammes, RIZ: 1 kilo, SUCRE: 750 grammes

Si vous voulez choisir votre heure, inscrivez-vous à l'avance :
dans les **Pharmacies** du quartier, à la **Mairie** (Service Social)
au **Dispensaire Saint-Honoré**

Pour le Comité d'Organisation :
Docteur MEUNIER
Maire du 1ᵉʳ Arrondissement

Blut war zu einem derart wichtigen Rohstoff geworden, daß sich in der Zeit unmittelbar nach dem Zweiten Weltkrieg die einzelnen Länder auf der ganzen Welt fieberhaft bemühten, einen nationalen Blutvorrat anzulegen. Mit diesem Plakat wollte man im Verlauf der Aktion »Tage des Bluts« in Frankreich Spender anwerben.

In den sechziger Jahren setzten amerikanische Arzneimittelhersteller Plasmapherese zur selektiven Gewinnung von Plasma und anderen Bestandteilen ein. Das Verfahren war zwar zeitaufwendig, stellte aber dennoch einen gewaltigen Fortschritt gegenüber der Entnahme und dem Einsatz von Vollblut dar. In der Folgezeit führte es zu einer weiteren Industrialisierung des Rohstoffs. Später wurde das Verfahren automatisiert und damit beschleunigt; diese Darstellung veranschaulicht die moderne Version.

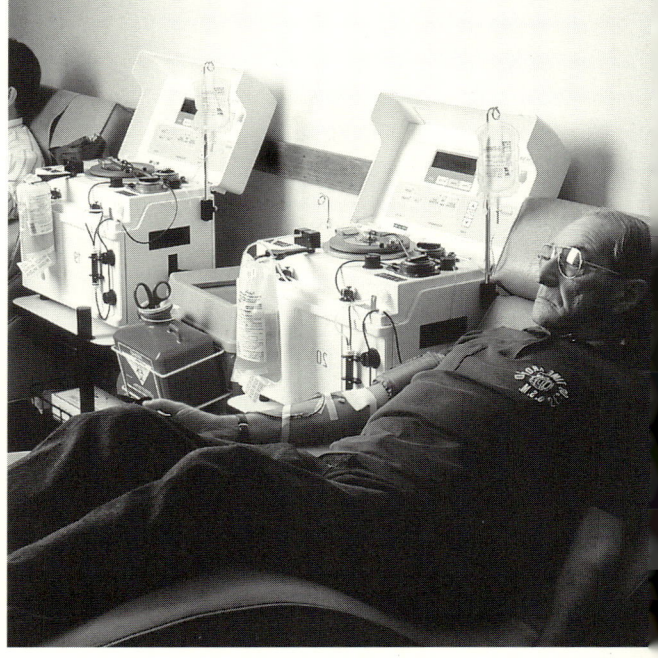

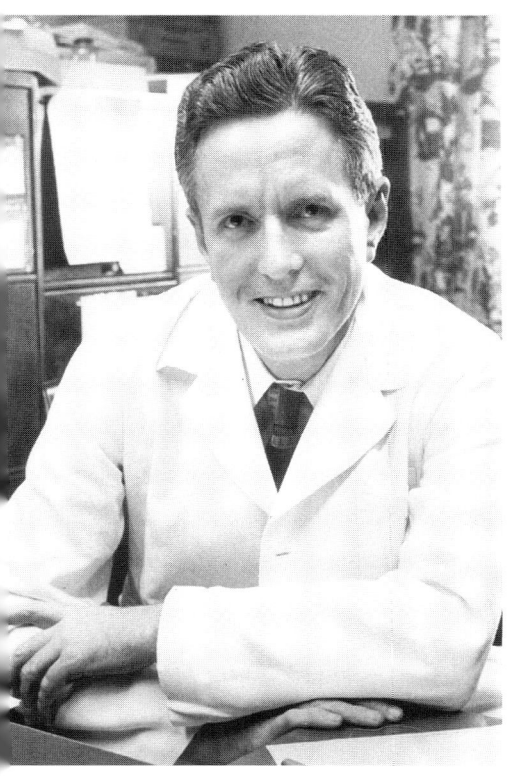

Schon früh und oft warnte
J. Garrott Allen vor den Gefahren
blutübertragener Hepatitis und
der »Plasmafabriken«, die
wesentlich zu ihrer Ausbreitung
beitrugen. Seine Warnungen
sollten sich als prophetisch
erweisen, sowohl was Hepatitis
als auch was Aids betraf.

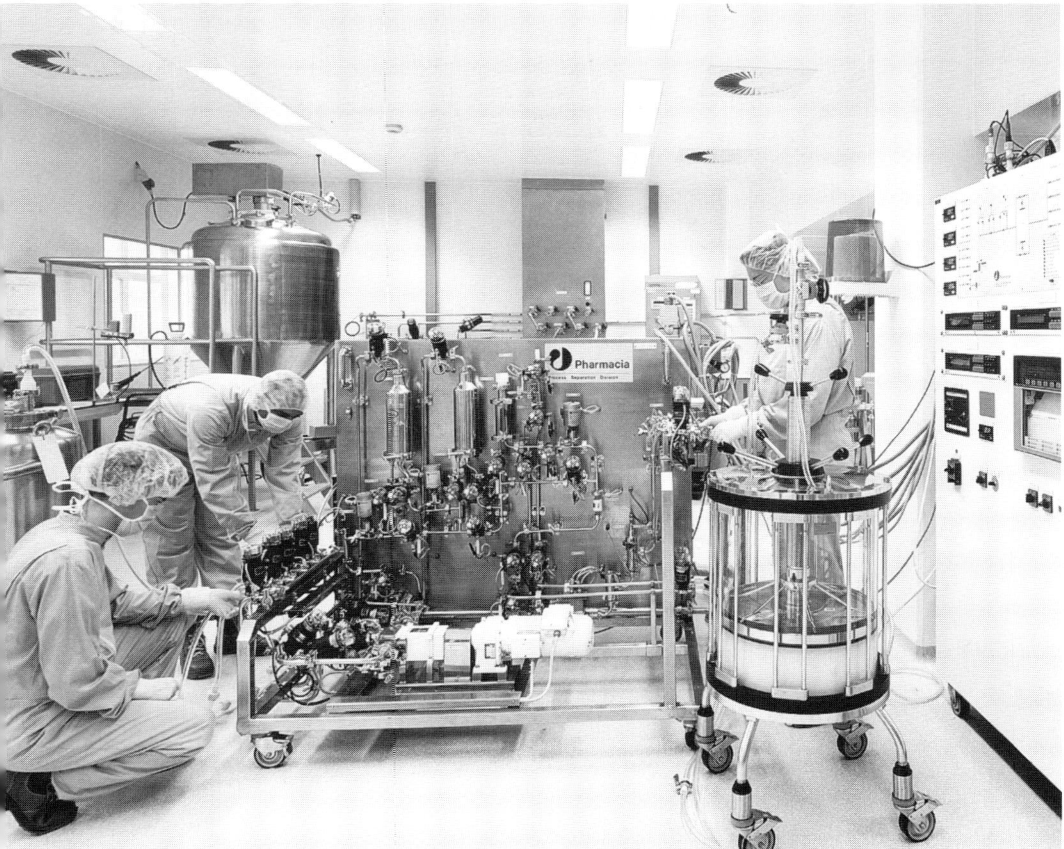

t als Rohstoff: Labortechniker in einem modernen Fraktionierungsunternehmen.

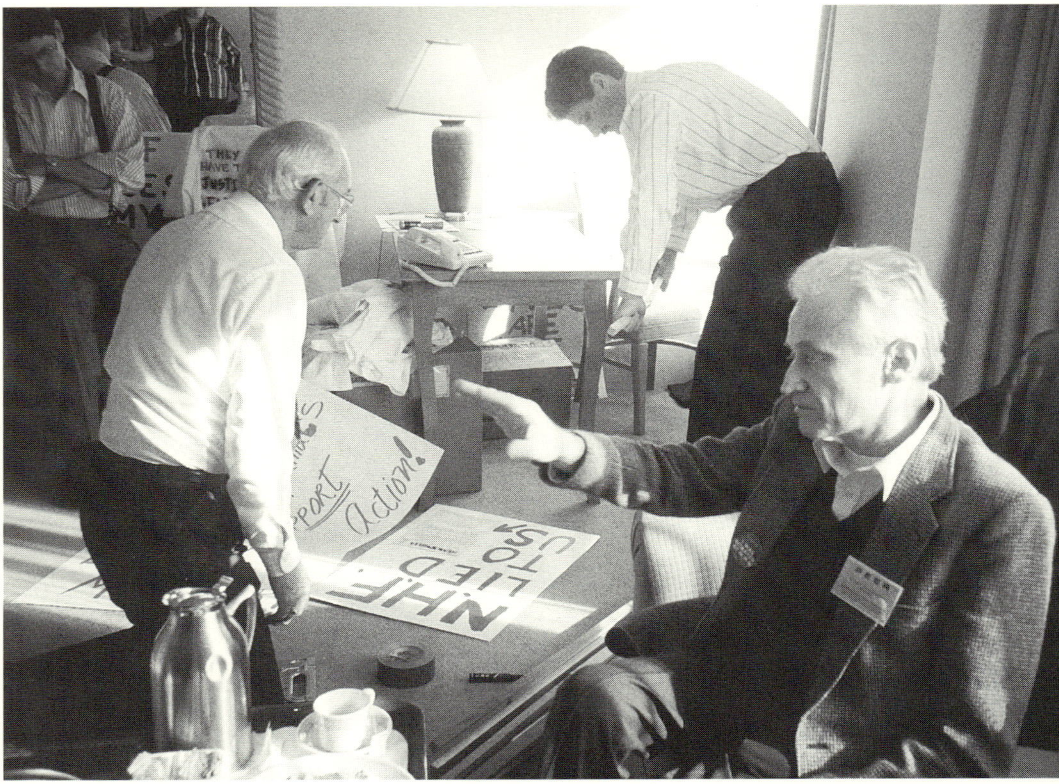
NHF LIED TO US
Action!

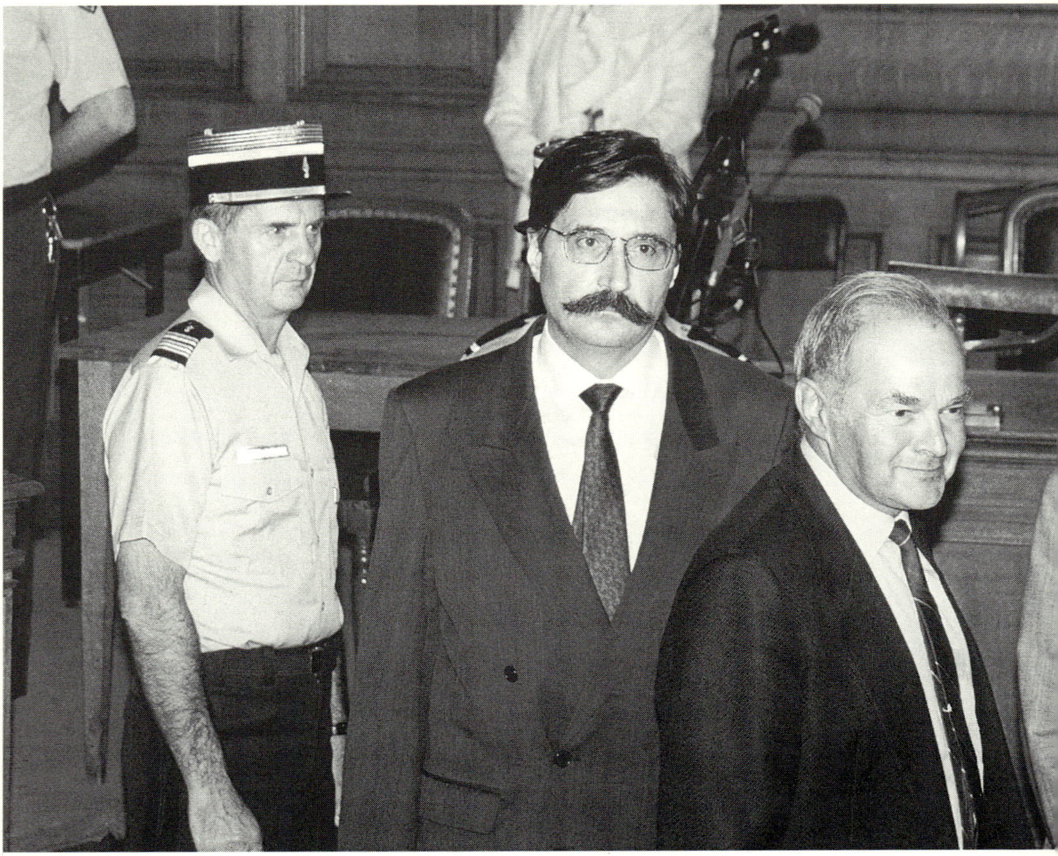

Ein Aidsopfer: Susie Quintana, Hausfrau und Häkelkünstlerin im ländlichen Colorado, infizierte sich bei einer Bluttransfusion mit Aids. Nach einem langwierigen Prozeß sprach die Jury ihr über 8 Millionen Dollar zu – einen Tag nach ihrem Tod.

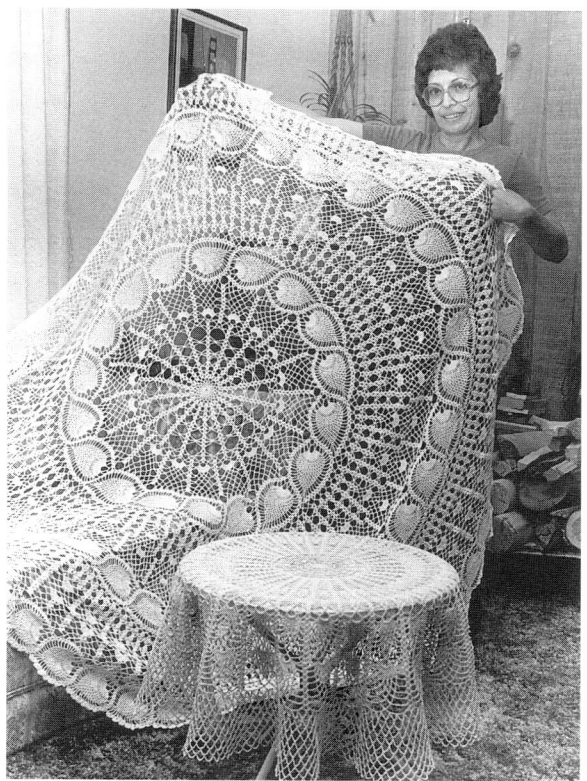

Michael Rosenberg, einer von tausenden Blutern; er zog sich Aids durch den Blutgerinnungsfaktor zu, den er aufgrund seiner Hämophilie einnahm. Rosenberg gründete die Aktivistengruppe Hemophilia/HIV Peer Association und kämpfte darum, die öffentliche Aufmerksamkeit auf den Hämophilenholocaust zu lenken, ehe er 1994 an Aids starb.

Corey Dubin, Journalist, Aktivist und Leiter des Committee of Ten Thousand, erhielt Mitte der sechziger Jahre als erstes Kind einen noch im Teststadium befindlichen Gerinnungsfaktor. Jetzt ist er HIV-positiv. Hier posiert er (links) neben einem Freund auf der Zehnten Internationalen Aids-Konferenz in Yokohama, Japan.

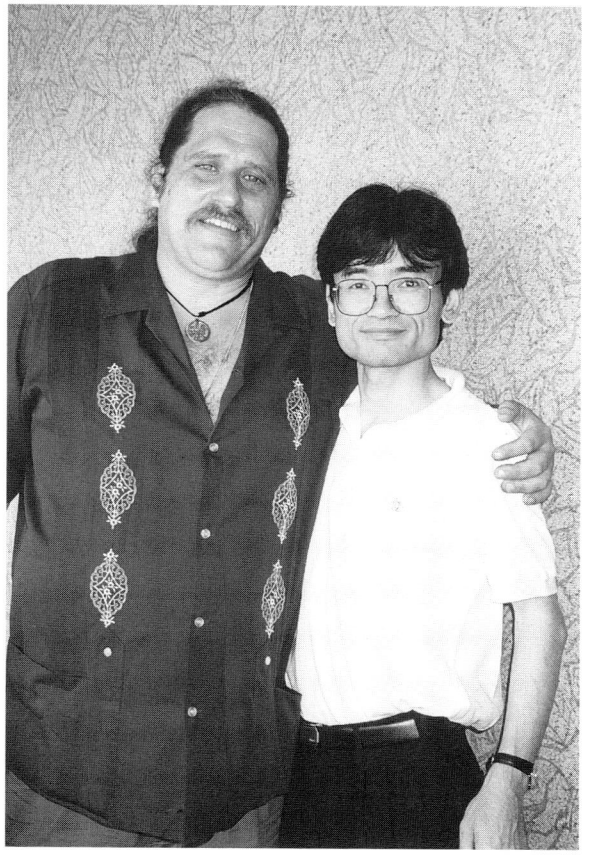

Als HIV sich weltweit durch das Blutwesen ausbreitete, kam es überall zu Skandalen, in die verschiedene Funktionäre verwickelt waren. Sie hatten es unterlassen, rechtzeitig vorbeugende Maßnahmen zu ergreifen. Michel Garretta (Mitte) und Jacques Roux, zwei Hauptverantwortliche in der französischen »Affaire du Sang contaminé«, betreten zu Beginn ihres Verfahrens 1992 den Gerichtssaal.

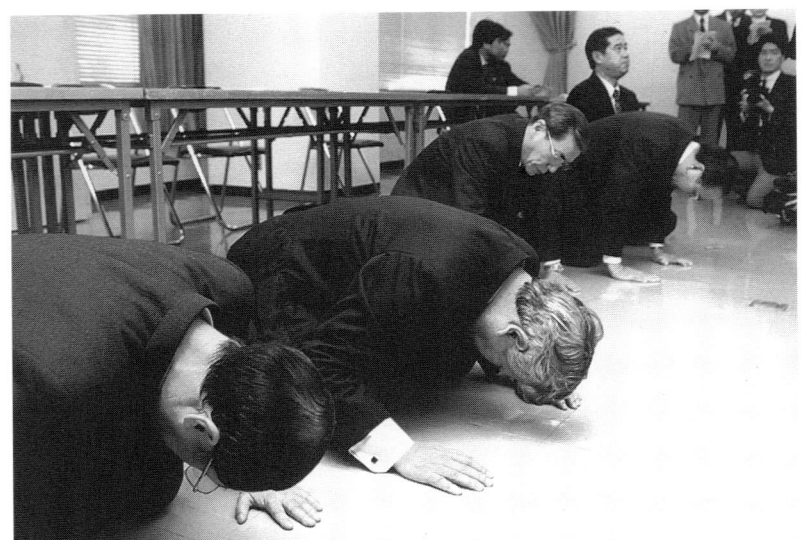

In einem von Rundfunk und Fernsehen übertragenen öffentlichen Akt der Demütigung verbeugt und entschuldigt sich der Präsident des Green Cross für seine Nachlässigkeit.

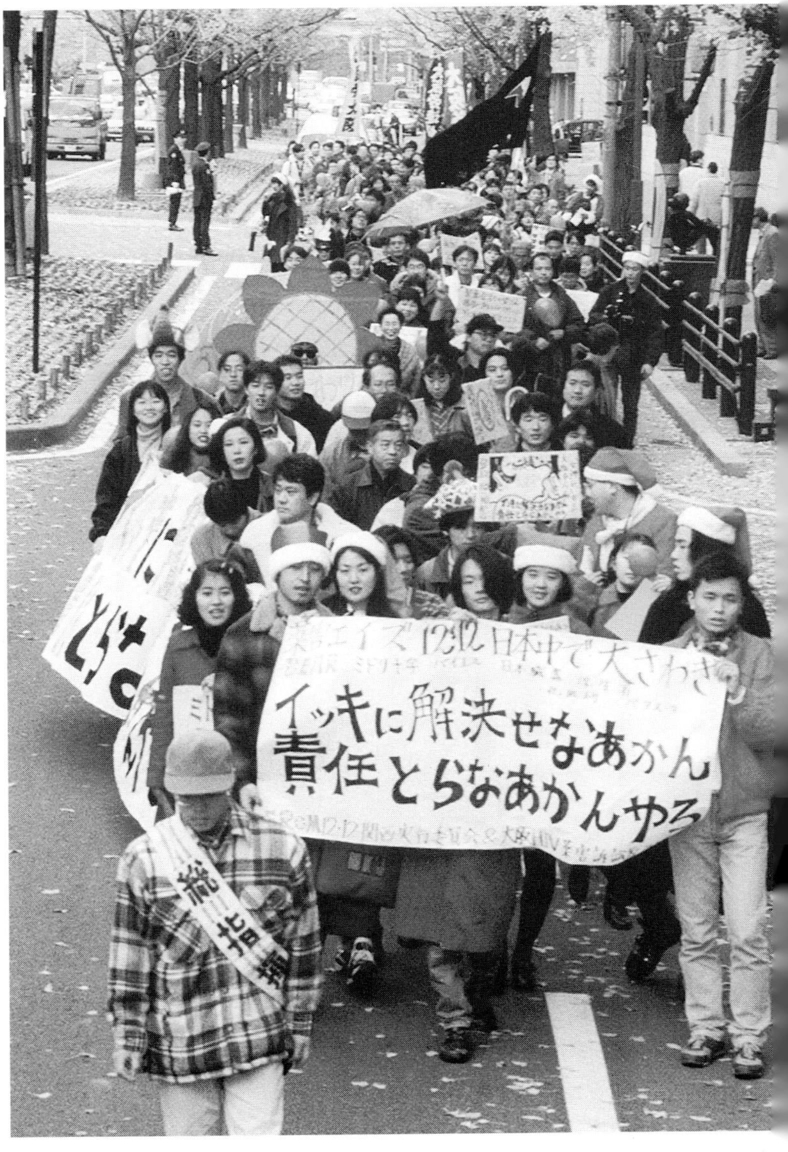

In Japan löste HIV in Blutprodukten einen aufsehenerregenden Skandal aus, in dessen Verlauf es zu Demonstrationen wie diesem Protestmarsch in Osaka im Dezember 1995 kam.

Cohn war zweifelsohne beeindruckend. »Bei jeder wissenschaftlichen Zusammenkunft ist Dr. Cohn immer derjenige, der am allerwenigsten wie ein Wissenschaftler aussieht«, schrieb der Korrespondent eines Nachrichtenmagazins, der die Einrichtung besichtigte.[31] »Das wie ständig frisch geschrubbt aussehende Rosa seiner Pausbacken, das makellose Weiß seines Haarkranzes, der perfekte Sitz des Anzugs aus feinem Tuch und der gepflegte britische Akzent, all das hätte eher auf einen energischen, aber liebenswürdigen Vorsitzenden eines Klubs von Investment-Bankern schließen lassen.« Kollegen beschrieben Cohn abwechselnd als Tyrannen oder Mentor. Doch trotz seiner Wichtigtuerei und seiner Gespreiztheit hatte Cohn so viel Sinn für menschliche und wissenschaftliche Integrität, daß alle, die für ihn arbeiteten, diese Zeit als die lohnendste ihrer beruflichen Laufbahn ansahen.

Während die Chemiker in Cohns Labor arbeiteten, bauten ihre Stammfirmen Fabriken im industriellen Maßstab – Einrichtungen, die mit ihren Bottichen aus rostfreiem Stahl, summenden Kühlanlagen und wärmeisolierten Zentrifugen, alles peinlich sauber und Tag und Nacht von Sicherheitsleuten überwacht, kleinen Molkereien glichen. Die Beauftragten der einzelnen Fabriken trafen jede Woche mit Cohn zusammen, um mit den neuesten Entwicklungen Schritt zu halten. Diese Konferenzen wurden zu einer Art örtlichem Wissenschaftsereignis, die einige der einflußreichsten Leute in der Welt des Blutes anzogen, darunter Militärberater, Abgesandte der Hersteller und Forscher von anderen Universitäten. Alle drängten sich um den Eichentisch in Cohns Büro, auf dem sich belegte Brote und Schokoladenkekse türmten, die jedoch im Eifer der Diskussion oft ungegessen blieben. Die Sitzungsberichte füllten drei Bände mit insgesamt mehr als 1600 Seiten. Auf einigen Seiten war »Geheim«, auf anderen »Streng geheim« vermerkt.[32] Die Niederschriften zeigen, wie Cohn die Sitzung vorantrieb, um zum Wesentlichen eines jeden Beitrags zu kommen. Lange Monologe findet man darin keine. Nur das Stakkato von Leuten, die sich abwechselnd die Bälle zuspielen und ihre Arbeit im Bewußtsein von deren Dringlichkeit verrichten.

Eine der typischen Besprechungen fand am 6. Juni 1942 statt.[33] Die Lage der Alliierten war zu der Zeit nicht gerade rosig. Deutschland hatte den größten Teil Westeuropas erobert und war tief in die Sowjetunion vorgedrungen. Japan breitete sich im Pazifik immer weiter aus. Allen war bewußt, welch Gemetzel auf den Schlachtfeldern stattfand, als Cohn dem Navy-Captain C.S. Stephenson das Wort erteilte. Dieser kündigte an, die Marine werde siebenmal mehr Albumin benötigen als zunächst kalkuliert. »Wir brauchen es dringend«, erklärte Stephenson. »Jetzt sind die Hersteller gefordert. Sie müssen loslegen und soviel wie möglich produzieren.«

Die Hersteller waren wie vom Donner gerührt. Sie brachen alle Rekorde, was industrielle Entwicklung und Beschaffung der Ausgangssubstanz betraf, und das Militär verlangte noch mehr! Begriff die Navy denn überhaupt die Größenordnung des Projekts? »Das Problem beim Sammeln von Blutspenden ist, daß das Ganze einem unendlichen Fließband gleicht«, erklärte Elliott Robinson, der das Rote Kreuz vertrat. »Diese Ausweitung macht mir wirklich Sorgen.« Der Vertreter der Lederle Laboratories klagte: »Wir hatten keine Ahnung, daß man uns je auffordern würde, 2000 Einheiten Albumin pro Woche herzustellen.« Der Beauftragte von E. R. Squibb & Sons meinte, eine so schnelle Steigerung der Produktion brächte eine »ungeheure Arbeitsbelastung« mit sich, und der Chemiker von den Cutter Laboratories in Kalifornien beschwerte sich, er habe nicht einmal die entsprechende Ausrüstung.

Stephenson brauste auf: »Mir scheint, hier herrscht beträchtlicher Pessimismus, was das Albumin-Programm insgesamt angeht. Wenn das Material nicht beschafft werden kann, wenn die Arbeit nicht zu meistern ist, dann müssen wir uns fragen, ob wir aufgeben sollen ... oder ob wir weitermachen und versuchen sollen, es zu schaffen.«

Doch die Klagen der Hersteller waren berechtigt. Wie die Produktion von Flüssigplasma hatte sich auch die Herstellung reinen Albumins als teuflisch schwierig erwiesen, wegen der zusätzlichen Verfahrensschritte vielleicht als noch schwieriger. Bei einer einzigen Kontamination hatte eine der Firmen ein Viertel ihrer Herstellungsmenge eingebüßt; eine andere drohte, aus dem Projekt auszusteigen, weil man Cohns Qualitätsstandards nicht gerecht werden konnte; eine dritte berichtete, das Albumin aus ihrer Produktion bringe die Meerschweinchen um, denen es injiziert werde. Die Herstellung von Albumin erforderte so viele Zwischenschritte, so viele Arbeitsgänge. Manche hielten es deswegen für unmöglich, das Eindringen von Bakterien zu verhindern. Cohn wies darauf hin, man könne nicht erwarten, daß die Firmen zügig vorankamen, wenn sie nicht einmal die nötige Ausrüstung bekämen. Vor allem bräuchte man große Hochgeschwindigkeitszentrifugen, ziemlich ausgefallene Geräte, die nur ein einziger Hersteller liefern konnte – die Sharples Company in Philadelphia. Doch Sharples hatte all seine Bestände an die Marine geliefert, die damit das Öl im Bilgenwasser ihrer Schiffe aussonderte. Das waren eben die Unwägbarkeiten der Kriegsproduktion. Nach mehrstündigen Diskussionen gestand ihnen Stephenson die benötigte Ausrüstung zu und versicherte ihnen, die Zentrifugen würden geliefert.

So stolperten die Produzenten dahin, von einer Krise zur nächsten. Im November 1942 lieferten sie der Marine die ersten Chargen Albumin. Im März darauf stellten sie gemeinsam Tausende von Flaschen pro Monat her. Das war ein beachtlicher Anfang, doch Cohn genügte es nicht. »Inzwischen machen wir zehntausend Einheiten im Monat, doch wir sollten fünfundzwanzigtausend schaffen«, erklärte er im Juli darauf.[34] »Alle gemeinsam sollten wir versuchen, den Streitkräften alles zur Verfügung zu stellen, was sie brauchen ...«[35]

Cohn und seinen Kollegen war klar, sie waren nicht die einzigen, die versuchten, einen Blutersatz zu entwickeln, auch wenn sie dabei weiter gekommen waren als sonst irgend jemand. Beispielsweise wußten sie, daß die Deutschen Substanzen mit schockbekämpfenden Eigenschaften entwickelten. Eine davon, Totofusin, war eine simple Salzlösung, die aus den Blutgefäßen sickerte, noch ehe sie irgend etwas bewirken konnte.[36] Eine andere, das Periston von Bayer, blieb eine Art Geheimnis, bis im Juli 1943 den Alliierten in Nordafrika eine Flasche davon in die Hände fiel.[37] Sie schickten sie an Cohns Kollegen in Harvard, die sie chemischen und biologischen Tests unterzogen und feststellten, es handelte sich um einen synthetischen Wirkstoff mit schockbekämpfenden Eigenschaften – ein mittels Osmose wirkendes Vinylderivat, dessen lange Moleküle nicht durch die Wände der Blutgefäße diffundieren konnten. Es hatte allerdings die negative Eigenschaft, sich in Leber und Milz der Versuchsmäuse festzusetzen. Bemühungen, deutsche Soldaten aufzuspüren, die Periston erhalten hatten, und sie zu untersuchen, blieben allerdings ohne Erfolg.

Außerdem experimentierten die Deutschen mit einem Wirkstoff namens Polygal, den sie, wie sich später erwies, einigen Häftlingen des Konzentrationslagers Dachau injizierten. Während des Nürnberger Kriegsverbrechertribunals bezeugte der Onkel eines der Dachauer Ärzte, er habe anläßlich eines Besuchs bei seinem Neffen ein Dokument gelesen, in dem beschrieben wurde, wie »vier Menschen angeschossen wurden, um Versuche mit ...>Polygal 10< durchzuführen.«[38]

Soweit ich mich erinnern kann, handelte es sich dabei um einen russischen Kommissar und einen Kretin, ich erinnere mich nicht daran, wer die beiden anderen waren. Dem Russen wurde von einem SS-Mann, der auf einem Stuhl stand, von oben in die Schulter geschossen. Das Geschoß trat im Bereich der Milz aus. Es wurde beschrieben, wie der Russe sich in Krämpfen wand, sich dann auf einen Stuhl setzte und zwanzig Minuten später starb. Im Sezierungsprotokoll war von Bersten der Lungengefäße und der Aorta die Rede. Außerdem hieß es, Bruchstellen in Blutgefäßen seien mit harten Blutklumpen verstopft gewesen [offenbar infolge des vorher injizierten Polygals]. Dies schien die einzig mögliche Erklärung dafür zu sein, daß der Angeschossene noch vergleichsweise lange gelebt habe.

Solche Experimente halfen der deutschen Armee kaum, denn Polygal wurde im Kampfgebiet nicht eingesetzt. Tatsächlich mußten sich die Deutschen, die ihre fähigsten Ärzte umgebracht oder vertrieben hatten und »ausländische« Fortschritte im Bereich der Medizin ablehnten, mit Methoden arbeiten, die seit mindestens einer Generation überholt waren. Labortests zur Blutgruppenbestimmung wurden bei ihnen so gut wie nie durchgeführt, und sie schienen fast nichts über die Möglichkeiten von Blutbanken zu wissen. Statt dessen arbeiteten sie weiterhin mit lebenden Blutkonserven, indem sie ausgewählte Soldaten zu den Sanitätseinheiten an der Front abkommandierten, wo sie frisches Blut für die Verwundeten spenden mußten.[39] Die Blutgruppe eines Soldaten wurde normalerweise in sein Soldbuch eingetragen (oft allerdings falsch, wie der Nachrichtendienst der Alliierten später herausfand), oder, wenn es sich um Leute der SS handelte, unter dem linken Arm eintätowiert. Im Falle einer Verwundung erhielt er Blut von einem zugewiesenen Spender oder von einem leichtverwundeten Kameraden. Während die Briten und die Amerikaner gelernt hatten, große Blutmengen mit Hilfe langsamer Tropfvorrichtungen zu verabreichen, schien den Deutschen diese Technik völlig unbekannt zu sein. Aus Angst, das Herz zu überlasten, übertrugen sie nur winzige Mengen. Überdies erschwerten sie das Ganze zusätzlich dadurch, daß sie nur arisches Blut akzeptierten, was schließlich sogar ihre eigenen Ärzte verärgerte. Paul Schultze, ein deutscher Feldchirurg, den die Russen 1942 gefangengenommen hatten, beklagte sich über die »unsinnigen Rassentheorien« der Partei und die Forderung nach »reinem Blut«, die es unmöglich machte, einen angemessenen Vorrat anzulegen.[40] Die deutsche Transfusionstechnologie war so mangelhaft, daß amerikanische Ärzte, die auf verwundete Feinde stießen, sich oft gezwungen sahen, ihnen Plasma zu verabreichen. Ira Ferguson, ein amerikanischer Chirurg, der ein erobertes deutsches Feldlazarett inspizierte, berichtete: »Kriegschirurgie in den Händen ungeübter Chirurgen kann grausig sein.«[41]

Die Japaner mit ihrer fremdenfeindlichen Haltung gegenüber ausländischer Wissenschaft standen auf ähnliche Weise sich selber im Wege. In Frontnähe verwendeten sie nur die außerordentlich primitive Transfusion von Arm zu Arm, und auch das nur selten. Nach dem Krieg berichteten alliierte Soldaten, die aus japanischen Kriegsgefangenenlagern zurückkamen, von grausamen Versuchen.[42] Dabei war ihnen von japanischen Forschern das Blut malariakranker Patienten injiziert worden, oder sie hatten einem Gefangenen Blut abgenommen und es durch Pferdeblut ersetzt.

Die Blindheit der Deutschen gegenüber der Nützlichkeit von Blutkonserven kostete sie nicht nur Tausende von Menschenleben. Darüber hinaus entgingen ihnen Neuerungen, die sozusagen unter ihren Augen entwickelt wurden. Im besetzten Holland bauten Untergrundkämpfer ein Blutspende- und Verarbeitungsnetzwerk auf, das zu einem der ausgeklügeltsten in ganz Europa wurde.[43] Zentrum dafür war das Binnengasthuis (die Innenstadtklinik) in Amsterdam (ein weiteres Zentrum in Rotterdam war bei der Bombardierung zerstört worden). Sie begannen mit lebenden Blutkonserven und warben zu diesem Zweck Klinikpersonal und später freiwillige Bürger an. Dann entwickelten sie Möglichkeiten, das Blut für einige Tage in sterilisierten Bierflaschen aufzubewahren.

Es waren schreckliche Zeiten für die Holländer. Die Deutschen hatten nicht nur ihr Land besetzt, brachten die Partisanen um und deportierten die Juden, sondern sie hatten auch alle Maschinen sowie Gas, Öl und Kohle beschlagnahmt, dazu alle Metallgegenstände, selbst Kirchenglocken, die sie einschmolzen, um Kupfer zu gewinnen, und fast alle Medikamente und Nahrungsmittel. Doch selbst unter so armseligen Bedingungen gelang es den Holländern, die Blutversorgung zu modernisieren. Holländische Ärzte hatten Berichte des BBC verfolgt, daß die britische Armee in Nordafrika gefriergetrocknetes Plasma verwende, und beschlossen, eine eigene Fertigungsanlage einzurichten. Das Rote Kreuz heuerte Gorard Mastenbroek an, einen Chemiker der Amstel-Brauerei. Mit Hilfe von aus Schweden und der Schweiz eingeschmuggelten Konstruktionsplänen schraubte er im obersten Stockwerk der Firma heimlich eine Plasmatrocknungsanlage zusammen. Zur Kühlung des Plasmas verwendete er einen Bierkühler. In einem Bottich, der von der schottischen Brennerei Dewars stammte, wurde die Charge untergebracht. Die Zentrifugenteile waren aus Schweden eingeschmuggelt worden, und mit einem Verteilerrohr, das irgend jemand aus einer deutschen Messerschmitt geklaut hatte, wurde das Plasma in die einzelnen Flaschen abgefüllt. Die Anlage arbeitete rund um die Uhr. Im Laufe des Krieges stellte man mehr als sechstausend Einheiten Trockenplasma her. »Die Deutschen hatten keinerlei Interesse daran«, erinnerte sich Johannes J. van Loghem, der später Leiter des Holländischen Transfusionsdienstes wurde. »Sie ließen uns einfach in Ruhe, vielleicht trauten sie unserem Blut nicht.«[44]

So wurde in Amsterdam während der finstersten Stunden der deutschen Besatzung ein heimliches Netzwerk der Blutverarbeitung aufgebaut, in dem das Blutspenden als Akt des Widerstands galt. Ärzte radelten hin und her und transportierten Flaschen. Lastwagen rumpelten mit versteckten Kisten voller Blutplasma aufs Land, um die dortige Bevölkerung und die Untergrundbewegung zu versorgen. Während der Schlacht von Arnheim im Jahre 1944, als die Deutschen in Nordholland Tausende von kanadischen und britischen Soldaten eingeschlossen hatten, schmuggelten die Holländer Hunderte von Litern Trockenplasma zu Soldaten, die sonst mit Sicherheit gestorben wären.

Die Sowjets verwendeten ungeheure Mengen von Blut und seinen Derivaten, einschließlich des am Sklifosowskij-Institut gesammelten Leichenbluts.[45] Die Amerikaner waren über die sowjetische Technologie informiert und erörterten sie bei einem Treffen von Cohns Team, das Blutersatzstoffe herstellte. Neueste Meldungen des Nachrichtendienstes ließen allerdings darauf schließen, daß die Sowjets dieses Verfahren für zu mühsam hielten, um den Bedarf zu decken. Einer der Mitarbeiter Cohns schrieb: »Man kann wohl davon ausgehen, daß die Russen festgestellt haben, es ist viel einfacher und zufriedenstellender, vier lebenden Spendern je zwei Liter Blut abzunehmen, als es mittels eines komplizierten Verfahrens einer ausgewählten Leiche abzuzapfen. Der lebende Spender kann vielleicht schon in zwei Monaten erneut spenden; die Leichen können ihrem Land nur einmal dienen.«[46]

Leichenblut war nur Teil eines Systems, das die Sowjets als gigantische industrielle Maschinerie aufgezogen hatten. Als Pioniere der Blutbanken und der Transfusion verließen sich die Russen auf ihr Netzwerk aus Dutzenden Forschungsinstituten und fünfzehnhundert Zentren unter der Leitung des Gesundheitsministeriums. »Bei Kriegsausbruch stellten viele dieser Institute und Stationen ihre Arbeit schnell und effektiv um«, schrieb Professor A. Bagdasarow, Direktor des Moskauer Zentralinstituts für Bluttransfusion.[47] Bagdasarow und seine Kollegen organisierten das System um vier hauptsächliche Kampf- und Transportachsen herum: eine Frontlinie von Leningrad im Norden bis nach Odessa im Süden am Schwarzen Meer; eine zweite ein paar hundert Kilometer weiter östlich, von Archangelsk im Norden über Moskau bis nach Rostow im Süden; eine dritte Kette von Spenderzentren, die Mittelrußland entlang der Wolga erschloß; und eine vierte Gruppe, die über Sibirien verstreut war. Jede Abteilung war so aufgebaut, daß sie vorhandene Flugverbindungen, Eisenbahnlinien und Zentren mit hoher Bevölkerungsdichte optimal zur Bluternte nutzen konnte. »Während [der ersten] zwölf Kriegsmonate wurden so buchstäblich Hunderte Tonnen Blut an Verwundete in allen Stadien der Ausblutung verabreicht, und zwar mit wahrhaft großartigem Erfolg«, schrieb Bagdasarow nicht ohne einen Anflug patriotischen Stolzes.

Die Ärzte sammelten alle Blutgruppen. Die Gruppe 0 verwendeten sie als universellen Vollblutersatz, Blut der anderen Gruppen verarbeiteten sie zu Plasma. Bedenkt man die Entbehrungen, unter denen die Bevölkerung zu leiden hatte, waren die Mengen überwältigend – allein eintausend Tonnen Vollblut und Plasma in solchen Mengen, daß die Ärzte eher von »Tankwagen« voll Plasma als von Litern sprachen. (Ein wesentlicher Nachteil des sowjetischen Programms war ein allgemein hoher Grad bakterieller Verseuchung, möglicherweise weil sie Plasma in flüssiger Form verwendeten. Wie Basdarow schrieb, kam es einmal bei 40 Prozent der Empfänger einer großen Plasmadosis zu Folgereaktionen.) Die Sowjets stellten auch eine ganze Reihe von Blutersatzstoffen her, darunter die »Petrowsche Lösung«, eine Suspension verschiedener Salze in sterilem Wasser; die »Seltsowskische Lösung«, eine Flüssigkeit, die das blutproduzierende Knochenmark stimulieren sollte; und außerdem die »Federow/Wasiliew-Lösung«, eine gelatineartige Flüssigkeit, um den Blutdruck zu stabilisieren.[48] Alle konnten maximal ein paar Stunden lang einen Schockzustand verhindern, doch keine hatte die langanhaltenden, segensreichen Wirkungen von Plasma oder Albumin.

Was die Sowjets auch immer für Forschungen betrieben – ihr Einsatzwille und ihr Patriotismus waren unbestreitbar. Täglich stellten sich mehr als zweitausend Moskowiter an, um Blut zu spenden, vergleichsweise genauso viele wie bei den wohlhabenden, gutgenährten New Yorkern. »Die [Spendezentralen] summten vom frühen Morgen bis spät in die Nacht hinein vor Aktivität«, schrieb Bagdasarow.[49] Spender erhielten Nahrungsmittel und Geld, obwohl offenbar viele das Geld wieder zurückgaben. Praktisch alle Spender waren Frauen, da die meisten Männer an die Front abkommandiert waren. »Der Name der Spenderin auf der Flasche mit Transfusionsflüssigkeit führt manchmal zu einem Briefwechsel und zur Freundschaft zwischen Spenderin und Empfänger, was zweifellos die Bereitschaft bei benachbarten Spendern fördert«, notierte Dr. Wilder Penfield, ein kanadischer Feldarzt, der die sowjetische Front bereiste.[50] »Ein zum zweiten Mal verwundeter Soldat, der in kritischem Zustand war, soll Blut von derselben Frau verlangt haben, die ihm schon einmal das Leben gerettet hatte!«

Penfield, der als Mitglied einer alliierten Ärztekommission unterwegs war, hielt die sowjetische Kriegsmedizin für »gut organisiert, effizient und modern«. Er staunte über die Feldlazarette – schlichte Holzkonstruktionen »von der Bauart, wie man sie in kanadischen Holzfällerlagern antrifft«, die das medizinische Personal selbst errichtete und tarnte. »Einmal hielt unser Wagen an einer Stelle, die unbewohnt schien, obwohl wir uns in Wirklichkeit zwischen zwei Spezialkliniken zu beiden Seiten der Straße befanden. Es war der Klang eines Akkordeons, der uns das eine verriet.« Überall sah man Anzeichen ländlich-primitiver Improvisation: ein spezielles, aus Holzbrettern errichtetes Waschhaus, in dem die Patienten gewaschen und [je nach Verletzungsgrad] eingeteilt wurden; große weißgetünchte Krankensäle mit Hunderten von Betten; dazu ein Sterilisationsraum in einem Zelt, wo die Ärzte ihre Instrumente in einem Autoklaven sterilisieren konnten, der auf einem mit Holz beheizten Herd stand. »Die Blutbank bestand aus einem kleinen, unterirdischen Kellerraum, den man aus der Erde ausgehoben hatte und in dem Blut und Serum von einem großen Eisblock gekühlt wurden.«

Nichts stellte die Tapferkeit, den Einfallsreichtum und die Fähigkeit der Russen, Transfusionsflüssigkeiten zu beschaffen, so sehr auf die Probe wie die Belagerung von Leningrad, eines der brutalsten Kapitel des Krieges. Als die deutschen Truppen die Sowjetunion überfielen, befahl Hitler seiner Armeegruppe Nord, die Stadt einzuschließen, sie zu zerstören und die Bevölkerung auszulöschen. Anschließend sollte sie nach Süden schwenken und sich an der Vernichtung Moskaus beteiligen. (Nachdem er entschieden hatte, seine Armeen seien nicht imstande, die Sowjets auf streng »ritterliche Weise« zu besiegen, befahl Hitler, den Krieg an der Ostfront als Massenvernichtungsfeldzug zu führen.) Die Sowjets bekämpften die Deutschen, bis deren Vormarsch zum Stillstand kam. Dazu wichen sie hinter mehrere Verteidigungslinien zurück. Im September 1941 schlossen die Deutschen den Belagerungsring. Sie unterbrachen alle Eisenbahn- und Straßenverbindungen in die Stadt und terrorisierten die Einwohner mit täglichen Bombardierungen. Drei Jahre lang war Leningrad Schauplatz der schlimmsten Entbehrungen. Es gab weder Elektrizität noch Gas, fast kein Heizmaterial und Wasser, und durch die von Bomben zerschmetterten Fenster wehte Schnee herein. Der Bevölkerung stand als tägliche Essensration nur ein schimmliger Brocken Brot von der Größe einer Faust zur Verfügung. Viele sahen sich gezwungen, Hunde, Katzen, Ratten und eine aus dem Leim, den sie aus Möbelfugen und von Tapeten abgekratzt hatten, zusammengebraute Suppe zu essen. Auf dem Höhepunkt der Blockade starben mehr als dreitausendfünfhundert Menschen pro Tag. Am Ende der Belagerung, die neunhundert Tage dauerte, waren 630 000 Menschen gestorben – mehr als die Amerikaner und Briten während des ganzen Kriegs verloren.

Inmitten des entsetzlichen Leidens und der Zerstörung setzte das Personal am Leningrader Institut für Hämatologie und Bluttransfusion seine Arbeit fort. Im Institut gab es weder Strom noch fließendes Wasser, und Wind und Schnee wurden nur noch von wenigen Fenstern zurückgehalten. Zerbrechliche Ausrüstung aus Glas war zerstört worden; selbst die Meerschweinchen für die Laborversuche waren gestorben. Die Ärzte arbeiteten mit allem, was sie aufstöbern konnten – Wodkaflaschen, Kupferrohren und was sie sonst noch fanden. Wie bei der Armee stellten sie Autoklaven auf Holzherde und sterilisierten Wasser aus geschmolzenem Schnee für die Petrowsche Lösung, mit der sie ihren Blutvorrat streckten.

Vor den Türen des Instituts und der Blutspendezentralen drängten sich die Spender bei Minusgraden in ungeordneten Reihen. Patriotismus stand hoch im Kurs: In der Stadt hingen Tausende Plakate, die die Spender als »Helden der Sowjetunion« darstellten, und die Partei verstand es, »Einladungen« an Fabriken, Universitäten und sogar Schulen zu schicken, denen man sich nicht verweigern konnte. Im Verlauf des Jahres 1941 verdoppelte sich die Zahl der Spender in Leningrad trotz der zunehmend katastrophalen Lage. Das Institutspersonal experimentierte auch mit Verfahren, mehr Blut von jedem einzelnen zu gewinnen. Zum Beispiel entnahmen sie über etliche Tage hinweg mehrere kleine Teilmengen, statt viel Blut auf einmal abzuzapfen, wie es die wohlgenährten Amerikaner vorzogen. Gleichzeitig wurden mehr als tausend Transfusionsspezialisten ausgebildet, die an der Front Dienst tun sollten und Einsatzpäckchen mit Blut und Plasma ins Kampfgebiet brachten. Es handelte sich mit Sicherheit um eine der heldenhaftesten zivilen Unternehmungen des Krieges. Die Bürger Leningrads hatten nicht nur eine gnadenlose Belagerung überlebt, sondern in dieser Lage auch noch die sowjetischen Streitkräfte mit mehr als hundert Tonnen Blut und Plasma versorgt.

Auch Cohn dachte in Begriffen großer Mengen. Nachdem er gezeigt hatte, wie Blutsubstitute in industriellem Maßstab hergestellt werden können, sah er sich nun durch die verfügbare Menge der Ausgangssubstanz – des menschlichen Bluts – eingeschränkt. Die Öffentlichkeit hatte auf Blutspendeaufrufe gut angesprochen, aber niemand wollte auf ewig davon abhängig sein. Außerdem hatte die Spendebereitschaft eine nervenaufreibende Tendenz gezeigt, in ruhigen Zeiten abzuflauen, ausgerechnet dann, wenn der Bestand für die nächste Krise aufgestockt werden sollte. Cohn begann also nach einem Ersatz für Blut zu suchen. Auf diese Weise würden auch all die damit verbundenen Probleme des Sammelns und der Lagerung entfallen. Da Universitäten und Industrie wetteiferten, dabei mitzumachen, wurden in seinem Labor ständig neue Ideen entwickelt. Die Knox Gelatine Company stellte Gelatinematerial zur Verfügung, das dieselbe Konsistenz hatte wie Blut und offenbar schockbekämpfende Eigenschaften aufwies. Die California Fruit Growers Exchange bot Pektin an, ein flüssiges Kohlehydrat, das aus der inneren weißen Haut von Zitrusfrüchten gewonnen wurde. Keine der Flüssigkeiten genügte der Anforderung, lange genug innerhalb der Gefäßwände zu bleiben, um den Blutdruck aufrechtzuerhalten, ohne sich in der Leber oder den Nieren anzusammeln.

In seinen Versuchen mit dem Plasma von Kühen kam Cohn recht nah an die Entdeckung einer nicht-menschlichen Ausgangssubstanz für Albumin heran. Es hätte ein idealer Blutersatz sein können. Plasma von Kühen ist dem von Menschen chemisch ähnlich, und Schlachthäuser hätten einen praktisch unbegrenzten Vorrat liefern können. Darüber hinaus entdeckte Cohn, daß er durch die Fraktionierung von Kuhplasma ein Albumin erzeugen konnte, das praktisch nicht von menschlichem zu unterscheiden war. Wissenschaftler in Boston und Minneapolis begannen, das Rinderalbumin zu testen; die Ergebnisse waren ermutigend. Im April 1941 berichtete Charles Janeway von Harvard, er habe mehr als dreißig Patienten bis zu vierundzwanzig Gramm Rinderalbumin injiziert und dabei nur in einem Fall eine minimale Reaktion beobachtet.[51] Eine andere Gruppe stellte später »keine bedeutende Reaktion, abgesehen von einem Fall von Schüttelfrost aufgrund einer infizierten Flasche«, fest.[52] Das Programm wurde ausgeweitet, und man injizierte kleine Mengen in die Haut von annähernd dreitausend Freiwilligen aus Gefängnissen und medizinischen Hochschulen, praktisch ohne allergische Abwehrreaktionen. Währenddessen begann die Firma Armour and Company in Chicago unter Cohns Leitung, Rinderalbumin in großen Mengen herzustellen. Sie fuhren die Produktion für das Militär hoch und lieferten Proben für klinische Versuche.

Für einige Zeit waren die Aussichten auf unbegrenzte Mengen Albumin hervorragend. Doch im Juli 1942 kam es bei einem Zweiundsechzigjährigen zehn Tage nach einer Injektion zu einer Reaktion: Fieber, Blutarmut, Verfärbung und Hautstriemen.[53] Cohn fragte sich, welche verborgenen Eigenschaften das Rinderalbumin veranlaßten, mit Zeitverzögerung eine Immunreaktion auszulösen, ob es an einer Verunreinigung lag oder ob das Protein instabil war und im Lauf der Zeit zerfiel. Um diese Möglichkeiten zu überprüfen, änderte Cohn das Verfahren. Die Reinheit des Produktes wurde verbessert und seine Stabilität auf das Zwanzigfache des Wertes gesteigert, den das ursprünglich verwendete Albumin gehabt hatte. Die verbesserte Stabilität schien Fortschritte zu bringen, als ein Kollege einen weiteren entmutigenden Bericht lieferte. James T. Heyl hatte mit Gefangenen der Norfolk Prison Colony in Massachusetts gearbeitet, denen im Gegenzug für die freiwillige Teilnahme ein teilweiser Straferlaß gewährt wurde. Einundzwanzig der sechsundsechzig Männer, die von ihm eine Injektion erhalten hatten, zeigten die gleichen verzögerten Reaktionen: Muskelschmerzen, Anämie und Hautstriemen. Einer der Gefangenen entwickelte sehr ernste Symptome. Neunzehn Tage nach der Injektion litt er an Fieber, Muskelschmerzen und Schmerzen in der Hüfte. Acht Tage nach dem Einsetzen seiner Symptome erwachte er und starb »plötzlich und unerwartet«.[54] Eine Autopsie ergab, daß er einem durch eine Anschwellung des Herzgewebes ausgelösten Herzanfall erlegen war – Zeichen einer allergischen Immunreaktion.

Auf einer Konferenz am 19. Oktober 1942 diskutierten die Wissenschaftler über den Versuch. Cohn als Leiter des Projekts wollte die volle Verantwortung auf sich nehmen, doch seine Kollegen ließen dies nicht zu. Tatsächlich »hatte die ganze Gruppe das Projekt vorangetrieben«, so Captain Stephenson von der Navy, der außerdem für das Protokoll vermerkte, seiner Meinung nach müsse das Opfer des Gefangenen in den Rang »eines der nobelsten Beispiele von Heldentum in der Geschichte der Medizin« erhoben werden.[55] Die Gruppe verabschiedete eine Resolution, in der sie sich für eine Fortsetzung der Versuche aussprach, doch Cohn setzte alle Tests mit Rinderalbumin an menschlichen Freiwilligen aus. Dieser eine Gefangene blieb der einzige Todesfall bei Cohns Versuchen.

Während Brutalität und Intensität des Krieges zunahmen, arbeitete die Maschinerie der Blutverarbeitung mit voller Kraft weiter. Sieben industriell organisierte Labors stellten Albumin her, neun produzierten Trockenplasma, und das Rote Kreuz versorgte sie alle mit Millionen Litern des Rohmaterials. Cohns Labor entwickelte aus Fraktionen, die man zuvor verworfen hatte, neue Produkte. Aus einer der ausgemusterten Fraktionen gewannen seine Wissenschaftler Gammaglobuline, eine Klasse von Immunwirkstoffen, die insbesondere Masern und Mumps, damals eine Geißel in Militärlagern, eindämmten; aus einer anderen entwickelten sie Reagentien zur Blutgruppenbestimmung; aus einer dritten stellten sie Fibrinfilm und Fibrinschaum her, die in der Gehirnchirurgie als Abdeckmaterial verwendet werden.

Blut wurde in größerem Umfang und in mehr Abwandlungen eingesetzt als je zuvor. Ende 1943 hatte das Militär, das zunächst einen Bedarf von etwa fünfzigtausend Litern Transfusionsflüssigkeiten veranschlagt hatte, mehr als dreieinhalb Millionen Päckchen mit Trockenplasma und an die 125 000 Ampullen Albumin erhalten.[56] Eine schier unglaubliche Menge – doch selbst die sollte sich, wie Chirurgen an der Front bald berichten würden, als unzureichend erweisen.

8 Blut an der Front

Während Edwin Cohn Plasma fraktionierte, beobachtete sein Kollege Edward »Pete« Churchill dessen Wirkungen auf die Soldaten in Übersee.[1] Churchill, hochgewachsen, kahl und so zurückhaltend, daß er schon fast rätselhaft wirkte, war Professor für Chirurgie am Harvard and the Massachusetts General Hospital. Im Frühjahr 1943 war er als einer der reisenden »Berater« der Armee angeworben worden, um die Lage bei den amerikanischen Truppen in Nordafrika zu sondieren. Was er sah, gefiel ihm nicht sonderlich.

Eine der Stärken der amerikanischen Forschungsbemühungen während des Krieges war es, daß die Regierung nicht bloß Ausrüstung ins Feld warf, sondern Forscher an die Front schickte, die deren Eignung beurteilten. Jede neue Waffe oder Technologie wurde von Feldingenieuren begleitet, die eventuelle Fehler oder Funktionsstörungen aufspüren sollten, damit die Techniker zu Hause die Konstruktion verbessern konnten. In gleicher Weise entsandte das Militär auch ärztliche Berater, die medizinische und chirurgische Methoden überprüften.[2] Diese Berater, aus einigen der besten Universitäten angeworben, kamen aus einer Vielzahl von Bereichen, darunter Brustchirurgie, plastische Chirurgie, Neurochirurgie, Augenheilkunde, Hals-Nasen-Ohren-Medizin oder waren auf einige spezifische Krankheiten spezialisiert. Die Berater sahen den Feldärzten gewissermaßen über die Schulter, beobachteten und kritisierten, bereiteten Rundschreiben vor, um neue Verfahren vorzustellen oder zu standardisieren, veranstalteten Ausbildungsseminare, bei denen Fortschritte in der medizinischen Versorgung besprochen wurden – und sprangen nicht selten selber ein, wenn Not am Mann war. Ihre Arbeit verlief nicht immer reibungslos – sie verfügten nicht *per se* über die notwendige Autorität, und ihre Vorschläge verärgerten gelegentlich die Berufssoldaten –, doch da sie mit ihren Vorschlägen Leben retteten, wurden sie geachtet und letztlich auch bewundert.

Churchill gehörte zu dieser ambulanten Truppe, und dafür hatte er auch persönliche Gründe. Er war in Chenoa, Illinois, einer bäuerlichen Gemeinde in der Nähe Chicagos, geboren. Seine Ausbildung hatte er an Public Schools und an der Northwestern University erhalten, ehe er in Harvard sein Medizinstudium abschloß. Er entwickelte mehrere neue Verfahren in der Thorax-Chirurgie und war international anerkannt.

Außerdem hatte er die Chirurgie am Massachusetts General Hospital zu einer stromlinienförmigen, modernen Musterabteilung umgestaltet. Dennoch wollte er unbedingt zum Militär. Während des Ersten Weltkriegs war er mit einer Ausnahmegenehmigung als Student an der Medizinischen Fakultät geblieben. Dies war durch eine Anstecknadel in Form des Äskulapstabs, die die Medizinstudenten trugen, kenntlich gemacht. Eines Abends ging er mit einigen Freunden durch den Mittelgang in einem Theater. Einige Leute im Publikum, die die Anstecknadel nicht gesehen hatten und glaubten, sie seien Drückeberger, begannen zu zischen. Diese Demütigung hatte er nie vergessen. Als der Krieg begann, meldete er sich freiwillig zur ersten Unternehmung, von der er hörte. Im Frühjahr 1943 wurde er Colonel und chirurgischer Berater für den Operationsschauplatz Nordafrika-Mittelmeer.

Churchill nahm an der *Operation Torch,* der ersten großen Unternehmung Amerikas in diesem Krieg, teil. Die Invasion, geführt von einem talentierten Generalleutnant namens Dwight D. Eisenhower, lief in Form einer riesigen Zangenbewegung des amerikanischen und des britischen Heeres vom Nil bis zum Atlantik ab. Bei seiner Ankunft im U.S.-Hauptquartier in Algier merkte Churchill, vor welch ungeheurer Aufgabe er stand. Lange Zeit hatte man Feldchirurgie als ungehobelten Stiefbruder des zivilen Gegenstücks betrachtet. Zwar waren bestimmte Techniken für die Kampflinie entwickelt worden – so hatte zum Beispiel José Truetta, ein Kollege Federico Duran-Jordas, während des Spanischen Bürgerkriegs das Verfahren der Triage entwickelt. Je nach Schwere der Verletzungen wurden die Verwundeten in einzelne Gruppen eingeteilt. Doch im allgemeinen erwartete man von Chirurgen, die in den Krieg zogen, daß sie ihre Kenntnisse aus der zivilen Medizin den Bedingungen anpaßten. Mehr als jeder andere Krieg zuvor stellte dieser Krieg die Menschen jedoch vor Situationen, die vollkommen anders waren als im Zivilleben. Krankheiten, die man in der Heimat ohne weiteres unter Kontrolle gebracht hatte, etwa Streptokokkeninfektionen oder der unter dem Namen »Schützengrabenfuß« bekannte Pilzbefall, wurden an der Front zu einer Pandemie. Im Krieg kam es zu Verletzungen, wie die zivilen Ärzte sie noch nie gesehen hatten – keine Messerstiche oder Schußwunden, die die Leute bei einem Straßenkampf abbekommen hatten, sondern ein massenhaftes Blutvergießen. Der Tod kam in Gestalt einer vernichtenden Explosion oder heftigen Maschinengewehrfeuers, das den Körper durchsiebte. »Auch wenn ein Chirurg sagt: ›Ich habe jahrelang im Unfallkrankenhaus von Detroit gearbeitet und weiß, wie man mit Verletzungen umgeht‹«, schrieb Churchill, »hat er trotzdem keine Vorstellung von der zerstörerischen Gewalt der Hochgeschwindigkeitsgeschosse oder dem Zeitfaktor, der bei der Behandlung so wichtig ist, ganz zu schweigen von all den anderen Umständen, die die Chirurgie in Kriegszeiten zu einer ganz eigenen Angelegenheit machen ... Man darf Militärchirurgie nicht als rüde Abweichung von allgemein anerkannten chirurgischen Standards betrachten ... [sondern als] Chirurgie von Traumata, die in epidemischen Ausmaßen auftreten.«[3]

Seine erste Aufgabe bestand darin, die Ärzte auf den neuesten Stand der Entwicklung bestimmter chirurgischer Techniken zu bringen. Zum Beispiel hatten die Ärzte früher, wenn ein Soldat in die Feldchirurgie eingeliefert wurde, die Wunde gesäubert, verbunden und ihm anschließend einen geschlossenen Gipsverband angelegt. So konnte der Soldat ins Lazarett verlegt werden, ohne daß die Wundnähte aufplatzten. Nachdem er sich das Verfahren angesehen hatte, berichtete Churchill, die Gipsverbände würden mehr Schaden anrichten als nützen, da sie die Blutzirkulation unterbanden, wenn das Gewebe anschwoll. Er brachte den Ärzten die Technik des offenen Gipsverbands bei, der es dem Gewebe ermöglichte, sich gefahrlos auszudehnen. Eine weitere Änderung betraf den lange geübten Brauch, einen verwundeten Soldaten in der irrigen Meinung, er werde sich irgendwie »stabilisieren«, stundenlang auf die Operation warten zu lassen. Churchill und die anderen Berater erklärten, daß der Betreffende sich keineswegs stabilisiere, sondern nur schwächer werde, und überzeugten die Chirurgen, daß es besser sei, sich so schnell wie möglich um die Verwundeten zu kümmern.

Einer der Bereiche, die Churchill die größten Sorgen bereiteten, war die Verwendung von Plasma für Transfusionen, ein Verfahren, dem er von Anfang an argwöhnisch gegenübergestanden hatte. Er war sich des hohen Ansehens von Plasma bewußt, fragte sich aber, ob man seinen Nutzen nicht übertrieb. Während er ein Feldlazarett nach dem anderen besuchte, wuchs seine Skepsis, was Plasma und Albumin betraf, deren Wirkungen zeitlich begrenzt zu sein schienen. Ein Soldat, der länger als ein paar Stunden mit Plasma am Leben gehalten wurde, begann unter »Lufthunger« zu leiden, wie die Feldchirurgen es nannten: schneller Puls und ein charakteristisches Ringen nach Luft. Die Organe wurden durch den Sauerstoffmangel geschwächt; in diesem Zustand würde er den Eingriff, der an sich schon eine erhebliche Herausforderung für den Körper darstellte, möglicherweise nicht überleben. Ein medizinischer Beobachter formulierte dies so: »In einem bestimmten Zustand kann der Kreislauf nicht einfach durch Auffüllen des Systems wieder in Gang gebracht werden, wie das bei einem Autokühler möglich ist.«[4] Dem Plasma und dem Albumin fehlten die roten Blutkörperchen als Sauerstoffträger, das war das Problem. Zwar konnten sie einem plötzlichen Schock vorbeugen, in-

dem sie den Blutverlust ausglichen, doch den anhaltenden Sauerstoffbe-
darf des Körpers konnten sie nicht decken. Während des Eingriffs wurde
dieser Mangel offensichtlich, wenn Patienten, deren Kreislauf mit Plasma
stabilisiert worden war, in einen sekundären Schockzustand fielen. Dann
half nur noch eine Vollblutinfusion.

Die Feldchirurgen gaben auch zu verstehen, daß sie sich, da kein Blut
aus Amerika herangeschafft wurde, gezwungen sahen, Blut von allen zu
beschaffen, die sich in der Nähe befanden; ein Rückfall in die Zeit der lebenden Blutkonserven. Eine amerikanische Krankenschwester in Nordafrika beschrieb die verzweifelte Suche nach Blut, als eine Schlacht vorbei
war:

Die Männer des Korps hatten alles Blut gespendet, das sie entbehren konnten. Die Schwestern boten sich an, wurden aber abgewiesen. Die Ärzte
konnten es sich nicht leisten, Blut zu spenden – sie mußten durchhalten,
alle. Colonel Wiley fand eine Lösung. Er wandte sich an die Nachschub-
einheiten [für Munition und Essen zuständige Abteilungen] und forderte
Blutspender an. Innerhalb von zwei Stunden schickten sie uns dreißig
Mann. Sie mußten in einem unbelegten Zelt warten, und wenn Blut
benötigt wurde, rief man sie.[5]

Manchmal standen den Ärzten keine anderen Spender zur Verfügung als
sie selber. Der Chirurg Kenneth Lowry aus Ohio arbeitete zusammen mit
seinem Bruder Forrest (»Frosty«) in einer Lazaretteinheit in Gafsa in
Tunesien. Als Churchill ihn in seiner chirurgischen Ambulanz aufsuchte,
zeigte Lowry ihm das Tagebuch, in dem er die medizinischen Bedingungen an der Front festgehalten hatte. Der Eintrag vom 2. Februar 1943 beschreibt, wie Lowry versuchte, Blut für die Verwundeten aufzutreiben:

Wir mußten alle möglichen chirurgischen Maßnahmen durchführen: offene Brustkorbverletzungen, Bauchwunden, komplizierte Brüche, Ampu-
tationen von Armen, Unterschenkeln, Füßen und Oberschenkeln ... Bis
jetzt hatten wir nur einen Fall mit tödlichem Ausgang, eine Amputation
über dem unteren Drittel des Oberschenkels sowie mehrere Verletzungen
am linken Unter- und Oberschenkel. Obwohl wir Plasma, 500 ccm Blut
und Unmengen von Glukose verabreichten, befand der Patient sich in
einem schweren Schockzustand. Die Operation verschlimmerte seinen
Zustand nicht, besser wurde es aber auch nicht. Mehr Blut hätte vielleicht
geholfen. Blut ist so kostbar, wird so dringend gebraucht! Was wir verabreichen, bekommen wir von unserem Personal, das zwar gern dazu bereit
ist; aber sie brauchen es selber dringend, wenn sie stundenlang ohne Pause

oder Schlaf im Einsatz sind. Letzte Nacht konnten wir keinen Spender für einen prima Kerl aus Maine auftreiben. Er befand sich in einem tiefen Schockzustand und brauchte zusätzlich zu Plasma und Glukose noch etwas, also spendete Frosty ihm Blut, ruhte sich kurz aus und machte sich dann wieder ans Operieren.

Am nächsten Tag schrieb er in einem Brief:

Ich muß noch eine Beobachtung anfügen, die ich bei unserer Arbeit gemacht habe. Menschliches Trockenplasma rettet Hunderte von Menschenleben, die wir ansonsten sicher abschreiben könnten. Natürlich wäre Vollblut besser, aber das ist schwer zu bekommen.[6]

In den ersten Wochen, die er in Nordafrika verbrachte, besichtigte Churchill britische Lazaretts in Tunesien, wo es, anders als bei der U.S.-Armee, von Beginn an offizielle Politik war, Vollblut einzusetzen. Die Briten hatten eine in verschiedene Stufen eingeteilte Organisation gegründet, die das Blut über verschiedene Stationen in die Kampfzone brachten.[7] Das Unternehmen wurde von Brigadier Lionel Whitby geleitet, einem äußerst gebildeten Arzt, den nichts aus der Ruhe bringen konnte und der im Ersten Weltkrieg als MG-Schütze ein Bein verloren hatte: In einer Reihe von Depots wurde Blut in Empfang genommen, untersucht, gekühlt und weiter an die Front befördert. Ihren Anfang nahm diese Kette in England; Kühltransporter der Army schwärmten im ganzen Land aus, sammelten Blut von freiwilligen Spendern und brachten es zu der medizinisch-militärischen Einheit, die man im Southmead Hospital in Bristol untergebracht hatte. Hier – im »Heimatdepot«, wie Whitby es nannte – wurde das Blut gekühlt, verarbeitet und für den Versand vorbereitet. Von dort wurde es dann in isolierten Kisten per Lufttransport zu »Transfusions-Basiseinheiten« befördert – großen, unabhängigen Blutbanken auf den Hauptschauplätzen. Aufgabe der Basiseinheiten war es, den Bedarf abzuschätzen und Blut sowie Transfusionsgerät aus England in Empfang zu nehmen. Von den Basiseinheiten wurde das Blut dann in Kühltransportern zu den sogenannten »Transfusions-Feldeinheiten« geschafft – mobilen Transfusionseinrichtungen, die schnell dorthin gebracht werden konnten, wo man sie am dringendsten brauchte. An jedem einzelnen Punkt der Transportkette wurde das Blut von geschulten, wachsamen Technikern im Auge behalten, deren einzige Aufgabe seine Überwachung und Schutz war. Während der ersten Feldzüge machten Tausende von Flaschen die Reise zu den Transfusions-Basiseinheiten in Norwegen und Frankreich. (Da die Briten es vom Medizinischen her für zu riskant hielten, Blut auf den langen Weg bis nach Nordafrika zu schicken, brachten sie statt dessen Ausrüstung zur Transfusions-Basiseinheit in Kairo. Dort konnten die Ärzte dann ein eigenes Depot einrichten, Blut bei der nichtkämpfenden Truppe sammeln und es in Kühllastern an die Front bringen.) Die ganze Kette vom Heimatdepot in Bristol bis zur vorgeschobensten Einheit stellte einen in sich geschlossenen Transfusionsdienst dar, der verwaltungstechnisch von anderen Teilen des Royal Army Medical Corps getrennt war.

Zwar hielten die Briten sehr viel von Vollblut, doch gelegentlich unterschätzten auch sie den tatsächlichen Bedarf. In den Wochen vor der Schlacht bei El Alamein stellten Ärzte im britischen Basislager von Kairo Tausende Flaschen mit Blut und Plasma bereit. Im Verlauf der sich hinziehenden Kampfhandlungen erwies sich der Nachschub jedoch als bei weitem nicht ausreichend. »Als ich der britischen Transfusionseinheit in Kairo, die die Truppen auf dem Schlachtfeld von El Alamein versorgte, einen Besuch abstattete, erklärte Major Buttle, der die Einheit leitete, er müsse seine Leute auf die Straßen von Kairo schicken, um alte Bierflaschen einzusammeln, die anschließend ausgewaschen wurden. In diese füllten sie Blut ab, das sie dann an die Front schickten«, schrieb Churchill. »Ich habe selber gesehen, wie ägyptische Zivilisten auf dem Boden saßen und Flaschen mit Blut in Kisten packten, die sie mit Stroh ausstopften. Zwar kam mir das unglaublich primitiv vor, doch nach Ansicht der Ärzte, die das Blut brauchten, stand Buttle aufgrund seiner Verdienste das Viktoria-Kreuz zu.«[8]

Churchill kam allmählich zu dem unausweichlichen Schluß, auch amerikanische Soldaten müßten Vollblut erhalten, ungeachtet der Schwierigkeiten beim Transport und der Lagerung. Andere Offiziere in den Kampfgebieten waren der gleichen Meinung. Am 24. März 1943 schickte er ein Memorandum nach Washington, in dem er vorschlug, die Army solle Vollblut und Transfusionsgerät direkt nach Nordafrika schicken.[9] »Mit reichlichen Gaben von Plasma erholen sich bestimmte Verwundete zwar vom Schock, sind aber nicht in der Verfassung für einen massiven chirurgischen Eingriff«, erklärte er. Seine Anfrage wurde höflich entgegengenommen, aber nicht weiter beachtet. Wenige Wochen später schickte er eine zweite, in der er betonte, das Vollblut werde für einen »Großteil der Verwundeten« benötigt.[10] Wieder kam keine Antwort. Im Juni forderte er zum dritten Mal Blut und Transfusionsbestecke an.

Trotz dieser dringenden Bitten weigerte sich der einzige, der den Versand anordnen konnte, dies zu tun. Der Sanitätsinspekteur der Army, Norman T. Kirk, ein kleingewachsener, silberhaariger und galliger Mensch (sein Temperament brachte ihm den Spitznamen »T.N.T. Kirk«

ein), war von seiner Ausbildung her Orthopäde oder Knochenflicker, dem es an Geduld für die Laborwissenschaft – Blut, Proteine, Plasma und dergleichen – mangelte.[11] Soweit es ihn anging, war das Problem der Transfusion durch Plasma »abgedeckt«, und er war nicht willens, die Frage erneut aufzuwerfen. Außerdem brachte Vollblut logistische Probleme mit sich, denen sich die Army lieber nicht stellen wollte. Anders als Plasma, das bei Zimmertemperatur gelagert werden konnte, mußte Blut gekühlt und mit Vorsicht behandelt werden, und die Army verfügte weder über die Frachtkapazität noch über die entsprechenden Kühlgeräte, um es zu verschicken. Außerdem war er der Ansicht, die Armee habe es, nachdem sie so viel Zeit und Geld in Blutersatz investiert hatte, nicht nötig, eine Alternative in Betracht zu ziehen. Churchill schrieb später: »Ausgehend von irrigen Annahmen und falschen Vorstellungen kristallisierten sich massive persönliche Interessen heraus . . . Zivilisten beteiligten sich eifrig an den Kriegsanstrengungen, und für viele stand beim Sammeln und der Verwendung von Plasma ihr Prestige auf dem Spiel. Man hatte Werbemaßnahmen gestartet, um Plasma für die verwundeten Soldaten liefern zu können, und das Rote Kreuz stand ebenso dahinter wie der NRC [National Research Council]. Erwin Cohn arbeitete daran, das Plasma zu verbessern und die Produktion von Albuminlösung aufzunehmen . . . Das Ganze entwickelte wie ein rollender Schneeball eine Art Eigendynamik.«[12]

Churchills einflußreichster Verbündeter bei dem Versuch, Vollblut zu beschaffen, war der promovierte Arzt Oberstleutnant Douglas B. Kendrick, Berufsoffizier der Sanitätstruppe und Untergebener Kirks.[13] Er hatte das Transfusionsprogramm der Army unter sich. Als früherer Footballverteidiger an der Emory University war Kendrick so groß und liebenswürdig wie Kirk klein und giftig und setzte diesem in der Frage des Vollbluts unablässig zu. Einmal half Kendrick, Mitglied von Erwin Cohns Unterkomitee für Blutersatz, bei der Abfassung einer Resolution, die auf den gleichgewichtigen Einsatz von Vollblut und Albumin drängte. Er bestand darauf, sie höchstpersönlich Kirk zu übergeben. »Der hat mich einfach abblitzen lassen«, erinnerte Kendrick sich später.[14] »Er erklärte, sie hätten schon das Plasma und könnten keine Flugzeuge erübrigen.« Kendrick kam immer wieder mit Vorschlägen, Memoranden und Empfehlungen an. Eines Tages, nachdem er Kirk mehrere Seiten Beweismaterial unterbreitet hatte, konnte Kendrick sich nicht mehr zurückhalten und brüllte: »Sie *müssen* einfach mit der Verschickung von Vollblut anfangen!« Da kam Kirks berüchtigtes Temperament zum Ausbruch; zornig blickte er auf und schnauzte ihn an: »Verdammt noch mal, Kendrick, wenn Sie mir noch einmal damit kommen, schmeiß ich Sie aus meinem Büro raus!«

Die Absicht des Sanitätsinspekteurs war unmißverständlich: Die Army würde den Krieg mit Plasma und Albumin durchstehen. Wenn Churchill und Kendrick Vollblut für die Verwundeten wünschten, mußten sie sich selber eine Möglichkeit ausdenken, es zu beschaffen.

Da aus Washington keine Hilfe kam, mußten Churchill und seine Leute in Nordafrika improvisieren.[15] Von den Briten liehen sie sich Glasflaschen, in den französischen Apotheken vor Ort kauften sie Citrat, außerdem schlachteten sie Flugzeugwracks aus, um Glas- und Metallrohre sicherzustellen. Damit bauten sie eine kleine Blutbank in Algier auf, wo sie Blutspenden von nichtkämpfenden Truppen und gehfähigen Verwundeten sammelten. Um Spender zu ermuntern, zahlten sie zehn Dollar für den halben Liter. Das Geld stammte aus einer Kasse, die Churchill zusammen mit der Zahlmeisterei der Army in Algier eingerichtet hatte. Die Laboreinrichtung war derart primitiv, daß sie das Blut nicht einmal auf Syphilis und Malaria testen konnten. »Besser mit Malaria leben, als an Verletzungen zu sterben«, erklärten sie und machten mit den Transfusionen weiter.

Im Sommer 1943, als die Invasion Siziliens bevorstand, modifizierten sie ihre Methoden. Außer der üblichen Menge Plasma schickten sie zusammen mit den Truppen Transfusionsausrüstung. Während des Angriffs richteten die Ärzte ein paar Kilometer hinter der Kampflinie ein Netzwerk von Ad-hoc-Blutbanken ein. Das Blut beschafften sie von den Kampftruppen und Leichtverwundeten. Währenddessen ging Churchill seinen Vorgesetzten weiterhin auf die Nerven, was bei allen entlang der gesamten Befehlskette zu wachsendem Unbehagen führte. Einmal forderte ihn der für den Kriegsschauplatz Nordafrika zuständige Oberarzt der Army auf, sich nicht mehr direkt an Washington zu wenden, sondern sich darauf zu beschränken, den üblichen Weg über die militärischen Dienststellen in Algier einzuhalten. Churchill war es nicht gewohnt, ignoriert zu werden. Zudem konnte er Kirks Weigerung, die medizinischen Beweise auch nur zur Kenntnis zu nehmen, nicht begreifen. Als ein Kriegskorrespondent der *New York Times* in der Gegend vorbeikam, nahm Churchill ihn beiseite und meinte: »Sie müssen die Story bringen, daß Plasma zur Behandlung verwundeter Soldaten nicht ausreicht!«[16] Bald darauf informierte ein Artikel mit der Schlagzeile: »Blutbanken mit ›echtem Blut‹ retten das Leben der Soldaten in Westsizilien, wenn Plasma sich als unzulänglich erweist«, die amerikanische Öffentlichkeit. Später umging Churchill seine Vorgesetzten noch offensichtlicher, als er nämlich Transfusionsausrüstung direkt bei den Baxter Laboratories in Chicago bestellte. (»Churchill hatte Mumm«, erinnerte sich ein Kollege. »Außerdem kam er von *Harvard*: Seiner Ansicht nach verlieh ihm das eine herausragende Stellung, in der er es sich leisten konnte, es mit der ganzen Armee der Vereinigten Staaten aufzunehmen.«[17]) Kendrick kümmerte sich um den notwendigen Papierkram: »Aus Ihrem Bericht und auch aus anderen, die uns von den verschiedenen Kriegsschauplätzen erreichen, geht eindeutig hervor, daß den frontnahen Lazaretten Vollblut zur Verfügung gestellt werden muß. Das Büro des Sanitätsinspekteurs ist sich des Bedarfs an Vollblut auf den verschiedenen Kriegsschauplätzen vollkommen bewußt und bemüht sich, die entsprechende Ausrüstung zu liefern, um es verfügbar zu machen.«[18]

»Wir *umgingen* Kirk«, gestand Kendrick später. »Ich hatte mit den Baxter Labs zusammengearbeitet und die Verschickung genehmigt. Kirk hätte mich vors Kriegsgericht bringen können, aber wer hätte angesichts der Ergebnisse gegen mich ausgesagt?«[19]

Im Spätherbst kam allmählich die Ausrüstung an – Tausende von Vakuumglasflaschen für Blutentnahmen im geschlossenen System, kilometerweise Gummischläuche, mehrere Kühlschränke und einige hundert Pfund Reagentien fürs Labor. Die Army hatte die Achsenmächte aus Sizilien vertrieben und zum italienischen Stiefel übergesetzt, wo sie in Neapel ihr neues Hauptquartier aufschlug. Die Deutschen hatten die halbe Stadt zerstört – die Universität war niedergebrannt und die Kliniken geplündert worden–, daher richteten die Amerikaner in den Außengebieten der Stadt ein provisorisches medizinisches Labor und eine Blutbank ein. (Eine zweite Blutbank wurde dann in einem weißgetünchten Kuhstall untergebracht, der Mussolinis Schwiegersohn gehört hatte.[20]) Dort, vor dem Hintergrund der Berge und der malerischen Bucht, reihten sich nun dienstfreie Soldaten mit Blutgruppe 0 auf, um Blut zu spenden und ihre Belohnung zu kassieren.

Der Krieg erfaßte immer weitere Teile des Kontinents. Im Januar 1944 drangen Amerikaner und Briten nach Anzio vor, einem Badeort südlich von Rom. In den ersten Tagen verlief die Landeoperation gut, doch als die Alliierten eine Pause einlegten, um ihre Kräfte zu konsolidieren, brach aus den umliegenden Hügeln wildes Kanonen- und Gewehrfeuer los. Die Alliierten wurden in eine der blutigsten und sinnlosesten Schlachten verwickelt, die sich monatelang hinzog. Deutsche Kampfflugzeuge bombardierten die Lazarettschiffe außerhalb des Hafens, obwohl sie deutlich mit den Zeichen des Roten Kreuzes markiert waren, und versenkten eines von ihnen, auf dem sich fünfundsiebzig Patienten und Ärzte befanden. Das 95. Evakuierungslazarett, das man im offenen Gelände am Landekopf errichtet hatte, wurde von Bomben völlig zerstört. Es herrschte das reinste Chaos.[21] »Patienten flohen von einem Lazarett ins nächste, manchmal zusammen mit Pflegern, die unterwegs die

Transfusion fortsetzten: einer hielt die Flasche, der andere fixierte die Nadel«, erinnerte sich ein Militärarzt.

Das Personal der Blutbank in Neapel hatte rund um die Uhr gearbeitet, um die Ausrüstung betriebsbereit zu machen, Blut zu sammeln und es für die Verschickung vorzubereiten, war aber nicht rechtzeitig zur Invasion bei Anzio fertiggeworden. Am Landekopf verbluteten amerikanische Soldaten, und die Ärzte mußten sich, obwohl sie mit genügend Albumin und Plasma ausgestattet waren, Tausende Flaschen mit Blut von den Briten ausborgen. Erst sechs Wochen nach Beginn der Landeoperation kam das erste Blut aus Neapel an. Später, als die Amerikaner landeinwärts und nördlich durch Italien vorstießen, entwickelten sie ein besseres Verteilungssystem. Nun begann das Blut in angemessenem Tempo zu fließen – man sammelte es in Spendezentralen in Rom, Pisa und Florenz, flog es mit einem dafür abgestellten »Blutflieger« aus und übergab es auf den Landepisten Sonderkurieren, die es in Lazarette auf der ganzen Insel brachten.[22] Endlich konnten die Mediziner sowohl das Vollblut als auch das Plasma verabreichen, das die Verwundeten benötigten.

Angesichts des Widerstands von offizieller Seite hatten Churchill und seine Verbündeten eine bemerkenswerte Leistung vollbracht. In Nordafrika hatten sie praktisch bei Null angefangen und ein den gesamten Mittelmeerraum umfassendes System aufgebaut. Die Blutbank in Neapel, als »provisorischer Bau aus roh behauenen Brettern und Balken« entstanden, hatte sich bald zu einer medizinischen Einrichtung »auf dem neuesten Stand der Technik« entwickelt.[23] Sie lieferte in einem Umkreis von mehreren hundert Kilometern über dreihundert Flaschen konserviertes Blut pro Tag. Eine erstaunliche Leistung, besonders weil sie aus Washington so wenig Unterstützung erhielten. Tatsächlich war kein einziger von den annähernd vierzigtausend Litern Blut, die den im Mittelmeerraum kämpfenden Soldaten übertragen wurden, aus den Vereinigten Staaten gekommen.

Eine der Dienstleistungen der Blutbank in Neapel bestand darin, Blut, das die Vertreter des Freien Frankreich in Nordafrika sammelten, an deren in Korsika und Südfrankreich kämpfende Truppen weiterzuleiten. Die Besetzung ihres Landes durch die Nazis hatte die französische Nation ihres Idealismus beraubt. Die Spenden in Paris gingen dermaßen zurück, daß Kliniken professionelle Spender einstellten, die zumindest bei einer Gelegenheit mit Streik drohten. In Algerien hingegen waren die Menschen noch immer Idealisten, was Transfusionen betraf; dort richtete eine Gruppe französischer Militärärzte einen Blutspendedienst für das Heer ein. Der Leiter, Edmond Benhamou, war Veteran des Ersten Weltkriegs, der in Verdun Transfusionen von Arm zu Arm durchgeführt und im Untergeschoß der Mustafa-Klinik heimlich eine Blutbank betrieben hatte. »Sie haben mich zum ›Diktator des Bluts‹ gemacht, [aber] ich sollte ein Diktator ohne Reich werden«, erklärte er nach dem Krieg in einer Ansprache. »[Wir] hatten keine Flaschen, keine Glasampullen, keine Nadeln, keine Gummischläuche, keine Blutspender und niemanden, der Bluttransfusionen durchführen konnte.«24 Doch er besaß die uneingeschränkte Unterstützung seiner Regierung, die die Ressourcen Französisch-Afrikas unter seinen Befehl stellte. Wenn in Algier kein rostfreier Stahl aufzutreiben war, beauftragte er die Goldschmiede der Stadt, Nadeln aus reinem Silber anzufertigen; war kein Gummi für die Schläuche da, verbot die Regierung allen Schiffen mit einer Gummiladung an Bord, die den fast viertausend Kilometer entfernten Hafen von Dakar im Senegal verlassen wollten, auszulaufen, und beschlagnahmte die Ladung.

Die Franzosen gestalteten ihr neues System als unabhängige Organisation mit eigenen Verarbeitungslabors, Fahrzeugen und Propagandafachleuten, die zum Spenden ermuntern sollten. Die Zentrale, auch »Mutterhaus« genannt, wurde in Algier eingerichtet.25 Dort sammelten Ärzte Blut und Plasma, füllten es in Flaschen und verfrachteten es zu einer mobilen Einheit, die sich dem in Afrika, Korsika und Südfrankreich kämpfenden Expeditionskorps anschloß. Das Mutterhaus rief »Tochtereinrichtungen« in Tunesien und Marokko ins Leben, die ebenfalls Blut an die mobilen Einheiten weiterleiteten. Die marokkanische Niederlassung in Fes wurde von Jean Julliard geleitet, der später zum Sanitätsinspekteur Frankreichs wurde. In der Abgeschiedenheit der inmitten der Berge gelegenen Stadt entwickelte Julliard mit dem verfügbaren Material Neuerungen einschließlich eines Systems der Preßfiltrierung von Plasma durch etliche Lagen von Baumwolle (als Antrieb für die Kompressoren verwendete er Aufzugsmotoren) und eines »Spenderaums«, der überall in Frankreich bekannt werden sollte: Die Spender saßen außerhalb der sterilen Räume und streckten ihre Arme durch Löcher ins Innere, wo weißgekleidete Techniker sich über die körperlosen Arme beugten und das Blut unter keimfreien Bedingungen abnahmen. Die Spender, von Helfern begleitet, die sie beruhigten, konnten nichts sehen; sie spürten nur das Piksen der Silbernadel, wenn sie in ihren Arm glitt.

Die französischen Ärzte nannten ihre Organisation ORT, *Organisme de Réanimation-Transfusion,* und betrachteten sie nicht nur als medizinische Technologie, sondern als etwas, dessen Bedeutung tiefer und gleichzeitig darüber hinausreichte. Für sie kam darin eine Philosophie der medizinischen Fürsorge zum Ausdruck, die im Gegensatz zum Wertesystem des faschistischen Feindes alles verkörperte, was modern und zugleich menschlich war. Blutspenden waren ein freiwilliger Akt der Wohltätigkeit, und jedermann war willkommen, Franzosen ebenso wie Araber. So wurde aus Blut mehr als ein Heilmittel. Es symbolisierte einen neuen Gesellschaftsvertrag, der sowohl dem Spender als auch dem Empfänger Erfüllung brachte. Jahre später, als die französischen Blutvorräte mit dem Aids-Virus verseucht waren, sollte sich die Öffentlichkeit fragen, weshalb ihre für die Transfusion Verantwortlichen so langsam reagiert hatten und weshalb sie weiterhin Blut von Bevölkerungsgruppen mit hoher Aids-Rate wie zum Beispiel Häftlingen angenommen hatten, als die anderen längst damit aufgehört hatten. Nur dem nachdenklichsten Beobachter war klar, die historisch bedingte Auffassung der Franzosen von Blut – infolge seiner Symbolik galt es als Ausdruck eines ermutigenden Gesellschaftsvertrags – hatte möglicherweise viele Ärzte blind gegenüber dem Virus gemacht, der es vergiftete.

Da diese Probleme damals nicht vorherzusehen waren, propagierten die Ärzte des ORT ihre Philosophie mit missionarischem Eifer. Man hatte Benhamou ein kleines Flugzeug zur Verfügung gestellt. So flog er von einem nordafrikanischen Außenposten zum nächsten, sprach in Kliniken, Kinos, überall, wo sich eine Menschenmenge versammeln konnte, und erklärte »den Zweck unserer Mission und warum wir Blut und nochmals Blut benötigen«.[26]

In Frankreich gab es einen hervorragenden Transfusionsspezialisten, dessen Talent den ganzen Krieg hindurch ungenutzt blieb. Alexis Carrel, Nobelpreisträger und Pionier der ersten chirurgischen Transfusionen, hatte seinen Abschied vom Rockefeller Institut genommen und sich in die ruhige Abgeschiedenheit einer Insel vor der Küste Englands zurückgezogen. Doch Carrel war kein Leben im friedlichen Ruhestand oder eine dauerhafte Aussöhnung mit Frankreich beschieden. Als die französische Regierung zusammenbrach, meldete er sich in Paris und drängte sich den neuen Führern auf, die seine Erfahrung einsetzen sollten. Als vollkommen unpolitischer Mensch ließ er sich von der Politik der Regierung nicht entmutigen: Franzosen starben, und er wollte helfen. Eine Zeitlang arbeitete er an der Entwicklung schockbekämpfender Wirkstoffe. Später baute er ein politisch unabhängiges Institut für die Untersuchung von Menschheitsproblemen auf, das der Chef der Vichy-Regierung, Henri Philippe Pétain, gegründet hatte. Das gefiel der Résistance natürlich ganz und gar nicht, und ihre Führer verbreiteten das Gerücht, Carrel sei ein Sympathisant der Nazis. Die Vorwürfe waren falsch, wie man ohne weiteres Carrels Schriften hätte entnehmen können.[27] In diesen dramatischen und polarisierenden Zeiten jedoch machte ihn die bloße Tatsache, daß er die Unterstützung durch Vichy akzeptierte, zum Kollaborateur.

Während der Kriegsjahre führte Carrel kein angenehmes Leben. Er und seine Frau verweigerten die Annahme von Feuerholz oder größeren Essenszuteilungen, die ihnen das Vichy-Regime anbot. Frierend und hungrig, ohne Boot oder Auto – beides war von den Nazis konfisziert worden –, verbrachte er seine Tage in Isolation und bei ständig sich verschlechternder Gesundheit. Als die Nazis abzogen und die Vertreter des Freien Frankreich einzogen, bezeichnete die französische Presse ihn als Rassisten und Nazi-Apologeten – Vorwürfe, die ihn in tiefste Verzweiflung stürzten. Nach der Befreiung drang die Polizei wiederholt in sein Haus ein, »um sicherzustellen, daß er das Land nicht verlassen hatte«, wie sie es darstellten.[28] Die abschließende Tragödie im Leben dieses mißverstandenen Menschen ereignete sich an einem Novembernachmittag des Jahres 1944, als der Rundfunksender der Regierung berichtete, Carrel sei aus Frankreich geflohen, um sich einem anstehenden Verfahren wegen Kollaboration mit den Nazis zu entziehen. In Wahrheit war er neun Stunden zuvor einem Herzanfall erlegen.

Salisbury in England ist eine ungewöhnlich friedliche Stadt. Sie liegt ungefähr 130 Kilometer südwestlich von London inmitten grüner Hügel, wenige Kilometer südlich der Megalithen von Stonehenge, und ist von mittelalterlichen Plätzen und großartigen gotischen Kirchen geprägt. Außerhalb der Stadt erwecken schachbrettförmige Muster von Wiesen und Feldern den Eindruck eines »grünen, freundlichen Landstrichs«. Doch im Frühjahr 1944 bot die Gegend ein völlig anderes Bild. Jeeps und Panzer wühlten den Boden auf, einquartierte Truppen überrannten die Städte, Flugzeuge und Schiffe verstopften Landebahnen und Häfen. Südengland war zu einem riesigen Militärdepot geworden und unter Millionen Tonnen von Waffen, Tausenden von Panzern und Tausenden von Flugzeugen auf Hunderten hastig planierter Landebahnen begraben. Lagerhäuser quollen über von Uniformen, Tornistern, Einsatzrationen, Helmen und Haushaltsgegenständen wie Zahnbürsten und Toilettenpapier. Ganze Dörfer wurden evakuiert, als Truppen in einem bunten Kaleidoskop unterschiedlichster Uniformen einrückten und ihre Manöver abhielten. Alles diente der Vorbereitung auf die größte Landeoperation der Geschichte – *Operation Overlord,* die Invasion der Alliierten in der Normandie.

Auch die Mediziner füllten ihre Lager. Die Sanitätskorps hatten Zehntausende Tonnen an Vorräten einschließlich Mullbinden, Plasma, Albumin, Morphin, chirurgischer Instrumente, Bettpfannen, Sauerstoffzelten und Röntgengeräten angesammelt – schlichtweg alles, angefangen von kompletten Ausstattungen für medizinische Einrichtungen, in denen man tausend Betten unterbringen konnte, bis hin zu Hunderten von Millionen fingergroßer Ampullen mit Penicillin.[29] Die einzelnen Posten waren profan bis makaber: von Zehntausenden Brillen als Ersatz für eventuell zerbrochene bis hin zu Tausenden künstlicher Augen in vier Größen und fünf Farben. All dies und noch mehr wurde in sechzehn im ganzen Vereinigten Königreich verteilten Depots gelagert. Es wurde so oft hin und her verfrachtet – in Regalen verstaut, umgelagert, auf zahllosen Listen abgehakt –, daß ein Nachschuboffizier die medizinischen Vorbereitungen für den D-Day als ständiges »organisiertes Durcheinander« beschrieb.[30]

Brigadegeneral Paul R. Hawley, der befehlshabende Stabsarzt für den europäischen Operationsschauplatz, war für all das Material zuständig. Der kräftige, aufrichtige und recht freimütige Berufsoffizier schlug sich über ein Jahr lang mit der Bürokratie herum, um die schnelle, ununterbrochene Beförderung der Ausrüstungsgegenstände sicherzustellen. Jetzt, als die Uhr für die Invasion in der Normandie tickte, sorgte er sich wegen eines Stoffs, der *nicht* von den Vereinigten Staaten herübergebracht wurde. Alle westlichen Alliierten – Briten, Franzosen und Kanadier – schickten Vollblut, und Hawley wußte, wenn die Army eine ungeheure Zahl von Todesopfern vermeiden wollte, mußte auch für amerikanische Soldaten diese Flüssigkeit zur Verfügung stehen. Die Amerikaner würden den Krieg mit Plasma und Albumin durchstehen, das hatte der Sanitätsinspekteur klargestellt. Also entwarf Hawley einen eigenen Plan, wie es auch Churchill in Nordafrika getan hatte. Im Sommer 1943 berief er eine Arbeitsgruppe aus Ärzten und Beratern der medizinischen Militärbasis in Salisbury ein, um sich eine Möglichkeit auszudenken, die Soldaten mit Vollblut zu versorgen.

Der Gruppe, dem *Whole Blood Service Committee*[31], gehörten ungemein fähige Persönlichkeiten aus den unterschiedlichsten Bereichen an, beispielsweise Elliott C. Cutler, groß, hakennasig, geistvoll und liebenswürdig. Im Zivilleben war er Professor für Chirurgie an der medizinischen Fakultät in Harvard und leitender Chirurg am Peter Bent Brigham Hospital in Boston. Nachdem er sich freiwillig zum Kriegseinsatz gemeldet hatte, stieg er in den Rang eines Brigadegenerals auf. Dies war der höchste Dienstgrad für einen medizinischen Berater. Sodann Colonel James C. Kimbrough, ein grobschlächtig wirkender Arzt aus Kentucky – laut Beschreibung eines Kollegen »ein großer Brüller«.[32] Er war Urologe und Berufssoldat. Als Leiter der Standesvertretung koordinierte er die Arbeit von Beratern und Army. Dazu kamen Oberstleutnant James B. Mason, ebenfalls Arzt und Berufssoldat, der die Planung überwachte, sowie Captain Robert C. Hardin, ein Hämatologe von der University of Iowa, der die Blutbank leiten sollte, wenn sie je Gestalt annehmen würde. Diese

Männer und ein paar weitere Berater nahmen die ungeheure Aufgabe auf
sich, den voraussichtlichen Blutbedarf der Army zu bestimmen und Wege
zu finden, wie der Sanitätsdienst ihn an Ort und Stelle decken könnte.

Um den Vorratsbedarf abzuschätzen, gingen die Militärs von der Stan-
dardformel D+90 aus – der Menge an Munition, Essensrationen und
Treibstoff, um die Invasion über einen Zeitraum von 90 Tagen aufrechterhalten zu können.[33] Hawleys Gruppe stellte eine ähnliche Rechnung
für Blut auf. Der militärische Nachrichtendienst teilte ihnen mit, sie hätten mit einem Aufkommen von 1875 Verletzten pro Tag der Invasion zu
rechnen. Die Erfahrungen der Briten in Nordafrika hatten gezeigt, daß
man voraussichtlich Blut im Verhältnis von einem halben Liter auf jeweils
zehn Verwundete bereitstellen mußte. Dieses Verhältnis ergab bei den zu
erwartenden Verletzten einen hochgerechneten Bedarf von etwa hundert
Litern pro Tag.

Nun stellte sich die Frage, wie und wo sie diese Menge an Blut beschaffen könnten. Da der Sanitätsinspekteur dessen Einfuhr aus Amerika
ausgeschlossen hatte, hielten die Ärzte nach der nächstgrößeren Quelle
Ausschau – den eineinhalb Millionen in England stationierten GIs. Die
Zahl mag groß erscheinen, verkleinert sich aber schnell, wenn man lediglich den Anteil an Männern in Betracht zieht, die zuverlässig als Spender
in Frage kamen. Die meisten waren für die Verschickung auf das Festland
eingeteilt. Von denen, die in den Versorgungseinheiten zurückblieben,
hatten nur etwa 40 Prozent die Blutgruppe 0, die bei den Blutbankern gefragt war. Von dieser Zahl mußte man noch weitere Abstriche machen,
denn die Erfahrung lehrte, selbst von den motiviertesten Spendern waren
nur etwa zwei Drittel zu regelmäßigen Spenden bereit. So zog das Komitee eine Gruppe von nicht verfügbaren, nicht geeigneten oder nicht ge-
willten Spendern nach der anderen ab und rechnete mit etwa 320 Litern
pro Tag – weit mehr als die Menge, die sie für erforderlich hielten.

Auch wenn die Mitglieder des Komitees hinsichtlich des selbstgesteck-
ten Ziels zuversichtlich waren, hielt sich einer von ihnen mit seinem
Optimismus zurück. Elliott Cutler war ein kluger und im allgemeinen
diplomatischer Mensch, den seine Grundeinstellung und seine Integrität
jedoch gelegentlich zwangen, schonungslos ehrliche Urteile abzugeben.
Sein Urteil in diesem Fall lautete, man müsse mit Problemen rechnen.
Noch nie war eine Operation dieses Ausmaßes auf ausländischem Terri-
torium versucht worden. Was würde zum Beispiel geschehen, überlegte
er, wenn bei einem Ansteigen der Verwundetenzahlen auf dem Festland
die in England stationierten Truppen abgezogen werden mußten, um sie
zu ersetzen? Dann blieben weniger Spender zurück, vielleicht zuwenig,
um den Bedarf zu sichern. Oder was wäre, wenn die Lazarettbasen in

England mit Verwundeten aus der Normandie überschwemmt würden?
»Ich mache mir Sorgen, was hier geschieht, wenn es zu einem massiven
Angriff kommt und große Mengen von Verwundeten auf die Insel gebracht werden, unsere Blutbank aber nicht funktioniert«, schrieb er in
einem Memorandum für die Gruppe.[34] Die anderen versicherten ihm,
die Blutspendeaktionen könnten gelingen, und beeilten sich, die Planung
weiter voranzutreiben.

Im Herbst und Winter 1943 skizzierte das für Blut zuständige Komitee
die Vorgehensweise und erledigte die Schreibarbeiten, um die nötige
Ausrüstung zu beschaffen. Man stellte sich eine Organisation vor, die der
der Briten ähnelte: Entnahmeeinheiten mit Kühllastwagen sollten bei den
Soldaten verschiedener Militärbasen Blut sammeln und es zur Verarbeitung ins Heimatdepot bringen, von wo man es in die vorgeschobenen
Blutdepots in Frankreich fliegen und verschiffen würde. Nach der Ankunft auf dem Festland würde das Blut mit Kühllastwagen auf sogenannten »Milchfahrten« in die Evakuierungs- und Feldlazarette in der Nähe
der Front transportiert. Der einzige Unterschied bestünde darin, daß
amerikanisches Blut nicht von einer Sonderabteilung des Sanitätskorps,
sondern zusammen mit dem übrigen medizinischen Nachschub befördert
werden sollte.

Es war nun Januar 1944, fünf oder sechs Monate vor der geplanten Invasion (das genaue Datum wurde streng geheimgehalten), und das Tempo
der Ausbildung und der Vorratsbeschaffung beschleunigte sich. Die Amerikaner bereiteten ihre LSTs (Landungsschiffe und Tanks) vor, jene dick-
bäuchigen seefesten Truppentransporter mit Operationseinrichtungen
und Kojen für den Rücktransport der Verwundeten nach England. Cutler und ein Kollege sahen sich die Schiffe an und zeichneten eine Karte
mit den Wegen, denen die Bahrenträger folgen sollten, um sich in den
engen Gängen, scharfen Kehren und steilen Gangways zurechtzufinden.
Außerdem suchten sie kühle Räume aus, wo das Blut aufbewahrt werden
sollte. Hawley und sein Stab entwarfen ausgefeilte Pläne, wie die Verwundeten an Bord von Schiffen und Flugzeugen zurückgebracht, in
Feldlazaretten unmittelbar an den Kais und Landepisten behandelt und
dann schnellstens in eines der neunundsiebzig über ganz England verteilten Lazarette geschafft werden sollten. Die Schwerstverwundeten sollten
direkt zu einem »Südgürtel« von Kliniken gebracht werden, diejenigen
mit weniger kritischen Verletzungen in entferntere Krankenhäuser in
East Anglia. Hawley ordnete an, das ganze Unternehmen »am Fließen« zu
halten: Es kam darauf an, daß die Patienten nicht zu lange in den Kliniken
blieben und dadurch Betten »blockierten«. Cutler faßte das Gefühl der
Dringlichkeit, das damals alle beherrschte, in einem hastigen Tagebuch-

eintrag zusammen: »Wir holen auf. Dinge sind in Bewegung. Täglich
kommen Lazarette an. Arbeit kaum zu schaffen.«[35]

Die Arbeit an der Blutbank ging weiter, auch wenn es zu Engpässen
kam. Beispielsweise langten wichtige Ladungen mit Lastwagen und Kühlgeräten niemals an. Nachdem man sie korrekt fertiggestellt und überprüft
hatte, waren sie irgendwo an einem Kai in New York zurückgeblieben,
weil man sie in den Massen von Warenlagern im Vorfeld der Invasion
übersehen hatte.[36] Hawleys Gruppe erbettelte sich einige Dutzend Lastwagen von einer Versorgungseinheit und lieh sich Flaschen, Schläuche
und andere Ausrüstungsgegenstände von den Briten. Es kam also zu keiner Unterbrechung. Zu Beginn des Frühjahrs, nachdem sie den größten
Teil der benötigten Dinge erhalten, eingetauscht oder geborgt hatten,
herrschte bei den Blutbankern der Eindruck vor, ein gutes Stück voran-
gekommen zu sein. Noch hatten sie nicht damit begonnen, Blut zu sammeln – das sollte angesichts der kurzen Lebensdauer der Flüssigkeit erst
später geschehen. Ende März erschien dann ein Sanitätsoffizier aus dem
Mittelmeerraum, der besorgniserregende Nachrichten bezüglich des
Blutverbrauchs in Nordafrika und Italien brachte. Zu Beginn des Feld-
zugs war ein halber Liter Vollblut auf acht Verletzte gekommen; nachdem
laut Bericht des Offiziers inzwischen mehr Patienten länger in Behandlung blieben, hatte sich der Verbrauch an Vollblut verfünffacht. Kurz darauf traf der beunruhigende Bericht des Kommandeurs der amerikanischen Streitkräfte in England ein, die Zahl der Spender sei weit hinter den
Erwartungen zurückgeblieben. Die Mitglieder des Komitees trafen sich,
um ihre Berechnungen entsprechend anzupassen, und stellten fest, daß die
Blutbank die Truppe nicht wie erwartet D+90 Tage lang beliefern, sondern ihr nur D+45 Tage helfen konnte. Das war eine »alarmierende Ver-
ringerung«, wie es Mason später nannte, und das Komitee empfahl, daß
»sofort Überlegungen angestellt werden sollten, Vollblut ... in den USA
zu beschaffen«.[37] Doch Hawley wußte, Kirk würde nicht nachgeben.
Voller Ingrimm machte sich das Gremium daran, die Einschätzungen
hinsichtlich des Stands der Vorbereitungen zurückzuschrauben, mehr
Leute auszubilden und mit dem Sammeln von Blut zu beginnen.

Bis zum D-Day sollte es jetzt nur noch etwas mehr als einen Monat
dauern, und die alliierten Streitkräfte ähnelten einer gespannten Feder,
die darauf wartet, losgelassen zu werden. Man hatte etwa drei Millionen
Mann in Südengland zusammengezogen. Dazu kamen sechs Millionen
Tonnen Ausrüstung. Tausende von Schiffen, vollgepackt mit Panzern und
Amphibienfahrzeugen, schaukelten in den Häfen. Befehle wurden ver-
siegelt und Funksprüche abgehört. Als Planung und Vorratsbeschaffung
für die Invasion abgeschlossen waren, wurden Geheimhaltung und Tar-

nung zur Tageslosung. Während dieser letzten Wochen kam es bei der Blutbank zu einem Bruch der Geheimhaltung. In einem Artikel im *Time Magazine* hieß es, die Eröffnung der Blutbank bedeute, die Invasion würde in weniger als drei Wochen beginnen.[38] Hawley ging an die Decke. In einem Memorandum mit der Überschrift: »Betrifft: Geheimnisverrat« verlangte er zu erfahren, wer die Information weitergegeben hatte. Hardin, der die Blutbank verwaltete, erklärte verlegen, er habe einem Reporter, der die Einrichtung einige Monate zuvor besichtigt und danach gefragt hatte, wie lange man das Blut lagern könne, wahrheitsgemäß geantwortet: etwa drei Wochen – eine unschuldige, aber verräterische Antwort. Der Reporter stellte »unerfreulich zutreffende« Vermutungen an und brachte die Blutsammlung mit der Invasion in Zusammenhang. Hardin erhielt den Befehl, den Schaden zu begrenzen. Die Militärs hatten als Finte eine »Phantomarmee« eingesetzt, um den tatsächlichen Ort der Invasion zu verschleiern. Entsprechend ließ Hardin Phantom-Sammelteams aufmarschieren, die er »nach hüben und drüben« schickte, um das Sammeldatum zu vertuschen. Man tat so, als nähme man hinter demonstrativ verschlossenen Türen Blut ab, und verschob die Flaschen anschließend so, »daß nicht zu sehen war ... wie wenig Blut tatsächlich gesammelt worden war«. Nach einer Woche mit Phantomsammlungen wurde Hardin vom General endlich ins Hauptquartier befohlen. »Ich wurde in die Mitte eines großen Raums geführt ... wo man mir das Datum des D-Days ins Ohr flüsterte ... Man sagte mir, es handle sich um das geplante Datum. Die eigentliche Invasion werde innerhalb einer Spanne von 48 Stunden um diesen Termin herum beginnen.«Und jetzt fing man tatsächlich mit dem Sammeln von Blutspenden an.

Der D-Day rückte näher, und die Vorräte wuchsen. Allerdings waren das Verfallsdatum und der wahre Umfang nur ausgewählten Offizieren bekannt. Am 2. Juni wandte Hawley sich an seine Leute: »Ich weiß nicht, wann D-Day sein wird, und wenn ich es wüßte, würde ich es Ihnen nicht sagen. Aber die Annahme, daß es nicht mehr lange dauert, ist logisch. Falls wir noch irgend etwas unterlassen haben, ist es jetzt höchste Zeit. Wir müssen bereit sein loszulegen.«[39] Hunderte von Tonnen medizinischer Vorräte waren in Kisten verstaut und verladen worden, von Penicillin bis hin zu transportablen Lazaretten. Plasma und Albumin mit ihrer längeren Haltbarkeitsdauer waren bereits an Bord gebracht worden. Schließlich gab Hardin den Befehl, die gekühlten und in Isolierdosen verpackten Blutflaschen einzuladen.

Am Morgen des 6. Juni warf sich die größte je zusammengezogene amphibische Landungsstreitmacht gegen Hitlers Atlantikwall. Als die ersten Männer frontal in das deutsche Abwehrfeuer liefen, kam es zu einem entsetzlichen Blutbad. Als der Morgen in den Nachmittag überging und die Angreifer sich unaufhaltsam in den Landekopf vorkämpften, wurden sie Zeugen eines neuen, aber zunehmend vertrauter werdenden Bildes: Sanitäter kauerten über Verwundeten und hielten Transfusionsflaschen hoch. In der Hitze des Gefechts diskutierten die Chirurgen nicht über die Vorzüge von Plasma, Vollblut oder Albumin, sondern nahmen, was gerade zur Hand war. An diesem Tag verbrauchten sie zweihundertfünfzig Flaschen Vollblut – eine beachtliche Menge, aber doch etwas weniger als zunächst erwartet.[40]

Drüben auf der englischen Seite rasten Cutler und Hawley von einem Lazarett zum anderen, von Winchester nach Netley und Stockbridge und wieder zurück nach Salisbury, und überprüften die Chirurgenteams und die Vorräte. In sein Tagebuch schrieb Cutler: »Endlich hat die Invasion auf dem Festland begonnen. Alle sind aufgeregt; zu aufgeregt ... Vor zwei Wochen hätte ich das nicht für möglich gehalten.«[41] Als die ersten Patienten eingeliefert wurden, kritzelte er hastige Fallberichte, in denen er alle Schwachpunkte der Behandlung und des Transports vermerkte. Zwei Wochen darauf flog Cutler in die Normandie. Die Kämpfe hatten sich mittlerweile vom Strand weg verlagert. Die Sanitätseinheiten der Army am Landekopf verteilten die Transfusionsflüssigkeiten wohlüberlegt und effizient. Eines der Sonderkommandos hatte bei der Landepiste des Omaha Beach einen Kühlschrank eingegraben, um darin das ankommende Blut zu verstauen, und die Lastwagen für die Auslieferung pendelten überall hin. »Die unglaubliche Nachfrage nach Blut rechtfertigt die Einrichtung der Blutbank voll und ganz«, schrieb Cutler, »und aus den Berichten und Beobachtungen geht klar hervor, daß wir mit Sicherheit Leben gerettet haben ...«[42] Dennoch erneuerte er seine Bedenken hinsichtlich der Vorräte. Alles wies darauf hin, daß die Chirurgen sogar noch mehr Blut verbrauchten als ihre Kollegen in Italien. »Aus den statistischen Angaben konnte ich das genaue Verhältnis zwischen Blut und Plasma nicht ableiten«, schrieb Cutler, »aber ich hatte den Eindruck, als würde es fast ebenso häufig verwendet wie Plasma, das heißt im Verhältnis 1:1 ...« Einige Tage darauf kam Hardin an und war nach einer genauen Inspektion, welche Fortschritte die Verwundeten machten, der gleichen Meinung: sie benötigten mehr Blut, als man vorhergesagt hatte.

Die Gefechte verlagerten sich nun landeinwärts, in das hohe, undurchdringliche Buschwerk der Normandie. Die Kämpfe dort waren langwierig und blutig. Als die Dritte Armee der Amerikaner unter General George S. Patton in Aktion trat, verdoppelte sich der Bedarf des Heeres an Vollblut auf fünfhundert Liter pro Tag.[43] Cutler wußte, der Vorrat der Blutbank ging zur Neige. Es war nur eine Frage der Zeit, bis der Armee

kein Blut mehr zur Verfügung stand. Bei einer Stabsbesprechung am
28. Juli flehte er Hawley an, er solle »einen weiteren Versuch unternehmen, Blut aus den Vereinigten Staaten zu beschaffen...«[44] Hawley be-
zweifelte, ob es etwas nützen würde. Cutler blieb hartnäckig: »Wir sind
alle davon überzeugt. Wir glauben, wir können es aus den USA bekommen. Es sollte mit Vorrang behandelt werden.«

Hawley sah sich die Männer um ihn herum an – Cutler, Kimbrough,
Hardin, Mason, alles erfahrene Militärärzte, auch jene, die als Zivilisten
angefangen hatten, und sie schienen durchaus nicht zu übereilten Maßnahmen oder gar Hysterie zu neigen. Binnen weniger Monate hatten sie
eine Blutverteilungsorganisation geplant und aufgebaut, die den Bedürfnissen einer modernen Armee gerecht wurde. Wenn sie nun behaupteten, daß das Blut zu Ende gehe und die von ihnen geplante Blutbank
nicht länger Schritt halten könne, sollte er ihnen besser Glauben schenken. Mit einem tiefen Seufzer erklärte er: »Der Sanitätsinspekteur ist entschieden dagegen, aber ich werde ihm die Bitte erneut vortragen.«[45] Er
schickte Kirk einen Funkspruch. »Müssen feststellen, ETO-Blutbank
kann den Bedarf der in Frankreich kämpfenden Truppe an Vollblut nicht
mehr decken. Das Blut ist dringend notwendig und rettet Menschenleben, davon sind alle überzeugt. Wir halten es für nötig, täglich 500 Liter
per Luftfracht einzufliegen...«[46] Einige Tage später schrieb er Kirk einen
Brief und schickte einige seiner Sanitätsoffiziere nach Washington, um
den Fall persönlich vorzutragen.

Kirk war ein sturer Mensch, aber gewiß kein Narr. Im Juli hatte er die
Kampfzone in Italien bereist. Nachdem er die Operationssäle aus nächster
Nähe gesehen hatte, war ihm klargeworden, daß der Bedarf nicht mit
Plasmaprodukten abgedeckt werden konnte. Als er Hawleys Botschaft erhielt, berief er eine Besprechung ein, um zu berechnen, wieviel Blut aus
dem Plasmaprogramm abgezweigt werden konnte und wie schnell man
es verschicken konnte. Er telegraphierte Hawley, man könne bald mit der
Versendung von einhundertdreißig Litern pro Tag beginnen und später
auch größere Mengen liefern.[47] Dann erschien Cutler, und Kirk willigte
ein, die Lieferungen Anfang September auf 500 Liter pro Tag zu steigern.
»Der Sanitätsinspekteur brachte seine Überzeugung klar zum Ausdruck«,
schrieb Cutler in einem Brief an Hawley, »daß die Ärzte der ETO, wenn
sie Blut wünschten, es auch bekommen sollten...«[48] Das war Ende
August 1944. Praktisch zum gleichen Zeitpunkt, als die Truppen der Alliierten unter Umarmungen und Hochrufen der jubelnden Bevölkerung in
Paris einmarschierten, setzte das erste Flugzeug mit Blut aus Amerika auf
europäischem Boden zur Landung an.

Mittlerweile warfen alle Alliierten Blutkonserven in die Schlacht.

Arnault Tzanck, der große französische Pionier der Blutübertragung, war
aus seinem chilenischen Exil nach Paris zurückgekehrt und hatte eine nationale Zentrale für Bluttransfusion eingerichtet, die unter der Bezeichnung »ORT 2« bekanntwerden sollte. Voller patriotischer Begeisterung
führte er die landesweiten »Tage des Blutes« ein, an denen sich große
Mengen von Zivilisten aufmachten, um für die Verwundeten zu spenden.[49] Zudem richtete er die »Straße des Blutes« ein, eine Aufeinanderfolge von Transporten mit Bahn, Krankenwagen und Jeep, um französisches Blut zu den vorgeschobenen Lazaretten zu bringen. Die Ärzte der
ehemaligen polnischen medizinischen Fakultät, die im Exil lebten, hatten
in Edinburgh ein Institut für Bluttransfusion gegründet. Mit Hilfe der
Briten warfen sie während des Warschauer Aufstands im Sommer 1944
eintausend Flaschen Blut an Fallschirmen über der Stadt ab.[50] Zusätzlich
zu ihren ausgeklügelten Depots und Spendezentralen hatten die Briten
zwei Anlagen zur Gefriertrocknung von Plasma errichtet und flogen das
Material tonnenweise auf das Festland. Die Sowjets hatten ihre »Kessel-
wagen« mit Plasma und Flüssigkeiten zur Schockbekämpfung; die Kanadier, Australier und Neuseeländer verfügten über Blut und Plasma – eine
Welt, in der Bluttransfusionen noch wenige Jahre zuvor eine absolute
Neuheit gewesen waren, schien nun mit Blut und dessen Derivaten über-
flutet zu werden.

Im Herbst 1944 begann das Amerikanische Rote Kreuz, Blut für die Pazi-
fikfront zu sammeln, für die Amerikaner die entlegenste des Krieges.
Vollblut ans andere Ende der Welt zu verfrachten, wo primitive Bedingungen und sengende Hitze seine Verwendbarkeit bedrohten, war die
größte Herausforderung. Entsprechend der Anforderung des Sanitätsinspekteurs begann das Rote Kreuz, Blut der Gruppe 0 in seinen Zentralen
in San Francisco, Oakland und Los Angeles zu sammeln.[51] Später dehnte
es das Netzwerk nach Portland, Chicago und schließlich bis zur Ostküste
aus. Die Flaschen wurden im Marinedepot in Oakland gesammelt, in isolierte Sperrholzkisten gepackt, dann auf dem Luftweg nach Hawaii und
schließlich zur Marinestation in Guam gebracht, wo man sie erneut
kühlte und dann zu den Inseln im gesamten südlichen und mittleren Pazifik weiterleitete. Die Transportzeit lag bei lediglich fünf bis sieben Tagen. Der episodische Charakter der Kämpfe, zu dem noch die zeitliche
Verzögerung bei der Ausweitung der Sammelaktionen kam, sorgte an der
Heimatfront für Durcheinander, weil die Militärs stark schwankende
Mengen vorgaben.
    Verwirrung herrschte jedoch nicht nur in der Heimat. Obwohl das
Blut effizient weiterbefördert wurde, waren die Genehmigungen und

Anweisungen für den richtigen Einsatz und Gebrauch von den Militärs versehentlich auf dem normalen Postweg verschickt worden. Das Blut kam Wochen vor den Unterlagen an. Die Ärzte, die es erhielten, standen dem hilflos und verwirrt gegenüber. Das war zum Beispiel bei der Landung auf Leyte der Fall, einer zerklüfteten tropischen Insel, die in den Augen der Militärs das Einfallstor zu den Philippinen war. (Die vorbereitenden Aktionen der Marine vor dem eigentlichen Angriff waren den ersten Auftritten von Kamikazefliegern ausgesetzt. Der Blutzoll an Schock- und Brandverletzten machte Plasma und Albumin unabdingbar.) Die Soldaten, die an der Operation teilnahmen, verfügten bei der Landung über Plasma und Albumin. Außerdem hatten sie eine kleine Menge Vollblut bei sich, die man in Australien und Neuguinea gesammelt hatte. Sie verwendeten es aber nur sparsam, weil es häufig mit Malaria verseucht war. Als dann große Mengen sauberen Blutes ankamen, wußten sie jedoch buchstäblich nicht, wie sie es verwenden sollten. Da man sie nicht informiert hatte, wie sie damit umgehen sollten, nahmen sie die Flaschen aus ihren Isolierbehältern, warfen sie auf die Ladefläche gewöhnlicher Nachschublaster und fuhren sie bei tropischer Hitze mehrere Stunden lang über holprige Straßen. Kendrick, bei der Army für das Blut zuständig, war entsetzt, als er ankam, um den Einsatz des Blutes zu überwachen. »Kein Kommando im mittleren oder südwestlichen Pazifik war offiziell über das Vollblutprogramm informiert worden, weder von seiten der Army noch der Navy«, schrieb er an seine Vorgesetzten.[52] Da auch Kendrick nicht über die notwendigen Unterlagen verfügte, waren die Ärzte, die er traf, oft schlecht auf ihn zu sprechen. »Bei einer der Einrichtungen, wo sich Verwirrung breitgemacht hatte, erklärte man mir, es sei nicht nötig, daß ein Vertreter des Kriegsministeriums herauskäme und ihnen sage, wie sie ihren Transfusionsdienst zu betreiben hätten.« Einmal wurden seine »Aktivitäten eingeschränkt, und man verbot [mir], mich einzumischen ... mit der Begründung, die für das Programm verantwortlichen Offiziere seien selbst imstande, es durchzuführen.«

Nicht alle Neuankömmlinge stießen auf solche Feindseligkeit. Marineleutnant Henry R. Blake, der für das Rote Kreuz arbeitete, kam zusammen mit der ersten Ladung Blut aus San Francisco auf die Insel. Als er durch die Klapptür eines Feldlazaretts trat, sah er einen jungen Soldaten auf einer Trage, der aus einer durchtrennten Beinarterie blutete.[53] Die Ärzte hatten ihn eine Zeitlang mit Plasma stabilisiert, doch infolge des Mangels an roten Blutkörperchen drohte er zu sterben. Nebenan lag ein Kamerad, der offensichtlich einmal zu oft Blut gespendet hatte, aber darauf bestand, noch einen weiteren Versuch zu riskieren, auch wenn es vielleicht ihn selber das Leben kostete. Der Chirurg überlegte noch, was er tun sollte, als Blake mit seiner Kiste Flaschenblut hereinplatzte, das er auf der Stelle einigen Verwundeten, die in dem Zelt lagen, transfundierte. Ohne die Informationsdefizite und die falsche Handhabung wäre derlei auf Leyte öfter geschehen. Tatsächlich war etwa die Hälfte des Blutes, das man dorthin verfrachtet hatte, verdorben.

Kendrick traf sich weiterhin mit den Sanitätsoffizieren im Einsatzgebiet. Er klärte sie nicht nur über die technischen Gesichtspunkte des Umgangs mit frischem Blut auf, sondern überraschte sie auch mit der Mitteilung, sie könnten praktisch unbegrenzt damit beliefert werden, vorausgesetzt, sie meldeten ihren Bedarf. Als Ergebnis verlief die Operation auf Luzon, der großen Nordinsel der Philippinen mit der Hauptstadt Manila, sehr viel effektiver. Auf Luzon wurden einem Verwundeten normalerweise bis zu drei Liter Blut transfundiert – etwa die Hälfte der normalen Blutmenge in seinem Körper.[54]

Der erste umfassende und erfolgreiche Einsatz von Blut und seinen vielfältigen Derivaten während des Krieges im Pazifik fand in der Schlacht von Iwo Jima statt, der aufwendigsten Landeoperation in der amerikanischen Militärgeschichte.[55] Dieser vom Suribachi gekrönte schweflige Vulkanbrocken stellte ein Sprungbrett für die Eroberung Japans dar. Die Insel lag weniger als zwölfhundert Kilometer von der Küste entfernt und konnte so als Stützpunkt für die fliegenden Festungen vom Typ B-29 dienen, mit denen Tokio bombardiert wurde. Die Japaner wußten um die strategische Bedeutung der Insel und verstärkten sie mit mehr als zwanzigtausend Mann, die sich in einem stark befestigten Netz von Tunnelbauten verschanzten.

Die Planung der Landung hatte Monate gedauert. Für jeden Marineinfanteristen hatte man 1322 Pfund Ausrüstung herangeschafft. Zur medizinischen Ausrüstung gehörten zwei weiße Lazarettschiffe, die vor der Küste vor Anker gehen sollten, vier dickbäuchige LSTs, die als Evakuierungslazarette ausgestattet waren, mehrere Feldlazarette in Zelten und dazu ein Felddepot, das medizinischen Nachschub für dreißig Tage einschließlich Plasma, Albumin und gekühltes Vollblut enthielt. Die Truppen waren gegen Typhus, Tsutsugamushifieber und Pest geimpft, ihre Uniformen mit DDT eingestäubt worden. Sanitäter schleppten Seesäcke voll Sanitätsausrüstung, zu der Kampfanzüge, Morphium, Sulfonamide, Skalpelle und Scheren, Plasma und Albumin gehörten. Diese Vorbereitungen wurden nicht ohne Grund getroffen: Die Militärplaner sagten eine fast zwanzigmal höhere Verwundetenrate als bei der Invasion in der Normandie voraus.

Und dann ging es los. Beim ersten Ansturm gingen vier Sanitätsabteilungen mit an Land und errichteten sofort Hilfsstationen in Granattrichtern. Einem Sanitäter wurde in den Kiefer geschossen, noch ehe er richtig vom Landefahrzeug herabspringen konnte. Die Leute einer Gruppe bunkerten ihre Seesäcke am Strand, während sie nach vorn krochen, um eine Hilfsstation einzurichten. Als sie ein paar Minuten später zurückkamen, hatte eine Granate ihre Ausrüstung pulverisiert. Alle Packungen mit Trockenplasma waren zerschmettert. Als sie aufs Meer nach dem Schiff Ausschau hielten, das ihre übrige Ausrüstung an Bord hatte, sahen sie, wie es auf dem Weg an Land getroffen wurde.

Als die Verletztenzahl auf tausend pro Tag stieg, steigerten sich die Mediziner zu heroischen Leistungen.[56] Kugeln flogen um ihn herum, als einer aus dem Korps zu einem Soldaten robbte, der aus einer Schußwunde am Hals blutete. Er zog den Verwundeten ein paar Meter zurück und grub den unteren Teil seines Körper in den Sand ein, damit er ein kleineres Ziel bot. Dann suchte er eine Vene im offen daliegenden Teil des Körpers und legte unter Beschuß eine Transfusion. (Trotz seiner Bemühungen starb der Soldat später.) Wenn sie nach vorn krochen, um Verwundete zu versorgen, waren sie schutzlos dem feindlichen Gewehrfeuer ausgesetzt. Daher erlitt die Sanitätstruppe unsägliche Verluste, in manchen Gefechten über 60 Prozent.

Während die Marines sich landeinwärts vorarbeiteten, richtete das Sanitätskorps eine Kette von Hilfsstationen ein, um die Verwundeten aus der Kampfzone nach hinten durchreichen zu können. Zwei Lazarettschiffe, die *Samaritan* und die *Solace*, ankerten zwanzig Meilen vor der Küste. Jeden Tag dampfte in der Abenddämmerung eines von ihnen oder auch beide bis auf zwei Meilen an die Küste heran, um die Verwundeten von Amphibienfahrzeugen zu übernehmen. Unterdessen bewegte sich ein gegenläufiger Strom von Blutprodukten nach vorn zur Front. Vollblut, das man jetzt in tragbaren Kühlschränken transportierte, wurde bis zu den Sammelstationen gebracht. Trockenplasma und Albumin wurden von den Medizinern noch weiter nach vorn bis in die Kampfzone getragen. Nie zuvor waren Blut und seine Folgeprodukte so umfassend in einer Schlacht eingesetzt worden, eine Tatsache, die den Soldaten in unschätzbarem Maß Mut machte. »Die kostbarste Fracht auf dieser Insel des Leidens«, wie Ralph W. Myers, Korrespondent des Marine Corps, es nannte.[57]

Das Wichtigste im Überlebenspäckchen jedes Mannes im Sanitätskorps: Vollblut ... zauberte wieder ein Lächeln auf die Gesichter und in die blutunterlaufenen Augen überarbeiteter Marineärzte in den vorgeschobenen Linien ...

Zwar war der Strand gleichzeitig die Frontlinie, dennoch befand sich das Vollblut unmittelbar hinter den Truppen, auf den Lazarettschiffen und

in den Krankenrevieren Dutzender LSTs und Landungsboote, auf die man
die Verwundeten evakuierte ...

Als die Kämpfe sich dann langsam nach Norden verlagerten, rückten
kleine tragbare Behälter mit der unschätzbaren Flüssigkeit bis in die Sa-
nitätsstationen der Kompanien vor, nur ein paar Minuten hinter dem gra-
natendurchpflügten Niemandsland im Norden des Motoyama-Flugfelds
Nr. 2.

Die erste Lieferung rollte auf einem riesigen Lastwagen in zwei großen
»Kühlern« [Kühlschränken] in die Station der Sanitätskompanie B der
Dritten Marinedivision ein. Es gab eine Menge Abnehmer – zwei Zelte
voller Männer, die unter zwei großen Planen hinter Sandsäcken lagen
oder kauerten ...

Binnen weniger Minuten wurden die weinroten Flaschen über die hin-
gestreckten Körper gehalten, und das Zeug konnte seine wundersame
Wirkung entfalten.

Die Wochen vergingen, und immer mehr Plasma und Blut wurde ange-
landet, und immer deutlicher wurde, daß dies den Soldaten psychologisch Auftrieb gab – nicht nur weil ihre Überlebenschancen stiegen, sondern auch weil die Kämpfenden wußten, der Feind verfügte praktisch
über nichts dergleichen. Selbst die kosmetischen Effekte von Blut erwiesen sich als aufbauend: Soldaten, die ihre verwundeten Kameraden sonst
totenblaß sahen, auch wenn diese Plasma erhielten, bemerkten jetzt einen
rosigen Schimmer auf ihren Gesichtern.

Sanitäter John H. Willis kletterte über den Südwesthang des Suribachi,
legte Verwundeten Verbände an und versorgte sie mit Plasma, als ein
Schrapnellsplitter ihn an der Schulter traf.[58] Nachdem er sich in einer
Hilfsstation verpflastern hatte lassen, beeilte er sich, an die Front zurück-
zukommen. Auf halbem Weg zum Berg entdeckte er einen blutenden
Marineinfanteristen in einem Bombenkrater. Willis rammte ein Gewehr
mit der Bajonettspitze in den Boden, hängte eine Plasmaflasche an den
Abzugsbügel, führte die Nadel ein und ließ die Flüssigkeit einlaufen. Mit
einer Hand fixierte er den Transfusionsschlauch, als nacheinander acht
Handgranaten in den Trichter flogen. Mit der anderen warf er sie schnell
wieder raus. Die neunte Granate explodierte dann, bevor er sie loslassen
konnte, während seine freie Hand noch immer den Schlauch umklam-
merte. Er wurde postum mit der Ehrenmedaille ausgezeichnet.

Bald sollten die Marines den toten Vulkan erreichen und mit einem der
berühmtesten Photos des Krieges Unsterblichkeit erlangen – vier Mann,
die sich abmühen, die amerikanische Flagge aufzupflanzen. Die Skulptur,

die nach diesem Photo gestaltet wurde, steht heute als Denkmal auf dem Nationalfriedhof in Arlington. Doch dies war nur eines von vielen heroischen Ereignissen, nicht nur auf Iwo Jima, sondern überall im Pazifik. Carl Mydans, ein Photograph, der für *Life* arbeitete, schrieb, nie werde er den Anblick der »Gefechtsärzte auf schlingernden Jeeps« vergessen, die sich mit einer Hand festhielten, »während sie mit der anderen, als wäre es eine Fackel, eine Plasmaflasche hochhielten und Leben in einen verwüsteten Körper zurückfließen ließen. Nie habe ich, glaube ich, einen so daknienden Soldaten gesehen, der nicht in gewisser Weise in gottähnliche Würde gehüllt und für die Unsterblichkeit bestimmt und in Stein gemeißelt schien.«[59]

Sergeant Myers vom Marine Corps beschrieb das entschlossene Durchhalten von Korpsangehörigen, die in Schützenlöchern auf dem Rücken liegen und »Plasmaflaschen über den Kopf halten, bis ihnen der Arm taub wird … Sie sitzen auf schleudernden Jeeps und Lastwagen und halten die Flaschen hoch, während verwundete Ledernacken auf dem Weg ins Rückzugsgebiet ganz allein um ihr Leben kämpfen. Und an den grausigen Wegrändern entlang der Strände sieht man noch mehr Blutflaschen, Vollblut oder Plasma, die an Pfosten und Gewehrkolben befestigt sind.«[60]

Kendrick, bei der Army für Transfusionen zuständig, beschrieb eine andere Szene auf einer namenlosen Insel im Pazifik, wo ein Verwundeter in einer Senke direkt unter der Feuerlinie eines japanischen Maschinengewehrs lag. »Hätte man ihn unbehandelt gelassen, wäre er in einen irreversiblen Schockzustand geraten. Ihn dort wegzuschaffen hätte mit Sicherheit große Verluste bei der Bergungsgruppe zur Folge gehabt. Ein Stabsunteroffizier, der später den Silver Star, die Silberne Tapferkeitsmedaille, erhielt, robbte bis zu ihm vor, verband seine Wunden, schiente einen Bruch und verabreichte ihm dann noch drei Flaschen Plasma, indem er sich neben ihn legte und die Plasmaflasche mit einer Hand hochhielt.«[61]

Auch wenn es den Medizinern zu der Zeit vielleicht nicht klar gewesen sein dürfte, geschah mit dem Blut etwas Symbolisches. Selbst während ihrer Arbeit, als Kugeln und Schrapnellsplitter um sie herumpfiffen, nahmen sie an einer Wandlung teil, die so grundlegend war wie alle anderen, die in den Jahrhunderten davor stattgefunden hatten. In jeder Epoche hatten die Menschen Blut für mehr gehalten, als es tatsächlich war – für mehr als lediglich eine Flüssigkeit oder einen Bestandteil ihres Körpers –, nämlich für einen Widerschein ihres Selbstbildes und ihres Selbstverständnisses. Für die Menschen der Antike, die machtlos einer furchterregenden Welt ausgeliefert waren, wurde Blut zum Symbol der Stärke, nach der sie sich sehnten. Den Griechen galt, wie wir gesehen haben, Blut als Widerschein der universellen Ordnung, als einer der vier

Körpersäfte, die die Ausgewogenheit der Natur so vollkommen wider-
spiegelten, daß man einen Überschuß dieser Substanz als Krankheitsursa-
che betrachtete. Ihre christlichen Nachkömmlinge sahen Blut als vom
Geist durchdrungen und schrieben ihm die Eigenschaften der Geschöpfe
zu, in denen es zirkulierte, vom edelsten unter den Menschen bis hin zum
sanftesten unter den Kälbern. Ende des 19. Jahrhunderts veränderte sich
die Medizin in dramatischer Weise. Sie verlagerte sich von der Theorie
der Körpersäfte auf die Theorie der Keime. Doch trotz seiner wachsenden praktischen Anwendung behielt Blut seine mystischen Anklänge bei.
Die ersten Sowjets betrachteten Blut als Ausdruck des Kollektivs. Die
Spanier sahen es als Band zwischen einem Volk und seiner Mission; und
den Nazis galt es perverserweise als buchstäbliche und sinnbildliche Verkörperung rassischer Reinheit.

Jetzt sollte Blut eine neue Ebene allegorischer Bedeutung erreichen,
die im mörderischsten Konflikt der Geschichte geschmiedet wurde und
erhebend und praktisch zugleich war. Denn die Amerikaner durchdran-
gen Blut mit ihrer eigenen Metapher – nicht mit Magie oder einer Kraft,
die von oben kam, sondern mit *eigener* Macht und Menschlichkeit und
eigenem Erfindungsreichtum. Ihnen war eine charakteristisch praktische
Symbolik zu eigen – nicht der abgehobene Gesellschaftsvertrag der Franzosen, sondern Stolz auf ihre Fähigkeiten bei der Entwicklung und dem
Gebrauch eines Rohstoffs. Schließlich verarbeiteten die Amerikaner Blut
zu weit mehr Produkten als sonst irgend jemand – Blut, Plasma, Albumin
und den unzähligen Pharmazeutika, die in Cohns Labor entwickelt wurden. Am Ende hatten sie Blut in so großen Mengen und in so vielen verschiedenen Formen verwendet, daß es zu seltsamen kleinen Zufällen
kam. So erhielt ein Feldwebel Kenneth L. Johnson in einem Lazarett in
Paris Plasma, das, wie sich herausstellte, aus einer Spende von General
Dwight D. Eisenhower stammte. »Der Feldwebel hat das Blut eines Generals«, lautete der Untertitel eines Schnappschusses des Journalisten.[62] Im
Pazifik erhielt ein verwundeter Marinekanonier mit Namen Harry Starner
Plasma; als er einen Blick auf die Flasche warf, las er seinen Namen: auf
Urlaub in Washington, D.C., hatte er Blut gespendet.[63] Die unendlich
kleine Wahrscheinlichkeit dieses Vorfalls beleuchtete, wie industrialisiert
– wie beherrschbar – Blut geworden war. Es war die höchste Stufe in der
Geschichte dieser Flüssigkeit. Blut, einst religiös verehrt, war dem Kreislauf eines Menschen entnommen worden, war aufgespalten, verarbeitet,
gefriergetrocknet, verpackt, verschickt und schließlich wiederaufbereitet
worden – nur um einige Monate später und auf der anderen Seite des
Erdballs in völlig anderer Form ein- und demselben Menschen erneut
injiziert zu werden.

3. Teil

BLUTGELD

9 Dr. Naito

August 1945: Das graue Metalldeck der *SS Sturgis* schwankte unter den Füßen von Lieutenant Colonel Murray Sanders[1], als das Schiff in den Hafen von Yokohama im besiegten Kaiserreich Japan einlief. Sanders gehörte zur ersten Gruppe Amerikaner, die nach den Atombombenabwürfen in Japan eintraf, und befand sich auf einer Erkundungsmission, die nur er durchführen konnte. Von seiner Ausbildung her Bakteriologe, hatte er in Camp Detrick in Maryland in einem geheimen Forschungslabor seinen Wehrdienst abgeleistet. Es war als Reaktion auf Berichte eingerichtet worden, laut denen der Feind versuchte, Kampfstoffe für eine biologische Kriegführung zu entwickeln. Gerüchte waren durchgesickert, die Japaner arbeiteten an Waffen, die Bakterien und Viren transportierten. Dokumente, die man bei japanischen Soldaten gefunden hatte, lieferten Hinweise auf die Existenz einer »Einheit zur Verhütung von Epidemien« oder einer »Einheit zur Wasserreinigung«, zu deren Aufgaben es gehörte, durch Verseuchung der Wasservorräte des Feindes Epidemien auszulösen. Angeblich hatte Japan sogar eine »Pestbombe« entwickelt. Sanders Aufgabe war es festzustellen, ob sie dazu tatsächlich in der Lage waren, und zwar möglichst noch ehe die Sowjets das herausfanden.

Als Sanders seine Anweisungen erhielt, hatte ihm die amerikanische Feindaufklärung eine Handvoll Photos von mehreren japanischen Wissenschaftlern ausgehändigt, von denen man annahm, sie hätten an dem Projekt mitgearbeitet. Vor allem auf einen hatte man seine Aufmerksamkeit gelenkt: Ryoichi Naito[2] – Doktor der Medizin, Bakteriologe und der einzige dieser Gruppe, der Englisch sprach. Sanders hatte keine Ahnung, wie er diesen Informanten finden oder was er sagen sollte, wenn es ihm schließlich gelang, Verbindung mit ihm aufzunehmen.

Ächzend legte das Schiff am Kai an, und einen Augenblick lang konnte Sanders einen Blick auf die Stadt werfen. Yokohama war zwar vor atomarer Verwüstung bewahrt geblieben, doch so, wie die Stadt sich seinen Augen darbot, hätte man das kaum geglaubt. Als Handelshafen, Standort verarbeitender Industrien und der Munitions- und Stahlproduktion, war Yokohama einst das pulsierende Herz Japans gewesen. Aber wie auch Tokio war es ein bevorzugtes Ziel von Brandbomben gewesen und jetzt nur mehr eine Ruinenlandschaft – Gebäude waren zu grauen Trümmerhaufen geworden, durch die von Entbehrungen und Schock gezeichnete Überlebende wankten.

Sanders wandte sich ab und ging die Gangway hinunter. Ein Fremder kam ihm entgegen – ein drahtiger Japaner mit Brille, schmalen Lippen und glattem, nach rechts gescheiteltem Haar. Er hatte ein Photo des Amerikaners dabei (Sanders fand nie heraus, wie es in seine Hände gelangt war, vermutete jedoch, der amerikanische Geheimdienst habe es ihm zugespielt). Er stellte sich als Dr. Ryoichi Naito vor und bot dem Amerikaner seine Dienste als Dolmetscher an.

Dies war der Beginn einer der merkwürdigsten Episoden im Japan der Nachkriegszeit, und sie sollte das Land auf Jahrzehnte hinaus beeinflussen: Naito informierte zwar die Amerikaner über die Versuche zur biologischen Kriegführung, leitete jedoch gleichzeitig eine Verschleierungsaktion ein, die deren wahre Schrecken noch vierzig Jahre lang verheimlichen sollte. Auch auf andere Weise beeinflußte er die weitere Entwicklung des Landes. Naito brachte ein Kapitel der japanischen Geschichte zum Abschluß, gehörte aber auch zu jenen, die ein neues aufschlugen – das einer Ära, in der Japan sich bemühte, eine friedliebende, industrialisierte Demokratie der Neuzeit zu werden.

In Naitos Fall war der Kontrast besonders drastisch. Während des Krieges hatte er grauenhafte biologische Waffen entwickelt, wurde dann jedoch als einer der weltweit führenden Sammler und Verarbeiter von Blut zum Wohltäter für Millionen.

Die Geschichte, wie Naito in diese Position gelangte, in der er soviel Schlimmes und zugleich soviel Gutes vollbringen konnte, ist die Geschichte einer vielschichtigen Persönlichkeit, eines begabten, aber launischen Menschen, der alle Herausforderungen mit einem gewissen Ingrimm anging. Naito hatte als armer, aber brillanter junger Mann aus Kyoto angefangen, spindeldürr, impulsiv und von messerscharfem Verstand. Da er sich zu Sprachen wie zur Naturwissenschaft gleichermaßen hingezogen fühlte, lernte er Deutsch und Esperanto, eine internationale Sprache, die zu jener Zeit viele Anhänger hatte. Er las eine Esperanto-Version des *Kommunistischen Manifests* von Marx, obwohl er im Hauptfach Ingenieurwissenschaften studierte. Kurz nachdem er zum ersten Mal eine Rundfunksendung gehört hatte, baute er einen Empfänger, um den sich regelmäßig Studenten wie auch Professoren versammelten. Als ein britischer Gastprofessor anmerkte, der Junge könne nicht besonders gut Englisch, stürzte sich Naito auf das Erlernen dieser Sprache. Er verschaffte sich ein gebrauchtes Exemplar von *In achtzig Tagen um die Welt* und lernte das ganze Buch auswendig: offenbar ein außergewöhnlich entschlossener junger Mann.

Naito schrieb sich an der medizinischen Fakultät der Universität von
Kyoto ein – um seinen Lebensunterhalt zu verdienen, gab er Unterricht
in Esperanto und arbeitete als Sargträger –, wo er einem Armeeobersten
namens Tomosado Masuda auffiel. Masuda erkannte Naitos herausragende Fähigkeiten und seine Energie und versuchte, ihn zu überreden, sich
der Armee anzuschließen. Es war eine Zeit des Aufbruchs für Japan – in
den Jahren vor dem Zweiten Weltkrieg wuchs das Land zu wirtschaft-
licher und militärischer Stärke heran, die es ihm erlauben würde, die
westlichen Imperialisten hinwegzufegen – und die Armee, so Masuda, sei
der richtige Ort, wenn man dabeisein wollte. Sie würde einem jungen
Mann wie Naito regelmäßige Arbeit, regelmäßige Bezahlung, Ehre, Achtung und die Chance bieten, der Nation bei ihrem Aufstieg zu helfen.
Außerdem würde er sich beispiellosen Herausforderungen gegenüberse-
hen. Masuda erklärte, er arbeite zusammen mit einem Wissenschaftler
namens Shiro Ishii am Aufbau einer bakteriologischen Einheit. Im letzten
Krieg hatte sich die Nützlichkeit chemischer Stoffe erwiesen, trotz der
späteren Kehrtwende der kämpfenden Parteien. Der Ausgang des nächsten Krieges hing nach Ansicht Ishiis und Masudas von einem eher noch
raffinierteren Arsenal ab – man würde sich die Macht der Mikroben zu-
nutze machen. Sie waren gerade dabei, die Voraussetzungen dafür zu
schaffen, und boten Naito an, bei dieser aufregenden neuen Entwicklung
mit dabeizusein.

Er schrieb sich an der medizinischen Fakultät der Armee ein, diente für
einige Zeit in der Mandschurei und kehrte dann an die Universität von
Kyoto zurück, wo er eine Abteilung zur militärischen Erforschung von
Mikroorganismen leitete. 1937 schickte die Armee ihn nach Berlin, angeblich, um am Robert-Koch-Institut zu studieren. Nachts jedoch, wenn
die anderen gegangen waren, durchwühlte er die Papierkörbe, um an geheime Informationen über die deutsche Forschung zu kommen.

Im Jahr darauf reiste er mit einer ähnlichen Aufklärungsmission in die
Vereinigten Staaten. Laut amerikanischen Berichten bemühte er sich dort
vergeblich, von der Rockefeller University ein Fläschchen mit Gelbfieber-
erregern zu erhalten. Anschließend besuchte er die University of Pennsylvania, wo er sich das von Sharp & Dohme entwickelte Verfahren der
Gefriertrocknung ansah. Die Anwendungsmöglichkeiten dieser Technik
faszinierten ihn. Einerseits eröffnete sie die Möglichkeit, Plasma zu konservieren, das, wie er damals schon erkannte, zahllose Leben retten
konnte. Andererseits paßte sie hervorragend in den Plan der japanischen
Armee, biologische Waffen zu entwickeln. Die Gefriertrocknung von
Mikroorganismen könnte diese auf Jahre hinaus haltbar machen und den
Transport in einer Bombe erleichtern. Was für eine Waffe man mit Hilfe

dieser Technologie herstellen könnte! Er mußte unbedingt eine der amerikanischen Vakuumpumpen, eines der wichtigsten Geräte zur Gefriertrocknung, mit nach Hause bringen. Da ihm die entsprechenden Mittel fehlten, zweigte er für diesen Zweck sein Essensgeld ab, lebte von Konserven und später sogar von Resten, die er im Müll fand. Nach einem halben Jahr in den Vereinigten Staaten kehrte er schließlich mit der Vakuumpumpe zurück.

An der medizinischen Hochschule der Armee in Tokio zielten Naitos Forschungen in zwei verschiedene Richtungen, die so weit auseinanderlagen wie die entgegengesetzten Seiten seiner Persönlichkeit – die eine unverkennbar böse, während die andere letztlich nur Gutes bewirkte. Er wurde in der Abteilung für Seuchenprävention eingesetzt, einem Hochsicherheitslabor hinter doppeltem Stacheldrahtzaun. Dort arbeitete man an der Isolierung geeigneter Gifte für die Gefriertrocknung, die in Bomben gefüllt werden konnten, etwa Fugutoxin, einem Gift aus der Leber bestimmter Kugelfische. Seinem Mentor Shiro Ishii, der eine Forschungseinrichtung zur Kriegführung mit Krankheitserregern in der Nähe von Harbin in der Mandschurei leitete,[3] brachte er das Verfahren der Gefriertrocknung bei. In dem Labor kultivierte Ishii eine Vielzahl pathogener Keime – Pest-, Milzbrand-, Ruhr- und Typhuserreger. Zu einem bestimmten Zeitpunkt hatte er eine ausreichend große Menge hergestellt, um die gesamte Menschheit mehrmals auszurotten. Zusätzlich entwickelte er Methoden zur Verbreitung der Erreger in Nahrungsmitteln, Wasser, Aerosolen und Bomben. Allerdings machten nicht so sehr die von ihm produzierten Waffen Ishiis Labor so berüchtigt, sondern die ungewöhnlichen Methoden, die er für ihre Entwicklung ausgearbeitet hatte: Er testete seine Krankheitserreger an Tausenden gefangener Soldaten und Zivilisten.

Harbin mit seinen breiten Boulevards und alten Häusern im europäischen Stil wurde oft als eine Art Paris des Ostens beschrieben. Doch die von den Japanern nahe dem Stadtrand aufgebaute Einrichtung war die Hölle auf Erden. Die sogenannte Einheit 731 erstreckte sich über drei Quadratkilometer und umfaßte hundertfünfzig Gebäude, darunter Labors, Insektarien, ein Tiergehege und sogar solche Annehmlichkeiten wie Sportplätze und einen religiösen Schrein. In der Mitte des Geländes befand sich eine als Ro-Block bezeichnete rechteckige Einfriedung (das japanische Schriftzeichen *Ro* hat die Form eines Quadrats). Innerhalb des Ro-Blocks standen zwei Gebäude, die Ishii sein »geheimstes aller Geheimnisse« nannte. Hier hielt er sich einen Vorrat an menschlichen Versuchskaninchen. Als die japanische Armee sich die Mandschurei einverleibt hatte, waren die Menschen in den besetzten Gebieten zusammengetrieben worden. Unter ihnen waren Widerstandskämpfer und Zivilisten, Chinesen und Russen, Frauen und Kinder, die man als »Spezialverschickung« oder »frisches Material« in das Gefängnis verfrachtet hatte. Man hatte die Opfer ihrer Menschlichkeit in einem Ausmaß beraubt, daß Ishiis Soldaten sie nur noch als *maruta* bezeichneten, als »Klötze«.

Seit einer Zeit noch vor dem Krieg bis zum Tag nach dem Abwurf der Atombombe auf Hiroshima unterwarfen Ishii und seine Männer diese Menschen den schlimmsten Greueltaten des Krieges, die es mit denen in den Konzentrationslagern der Deutschen aufnehmen konnten. Sie benutzten die *maruta,* um Erfrierungen und Verhungern zu untersuchen, oft so lange, bis der Tod eintrat. Neue Waffen wie Flammenwerfer wurden an den Gefangenen ausprobiert – und neue Methoden der Transfusion, indem man beispielsweise ihrem Kreislauf das Blut entzog und ihn mit Pferdeblut wieder auffüllte. Am wichtigsten war jedoch der Einsatz dieser Kreaturen bei der Entwicklung mikrobischer Waffen. Jedesmal wenn die Forscher eine neue Methode erfunden hatten, mit der sie tödliche Krankheitskeime verbreiten konnten, infizierten sie die Gefangenen mit Spritzen oder Sprays, mit vergifteten Federn, die sie ihnen unter die Nase hielten, oder mit Bakterien, die sie in ihr Essen mischten. Dann beobachteten sie den Krankheitsverlauf. Um Pestbomben auszuprobieren, führten sie die Gefangenen nach draußen, steckten sie in Metallrüstungen und ließen in etwa sechs Meter Entfernung die Granaten detonieren. Nach der Ansteckung brachten sie die Gefangenen in ihre Zellen zurück und protokollierten sorgfältig das Fortschreiten der Krankheit. Kein einziger überlebte diese Versuche. Wer eine erste Ansteckung überlebt hatte, wurde der nächsten ausgesetzt, bis er starb. Als Alternative sezierten Ishiis Leute die Versuchsobjekte – ob die Gefangenen noch lebten oder nicht. Man nimmt an, daß so Tausende von Gefangenen zu Tode kamen.

Offenbar fungierte Naito als wissenschaftlicher Berater Ishiis und half ihm bei verwaltungstechnischen Angelegenheiten. Schließlich und endlich hatte er die Technologie zur Gefriertrocknung geliefert, mitttels derer man Krankheitskeime in Granaten füllen konnte, und mehr als einmal stattete er dem Lager einen offiziellen Besuch ab. Ein Veteran jener Zeit beschrieb Naito als »die äußerst starke rechte Hand von Dr. Ishii ... der Mann, der Ishiis Arbeit erst möglich machte«.[4] Zudem war es, wie wir noch sehen werden, Naito, der die Verschleierung von Ishiis Aktivitäten koordinierte, so dessen widerwärtiges Geheimnis bewahrte und ihn nach dem Krieg vor Verfolgung schützte.

Unterdessen machte sich Naito auch an eine harmlosere Anwendung der Gefriertrocknungstechnik. Vor dem Krieg hatte praktisch kein Mensch in Japan auch nur einen Gedanken an Transfusionen verschwendet, obwohl einige mit lebenden Blutkonserven gearbeitet hatten. Als jedoch das Rote Kreuz der Schweiz 1942 Päckchen mit amerikanischem Trockenplasma in das Kriegsgefangenenlager in Yokohama lieferte, begann man umzudenken.[5] Mit Billigung des Kriegsministeriums baute Naito an der medizinischen Fakultät der Armee eine Anlage zur Plasmatrocknung, außerdem sieben Sammelzentren in der ganzen Stadt. Spender waren ausschließlich Frauen, da die meisten Männer eingezogen worden waren. In seinen Memoiren[6] erinnerte sich Naito fast wehmütig an die Spendezentralen: »Die Anwesenheit so vieler junger Frauen verlieh den Zentren die Atmosphäre eines Blumengartens«, schrieb er.[7] Naito schätzte die Menge des von ihm während des Krieges hergestellten Trockenplasmas auf drei Tonnen, auch wenn er nie die Gelegenheit bekam, es einzusetzen, da die Amerikaner die meisten Transporte zerstörten. Er schrieb, Japans Plasmaverbrauch sei kaum an »ein Zweitausendstel« von dem der Amerikaner herangekommen. Schließlich mußte er seine Bemühungen ganz einstellen, da derart viele Brandbomben auf Tokio fielen, daß es für die Menschen nicht mehr sicher war, sich für Blutspenden in eine Schlange einzureihen.

Jede Aufgabe, mit der man ihn während der Kriegsjahre betraute, ging Naito mit der für ihn charakteristischen wilden Entschlossenheit an. Er verlangte von seinen Leuten sieben Tage Einsatz in der Woche und trieb sie gnadenlos an, Ergebnisse zu erzielen – sie nannten ihn den »Taifun«.[8] Kaum hatten sie ein Bakterium isoliert, verlangte er auch schon, einen Impfstoff zu sehen; kaum hatten seine Männer einen Impfstoff entwickelt, forderte er, die Voraussetzungen für dessen Massenproduktion zu schaffen. »Sein Verstand arbeitete so schnell, daß andere Menschen ihm nicht folgen konnten«, erinnerte sich ein Kollege später.[9] Leicht erregbar, neigte er unter Streß zu explosiven Wutausbrüchen: Er schlug Untergebene und zerschmetterte Glastüren. Gelegentlich bemühte er sich mit aller Kraft, sich zu beherrschen. Dann zeichnete er eine geballte Faust und strich sie durch. Totenbleich, grauhaarig und unrasiert schlich er mit geistesabwesendem, ziellosem Blick – eine Folge des Schlafmangels – durch die Labors.

Als der Krieg jetzt rasch seinem Ende zuging, stürzten sich Ishii und Naito, jeder auf seine Weise und in seinem Bereich, in hektische Aktivitäten. Als Ishii vom Abwurf der ersten Atombombe erfuhr, wurde ihm klar, er durfte keine Beweise hinterlassen. Er befahl seinen Soldaten, das Gebiet zu säubern.[10] Drei Tage lang sprengten sie Gebäude in die Luft, vergasten die überlebenden *Maruta*, entledigten sich der Arbeiter durch Maschinengewehrsalven und ließen Scharen von verseuchten Flöhen und Ratten frei. Dann flohen sie in einem Sonderzug nach Süden, durchquerten China und Korea und gelangten über die Korea-Straße nach Japan. Ishii begab sich nach Tokio ins Wakamutsi Hotel gegenüber dem Tokioter Militärkrankenhaus. Hier schaffte er in aller Eile die Gläser mit Organpräparaten der *Maruta* beiseite, die er zu Studienzwecken dorthin geschickt hatte. Dann tauchte er unter.

Auch Naito handelte schnell, wenn auch nicht auf so verabscheuungswürdige Weise. Als Tokio immer häufiger bombardiert wurde, verlegte er seine Forschungseinrichtung nach Nigata, eine ruhige Kleinstadt an der japanischen Ostküste, wo seine Gruppe weiter an der Herstellung von Seren und Impfstoffen arbeitete. (Das Hauptquartier in Tokio wurde kurz darauf durch einen amerikanischen Bombenangriff zerstört.) Unmittelbar nach Japans Kapitulation sprach er in Nigata zu einigen hundert Technikern, die sich versammelt hatten, um sich die Rede anzuhören. Es war ein ganz anderer Naito – seine Arroganz war verschwunden, das Trauma des verlorenen Krieges hatte ihn Demut gelehrt. Einfach und bescheiden sprach er: »Japan ist besiegt, doch zum Glück nicht geteilt wie Deutschland. Ich möchte diese Gruppe zusammenhalten. Bitte, machen Sie sich keine Sorgen. Bitte, setzen Sie sich mit aller Energie für den Wiederaufbau Japans ein.«[11]

Ab diesem Augenblick wird seine Lebensgeschichte undurchsichtig, wie so vieles im Japan der unmittelbaren Nachkriegszeit. Man weiß, daß ihn jemand – möglicherweise der amerikanische Geheimdienst – aufforderte, sich nach Yokohama durchzuschlagen und Murray Sanders zu unterstützen.

Naito schien der ideale Informant zu sein – bescheiden und fügsam, reuig und effizient,– der tagtäglich Sanders Bericht erstattete und jeden Abend zu seiner Familie zurückkehrte. Doch in Wirklichkeit diente er anderen Herren. Anstatt abends nach Hause zu gehen, fuhr er in eine der Vorstädte, wo sich Ishii und seine Genossen versteckt hielten. Dort berichtete er von seinen Gesprächen mit dem Amerikaner. Gemeinsam analysierte die Gruppe Sanders Fragen und entschied, welche Informationen Naito preisgeben konnte. Er beschränkte sich nicht darauf, Sanders Fragen zu beantworten: auf subtile Art und Weise lenkte er sie in eine bestimmte Richtung.

Nach mehreren Wochen dieser Manipulationen kam Sanders allmählich dahinter. Er übte wachsenden Druck auf Naito aus, ihm mehr zu erzählen. Als es schließlich nicht länger möglich war, sich seinen Forderungen zu widersetzen, übergab Naito dem Amerikaner – worauf dieser es im Grunde genommen abgesehen hatte – ein zwölfseitiges handschriftliches Dokument, in dem die Tätigkeit der Einheit 731 umrissen, ihr Aufbau und ihre Aktivitäten beschrieben und Namen genannt wurden. Es war in holprigem Englisch verfaßt und zeichnete Naito als einen Mann, der sich aus zutiefst aufrichtigen moralischen und Gewissensgründen entschlossen hatte, die Wahrheit zu sagen. »Zweck dieser Information ist ausschließlich, unser armes, besiegtes Land zu retten und Schaden von ihm zu wenden, indem Sie, wie Sie gesagt haben, diesem armen Land möglicherweise mit all Ihren Kräften helfen können, wenn wir die wissenschaftliche Wahrheit offenlegen ...« In mehreren langen Abschnitten mit Diagrammen zur Struktur der Einheit, ergänzt durch entsprechende Texte, beschrieb Naito Aufbau, Funktion und Schlüsselpersonen der Einheiten zur biologischen Kriegführung. Am Ende schrieb er: »Ich bitte Sie zu verstehen, daß ich durch Überlassung dieser Informationen mein Leben aufs Spiel setze. Man wird mich töten, wenn irgend jemand erfährt, daß ich diese Informationen gegeben habe. Meine einzige Hoffnung ist, damit diese arme und besiegte Nation zu retten.«[12]

Wie wir heute wissen, hatte Naito nichts zu befürchten: Die Männer, die er in seinem Dokument nannte, waren die gleichen, die er in Wahrheit deckte. Denn trotz all der mit solch peinlicher Sorgfalt gelieferten Einzelheiten erwähnte er mit keinem Wort die Menschenversuche und unterschlug so den Kernbereich der Tätigkeit dieser Einheit. Zwar war Sanders vermutlich begeistert, weil er endlich die gewünschten Informationen erhalten hatte, dennoch hatte er offenbar seit geraumer Zeit Verdacht geschöpft. Am Ende von Naitos Dokument vermerkte er nämlich handschriftlich: »Ich habe Dr. Naito gefragt, ob jemals Gefangene als ›Versuchskaninchen‹ eingesetzt worden sind. Er ›schwört‹, das sei nie der Fall gewesen.«[13]

Naito hatte noch eine Pflicht zu erfüllen gehabt, ehe er den Amerikanern seine »Beichte« übergab. Er handelte für Ishii und die anderen als Gegenleistung für deren technische Informationen Immunität aus. Daher wurden diese Männer nie für ihre Verbrechen gegen die Menschlichkeit zur Rechenschaft gezogen.

Zu diesem Zeitpunkt verschwand Naito. Nachdem er seine Loyalitätspflichten erfüllt hatte, zog er sich aus den Gefilden der Macht zurück. Er lehnte eine Stelle an der Universität von Kyoto ab, entschied sich für ein Leben als einfacher Landarzt und eröffnete eine Praxis in einer Kleinstadt bei Osaka. Außerdem schien er eine tiefgreifende Wandlung durchzumachen. Er konvertierte zum katholischen Glauben und legte seine typische wilde Entschlossenheit ab (auch wenn einige niemals aufhörten, seine Motive anzuzweifeln). Er war nicht mehr der unberechenbare Tyrann, und in seiner Umgebung wurde er als *Inginburei* [14] bekannt. Dies bedeutet in etwa: »Der so höflich ist, daß es fast schon unverschämt ist.« In dem Arbeiterviertel, in dem er lebte, wurde er zu einem vertrauten Anblick, wie er von einem Patienten zum nächsten radelte. Die Leute nickten dem *Inginburei* freundlich zu. Sie wußten, ihr Doktor war ein bescheidener, pflichtbewußter, ehrenwerter Mann.

Für den Arzt wie für das übrige Land waren dies Jahre eines stillen Kampfes. In Japan, politisch und wirtschaftlich ein Trümmerhaufen, war auch das Gesundheitswesen in katastrophalem Zustand: Es herrschten Zustände, die an das vergangene Jahrhundert erinnerten. In der Bevölkerung wüteten Epidemien, die durch mangelnde Hygiene, fehlende medizinische Versorgung und Vernachlässigung geschürt wurden. Die Amerikaner reagierten, indem sie Millionen impften.[15] Dann begannen sie, die medizinische Infrastruktur wieder aufzubauen. Amerikanische Fachleute bauten Kliniken, führten an den medizinischen Fakultäten neue Lehrpläne ein und organisierten die veraltete pharmazeutische Industrie von Grund auf um. Um einen hohen Standard der pharmazeutischen und ärztlichen Versorgung zu sichern, gründeten sie das National Hygienic Laboratory, zur Koordinierung der japanischen Universitäten, die sich oft bekriegten, das National Institute of Health.

Außerdem versuchten sie, bei der Modernisierung der Versorgung mit Blut zu helfen. Nach dem Krieg hatte sich eine improvisierte Blutorganisation entwickelt, die mehr mit einem Schwarzmarkt als mit einem System medizinischer Betreuung gemein hatte. Die Kliniken erhielten das Blut von unabhängigen Blutmaklern, die ihnen gegen eine Provision lebende Blutkonserven verschafften, mit denen »Transfusionen am Krankenbett«, wie man sie in Japan nannte, durchgeführt wurden. Abgesehen von oberflächlichen Blutgruppenbestimmungen testeten die Kliniken die Spender nicht auf Krankheiten. So mußte es zu einem schrecklichen Unfall kommen, und 1948 wurde eine Frau im der Regierung unterstehenden Teil der Tokioter Universitätsklinik mit Syphilis infiziert.[16] Der Zwischenfall löste einen landesweiten Skandal aus. Als die amerikanische Besatzungsmacht davon erfuhr, wies sie das japanische Gesundheitsministerium an, Schritte zur Gewährleistung einer sicheren nationalen Blutversorgung einzuleiten.

Auch Naito hatte sich Gedanken über Blut gemacht. Er hatte nie vergessen, wie nahe sie bereits während des Krieges an eine Produktion von Transfusionsflüssigkeiten herangekommen waren. Jetzt, bei seiner Arbeit mit den Armen, sah er, wie verzweifelt sie Blut benötigten und es allzuoft nicht erhielten. Er fing an, Pläne zu schmieden. Nachts, wenn seine Familie schlief, entwarf er Lösungen, wie der chronischen Knappheit in seinem Land beizukommen wäre. Allerdings schwebte ihm nicht die Art eines nichtkommerziellen Unternehmens vor, wie es das Japanische Rote Kreuz aufbauen wollte. Nach dem Vorbild amerikanischer Firmen, die

die Japaner nach dem Krieg zu bewundern gelernt hatten, war er für eine Unternehmensgruppe – eine Reihe landesweiter Blutverarbeitungs- und Plasmabanken. Besessen bastelte und feilte er an dem Plan und wartete begierig auf die Gelegenheit, ihn umzusetzen.

Naito und seine japanischen Kollegen waren nicht die einzigen, die den Bedarf an einer nationalen Blutversorgung erkannten. Der Krieg hatte die Bedeutung von Transfusionen in landesweitem Maßstab vor Augen geführt. Ländern, die bisher noch keine Blutsammlungen organisiert hatten, wurde klar, sie mußten allmählich damit anfangen. Doch wie sollten sie vorgehen? Blut stellte einen neuartigen Rohstoff dar, und viele Länder wußten nicht, wie man damit umging. Sollte man die Spender bezahlen? Schließlich war Blut ein wertvolles Rohmaterial. Es schien nur gerecht, Spendern einen Ausgleich für ihre Unannehmlichkeiten und ihre Zeit zu bieten. Doch Blut war mehr als nur eine Ware. Es war Teil des menschlichen Körpers. Manche Ärzte sahen es sogar als eine Art Gewebe oder Organ an, und es erschien ihnen unanständig, dafür zu bezahlen. 1948 übernahm das Internationale Rote Kreuz eine Resolution, nach der »der Grundsatz kostenlosen Blutes überall angewandt« werden sollte.[17] Doch das war nicht so einfach: In manchen, besonders den armen Ländern, stellte die Blutspende ein besonderes persönliches Opfer dar. So schlug, als die Welt sich nach dem Krieg reorganisierte, jedes Land seinen eigenen Weg ein, der von verschiedenen – medizinischen, philosophischen, wirtschaftlichen und zufallsbedingten – Faktoren beeinflußt wurde.[18]

In Deutschland, wo man während des Krieges sehr wenig Blut verwendet hatte, wurden Blutbanken eher unsystematisch eingerichtet. Eine der ersten entstand unter der Leitung eines Gynäkologen namens H. Schwalm an der Chirurgischen Klinik Marburg. Schwalm fing mit bescheidensten Mitteln an – amerikanische Bombenangriffe hatten den größten Teil der Klinikgebäude zerstört, und infolge der Entnazifizierung war sein Personal drastisch reduziert worden. Doch Schwalm war überzeugt, man dürfe keine Zeit verlieren. Mit den einzigen Glaswaren, die für eine Lagerung verfügbar waren – Colaflaschen, die er von den Amerikanern erhalten hatte –, richtete er im Untergeschoß eine kleine Blutbank ein. Die Klinik hatte keinen Spenderraum, also entnahm er das Blut der Spender in der Ambulanz des Krankenhauses. Ärzte in ganz Westdeutschland folgten ähnlichen Motiven, und so waren zu Beginn der fünfziger Jahre mehr als vierzig Kliniken mit Blutbanken ausgestattet. Die meisten von ihnen bezahlten für Spenden mit Geld und Nahrungsmitteln.

Während einzelne Ärzte Blutbanken einrichteten, versuchte gleichzeitig das Deutsche Rote Kreuz, eine landesweite Organisation aufzuziehen.

Da die meisten Städte schon von kommerziellen Blutsammlern versorgt
wurden, konzentrierte sich das Rote Kreuz auf die ländlichen Gebiete und
baute ihre Verarbeitungszentren in ausreichender Entfernung von größeren Städten auf, damit sie im Falle eines atomaren Angriffs verschont blieben. Von dort schwärmten Sammelfahrzeuge durch das Land aus und
machten vor Fabriken und in Kleinstädten halt. So entwickelte sich ein
duales System – Zentralen in den Kliniken der Städte, wo man bezahlt
wurde, und die Rotkreuzstationen für freiwillige Spender auf dem Land.
Beide erzielten ansehnliche Ergebnisse, doch jahrzehntelang schwelten die
Spannungen zwischen den beiden Zweigen des Systems weiter.[19]

In Ostdeutschland wurde, wie in vielen kommunistischen Ländern,
die Bluttransfusion zu einem staatlich gelenkten Unternehmen. Man
sammelte das Blut in Fabriken oder beim Militär und bezahlte mit Geld,
Essensrationen oder freien Tagen. Trotz der Belohnungen betrachteten
die Menschen es als Zwangssystem – den endgültigen Zugriff des Staates
auf die Privatsphäre –, und als Jahre später der Kommunismus in sich zusammenbrach, lösten sich die Blutspendedienste in ganz Osteuropa auf.[20]

Das von der Sowjetunion beherrschte Polen widerstand den staatlichen
Forderungen und gestattete seinem Roten Kreuz, das Blutspendewesen
zu organisieren. Möglicherweise war dies auf den Einfluß Ludwig Hirszfelds zurückzuführen, jenes couragierten Arztes, der über Blut in Zusammenhang mit den menschlichen Rassen geforscht und den Nazis, die
seine Arbeit zu ihren Zwecken verzerren wollten, widerstanden hatte.
Den ganzen Krieg hindurch hatte sich Hirszfeld unbeugsam gezeigt. Die
Deutschen hatten ihn ins Warschauer Ghetto gesperrt (obwohl er katho-
lisch war, reichte den Nazis seine jüdische Abstammung, um ihn zu
verurteilen), wo er heimlich medizinische Kurse abhielt, ehe er mit Frau
und Tochter fliehen konnte. Während des Krieges starb seine Tochter an
Leukämie. Nun stand er dem wissenschaftlichen Beirat des Polnischen
Roten Kreuzes vor. Unter seiner Anleitung verabschiedete Polen als erstes
Land Europas ein Gesetz, in dem der Umgang mit Blut geregelt und seine
Kommerzialisierung verboten wurde. In Polen wurde Hirszfeld so ver-
ehrt, daß man nach seinem Tod das Warschauer Institut für Medizinische
Mikrobiologie nach ihm benannte.

In der Schweiz wurde, nicht zuletzt aufgrund eines Steuervorteils, die
Verwaltung des Blutwesens dem Roten Kreuz übertragen. Während des
Krieges hatte die Vereinigung ein paar Transfusionen von Arm zu Arm
zuwege gebracht und sogar ein wenig Blut in Mineralwasserflaschen aufbewahrt. Doch in Wirklichkeit war das nicht mehr als eine »Schattenorga-
nisation« gewesen, wie Alfred Haessig es ausdrückte, der später zum Direktor des Zentrallabors der Gruppe wurde. Doch als die Amerikaner sich

aus Europa zurückzogen, schenkten sie dem Schweizer Bundesamt für
Hygiene dreizehntausend Einheiten Trockenplasma. Das Amt überlegte
eine Weile, was man damit anfangen sollte, denn nie zuvor hatte man ein
solches Geschenk erhalten. Schließlich spendete es das Pulver dem
Schweizer Roten Kreuz, da es auf diese Weise wohltätigen Zwecken
diente und somit steuerfrei blieb. Das Rote Kreuz verteilte das Plasma an
Ärzte und Kliniken, die so begeistert waren, daß die Institution eine Plasmatrocknungsanlage nach amerikanischem Vorbild baute. Später richtete
sie in einem weitläufigen unterirdischen Bunkersystem im Berner Ober-
land noch eine weitere Anlage ein. Anfang der fünfziger Jahre hatte das
Schweizer Rote Kreuz ein geschickt organisiertes Netz aufgebaut, das aus
regionalen Sammelzentren und einem zentralen Labor bestand. Das fach-
männische Können der Schweizer und die Reinheit ihres Produkts führten schließlich dazu, daß die Schweiz im Blutgeschäft zu einem globalen
Mitspieler wurde.[21]

Die Holländer, die die deutschen Eindringlinge listig getäuscht hatten,
überraschten weiterhin durch Mut und Erfindungsreichtum. Gegen
Ende des Krieges befanden sie sich in einer verzweifelten Lage. Ihre Infrastruktur war zerstört, und es gab praktisch keine Nahrungsmittel. Briten und Amerikaner schickten »starvation teams« (Einsatzgruppen gegen
den Hungertod). Sie halfen Menschen, die vor Schwäche nicht einmal
mehr essen konnten, indem sie ihnen Plasma infundierten, das mit Proteinen aus Milch und Rindfleisch angereichert war. Prinzessin Juliana,
die heimlich nach Kanada evakuiert worden war, spendete ihren Mitbür-
gern vier Liter Blut. Trotz aller Entbehrungen kamen Mastenbroek und
seine Kollegen vom Blutlabor in Amsterdam allmählich voran. In einer
Zeitschrift hatten sie einen Bericht über Cohns Verfahren gelesen und
sich die Bilder dazu genau angesehen. Binnen weniger Jahre nach Einstellung der Feindseligkeiten entwickelten sie eigene Fraktionierungstechni-
ken. Bereits Ende der vierziger Jahre exportierten sie, da ihre Technologie
rasche Fortschritte machte, ihr technisches Wissen bereits in andere europäische Staaten.[22]

Die Kanadier hatten den Briten bei Dünkirchen gefriergetrocknetes
Plasma geliefert, und nun entwickelte sich aus der Partnerschaft zweier
angesehener, bemerkenswerter Unternehmen eine Blutspendeorganisa-
tion. Vor dem Krieg hatte Charles Best, Mitentdecker des Insulins an der
Universität von Toronto, in den Connaught Laboratories, die zur Universität gehörten, eine Anlage zur Gefriertrocknung von Blut eingerichtet.
Um einen Vorrat anzulegen, überließ er die Anwerbung von Spendern
dem Kanadischen Roten Kreuz. Diese Allianz setzte sich auch nach dem
Krieg fort. Das Rote Kreuz übernahm die Rolle des kanadischen Blut-

managers, warb Spender, hielt Blut vorrätig und verteilte Blut- und Plasmaprodukte. Connaught wurde zum wichtigsten Plasmalabor des Landes
und produzierte aus dem vom Roten Kreuz gelieferten Rohmaterial am
laufenden Band Derivate. Auf diese Allianz, in dem sich humanitäre Einstellung und pharmazeutischer Sachverstand verbanden, waren die Kanadier äußerst stolz. Jahrzehnte später allerdings zerbrach das Bündnis und
hinterließ ein tragisches Erbe: Aids und Hepatitis, die durch Blut übertragen worden waren.[23]

In Italien entwickelte sich eine ganze Reihe Blutzentralen, einige davon öffentlich, andere privat. Einige in Krankenhäusern, andere in privaten Kliniken; einige auf der Basis freiwilliger Spender, andere mit bezahlten Spenden. Eines der Zentren wurde von einem amerikanischen
Hilfskomitee unter der Leitung von Max Strumia eingerichtet, einem
Einwanderer aus Italien, der einer der führenden Hämatologen Amerikas
geworden war. (Am Bryn Mawr College bei Philadelphia hatte Strumia
auch als einer der ersten Forschungen zur Gefriertrocknung durchgeführt.) Die italienische Regierung versuchte, all diese Zentralen zu einem
Verbund zusammenzuschließen, in dem alle Spenden kostenlos und unter
der Leitung des Roten Kreuzes erfolgen sollten. Doch trotz bester Absichten dauerte die Blutknappheit noch einige Jahre an. Mittlerweile
hatte sich in Rom ein Schwarzmarkt entwickelt, der den Preis für Blut auf
fast 100 Dollar für den Liter hochtrieb.[24]

Auch in der dritten Welt breiteten sich überall Blutzentren aus. In
China bauten Ärzte am Union Medical College in Peking eine kleine
Blutbank auf und statteten sie mit Blut aus, das sie Menschen gegen Bezahlung entnommen hatten.[25] Das örtliche Rote Kreuz in Hongkong
richtete ein Programm zur Unterstützung Tausender ein, die vor der chi-
nesischen Revolution geflohen waren.[26] In Thailand weihten Mitglieder
der königlichen Familie den nationalen Blutspendedienst ein und spendeten selber Blut, das ihnen mit goldenen Nadeln abgenommen wurde.[27]

In Indien führte man den Dienst weiter, den die Briten während des
Krieges eingerichtet hatten. Man sammelte das Blut von Rekruten und
stockte den Vorrat mit Blut von bezahlten Spendern auf. Die Armee verstand sich ungemein gut darauf, freiwillige Spender zu werben. So erinnerte sich George W. G. Bird, ein britischer Arzt, der lange Zeit in Indien
gearbeitet hatte, an folgende Episode:

Als ich damals regelmäßig Armee-Einheiten aufsuchte ... bemühte ich
mich immer um die Unterstützung der Schlüsselfigur der Einheit, des
Sudebar Major. Mit diesem Mann an deiner Seite gab es keinerlei Probleme mehr. Einmal zum Beispiel ließ so ein wild dreinschauender Su-

debar Major die ganze Einheit aufmarschieren, eine sehr große Einheit, und trug ihr mein Anliegen vor. Was er während des größten Teils seiner Rede alles sagte, spielte überhaupt keine Rolle. Durchschlagenden Erfolg hatte sein letzter Satz, eine unverhohlene moralische Erpressung. Er sagte ganz einfach: »Wenn hier einer unter euch ist, der kein Blut zur Rettung eines sterbenden Bruders spenden will, der soll vortreten.« Verständlicherweise rührte keiner sich vom Fleck: alle Soldaten waren angeworben.[28]

Häufiger jedoch war Blut nur schwer zu bekommen, da es in den abergläubischen Vorstellungen, die dort nach wie vor herrschten, eine herausragende Rolle spielte. Viele Inder glaubten, Blut zu spenden würde dem Arm die Kraft entziehen, und gelegentlich kam es tatsächlich vor, daß der Arm eines Spenders infolge der psychosomatischen Belastung erschlaffte. Einige Spender fielen in Trance.[29] Ärzte achteten auch darauf, niemals Blut von Muslimen und Hindus zu vermischen oder einem Angehörigen einer höheren Kaste das Blut eines Haridschan (Unberührbaren) zu verabreichen. Einmal versuchte Bird, eine Gruppe indischer Polizisten zu befördern, die eingewilligt hatten, Blut zu spenden, mußte aber aufgeben, als sich die Frauen der Männer vor die Lastwagen warfen. »Ich begriff, daß nach dem Aberglauben in dieser Gegend ein Aderlaß zu Impotenz führt, und die Frauen wollten keine impotenten Ehemänner.«
Afrikaner sahen Blut als etwas Heiliges oder Magisches an. Nach einem Bericht des Roten Kreuzes weigerten sich viele, ihre »Seele in eine Flasche füllen zu lassen«[30]. Ein Team des Roten Kreuzes fand heraus, daß die Bewohner Tanganjikas sich einbildeten, die Beschäftigten des Roten Kreuzes, die in ihr Gebiet eindrangen, seien Mitglieder einer Geheimgesellschaft von Blutsäufern. »Eines Nachts kam ein Afrikaner an einem Laborzelt vorbei, wo Blutproben unter dem Mikroskop untersucht wurden. Auf dem Tisch, an dem man das Abendessen eingenommen hatte, sah er entweder eine Chiantiflasche oder eine Flasche mit Tomatenketchup, das die gleiche Farbe wie Blut hat. Die Folge war, daß das ganze Dorf, mit Speeren und Keulen bewaffnet, das Ärztecamp des Roten Kreuzes angriff; den Leuten blieb nur der sofortige Rückzug.«[31]
Unterdessen machten die im Blutwesen führenden Staaten weiter Fortschritte und paßten die im Krieg entwickelten Organisationen an das Zivilleben an. Der medizinische Forschungsbeirat in England, der das Blut während der Bombardierung Londons so wirkungsvoll verwaltet hatte, überließ dem neugegründeten National Blood Service, einer Abteilung des Gesundheitsministeriums, die Führungsrolle. Die Transfusionspolitik der Briten war simpel: Da sie ihr Gesundheitswesen nach dem

Krieg verstaatlicht hatten, betrachteten sie Blut, wie jede andere medizinische Versorgung auch, als Rohstoff, der allen zur Verfügung stand, und übertrugen die Verwaltung der Regierung. William d'A. Maycock, ehemaliger Captain des Heeres, der den Einsatz von Blut in Dünkirchen überwacht hatte, leitete vierzehn Transfusionszentren in England und Wales (Schottland entwickelte eine eigenständige Organisation). Jede Zentrale sammelte und konservierte selber und verteilte das Blut dann an nachgeordnete Blutbanken und Kliniken in ihrer Region. Die gelieferte Menge entsprach jeweils dem zu erwartenden Verbrauch von zwei Wochen. Alles Blut, das dann nicht verbraucht war, wurde an die Zentrale zurückgegeben, die das Plasma abtrennte und es an Einrichtungen in der Nähe von London schickte. Dort wurde es gefriergetrocknet oder fraktioniert und wieder in die Herkunftsregion zurücktransportiert. Einige der besten Wissenschaftler Englands arbeiteten in der Organisation mit, darunter Sir Allen Drury, der nahezu während des gesamten Krieges Leiter des Blutspendedienstes des Medizinischen Forschungsbeirats gewesen war, sowie Patrick Mollison, der das Standardkonservierungsmittel für Blut ACD entwickelt hatte und nun die Forschungsgruppe der Regierung für Bluttransfusion leitete. Die Bürger spendeten ihr Blut ohne Bezahlung. Das System erschien so wirksam und fair, daß es für viele Jahre als internationales Beispiel glänzte. Im Lauf der Zeit jedoch kamen Eifersüchteleien zwischen den regionalen und den Londoner Managern auf, und eine Generation später führte ihr Gezänk fast zum Zerbrechen der Organisation.[32]

Was reinen Idealismus im Umgang mit Blut betraf, so übertraf kein anderes Land Frankreich.[33] Dort wurde, wie wir gesehen haben, Blutspenden mit der Résistance in Verbindung gebracht. Arnault Tzanck und seine Kollegen Marcel Bessis und Jean Dausset richteten erneut einen Spenderdienst im Hôpital St. Antoine ein, wo während des Krieges Tausende von Bürgern Blut gespendet hatten. Doch die Bedingungen waren jetzt ganz andere. Ohne ein dringendes Anliegen, das sie aufgerüttelt hätte, verloren die befreiten Franzosen das Interesse am Spenden. Im Frühjahr 1949 ereignete sich jedoch auf Grund eines Zufalls ein schreckliches Unglück: Bei einer Explosion in einer kleinen Fabrik in Vincennes erlitten drei Menschen schwerste Verbrennungen. Man brachte sie in Tzancks Klinik in Paris, wo sie nur mit Hilfe massiver Plasmainfusionen überlebten. Aus Dankbarkeit bot der Bürgermeister von Vincennes an, die Bewohner seiner Stadt für eine Massenspende nach Paris zu geleiten, doch das Klinikpersonal machte den Vorschlag, selber nach Vincennes zu kommen. In einem Kleintransporter mit Transfusionsgerät trafen Krankenschwestern und Ärzte ein. Sie richteten im Rathaus ein provisorisches

Spendezentrum ein und veranstalteten einen städtischen Tag des Blutes
(*Journée de Sang*). Das Unternehmen erwies sich augenblicklich als Erfolg,
da Hunderte sich anstellten, um Blut zu spenden. Von da an wurden Tage
des Blutes in Frankreich zu einer beliebten Einrichtung. Der charismati-
sche Tzanck reiste von Stadt zu Stadt und führte vor, wie leicht Spenden
war. Überall reihten sich die Leute ein, um ihr Blut zu geben. Später
wurde dann eine staatliche Blutspendevereinigung, der Französische
Blutspenderverband, gegründet. Mit Hunderttausenden von Mitgliedern, gesellschaftlichen Veranstaltungen und Konferenzen übte er beträchtlichen politischen Einfluß aus. Tzanck wurde von den Mitgliedern
zum ersten Ehrenpräsidenten gewählt.

Nachdem sie den Idealismus in ihrem Land wieder angefacht hatten,
machten sich Tzanck und die anderen daran, dies auszunützen und das
Feuer in Gang zu halten, solange sie Blut als industriellen Rohstoff verwalteten. Über mehrere Jahre hinweg entwickelten sie eine staatliche
Blutpolitik, die 1952 in der französischen Gesetzgebung verankert wurde.
Der Grundstein dieser Politik war *bénévolat,* Freiwilligkeit – das heißt, das
Blut sollte freiwillig gespendet werden, ohne Bezahlung der Spender und
ohne irgendeine Form gewerblicher Verwertung. Laut dieser Konzeption
war Blut nicht bloß eine Rohstoffquelle, sondern Teil des Gesellschaftsvertrags, der die Bürger Frankreichs verband. Selbst Häftlinge wurden
zum Spenden ermuntert, da man dies als humanisierenden Einfluß ansah.
Mit dem Gesetz wurden die staatlichen Transfusionszentralen als loses
Netzwerk von *postes,* Geschäftsstellen, und regionalen Labors eingerichtet. Die *postes* sammelten und verteilten Vollblut und Flüssigplasma und
verkauften überschüssiges Plasma an das zuständige Labor der Region, wo
es zu Trockenplasma und fraktionierten Produkten weiterverarbeitet
wurde. Diese wurden dann an die *postes* zurückverkauft, wobei die Preise
so festgesetzt waren, daß man keinen Gewinn erzielen konnte. Dem regionalen Labor von Paris wurde ein Sonderstatus eingeräumt. Unter der
neuen Bezeichnung Staatliches Zentrum für Bluttransfusion (*Centre National de Transfusion Sanguine*) übernahm es zusätzlich die Verantwortung
für Forschung und Ausbildung und wirkte als Schrittmacher für das ganze
Land. Aufs Ganze gesehen war dies ein Vorbild an Effizienz und Idealismus, ein freiwilliges, gemeinnütziges und unabhängiges Blutwesen. Bis
zum Aids-Skandal stellte es für die Franzosen eine dauerhafte soziale Bindung dar, die sie mit einem erhebenden Gefühl des Stolzes erfüllte.

Japan begann ohne großartige Philosophien oder Entwürfe. Nach dem
Syphilisskandal im Jahre 1948 drängten die Amerikaner das Gesundheitsministerium, ein System von Blutbanken einzurichten. Das Ministerium

seinerseits ermächtigte das Japanische Rote Kreuz, in Tokio eine Blutbank auf Freiwilligenbasis zu eröffnen. Wie praktisch alle japanischen Institutionen jener Zeit erhielt auch das Japanische Rote Kreuz Ausrüstung
und Ausbildung von der entsprechenden amerikanischen Organisation.
Nach Jahren der Planung, des Aufbaus und der Ausbildung öffnete das Japanische Rote Kreuz 1952 die Tore der ersten Blutzentrale des Landes, die
nur mit Freiwilligen arbeitete.

Die Bemühungen waren von Anfang an zum Scheitern verurteilt. Für
die Japaner der Nachkriegszeit war kostenloses Blutspenden ein Fremd-
wort. Anders als Franzosen, Amerikaner und Briten hatten die Japaner
während des Krieges keine staatlichen Blutkampagnen veranstaltet, und
die Öffentlichkeit hatte nie gelernt, Blutspenden als Dienst an der Gemeinschaft zu sehen. Auch andere Umstände erschwerten die Aufgabe.
Japaner sind im allgemeinen klein – der einzelne kann, ohne Schaden zu
nehmen, nur weniger als halb soviel spenden wie ein Amerikaner –, und
die Bürger hatten das Gefühl, Blutverluste seien gefährlich. Das japanische Gesundheitssystem hielt vom Spenden eher ab, da das staatliche Ver-
sicherungswesen Blut kostenlos zur Verfügung stellte. Die Menschen betrachteten Blut als Ware, die automatisch von einer unsichtbaren Quelle
geliefert wurde, und sahen keine Notwendigkeit zu spenden. »Die Leute
sagen: ›Wir haben für die Krankenversicherung bezahlt, und die kauft für
uns Blut‹«, schrieb ein Blutbanker viele Jahre später. »›Warum sollten wir
nochmals mit Blut und Schmerzen bezahlen?‹«[34] Schließlich kamen auch
kulturelle Faktoren mit ins Spiel. Mehr als im Westen ist Blut in der japanischen Tradition ein Bedeutungsträger. Wir sagen zwar: »Blut ist dicker
als Wasser«, doch die Japaner meinen das fast wörtlich. Blut bedeutet soviel wie Familie. Von Geschwistern sagt man dort, sie teilten sich dasselbe Blut. Wenn ein Kind Merkmale von einem der Großeltern aufweist,
sagt man, es habe das Blut des Älteren. Eine so reich mit Gefühlen und
Traditionen besetzte Ware gibt man nicht beiläufig weg. Deshalb erhielt
das Japanische Rote Kreuz zum Beispiel 1954, einem Jahr, in dem Frankreich mehr als 312 000 Spenden sammelte, nur etwas mehr als 500.[35]

Mittlerweile war eine konkurrierende Vorstellung geboren worden.
Ryoichi Naito hatte seinen Entwurf für ein staatliches Blutwesen industri-
eller Prägung fast fertiggestellt, als ihn zwei alte Militärkameraden besuch-
ten, die in Pharma- und Finanzkreisen ziemlich einflußreich geworden
waren. Nach einigen Schalen Sake baten ihn die beiden Männer spät in
der Nacht, ihnen zu zeigen, woran er gerade arbeitete. Das Dokument
war gewissermaßen Naito-Auslese – einhundertundelf Seiten mit sorgfältig gepinselten Schriftzeichen, auf denen alle Aspekte der Unternehmung
ausführlich dargelegt waren. Naito ging nochmals auf die Bedeutung von

Blut und Plasma ein, skizzierte die Herstellungstechniken, beschrieb die notwendigen Einrichtungen, kalkulierte ihre Kosten und zählte auf, wie viele Leute für Management und als Personal gebraucht würden. Darüber hinaus schätzte er die Kosten der Blutbeschaffung und die Gewinne aus dem Verkauf ab und berechnete die Bilanzen für die ersten drei Geschäftsjahre. Das eindrucksvolle, überzeugende Dokument stellte eine Idee vor, die eindeutig zur rechten Zeit gekommen war. Naitos Freunde, die ihn unbedingt fördern wollten, brachten ihn mit dem Vizepräsidenten der Kobe Bank zusammen. Dieser, ein wohlhabender und einflußreicher Mann, dem auch am Gemeinwohl gelegen war, brachte andere Wirtschaftsführer hinter sich, die ihn unterstützten. Für die Eröffnung einer Blutbank brauchte Naito noch die Genehmigung des Gesundheitsministeriums, und hier kam ihm seine Arbeit mit Sanders zugute. Die Amerikaner hielten ihn für durchaus glaubwürdig, gaben ihm technische Ratschläge und halfen ihm. Problemlos passierte sein Antrag das Ministerium. Im März 1951 nahm die Japan Blood Bank ihren Betrieb auf.

Einladend sah das Unternehmen nicht gerade aus. Es war in einem zweistöckigen weißen Holzgebäude in einem Industriegebiet bei Osaka untergebracht. Im zweiten Stock befanden sich die Anlagen zur Herstellung von Blutkonserven, Seren zur Blutgruppenbestimmung und Trockenplasma, im ersten das Spendezentrum für Laufkundschaft. Für zweihundert Kubikzentimeter Blut erhielt ein Spender 400 Yen – fast doppelt soviel, wie ein japanischer Arbeiter am Tag verdiente.

Für die Rechtlosen und Armen Osakas wurde Naitos Firma schnell zu einem Anziehungspunkt.[36] Morgens um acht Uhr, wenn geöffnet wurde, stellten sich Hunderte an – Kriegerwitwen, unbeschäftigte Tagelöhner, Studenten und Obdachlose. Teenager spendeten Blut, um ihre Eltern zu unterstützen. Das Unternehmen zog auch etliche Nebengewerbe an: Verkäufer schlenderten die Reihen auf und ab und boten stärkende Gerichte wie *Zenzai*, eine Suppe aus Bohnen und Zucker, sowie *Niku Udon*, Nudeln mit Rindfleisch und Eiern an. So mancher in der Schlange verkaufte das zulässige Maximum an Blut und stellte sich anschließend wieder hinten an, um die gleiche Menge noch einmal zu verkaufen.

Dieses Schauspiel störte Naito – »Die Vorstellung, unsere Blutbank würde die Armen ausbeuten, widerspricht unseren moralischen Anschauungen«, schrieb er später[37] –, doch das hielt ihn nicht davon ab, weiterzumachen. In Kobe, einer Industriestadt, die eine halbe Stunde entfernt lag, eröffnete er ein weiteres Blutzentrum. Seine Zentren arbeiteten mit vollem Einsatz, während die Warteräume des Roten Kreuzes leer waren. In einem Land mit Massen verzweifelter Arbeitsloser machte die Bezahlung den ganzen Unterschied aus. Als er jetzt das Arbeitstempo seiner frü-

hen Jahre wiederaufnahm, tat er dies nicht mehr mit der verbissenen Wut
wie damals, sondern bemühte sich um ein rücksichts- und achtungsvolles
Verhalten. Nun nannten seine Untergebenen ihn nicht mehr »Taifun«,
sondern seiner Energie und seines Elans wegen »Lokomotive«. Doch sagten
sie dies voller Zuneigung, ja Liebe. (Naito selbst lernte den Spitznamen
schätzen: Als er später eine Auswahl seiner Schriften zusammenstellte,
nannte er sie *Schnaufer einer alten Lokomotive*.)

Er war wirklich eine Lokomotive, nichts konnte ihn aufhalten, wenn
er erst einmal unter Dampf stand. Als er erkannte, daß sich ein wachsender Markt für Exporte entwickelte, sandte er Muster in alle Welt, zusammen mit Prospekten, die er selbst tippte. 1953 traf er eine Vereinbarung
mit den Cutter Laboratories in Kalifornien, einer der ersten Fraktionierungsfirmen unter der Leitung Cohns, denen er Rohplasma zur Herstellung pharmazeutischer Produkte lieferte.[38] Der Vertrag war der Beginn
einer langfristigen Geschäftsbeziehung, die ihm am Ende ein Standbein
in Amerika verschaffte und die Ausbreitung seiner Unternehmungen in
weitere japanische Städte und andere Länder ermöglichte. 1954, weniger
als drei Jahre nach Gründung der Firma, überstiegen die Verkäufe der Japan Blood Bank die Summe von 500 000 Dollar; die Exporte machten
dabei mehr als 60 Prozent aus.[39] Dies stellte die Aktivitäten des Japanischen Roten Kreuzes weit in den Schatten. Naito hatte den Grundstein
für ein Unternehmen gelegt, das schließlich zu einer Machtzentrale in der
Welt des Blutes werden sollte – ein multinationaler Riese, dessen Wert
auf mehr als 1,5 Milliarden Dollar geschätzt wird und der eine Unmenge
von Blut- und Fraktionierungsprodukten herstellt und Filialen in elf Ländern betreibt.

Von jener zwielichtigen Zeit beim Militär bis hin zu dieser Position,
die sich mit Erfolg, Wohlstand und Achtung verband, hatte Naito einen
langen Weg zurückgelegt. Kollegen aus aller Welt bewunderten ihn und
gaben das auch offen zu, selbst nachdem sie von seiner Vergangenheit erfahren hatten. Doch Naito sollte kein friedliches Leben beschieden sein;
die größten Herausforderungen lagen noch vor ihm.

10 Dr. Cohn

Das Publikum im Hörsaal des Instituto Superior Technico in Lissabon unterhielt sich angeregt. Einige der bekanntesten Wissenschaftler der Spezialgebiete Blut und Protein hatten sich versammelt, um von dem verehrten und hochgeachteten Dr. Cohn eine Zusammenfassung der neuesten Entwicklungen ihrer Disziplin zu hören. Cohn war nach dem Krieg nicht untätig geblieben und hatte sich mit theoretischen Studien – beispielsweise zu den grundlegenden Eigenschaften der Proteine – befaßt. Außerdem hatte er begonnen, die Zellbestandteile des Blutes zu untersuchen – rote und weiße Blutkörperchen sowie Blutplättchen. Doch auch diese Forschungsprojekte führten, wie so viele andere Gedankenkonstrukte Cohns, zu praktischen Anwendungen: Wenn er die Zellbestandteile untersuchen wollte, mußte er eine Möglichkeit finden, sie zu trennen und zu konservieren.

Daher die Maschine auf der Bühne. Der Kasten aus Edelstahl und Plastik von der Größe eines modernen Wäschetrockners wurde als »Blutmaschine« oder »biomechanisches Gerät« bezeichnet und stellte ein Wunder an Miniaturisierung und Automatisierung dar. Blut, das in die Maschine geleitet wurde, floß durch eine Säule chemisch imprägnierter Kügelchen, die eine Gerinnung verhinderten, und sodann über einen Wärmeaustauscher, in dem es abgekühlt wurde. Anschließend durchlief es eine Reihe von Zentrifugenschalen und Rohren, wo es weiter aufgespalten wurde. Die Zentrifugenschalen waren als solche schon ein Wunderwerk. Sie ersetzten die rotierenden Zylinderzentrifugen, die man oft leeren und neu beschicken mußte. Nach dem Modell von Sahneseparatoren bestanden sie aus zwei Schalen, die ineinandergesteckt, an den Rändern verbunden und mit der Wölbung nach oben gedreht wurden. Das Blut floß durch einen zentralen Schlauch nach unten in den Raum zwischen den Schalen. Wenn die Zentrifuge lief, wurden die schwereren roten Zellen nach unten und außen geschleudert, während das leichtere Plasma nach oben trieb. Schließlich floß das Plasma durch ein zentrales Sammelrohr am oberen Ende ab. Ab und zu wurde die Maschine angehalten, um die roten Blutkörperchen zu entnehmen.

Anschließend passierten die Blutbestandteile andere in das Gerät eingebaute Vorrichtungen und wurden dort weiter separiert. Was als Blut in die Maschine gelangt war, kam schließlich in Form eines halben Dut-

zends seiner Komponenten wieder heraus. Cohn wußte, dies war die
Zukunft des Blutes – man würde es nicht mehr als Vollblut verabreichen,
sondern in Form seiner einzelnen Bestandteile. Die Komponententherapie, wie er sie nannte, würde dafür sorgen, daß Patienten genau das erhielten, was sie benötigten. Dies würde eine effizientere Verwendung des
Bluts fördern, da ein Spender mehrere Empfänger mit roten Blutkörperchen, Blutplättchen und den verschiedenen Plasmafraktionen versorgen
konnte.

Daher die erwartungsvolle Spannung im Hörsaal. Vor dem Publikum
war das biomechanische Gerät aufgebaut. Dahinter kauerte James Tullis,
ein junger Forscher, der zusammen mit Cohn nach Portugal gereist war,
und nahm letzte Regulierungen vor. Elegant gekleidet und mit einem
keck aus der Brusttasche lugenden Taschentuch schritt Cohn herein. Bei
solchen Vorführungen nahm er normalerweise einem Assistenten Blut ab,
während er vortrug, damit die Zuschauer sehen konnten, wie es durch
die Maschine lief. Doch für heute hatte er sich etwas Besonderes ausge-
dacht. Um zu zeigen, wie schmerzlos und unproblematisch die Prozedur
verlief, würde er sich *selbst* an den Apparat anschließen und sein eigenes
Blut verarbeiten, während er sprach.

Cohn machte seinen Arm frei, streckte ihn Tullis hin und begann mit
seinem Vortrag, während das Blut zu fließen begann. Die Leute im Publikum beugten sich vor. Man hatte einen Scheinwerfer auf die Schale
gerichtet, damit man sehen konnte, wie das Blut sich in rote Blutkörperchen, blaßgelbes Plasma und den »gelblichweißen Überzug« weißer Blutkörperchen und Blutplättchen auftrennte. »Die Vorführung begann einwandfrei«, schrieb Tullis später.[1]

Tullis zog seine Taschenuhr heraus. Normalerweise dauerte es vierein-
halb Minuten, bis die Zellen auszentrifugiert waren und das Plasma durch
das obere Ende des dafür vorgesehenen Röhrchens floß. Doch ein über-
eifriger Techniker zu Hause in Harvard hatte ohne Wissen Cohns und
Tullis' einen Fehler gemacht. Cohn hatte angeordnet, alle Röhren und
Oberflächen, die mit Blut in Berührung kamen, mit Silikon zu beschich-
ten, damit Zellen und Plättchen nicht geschädigt würden. Der Techniker
hatte das Silikon jedoch zu großzügig versprüht und damit eine wichtige
Auslaßöffnung blockiert. Infolgedessen baute sich in der Maschine mit
der Zeit ein immer höherer Druck auf, während Cohns Blut in die rotie-
rende Zentrifuge floß.

Tullis sah auf die Uhr. Inzwischen waren dreieinhalb Minuten vergan-
gen. Cohn setzte seine Vorlesung fort und zeigte mit der freien Hand auf
Tabellen und verschiedene Teile der Maschine. Vier Minuten zehn Sekunden; vier Minuten fünfundzwanzig Sekunden. Tullis spürte, irgend

etwas stimmte nicht, aber er konnte sich nicht zusammenreimen, was es sein könnte. Vier Minuten und vierzig Sekunden. Mittlerweile hätte das Plasma austreten müssen. Durfte er unterbrechen? Plötzlich, die Stoppuhr zeigte auf fünf Minuten, machte etwas *pop!* Tullis blickte gerade noch rechtzeitig auf, um zu sehen, wie die Zuhörer über die Rückenlehnen ihrer Sitze kletterten. Augenblicklich wurde ihm klar, was passiert war: Der Druck in dem Gerät war so lange gestiegen, bis eine Dichtung der Hochgeschwindigkeitszentrifuge nachgab und die Leute in den vorderen Reihen mit dem Blut des Vortragenden bespritzte. Sie versammelten sich in sicherer Entfernung ein wenig weiter oben, während Cohn mit der ihm eigenen Selbstsicherheit weitersprach.

In den Jahren unmittelbar nach dem Krieg war es Cohn und seinen Kollegen nicht leichtgefallen, das Interesse des Landes für Blut als Rohstoffquelle wachzuhalten – einigermaßen überraschend, wenn man bedenkt, wieviel Blut während des Krieges gesammelt worden war. In Amerika hatte sich eine gewisse Selbstzufriedenheit breitgemacht, und die Blutmaschinerie des Landes war zum Stillstand gekommen. Das Rote Kreuz schloß seine Blutspendezentralen, und die Regierung beendete ihre Verträge mit den Pharmafirmen. Die Leute waren fast froh, aus dem Blutgeschäft aussteigen zu dürfen. Blut war ein teurer und störungsanfälliger Rohstoff, schwierig zu handhaben und anfällig für Infizierung. Mit den Blutsammlungen hatte sich das Rote Kreuz finanziell und personell erschöpft; es bat noch immer um Spenden, um die 16 Millionen Dollar wieder hereinzubekommen, die es für das *National Blood Program* ausgegeben hatte. Außer den unabhängigen Blutbanken der Gemeinden und der Kliniken interessierte sich in der Tat niemand mehr besonders für diesen Rohstoff.

Cohn und einige wenige andere Ärzte und Militärs argumentierten hingegen, dies sei genau der falsche Augenblick für eine Demobilisierung. Sicher war die unmittelbare Gefahr vorbei, doch schon zeichnete sich ein neuer Konflikt mit der Sowjetunion ab. Falls es wieder zu einem Krieg käme, würde er das Gemetzel des Zweiten Weltkriegs weit in den Schatten stellen. Es wäre ein Atomkrieg, der unzählige Millionen von Zivilisten beträfe. Der Bedarf an Transfusionen läge nach den Worten von General George C. Marshall »jenseits aller Schätzungen; in einer Woche wäre mehr Blut erforderlich, als wir im [vorigen] Krieg in einem ganzen Jahr gebraucht haben.«[2]

Zur selben Zeit kam das Rote Kreuz zu dem Schluß, ein staatliches Blutprogramm könnte seine Organisation wirtschaftlich festigen. Wie viele Amerikaner hätten sich denn schließlich, so ihre Überlegungen, vor

dem Blutprogramm je Gedanken über das Rote Kreuz gemacht? Die
Menschen hatten nur gelegentlich davon gehört, meist in der Folge von
Bränden oder Überschwemmungen. Da es nur sporadisch aktiv wurde,
war es für das Rote Kreuz schwierig, Geldquellen zu erschließen. Andererseits war das Rote Kreuz durch das Blutprogramm landesweit präsent
und, da es jederzeit allen Menschen diente, zum Symbol des Patriotismus
schlechthin geworden. Laut Sam Gibson, einem der wichtigsten Forscher
in Cohns Abteilung, der später medizinischer Direktor des Roten Kreuzes wurde, sollte die Argumentation nun so lauten: »Schaut, was wir
Gutes tun können, wenn wir erst einmal die Mittel dafür bekommen.«
Nach monatelangen Debatten trug das vereinte Gewicht der Argumente
den Sieg davon. Bei einer Konferenz in Cleveland im Juni 1947 kündigte
das Rote Kreuz an, es werde erneut in das Geschäft mit Blut einsteigen, es
sammeln und verteilen.[3]

Als erster Schritt zur Organisierung des Unternehmens mußten durch-
setzungsfähige, überzeugende Führungskräfte gefunden werden. Schon
immer hatte das Rote Kreuz es verstanden, Menschen mit besten Verbindungen anzuheuern, häufig Generäle und andere Militärs. Sein Präsident
zu jener Zeit (und während des Krieges) war Basil O'Connor, ein früherer Anwaltskollege von Franklin Delano Roosevelt. O'Connor hatte Ross
T. McIntire angeworben, Roosevelts Leibarzt und ehemaligen Sanitätsinspekteur der Navy, der das Blutprogramm organisieren sollte. McIntire,
ein Hals-Nasen-Ohren-Spezialist, verstand wenig von Blut und bat
Cohn, ihm einen medizinischen Direktor zu empfehlen. Cohn schlug
einen der aufsteigenden Sterne im Transfusionswesen vor, Louis K. Diamond, Kinderarzt und Blutbankchef an der Bostoner Kinderklinik und
Professor an der medizinischen Fakultät in Harvard.

Diamond hatte sich schon einen Namen gemacht, als er eine Behandlungsmethode für eine seltene tödliche Blutkrankheit Neugeborener, die
»fetale Erythroblastose« entwickelte. Dieses geheimnisvolle Leiden löste
bei Neugeborenen Schwellungen, Gelbsucht und tödliche Blutarmut aus.
Niemand wußte, was diese Symptome verursachte. Nachdem Diamond
das Blut der Babys eingehend mikroskopisch untersucht hatte, brachte er
die Erkrankung mit einem Mangel an ausgereiften, funktionstüchtigen
und einem Überschuß an unreifen, nicht arbeitenden roten Blutkörperchen in Verbindung.

Andere Wissenschaftler führten dieses Ungleichgewicht auf eine seltene Unverträglichkeit zwischen den Blutgruppen von Mutter und Kind
zurück. Seit Landsteiner um die Jahrhundertwende die grundlegenden
vier Blutgruppen entdeckt hatte, war ihre Zahl dramatisch angestiegen.[4]
Mehrere Dutzend waren hinzugekommen. Anders als die ursprünglichen

Blutgruppen waren diese neuen Kategorien – Untergruppen – nur teilweise inkompatibel. Manchmal lösten sie gefährliche Reaktionen aus, manchmal nicht. Eine dieser Untergruppen enthielt ein Protein namens Rh (es war zunächst aus dem Blut von Rhesusaffen isoliert worden, daher die Bezeichnung). Die Wissenschaftler fanden heraus, daß nichts zu geschehen scheint, wenn eine Person, deren Blut das Rh-Protein nicht enthält (rhesus-negativ), rhesus-positives Blut erhält. Bekommt sie jedoch erneut Blut dieser Untergruppe, kann es zu einer Reaktion kommen, die heftig genug ist, um zum Tod zu führen. Tatsächlich löst das Rh-Protein eine schwache Immunreaktion aus, die sich bei darauffolgenden Kontakten verstärkt.[5]

Diamond wurde klar, wenn eine rhesus-negative Mutter ein rhesus-positives Kind zur Welt bringt, kommt es zu einer gefährlichen Komplikation der Rhesusreaktion. Theoretisch sollte das Immunsystem der Mutter das fremde Protein ignorieren, da mütterliches und fetales Blut sich in der Plazenta nicht mischen. Die Wirklichkeit ist jedoch nicht so geradlinig wie die Theorie, und vor oder während der normalen blutigen Geburt kommen die beiden Blutvarianten miteinander in Kontakt. Das Immunsystem der Mutter löst eine milde Antikörperreaktion aus. Das erste Kind kommt in der Regel folgenlos davon. Aber bei nachfolgenden Schwangerschaften greift das Immunsystem der Mutter, durch die vorangegangenen Kontakte sozusagen in Alarmbereitschaft versetzt, das Blut des Babys massiv an. Es zerstört seine roten Blutkörperchen, wo es sie findet. Das Ergebnis hatte Diamond unter dem Mikroskop gesehen – einen Mangel an roten und einen Überschuß an unreifen Blutkörperchen, die zunehmend an deren Stelle traten. Diese Babys starben in der Regel.

Es sollten noch Jahre vergehen, bis Forscher einen Weg fanden, diese seltene und tödliche Reaktion zu verhüten. Bis dahin gab es nur begrenzte Möglichkeiten. War das Blut des Säuglings im wesentlichen bereits zerstört, konnten die Ärzte nichts weiter tun, als das alte Blut zu entnehmen und es durch frisches ersetzen. Doch wie Alexis Carell vor Jahren gezeigt hatte, war es keine leichte Aufgabe, einem Neugeborenen Blut zu infundieren. Die zarten Venen und das flatternde Herz konnten kaum eine einfache Transfusion überstehen, noch viel weniger einen kompletten Blutaustausch.

Diamond fand eine elegante Lösung. Er verwendete dieselben Kreislaufbahnen, die die Natur angelegt hatte, indem er die Nabelschnur des Säuglings löste und einen Schlauch in die durch sie verlaufende Vene einführte. Dann entnahm er mit einer Spritze abwechselnd altes Blut und injizierte statt dessen frisches Blut, immer nur ein paar Teelöffel voll auf einmal. Sobald das frische Blut im Körper zirkulierte, entnahm er durch die Nabelvene weiter altes Blut, bis praktisch alles alte durch das frische ausgespült war. Für die folgenden fünfzehn Jahre wurde dies zur Standardmethode. Diamond erwarb sich damit landesweit den Ruf als Transfusionspionier.

Genau diese Referenzen hatte Cohn vor Augen, als er wegen der Stelle beim Roten Kreuz mit ihm telephonierte. Diamond hatte nicht einmal gewußt, daß sie besetzt werden sollte. Wie er sich später erinnerte, hatte Cohn lediglich gesagt: »Sie werden Dr. McIntire beraten, wie man in all diesen Einheiten des Roten Kreuzes Blutbanken einrichtet.«[6] Ein Angebot Cohns schlug man nicht so ohne weiteres aus. Ohne recht zu wissen, was für eine Aufgabe ihn erwartete, reiste Diamond nach Washington. »Man begrüßte mich, als sei ich etwas Besonderes, rote Teppiche waren ausgerollt, Leute erwarteten mich, ›Yes, Dr. Diamond‹, – ›No, Dr. Diamond‹.« Er nahm an, die Konsultation werde etwa eine Woche dauern. Am dritten Tag fand er jedoch an seiner Tür ein Schild mit der Aufschrift »Direktor der Bluttransfusionsdienste« vor.

»Ich sagte, ›Schauen Sie, ich habe eine Stelle drüben in Boston. Ich kann das nicht machen!‹« Jemand teilte Diamond mit, er werde am Telephon verlangt. Es war Cohn. »Ich habe mit dem Dekan gesprochen«, erklärte er in seinem gepflegten Tonfall. »Sie sind von allen pädiatrischen Verpflichtungen entbunden. Sie bleiben in Washington und bauen den Transfusionsdienst des Roten Kreuzes auf.«

Diamond protestierte. »Ich habe eine Frau und zwei Kinder und ein Zuhause! Ich habe eine Kinderkrankenabteilung und eine Blutbank! Ich kann da nicht weg!«

Cohn legte eine kleine Pause ein. »Na schön, der Dekan sagte, Sie gehen weg. Aber wenn Sie wollen, kann ich mit dem Universitätspräsidenten reden.«

»Nein, o nein!« erwiderte Diamond, und damit war die Angelegenheit erledigt.

Trotz seiner Bedenken hätte Diamond an keinem aufregenderen Ort landen können. Der Umfang des Programms sollte alles übertreffen, was man während des Krieges geleistet hatte. Die Organisation sollte Dutzende fester und mobiler Sammelstellen in allen Teilen des Landes umfassen. Eine Armee von Technikern würde Blut abnehmen und lagern, das Plasma abtrennen, zu Verarbeitungsfirmen weiterleiten und die Endprodukte verteilen. Das ganze Programm sollte kostenlos sein und nur durch freiwillige Blutspender, Geldspenden und geringfügige Gebühren für die Kliniken getragen werden. Außerdem konnte das Rote Kreuz gleich einen guten Start hinlegen. Nach dem Krieg hatte die Army einen Überschuß von eineinviertel Millionen Packungen Trockenplasma, die sie jetzt dem Roten Kreuz schenkte.[7] Über die staatlichen Gesundheitsbehörden wurden sie von der Organisation kostenlos an die Ärzte und Krankenhäuser des Landes weitergegeben. Das öffentliche Wohlwollen, das diese Aktion hervorrief, war unschätzbar. Allerdings brachte dies, wie wir noch sehen werden, auch Probleme mit sich.

Diamond war klar, er mußte behutsam vorgehen. In vielen Gemeinden, etwa Boston, Phoenix, San Francisco und New York, waren örtliche Blutbanken den Bemühungen des Roten Kreuzes zuvorgekommen. Die Ärzte in diesen Gebieten könnten über sein Eindringen verärgert sein. Die Strategie der Organisation war es daher – zumindest kurzfristig –, nur dort neue Blutbanken einzurichten, wo das Rote Kreuz ausdrücklich dazu aufgefordert wurde.

Die erste Einladung kam aus Rochester, New York, wo ein Internist an der medizinischen Fakultät der Universität von Rochester, Herbert R. Brown, die Medizinergemeinschaft angeregt hatte, eine regionale Blutzentrale zu unterstützen. Brown war während des Krieges in Guam stationiert gewesen. Dort hatte er unter dem Kommando des damaligen Sanitätsinspekteurs der Navy, General Ross T. McIntire (der nun Diamonds Vorgesetzter beim Roten Kreuz war), die Verteilung von Vollblut im pazifischen Raum geleitet. Nach dem Krieg kehrte er an die Universität zurück und überzeugte die dort tätigen Mediziner, sich dem National Blood Plan anzuschließen. Als Brown das Rote Kreuz in Washington anrief, flog McIntire nach Rochester, um die Hilfe seines Instituts anzubieten.

Die feierliche Eröffnung fand unter Witterungsbedingungen statt, die fast einem Schneesturm gleichkamen.[8] Man hatte Brown herrliche Räumlichkeiten in einem historischen Herrenhaus zugewiesen, das vom Technologieinstitut von Rochester zur Verfügung gestellt worden war und das er mit modernster Ausrüstung ausstattete. Die Wände waren in beruhigendem Hellgrün gestrichen, und damit sich die Spender wohlfühlten, ertönte gedämpfte Musik. Eine kleine Gruppe von Würdenträgern erschien, vom Bürgermeister von Rochester über den Vorstand des Amerikanischen Ärzteverbandes bis hin zu einer Gruppe von Funktionären des Roten Kreuzes aus Washington. Stellvertretend für alle anderen waren achthundert Spender eingeladen worden; sie repräsentierten Veteranenverbände, Gewerkschaften, die Wirtschaft, religiöse Gruppen, die Polizei und Studentenverbindungen. Selbst Häftlinge aus Attica waren vertreten: Freiwillige des Roten Kreuzes waren Anfang der Woche in das Gefängnis gegangen und hatten einige hundert Einheiten Blut gesammelt.

Die Eröffnungsfeier begann mit einem festlichen Mahl in der Handels-

kammer von Rochester. Inmitten aufflammender Blitzlichter und glei-
ßender Filmscheinwerfer pries George F. Lull, Sekretär und Geschäftsführer des Amerikanischen Ärzteverbands, die Einführung eines staatlichen
Programms. Der Bürgermeister von Rochester, Samuel Dicker, verkündete, seine ganze Gemeinde fühle sich »geehrt und stolz«, weil man sie
ausgewählt habe. Basil O'Connor, der Präsident des Roten Kreuzes, erklärte den Tag zu »einem Meilenstein der Medizingeschichte«. Dann
stapften alle durch vereiste Straßen zum Zentrum, wo sich die Spender für
die Blutentnahme aufreihten und sich bei Obstsaft und kleinen Häppchen
entspannten.

Zu einer ergreifenden Szene kam es, als der Veteran Carl Piccarretta
auftauchte. Piccarretta war Mitglied des »Stacheldrahtvereins« von Rochester. Er hatte drei Jahre in japanischen Gefangenenlagern verbracht
und schrieb sein physisches und psychisches Überleben den Lebensmittel-
paketen des Roten Kreuzes zu, die zu ihm gelangt waren. Nun war er gekommen, um mit seinem Blut eine Dankesschuld abzutragen. Er wartete
in der Schlange und plauderte mit Reportern über seine Gefangennahme
in Corregidor und die Haft in einem Arbeitslager bei Kobe in Japan.
Schließlich rief ein Freiwilliger seinen Namen. Piccarretta rannte praktisch zum Untersuchungsraum. Als er jedoch dort ankam, erklärten die
Ärzte, sie müßten ihn enttäuschen. »Mit aller Feinfühligkeit, die ihr zu
Gebote stand, erklärte die freiwillige Helferin hinter dem Schalter Piccarretta, sein Blut könne nicht angenommen werden, da er Malaria gehabt
habe«, schrieb ein Beobachter.[9] Brown kam persönlich herüber, um ihn
zu trösten, und freiwillige Helfer gaben ihm Kaffee und Plätzchen. Der
ehemalige Kriegsgefangene bot ein Bild des Jammers, als er zur Emp-
fangshalle zurücktrottete, Hut und Mantel nahm und hinaus in die Kälte
ging.

Rochester war die erste von vielen großartigen Eröffnungsfeiern. In
schneller Folge wurden die Rotkreuzzentralen von Wichita in Kansas,
Stockton in Kalifornien, Atlanta in Georgia und Kansas City in Missouri
eröffnet. Später kamen Portland in Oregon und Mobile in Alabama
hinzu. Jedesmal fanden sich zahlreiche Reporter, Würdenträger, Spender
und Funktionäre ein, die erhebende Erklärungen abgaben.

Hinter diesem Bild des guten Willens zeichneten sich jedoch die anhaltenden Schatten der Rassendiskriminierung ab. Das Rote Kreuz hatte
mittlerweile seine Haltung der Kriegszeit liberalisiert. Damals war das
Blut je nach der Rasse des Spenders gesondert aufbewahrt worden. Nun
erklärte die Organisation, »laut den uns vorliegenden wissenschaftlichen
und medizinischen Gutachten weist menschliches Blut keine Unterschiede auf, die auf Rasse oder Hautfarbe zurückzuführen sind«.[10] Diese

Feststellung führte jedoch nicht zu einem Ende des Rassismus bei der Blutsammlung. Als Konzession an die Südstaaten ermächtigte das Rote Kreuz seine Regionalgliederungen, das von ihnen gesammelte Blut entsprechend der Rasse zu kennzeichnen. Die Kliniken, die von ihnen Blut erhielten, konnten dann selbst entscheiden, wie sie es verteilen wollten. Dies war, wie man in einer Grundsatzentscheidung formulierte, eine Möglichkeit, »Blut in einer Weise zu sammeln und aufzubewahren, die dem Arzt wie auch dem Patienten das Recht gibt, zum Zeitpunkt der Übertragung zu wählen«.[11] Mit anderen Worten, obwohl die Ortsgruppen selbst nicht diskriminierten, mischten sie sich nicht ein, wenn Kliniken vor Ort dies tun wollten. Diese Richtlinien stellten einen Kompromiß dar, eine Politik, wie sie das Rote Kreuz schon während des Krieges vertreten hatte.

Diese Politik blieb jedoch nicht unangefochten. Zu Beginn des Koreakrieges versuchte das Rote Kreuz, eine Zentrale einzurichten, in der Beschäftigte der Vereinten Nationen Blut spenden konnten. Die Angestellten drohten jedoch, die Aktion zu boykottieren, da sie den Rassenvermerk auf den Spenderkarten als Zumutung empfanden (insbesondere weil er gegen die Charta der Vereinten Nationen verstieß). Sie lenkten erst ein, als das Rote Kreuz den Vereinten Nationen zubilligte, eigene Spenderkarten zu drucken, die keinen Hinweis auf die Rasse enthielten. (Auch das Rote Kreuz ließ den Rassenvermerk auf seinen Karten später weg.) Doch die Angelegenheit schwelte weiter. Ende der fünfziger Jahre flammte sie wieder auf, als Louisiana und Arkansas Gesetze erließen, die eine Trennung des Blutes nach Rassen verlangten. Louisiana ging sogar so weit, es zu einem Vergehen zu erklären, wenn Ärzte einem Weißen ohne dessen Zustimmung schwarzes Blut verabreichten. Als der damalige Präsident des Roten Kreuzes, General Alfred M. Gruenther, um einen Kommentar gebeten wurde, erklärte er der Zeitschrift *Look*, die Angelegenheit berühre das Rote Kreuz nur am Rande. Schließlich seien in Louisiana und Arkansas keine Zentralen des Roten Kreuzes tätig; die Blutzentralen in diesen Bundesstaaten würden unabhängig betrieben. Er merkte jedoch an, bei Notfällen sende das Rote Kreuz Blut auch in jene Bundesstaaten, und zwar »in Übereinstimmung mit den dort geltenden Gesetzen«.[12]

Dieser ungute Kompromiß hielt sich jahrzehntelang. Zwar verdammte das Nationale Rote Kreuz die Rassentrennung offiziell, aber es erlaubte seinen regionalen Gliederungen im Süden, ein Auge zuzudrücken, wenn örtliche Regelungen dies unvermeidlich erscheinen ließen. Schließlich war anderes wichtiger. Man versuchte, das ganze Land mit Blutzentralen zu überziehen und Blut für alle Amerikaner zur Verfügung zu stellen, un-

geachtet ihrer sozialen Stellung oder Rasse. Und wenn das hieß, sich ge-
wissen lokalen Gewohnheiten zu fügen, dann tat man dies eben – das
Blutprogramm mußte vorankommen. Erst gegen Ende der sechziger
Jahre, nach der amerikanischen Bürgerrechtsbewegung, verschwand die
Rassentrennung beim Blut.

Auch wenn die Rassenfrage zu Irritationen führte, konnte sie den zunehmenden Erfolg des Roten Kreuzes nicht verhindern. Und auch die
festliche Stimmung der aufeinanderfolgenden Eröffnungen nicht trüben,
bei denen Politiker, Ärzte und Funktionäre des Roten Kreuzes sich gegenseitig und darüber hinaus die Bürger der Gegend lobten. Besonders
die Funktionäre ließen gerne patriotische Themen anklingen. Um sich
die Unterstützung der Allgemeinheit zu sichern, bemühten sie sich, das
Rote Kreuz mit Amerika schlechthin gleichzusetzen. Bei der großen
Eröffnungsfeier in Wichita erklärte Basil O'Connor: »Es ist erfreulich zu
sehen, daß der Pioniergeist in Kansas noch immer am Leben ist ... Es war
dieser Pioniergeist, der die Einrichtung des Blutspendedienstes beflü-
gelte, der heute offiziell eingeweiht wird.«[13] In Stockton in Kalifornien
meinte ein anderer Würdenträger, die Mitglieder des örtlichen Roten
Kreuzes seien Pioniere, »wie auch Ihre Vorfahren vor hundert Jahren in
diesem großartigen Staat Pioniere waren«.[14] Als solche betrachteten sich
auch die Funktionäre des Roten Kreuzes, die unaufhaltsam immer weiter
auf jungfräuliches Blut-Territorium vordrangen. Einmal ließ sich O'Connor des längeren über das Pionierthema aus. Er verkündete eine Art Ma-
nifest der Vorsehung, demzufolge das Rote Kreuz das Blut der Amerikaner in Spendezentralen sammelt, die sich von einem Ozean zum anderen
aneinanderreihen. »Der Vormarsch des Roten Kreuzes wird nicht zum
Stillstand kommen«, stellte er fest. »Das Rote Kreuz, weit davon entfernt,
sich zurückzuziehen, ist darauf vorbereitet, weiterzumarschieren ... Das
Nationale Blutprogramm des Roten Kreuzes könnte durchaus zum größten Gesundheitsprogramm werden, das die Welt je gesehen hat.«[15]

Nicht alle ließen sich von O'Connors Vision mitreißen. Denn während
das Rote Kreuz sich als Gruppe von Pionieren darstellte, sahen sich andere in die Rolle der amerikanischen Ureinwohner gedrängt, die seit langer Zeit in dem Land lebten, das die Eindringlinge erobern wollten.
Zahlreiche Ärzte hatten während des Krieges und unmittelbar danach in
ihren Kliniken eigene Blutbanken eingerichtet. Viele hatten als Unabhängige erfolgreich gearbeitet und waren nicht darauf angewiesen, sich von
einer monolithischen Organisation schlucken zu lassen. Sie waren verärgert, weil das Rote Kreuz nicht vorhatte, die bestehenden Blutbanken zu
ergänzen, sondern sie zu *ersetzen* – schließlich hatte die Organisation ihre

Absicht erklärt, der »flächendeckende« Blutlieferant für das ganze Land zu
werden. Außerdem verdroß es sie, daß ein Verband von Laienhelfern versuchte, unerlaubt auf das Gebiet der Medizin vorzudringen. Berühmte
Mediziner wie John Scudder von der Columbia University, der das ursprüngliche Projekt »Plasma für Großbritannien« geleitet hatte, wehrten
sich gegen den Verein und seine freiwilligen Helfer, die sich in alles ein-
mischten. Schließlich war Blut das Gebiet der Ärzteschaft. Blutspender
anzuwerben war das eine; dies hatte das Rote Kreuz während des Krieges
in bewundernswerter Weise getan. Aber durfte man zulassen, daß es ärztliche Aufgaben wie die Überwachung von Bluttests und die Blutverarbeitung übernahm? Niemals. »Auf uns [Ärzten] ruht die Verantwortung,
diese Aufgaben zu erfüllen.«[16]

Scudders Worte nahmen einen Konflikt vorweg, der mit der Zeit die
gesamte Nation spaltete. Als das Rote Kreuz − im Taumel seines Erfolgs
im Krieg, selbstgerecht und begeistert − seine Wurzeln in immer mehr
Gemeinden schlug, wuchs der Widerstand vor Ort. Nirgends war diese
Gegenbewegung stärker als in San Francisco, dem Sitz einer angesehenen
unabhängigen Blutbank. Und niemand legte stärkeren Widerstand an den
Tag als die Verwaltungschefin jener Blutbank, eine Frau, die sich so entschieden widersetzte, daß es ihr einen Spitznamen einbrachte: die böse
Hexe des Westens.

Bernice Hemphill war groß, schlaksig und frisch verheiratet, als sie beinahe zufällig in die Welt des Blutes geriet. In San Francisco geboren, heiratete sie einen Zahnarzt, der bei der Navy in Pearl Harbor Dienst tat. Sie
hatten gerade einen Monat dort gelebt, als die japanische Luftwaffe ihren
Angriff startete. An jenem Sonntagmorgen fuhr Bernice von der Kirche
nach Hause, als der Einschlag einer Artilleriegranate sie fast von der
Straße fegte. Sie steuerte ihr Haus an, wo sie auf ihren Mann traf, der
noch Rasierschaum im Gesicht hatte und hektisch vom Balkon winkte.
»Sie haben Pearl Harbor bombardiert! Ich muß sofort hin!« rief er und
verschwand mit dem Auto.[17]

Bernice Hemphill saß in ihrer Wohnung neben dem Radio und überlegte verzweifelt, was sie tun sollte. Da hörte sie, wie der Gouverneur
einen dringlichen Spendenaufruf für Blut durchgab. Sie rannte auf die
Straße und fuhr per Anhalter in das Queens Hospital in Honolulu, wo ein
Arzt namens Forest H. Binkerton eine kleine Plasmabank eingerichtet
hatte. Menschen aller Rassen hatten sich dort eingefunden, um Blut zu
spenden − Weiße, Hawaiianer, Chinesen, Japaner −, sogar der alte ehemalige Gouverneur und seine Frau. Bernice Hemphill stand eine Stunde in
der Schlange, bis sie sich frustriert zum Labor durchkämpfte. Inmitten
»äußerster Konfusion« schnappte sie sich ein paar Geräte und fing an,

Blutgruppenuntersuchungen vorzunehmen. Sie arbeitete unermüdlich und gönnte sich nur ab und zu ein Sandwich oder ein Nickerchen, wenn sich eine Gelegenheit dazu ergab. »Ich wußte nicht, wo mein Mann war, und er wußte nicht, wo ich war. Aber da waren Leute, mit denen man reden konnte, und alle haben einfach nur gearbeitet«, erinnerte sie sich später. Drei Tage lang blieb sie dort. »Am Ende des dritten Tages kam Binkerton zu mir herüber und meinte: ›Mädel, ich habe Ihnen sehr genau zugesehen.‹« Er bat sie, auf Dauer für die Blutbank zu arbeiten.[18]

Zwei Jahre leitete sie das Labor, dann kehrte sie mit ihrem Mann nach San Francisco zurück. Dort arbeitete sie unentgeltlich an der Irwin Memorial Blood Bank, zu jener Zeit eine der wenigen kommunalen Blutbanken des Landes. Sie war mit Unterstützung des regionalen Ärzteverbandes von einem britischen Arzt namens John Upton und dem aus San Francisco stammenden DeWitt Burnham gegründet worden. Ihren Sitz hatte sie in einer prachtvollen, aus Stein gebauten Villa, die von der angesehenen Familie Irwin gestiftet worden war. Während des Krieges hatte man dort Blut von Zivilisten gesammelt, verarbeitet und als Plasma an britische Truppen sowie als Plasma und Vollblut an Kliniken der Umgebung weitergeleitet. Hemphill hatte das Labor unter sich, koordinierte die Anwerbung von Spendern und stieg schließlich zur Verwaltungschefin der Blutbank auf.

Bei der Irwin erlebte Frau Hemphill einen ersten Vorgeschmack auf die bevorstehende Rivalität zwischen den Blutbanken. Zu Beginn des Krieges hatte das Rote Kreuz in der Stadt ein provisorisches Zentrum eingerichtet, das in Ergänzung zu den Bemühungen der Irwin-Bank Plasma für die amerikanischen Streitkräfte sammelte. Man war übereingekommen, friedlich nebeneinander zu arbeiten – während der ersten Monate, in denen das Rote Kreuz in der Stadt war, erlaubte die Irwin der Organisation sogar, ihre Einrichtungen zu benutzen. Doch schon bald kam es zu Reibereien, welche Bedeutung der jeweiligen Mission der beiden Blutbanken zukam. Da das Rote Kreuz Blut für die amerikanischen Truppen sammelte, glaubten seine Funktionäre, sie hätten vorrangig Anspruch auf die Blutspender in San Francisco. Das Rote Kreuz bat die Irwin-Blutbank, ihre Werbung einzustellen, und warf deren Anwerbern vor, ihm seine Spender zu »stehlen«. Es behängte die *Cable Cars,* die an der Irwin-Blutbank vorbeifuhren, mit Plakaten, die das bekannte rote Kreuz trugen. Die Botschaft war klar: »Spendet dem Roten Kreuz, der *richtigen* Blutbank am Ort.« »Das ging den ganzen Krieg über so weiter«, erinnerte sich Hemphill; erst als das Rote Kreuz die Stadt verließ, war es damit vorbei.

Nach dem Krieg kehrte wieder Frieden im Geschäft der Blutbanken in

San Francisco ein, vor allem weil die Irwin das Gebiet kontrollierte. 1947
tauchte im Rahmen eines nationalen Werbefeldzuges jedoch McIntire,
der medizinische Direktor des Roten Kreuzes, bei der Irwin-Bank auf
und berichtete dort von dem Nationalen Blutprogramm. »Er sagte uns, es
sei geplant, das ganze Land mit Blutzentralen zu überziehen, die alle vom
Roten Kreuz betrieben würden«, erinnerte sich Hemphill später. »Er war
äußerst einseitig, dogmatisch und arrogant. Wissen Sie, das Rote Kreuz
war zu der Zeit der größte Wohlfahrtsverband. Aber die bloßen Ausmaße
bedeuten nicht automatisch Größe. Wir vertraten also die Einstellung:
›Das glauben auch nur Sie.‹ Und hatten keineswegs die Absicht, einfach
zu verschwinden.«

Die Leiter der Irwin-Bank beschlossen, standzuhalten. In Abstimmung
mit dem Ärzteverband Kaliforniens legte Upton den Grundstein für eine
Möglichkeit, dem Roten Kreuz bei der Einrichtung einer Kette von
Blutbanken zuvorzukommen, die das ganze Land versorgen sollten.[19] Entsprechend seinem Plan sollte die jeweilige örtliche Ärzteschaft, die eine
kommunale Blutbank errichten wollte, vom Ärzteverband Kaliforniens
ein Darlehen erhalten können. Wenn sie erst einmal eingerichtet war,
konnte sich diese örtliche Blutbank dann mit anderen verbinden und ein
regionales Sammel- und Verteilungsnetz bilden. Das Netzwerk sollte
nach dem Muster der Speichen eines Rades aufgebaut werden. Blutbanken in der Umgebung städtischer Regionen würden dann Blut in die
Zentrale liefern, wo es verarbeitet und entsprechend dem regionalen Bedarf wieder umverteilt würde. Wenn alle Blutbanken im Netz auf die Er-
zielung von Gewinnen verzichteten, glaubte Upton, die größtmögliche
Menge Blut zu geringstmöglichen Kosten bereitstellen zu können.

Uptons Plan setzte sich schnell durch. Während der nächsten Jahre
wurden sieben Blutbanken eingerichtet und in seine regionale Organisation eingebunden. Doch das Rote Kreuz war nicht bereit nachzugeben.
Nachdem sie in Stockton eine Blutzentrale eingerichtet hatten, ließen sie
sich nun in San José und Los Angeles nieder. Upton bezeichnete das Zentrum in Los Angeles als minderwertig. »Wir haben ein paar Probleme, die
haben tausend«, erklärte er auf einem Ärztekongreß. Er fügte hinzu, »die
Situation wäre schnell bereinigt«, wenn man das Zentrum in Los Angeles
durch eines ersetzen würde, das nach seinem Beispiel arbeitete. Auf sein
Drängen hin verabschiedete der Ärzteverband Kaliforniens eine Resolution, derzufolge es »nicht zu den eigentlichen Aufgaben des Roten Kreuzes gehört«, Blutbanken zu betreiben.[20]

Kalifornien war einer von mehreren Staaten, wo das Nationale Rote
Kreuz versuchen wollte, örtliche Blutbanken, die keinem Verbund ange-
gliedert waren, auszuschalten. Es war offensichtlich mit einer länger an-

dauernden Auseinandersetzung zu rechnen. Um dem Gewicht des Roten Kreuzes etwas entgegensetzen zu können, tat Hemphill sich mit den Leitern anderer Blutbanken zusammen. Sie gründeten eine nationale Organisation unabhängiger Blutbanken mit Namen *American Association of Blood Banks* oder AABB. Zur Eröffnungskonferenz in Dallas im November 1947 kamen Hunderte Gäste. Darunter waren Neuerer wie John Elliott, der die ersten Plasmatransfusionen durchgeführt hatte und jetzt Leiter einer Blutbank in Florida war, bekannte Ärzte wie John Scudder und Lester J. Unger, Leiter einer Blutbank in New York und Erfinder eines der ersten Absperrhähne, die man zu Zeiten der direkten Transfusionen verwendet hatte. Angeblich waren sie zusammengekommen, um Erfahrungen und technische Informationen auszutauschen, doch das politische Programm kam schnell ans Licht. Ihre eigentliche *raison d'être* war es, sich dem Roten Kreuz entgegenzustellen. Die Teilnehmer bezeichneten die Zuständigkeit für Blutbanken als ihr »Erstgeburtsrecht«, das man nicht dem Einfluß einer »außenstehenden Organisation« überlassen dürfe.[21] Scudder nannte das Vorgehen des Roten Kreuzes eine »Verstaatlichung der Blutbanken durch die Regierung«,[22] obwohl ihm klar sein mußte, daß das Rote Kreuz keine staatliche Einrichtung war. Einige bezeichneten das Nationale Blutprogramm als sozialistisch.[23]

Am letzten Tag der Konferenz verabschiedeten die Mitglieder eine Resolution, die auf den ersten Blick als großzügige Geste erschien. Darin wurde das Rote Kreuz eingeladen, Mitglied der AABB zu werden. »Angesichts der Tatsache, daß das Amerikanische Rote Kreuz ein Interesse an der Beschaffung von Blut bekundet hat, wird hiermit beschlossen, daß das Amerikanische Rote Kreuz eingeladen werden soll, Mitglied in dieser Vereinigung zu werden und bei der Beschaffung von Spendern in Übereinstimmung mit den jeweiligen Anforderungen vor Ort zu helfen.«[24] Die wahre Absicht der Resolution war besänftigend zwischen die Worte eingebettet, die zum Anschluß aufforderten. Sie werden in folgendem Satz deutlich: ». . . bei der Beschaffung von Spendern zu helfen«. Für alle in der Branche war die Bedeutung unmißverständlich: Das Rote Kreuz konnte durchaus Blutspender beschaffen, das war in Ordnung, doch alles andere sollte in die Zuständigkeit der *Profis* der Blutbanken fallen.

Dies war der Beginn eines Konflikts, der jahrelang schwelte. Unter heutigen Gesichtspunkten mag die Auseinandersetzung zwischen dem Roten Kreuz und den Unabhängigen kleinliches Gezänk um Einflußzonen und Macht gewesen sein. Aber sie spiegelte tiefempfundene Unterschiede in der Auffassung wider, wie Blut angemessen verwendet und verwaltet werden sollte. Das Rote Kreuz glaubte, Laienverwalter sollten gemeinsam mit freiwilligen Helfern und Teilzeitmedizinern die Blutbanken leiten; die AABB war überzeugt, damit müßten Ärzte betraut werden. Das Rote Kreuz glaubte an eine zentralisierte Kontrolle der Blutbanken vor Ort; die AABB förderte lokale Selbstbestimmung in Verbindung mit Beratung und Unterstützung durch eine nationale berufsständische Organisation. Die AABB betonte die technische Ausbildung; in dieser Hinsicht war das Rote Kreuz im Rückstand.

Doch selbst diese Unterschiede waren nur die oberflächlichen Auswirkungen einer weit grundsätzlicheren Meinungsverschiedenheit. Denn Rotes Kreuz und AABB vertraten auch gegensätzliche Philosophien, was das Sammeln und Verteilen von Blut anging, Unterschiede, die sich bis auf angrenzende Bereiche wie Bürgerrechte und Sozialwesen erstreckten. Kurz, ihre Ansichten waren so geteilt wie das Wesen der Amerikaner selber.

Das Rote Kreuz, das seine Philosophie in Katastrophen- und Kriegszeiten geschmiedet hatte, folgte einer Doktrin gemeinschaftlicher Verantwortung. Nach dieser Philosophie war Blut ein Rohstoff für alle, den die Gemeinschaft als Ganze frei zur Verfügung stellen sollte. An den Empfänger wurden keine Forderungen gerichtet. Unabhängig davon, wieviel Blut er brauchte, die Bevölkerung insgesamt würde mit einem bestimmten Vorrat aus freiwilligen Spenden immer für Ersatz sorgen.

Die AABB, die sich aus Berufsmedizinern zusammensetzte, hielt den Standpunkt des Roten Kreuzes für absurd, unter Normalbedingungen nicht aufrechtzuerhalten und völlig außerhalb gängiger medizinischer Praxis. Sie folgten einer Devise, die sie persönliche Verantwortung nannten, bei der der Empfänger von Blut die Pflicht auf sich nahm, bei dessen Wiederbeschaffung zu helfen. Von einem Patienten, der zum Beispiel einen Liter Blut erhielt, erwartete man, sich später den Spendern anzuschließen, um den Bestand aufzufüllen. Konnte er dieser Verpflichtung nicht nachkommen, stellte ihm die Blutbank eine Gebühr in Rechnung – normalerweise 25 Dollar für den halben Liter. Diese Gebührenregelung war nicht starr; Empfänger, die wirklich nicht zahlen konnten, wurden davon befreit. Doch die meisten, so hoffte man, würden sich verpflichtet fühlen und dieses Gefühl auch an die Spender weitergeben, die sie anwarben.

Beiden Organisationen waren allerdings einige grundlegende Prinzipien gemeinsam: beispielsweise sollten Blut nicht als Handelsware betrachtet und zudem die Kosten der Verarbeitung so niedrig wie möglich gehalten werden. Jedenfalls sollte das Unternehmen es nicht darauf anlegen, Gewinne zu erzielen. Der Kommentar in einer Zeitschrift faßte dies so zusammen: »Wenn die beiden Organisationen nur lernen würden, in Eintracht kein Geld machen zu wollen, wäre der Öffentlichkeit sehr gedient.«[25]

Eine Verständigung sollte allerdings noch Jahre auf sich warten lassen.
Als das Rote Kreuz ein Zentrum nach dem anderen eröffnete, reiste Frau
Hemphill durch das ganze Land und verbreitete ihr Bekenntnis zu persönlicher Verantwortung. Außerdem führte sie eine neue Art des Handels
mit Blut ein und verbesserte dadurch die regionale Zusammenarbeit erheblich.[26] Unter der Bezeichnung *National Blood Clearinghouse*, nationale
Blutbörse, arbeitete ihre Organisation wie die Bundesbank. Bei ihr konnten Kliniken und Blutbanken mit Blut und Blutguthaben handeln, fast als
würden sie Schecks auf eine Bank ziehen. Wurde beispielsweise in einer
Klinik Blut der Gruppe A knapp, dann konnte sie es über die Clearingstelle schnell von jemandem bekommen, der darüber verfügte. Im Gegenzug stellte die Klinik eine Anweisung aus, in der sie sich wie mit
einem Scheck zur Rückzahlung in Form von Blut oder Geld verpflich-
tete. Am Ende des Monats glichen die Krankenhäuser ihre Konten aus,
indem sie der Clearingstelle Geld oder Blut überwiesen – wieder wie bei
einer Bank. Wenn Blutbanken früher das Blut ausgegangen war, hatten
sie es direkt voneinander leihen müssen und in gleicher Art und Menge
zurückzahlen müssen. Das System Hemphills machte es unendlich viel
einfacher, Blut zur Verfügung zu stellen, da sich mit einer »Währung«
leichter handeln ließ als beim Realtausch. Außerdem bedeutete es, daß jemand, der Blut von einer Blutbank der AABB in einem bestimmten Teil
des Landes bezogen hatte, zur Rückerstattung des Blutes Freunde und
Verwandte anwerben konnte, wobei die Spende in deren heimischer
AABB-Blutbank irgendwo im Land möglich war. Die Blutbanken in Kalifornien übernahmen den Plan fast augenblicklich, und Hemphill trieb
seine Umsetzung in nationalem Maßstab voran.

Mittlerweile baute das Rote Kreuz seinen Einfluß weiter aus. Gegen
Ende des Jahrzehnts hatten die beiden Gruppen das Land fast gleichmäßig
unter sich aufgeteilt. Das Rote Kreuz verfügte über dreißig große regionale Blutbanken, und der AABB gehörten mehr als tausend kleinere
kommunale Einrichtungen an. Es war, als würden zwei fundamentalisti-
sche Kirchen miteinander wetteifern – jede missionierte mit vollem Einsatz und behauptete, als einzige dem wahren Glauben anzuhängen. Der
Streit, wer Blut spenden und wer es erhalten sollte, wer das Blut verwalten durfte und nach welchen Prinzipien dies geschehen sollte, entzweite
das amerikanische Blutbankensystem noch auf Jahrzehnte hinaus.

Während sich die Situation in der Welt der Blutbeschaffung verschärfte,
entspannte sich die Atmosphäre in Cohns Labor in gewisser Weise. Nachdem die kriegsbedingte Krise vorüber war, lebte Cohns Sinn für Humor
wieder auf, und er gestattete es sich, seine natürliche Gutmütigigkeit auch

zu zeigen. In Form ehrenhalber verliehener akademischer Grade, Auszeichnungen und Lehraufträge überall in den Vereinigten Staaten und auch in Europa erfuhr er große Anerkennung. Auch der ihm von Präsident Truman überreichte Verdienstorden dürfte dazu beigetragen haben, seinen rastlosen Geist ein wenig zu befriedigen. Außerdem war er der erste Naturwissenschaftler, der in Harvard eine Professur der Universität erhielt, eine lebenslange Anstellung, die »herausragenden Männern« vorbehalten war, damit sie ihre Forschungen ungehindert und unabhängig von deren Ergebnissen betreiben konnten. Diese Professur verschaffte ihm größeren Spielraum, und das war für eine Persönlichkeit wie Cohn Balsam. Er löste sein Labor aus der medizinischen Fakultät und etablierte es als interdisziplinäre, eigenständige Institution, die er mit der ihm eigenen Neigung zu pompösen Formulierungen »Universitätslabor für Physikalische Chemie in Zusammenhang mit Medizin und Gesundheitswesen an der Universität von Harvard« nannte.

Zwar war Cohn in seinem Verhalten ein wenig milder geworden, doch auf seinen Zeitplan wirkte sich dies nicht aus. Er glaubte an eine Art von *noblesse oblige*: Forscher unterlägen aufgrund ihres Wissens und ihrer Stellung einer ständigen Verpflichtung der Öffentlichkeit gegenüber, ungeachtet des Preises, den der einzelne dafür bezahlen mußte. Und so blieb Cohn genauso aktiv wie zuvor, obwohl der Krieg mittlerweile zu Ende war. Er pendelte zwischen Boston und Washington hin und her, wirkte als Berater des nationalen Forschungsbeirats und des Gesundheitsministeriums sowie als Sonderberater des Amerikanischen Roten Kreuzes. Dessen neuer Präsident, General George C. Marshall (er folgte Basil O'Connor im Amt), war ein persönlicher Freund von ihm. Cohn arbeitete mit Marshall und anderen zusammen, um die Bemühungen des Landes beim Sammeln von Blut wieder aufleben zu lassen.

Cohn überwachte auch weiterhin die Plasmaprodukte des Landes. Nach dem Krieg hatten die meisten Pharmafirmen das Interesse an der Fraktionierung verloren, da es ein teures, störungsanfälliges Verfahren war. Nach einer Folge katastrophaler Ereignisse griff man jedoch erneut auf diese Technik zurück. Als die Army das überschüssige Plasma aus Kriegszeiten dem Roten Kreuz spendete, war dieses Geschenk nicht ohne Mängel. Das Trockenplasma war mit Hepatitiserregern verseucht. Diese Viruserkrankung verursacht in ihrer schwersten Ausprägung Leberschäden und kann zum Tod führen.[27] Nachdem mehrere Menschen gestorben waren, wurde das Plasma vom Roten Kreuz zurückgerufen. Die Pharmafirma Squibb wurde beauftragt, das Plasma in Produkte zu fraktionieren, die die Krankheit nicht übertrugen.

Zu diesen Produkten gehörten auch Gammaglobuline – meist als An-

tikörper bezeichnet –, die in verschiedenen Varianten vorkommen, von
denen jede eine bestimmte Krankheit bekämpft. Während des Krieges hatten Arzneimittelhersteller die Gammaglobuline isoliert, die gegen Masern
und Hepatitis schützen, und die entsprechenden Präparate an Militärangehörige verteilt. (Die Wissenschaftler glaubten, die krankheitsbekämpfenden Eigenschaften der Gammaglobuline machten es unwahrscheinlich, daß sie Hepatitis übertrugen, selbst wenn sie aus infiziertem Plasma
gewonnen wurden.) Nun machten Forscher eine aufregende Entdeckung.
Bei der Arbeit mit dem von Squibb gelieferten Material isolierten sie das
Gammaglobulin für Polio.

Polio oder Kinderlähmung war die meistgefürchtete Epidemie jener
Zeit. Sie wird von einem Virus verursacht, das das Zentralnervensystem
angreift. Die Krankheit selbst manifestiert sich in Fieber und Steifheit,
denen häufig Lähmung und Tod folgen. Der tragischste Aspekt der Polio-
Epidemie war, daß sie Kinder befiel, ihr Rückenmark infizierte und sie
unfähig machte, zu gehen; gelegentlich konnten sie nicht einmal selbständig atmen. Anfang der fünfziger Jahre schockierten Bilder von Kindern in der »Eisernen Lunge« und von »Vorzeigekindern«, die tapfer auf
Krücken dahinhumpelten, die Öffentlichkeit. Sie bildeten einen düsteren
Kontrapunkt zum amerikanischen Traum der Nachkriegszeit.

1951 wies William McDowell Hammond von der University of Pittsburgh nach, daß Gammaglobuline Kindern eine »passive« Abwehrkraft
verleihen. Wie er feststellte, blieben die Kinder nach einer Injektion von
Polio-Antikörpern so lange immun gegen die Krankheit, wie die Gammaglobuline in ihrem Blutstrom verweilten – normalerweise etwa einen
Monat. Ideal wäre allerdings eine »aktive« Abwehrkraft gewesen, für die
eine abgetötete oder harmlose Form des Virus injiziert werden müßte.
Dies würde das Immunsystem des Patienten anregen, selber Gammaglobuline zu produzieren, wann immer es nötig war. Vorläufig sammelte die
Nationalstiftung für Kinderlähmung (Sponsor der Pfennigparade) jeden
Tropfen Gammaglobulin im Land und leitete es an die Regierung weiter,
die es verteilen sollte. Zwei Jahre lang waren Gammaglobuline in Amerika
die beste Abwehrwaffe gegen Polio, bis Jonas Salks »aktiver« Impfstoff dauerhaften Schutz bot. (Die Schluckimpfung von Albert Sabin kam später.)

Der Markt für Gammaglobuline verlieh der Plasmaindustrie, die noch
in den Kinderschuhen steckte, neuen Schwung. Mehrere Firmen, die
sich von dieser Technik verabschiedet hatten, beschlossen, wieder einzusteigen. Bald wurde eine Fülle von Fraktionierungsprodukten hergestellt –
nicht nur Gammaglobuline, sondern auch Albumin und Testreagentien
für den Laborgebrauch, die alle in zunehmendem Maß Gewinne einbrachten. Doch wenn die Arzneimittelhersteller sich ihren Anteil an den

Gewinnen sichern wollten, kamen sie an Cohn nicht vorbei. Dieser hatte immer ein ungutes Gefühl, was die Qualitätskontrollen der Firmen anging, und auch in die Regierung setzte er kein großes Vertrauen. Also gründete er eine Stiftung, die eine Kontrolle seiner Patente gewährleisten sollte. Unter der Bedingung, daß sie ihre Produkte einer gründlichen Qualitätskontrolle durch eine von ihm geschaffene Kommission unterwarfen, überließ er diese Patente den Arzneimittelfirmen kostenlos. Wie viele der öffentlichen Bemühungen Cohns brachte ihm auch diese nie auch nur einen Pfennig ein.

Cohns Arbeit mit Plasmaderivaten führte zu verbesserten Verfahren bei der Verarbeitung von Blut. Seiner Ansicht nach stellte die Verwendung von Vollblut eine Verschwendung dar, da die Flüssigkeit so viele nützliche Einzelbestandteile enthielt. Dies hatte er anhand von Plasma bewiesen, indem er aus einer undifferenzierten Flüssigkeit mehrere Arzeimittel herstellte. Nun glaubte er, das gleiche mit Vollblut bewerkstelligen zu können. Er isolierte die Bestandteile von Blut – rote und weiße Blutkörperchen sowie Blutplättchen (scheibenförmige Gebilde, die für die Gerinnung zuständig sind) und gewann aus einer Einheit Blut etliche Einheiten für verschiedene Zwecke geeigneter Produkte. Er bezeichnete dies als »Komponententherapie« oder »wirtschaftlichen Einsatz von Blut«.

Ein Kollege Cohns, Charles Janeway, legte in einer Abhandlung dar, wie dies funktionierte.[28] Normalerweise könne man, so schrieb er, mit vier Einheiten Blut vier Patienten behandeln (vorausgesetzt, jeder benötigte nur eine Bluteinheit). Zerlegt man jedoch die Flüssigkeit in rote Blutkörperchen und Plasma, kann man sechs Leute behandeln – vier mit den roten Blutkörperchen und zwei mit Plasma. (Jede Bluteinheit enthält mehrere Bestandteile mit unterschiedlichen Wirkungsgraden. So benötigt man beispielsweise zwei Einheiten Vollblut, um eine Dosis Plasma zu erhalten.) Blut läßt sich jedoch nutzen, wenn man zuerst das Plasma in Albumin, Gammaglobulin sowie eine weitere Komponente fraktioniert, die Janeway als Fraktion I bezeichnete. Auf diese Weise kann man schließlich insgesamt vierundzwanzig Patienten behandeln – mit den ursprünglichen vier Einheiten. Damit ließ sich die Effizienz einer einzigen Bluteinheit selbst mit den Verfahren, die Anfang der fünfziger Jahre zur Verfügung standen, um nahezu 600 Prozent steigern. Daraus zog Janeway folgenden Schluß: »Das Wundervolle an der Arbeit, die Dr. Cohn und seine Gruppe geleistet haben, ist, daß man zum ersten Mal Blut unter dem Gesichtspunkt von Wirtschaftlichkeit einsetzen kann.«

Cohn schwebte ein das ganze Land umspannendes Netzwerk von Blutzentren vor, in denen Blut gesammelt und in alle seine Bestandteile

zerlegt wurde, um so den größtmöglichen Nutzen aus dem Rohstoff zu
ziehen. Seit einer folgenreichen Konferenz im Jahre 1949 setzte er sich aktiv für diese Idee ein. Das Treffen war auf Anregung des Nationalen Forschungsbeirats sowie des Militärs zustande gekommen, dessen Vertreter
nach einer Quelle für Blutplättchen und weiße Blutkörperchen suchten,
die sie zusammen mit Plasma und Albumin vorrätig halten wollten.
Ärzte, die nach der Kapitulation Japans nach Hiroshima gereist waren,
hatten festgestellt, Gammastrahlen waren für Blut tödlich. Die Strahlen
trafen das System der Blutbildung und zerstörten die Abschnitte, in denen
rote und weiße Blutkörperchen sowie die Blutplättchen gebildet wurden.
Überlebende der Explosion litten unter einer drastischen Abnahme der
weißen Blutkörperchen, der für die Blutgerinnung zuständigen Blutplättchen und der Plasmaproteine, insbesondere Albumin – alles gemeinsam führte zu dem erschreckenden neuen Leiden, das unter der Bezeichnung Strahlenkrankheit bekannt wurde.

Die Implikationen dieses Syndroms blieben den Militärplanern nicht
verborgen: Im Falle eines Atomkrieges wären Blut und seine Bestandteile
lebenswichtiger denn je zuvor. General Leslie R. Groves, Leiter des Manhattan-Projekts, schrieb im Frühjahr 1948, das Gespenst eines Atomkriegs
vor Augen, es sei an der Zeit, die Blutforschung anzukurbeln:

> Wenn je eine Atombombe gegen uns eingesetzt werden sollte, wird die
> Frage der Behandlung der Opfer von größter Bedeutung sein. Nach Ansicht
> führender Mediziner besteht der wichtigste Teil der Therapie in der An-
> wendung von Vollblut. Zwar trifft es zu, daß Verwundete im Zweiten
> Weltkrieg bemerkenswert erfolgreich mit Plasma behandelt wurden. Doch
> Plasma allein wird nicht ausreichen, einen durch ionisierende Strahlung
> verletzten Menschen zu therapieren. Er muß Vollblut bekommen, und zwar
> so lange, bis das Knochenmark des Patienten sich regeneriert hat. Unseres
> Wissens wurde bislang kein Verfahren entwickelt, das die Lagerung der
> Zellbestandteile von Blut über längere Zeiträume ermöglicht . . .
>
> Es leuchtet wohl ein, daß innerhalb der nächsten Jahre ein System aus-
> gearbeitet werden muß, um große Mengen sämtlicher Blutbestandteile
> aufbereiten und lagern zu können, damit sie für den Fall eines Atomkriegs
> bereitstehen.
>
> Ich ersuche die militärische Führung dringend, der Lösung dieses Pro-
> blems höchste Priorität einzuräumen.[29]

Ähnliche Überlegungen bewegten die nahezu hundertvierzig Wissenschaftler, die Anfang Januar 1949 an der Konferenz »Konservierung der
Einzelelemente und Proteine von Blut« an der Medizinischen Fakultät

von Harvard teilnahmen.[30] Sie stellten Forschungsergebnisse, wie die Lebensdauer roter Blutkörperchen verlängert und wie weiße Blutkörperchen isoliert werden konnten, sowie Untersuchungen zu deren jeweiligen mechanischen Eigenschaften vor. Einzelne Vorträge befaßten sich mit Blutplättchen und anderen »an der Gerinnung beteiligten Bestandteilen«. Einhellig vertraten alle die Ansicht, man müsse die Entwicklung der Komponententherapie vorantreiben, da sie die nächste Stufe der Erschließung des Rohstoffs Blut darstelle. Doch das Treffen führte auch zu einem beunruhigenden Befund: Sämtliche zu jener Zeit gebräuchlichen Verfahren zum Sammeln von Blut arbeiteten mit Glas, Zitrat und Gummischläuchen: Glasflaschen zur Aufbewahrung des Blutes, Zitrat, um seine Gerinnung zu verhindern, und Gummischläuche, um es von einem Blutgefäß in ein anderes zu befördern. All diese Materialien zerstörten jedoch genau die Bestandteile des Blutes, die die Wissenschaftler isolieren und verwenden wollten. An der Oberfläche von Glas und Gummi blieben Flüssigkeiten haften; daher lagerten sich die Plättchen an und barsten; das Zitrat tötete die weißen Blutkörperchen ab. Cohn wurde klar, wenn er eine wirksame Komponententherapie entwickeln wollte, mußte er die Technik, mit der die Industrie arbeitete, durch etwas Besseres ersetzen.

Genau gegenüber von Cohns Labor arbeitete ein medizinischer Neuerer mit ähnlich aufbrausendem Temperament. Carl W. Walter[31] vom Peter Bent Brigham Hospital hatte sich bereits einen Namen auf dem Gebiet der Asepsis – der Entwicklung steriler Operationsverfahren – gemacht. Als gelernter Chirurg befaßte er sich schließlich weniger mit dem Eingriff als solchem, sondern mit den äußeren Bedingungen, die auf den Patienten einwirkten. Patienten, die eine Operation überlebt hatten, starben nur allzuoft an einer Infektion, die sie sich im Operationssaal zugezogen hatten. Walter entwickelte neue Verfahren zur Sterilisierung der Instrumente und zur Beseitigung von Verunreinigungen der Luft. Sein Buch *The Aseptic Treatment of Wounds* wurde in den Vereinigten Staaten zum Standardwerk an medizinischen Fakultäten.

Walter hatte auch jahrelange Erfahrung mit Blut und Transfusionen. Seine erste Ausbildung auf diesem Gebiet hatte er Anfang der dreißiger Jahre als junger Medizinstudent erhalten, als die Transfusionstherapie noch ganz neu war; er war der Protegé Elliott C. Cutlers gewesen, der die Blutversorgung bei der Invasion in der Normandie mit organisiert hatte. Eines Tages assistierte Walter im Operationssaal. Er war für die Schläuche bei einer Transfusion von Arm zu Arm verantwortlich, als sich diese anhaltend verstopften. Um den Blutfluß aufrechtzuerhalten, wies der leitende Arzt die Krankenschwester an, kräftiger auf die aus einem schlichten Gummiball bestehende Handpumpe zu pressen. Plötzlich zerriß einer der Schläuche, und Blut spritzte auf alle im Operationssaal Anwesenden. »Mein Gott!« rief Walter. »Es muß doch eine bessere Möglichkeit geben.«[32]

Einige Jahre später richtete Walter eine Blutbank am Brigham Hospital ein. Dort konservierte er mit Zitrat versetztes Blut in Glasflaschen und tauschte es mit Einrichtungen vor Ort aus. »Wir bekamen Ärger mit den Treuhändern in der Klinikleitung«, erinnerte er sich später. »Sie hielten es für unmoralisch und unethisch, mit menschlichem Blut zu handeln.« Als Cohn später mit seinen Experimenten zur Fraktionierung anfing, lieferte Walter das Rohmaterial.

Allmählich fand auch Walter Glas unbefriedigend. Seiner Ansicht nach waren starre Glasbehälter Infektionsquellen, da das Blut mit Luft in Berührung kam, wenn es abgefüllt wurde. Das gleiche galt für die Gummischläuche. In Wahrheit war jeder Absperrhahn, jede Nadel und jede Schlauchverbindung für eine Kontamination anfällig. Wenn man die Glasflasche durch einen weichen Plastikbehälter ersetzte, den man bis zu seiner Füllung flach und luftleer aufbewahren konnte, wäre dieses Problem seiner Überzeugung nach gelöst. Vielleicht wäre es sogar möglich, die Blutbeutel aus Plastik mit den Schläuchen und Nadeln zu verschweißen und so ein vollkommen abgedichtetes steriles System herzustellen.

Jahrelang arbeitete Walter daran, seine Idee in die Praxis umzusetzen, und experimentierte mit allen möglichen Kunststoffen. Einige Behälter platzten während der Sterilisierung, andere rissen beim Einfrieren. Einige brachen, wenn man sie zu hart anfaßte. Andere gaben giftige Stoffe an das Blut ab. Nach fünf Jahren des Experimentierens nach der Trial-and-error-Methode (einige Versuche fanden auf dem Küchentisch statt) fand Walter schließlich die richtige Lösung: einen kissenförmigen, flexiblen Behälter, der etwa einen halben Liter faßte, biochemisch nicht reagierte, nicht anfällig gegen extreme Temperaturen und haltbar genug war, um einen Abwurf aus einem Flugzeug in sechshundert Meter Höhe (wie die Regierung es verlangte) zu überstehen. Cohn wartete, wie Walter wußte, auf einen Ersatz für Glas. Als er endlich das passende Polymer gefunden hatte, marschierte er mit einem Beutel voll Blut in Cohns Labor und warf ihn ihm vor die Füße.[33] »Hier«, sagte er bloß und stellte sich auf den Beutel, um vorzuführen, wie stabil er war. Cohn reagierte wie üblich verblüfft.

Kunststoffbehälter mit verschweißten Schläuchen revolutionierten das Blutsammeln. Sie schalteten das Risiko einer Infektion aus und beanspruchten weit weniger Lagerplatz als Glasflaschen. Die Frontsanitäter waren begeistert. Statt bei einer Transfusion unter Beschuß die Glasflasche hochhalten zu müssen und sich so selber zur Zielscheibe zu machen, konnten sie nun im Kauern das Blut infundieren, indem sie den Beutel zusammendrückten oder ihn einfach unter den Patienten schoben. Auch unter schlimmsten Bedingungen bestand keine Gefahr mehr, gleichzeitig mit Blut oder Plasma auch Luft zu injizieren. Zudem blieben die Blutzellen nicht an den Kunststoffoberflächen haften, so daß Beschädigungen ausgeschlossen waren.

Der Blutbeutel war mehr als ein einfacher Behälter: Er war das Herz eines flexiblen *Systems* der Blutverarbeitung, das alle darauffolgenden Fortschritte dieser Technologie erst möglich machte. Die Ärzte konnten in einer luftdichten Anordnung von Beuteln und Kunststoffschläuchen mehrere Behälter miteinander verbinden, die Komponenten des Blutes abtrennen und sie ohne weiteres von einer Kammer zur nächsten drücken – und das alles, ohne daß das Blut mit Luft in Berührung kam. Walter gründete eine Firma mit dem Namen Fenwal (ein Nachbar namens T. Legar Fenn hatte sich um die Finanzierung gekümmert) zur Herstellung dieser Beutel. Das Unternehmen mit Sitz in einem Vorort von Boston war ein Vorbild fortschrittlichen Managements. Man gewährte freizügige Gewinnbeteiligungen und stellte Behinderte ein. Später kauften die *Baxter Laboratories Inc. of Chicago*[34] das Unternehmen Walters auf und festigten damit ihre Stellung als treibende Kraft im weltweiten Handel mit Blutderivaten und Ausrüstung.

Als Cohn einen Apparat zur Separierung der Zellbestandteile entwickelte, nutzte er einige Verfahren Walters. Blut, so hatte er festgestellt, hat die Eigenschaft, sich selbst zu zerstören. Da es Enzyme enthält, die seine Zellbestandteile angreifen, werden diese Komponenten zunehmend unbrauchbar, je länger das Blut außerhalb des Körpers verweilt. Deshalb wurde es wichtig, die Zeit zwischen der Entnahme und der Verarbeitung soweit wie möglich zu verkürzen. Statt das Blut ins Labor zu schicken, wie man es während des Krieges getan hatte, konnte seiner Ansicht nach eine Flotte mobiler Labors das Blut direkt beim Spender verarbeiten und die Bestandteile separieren, solange das Blut noch frisch und lebensfähig war.

Schon allein dazu bedurfte es einiger neuer Erfindungen. Um den Kontakt mit Glas zu unterbinden, bei dem die Zellen beschädigt wurden, beschichtete Cohns Team alle Oberflächen mit Silikon. Später verwendete man Kunststoffe, die Walter entsprechend angepaßt hatte. Um kein Zitrat verwenden zu müssen, entlehnten sie eine weitere Erfindung Walters – einen Ionenaustauscher aus Kunstharz, der wie ein Wasserenthärter in feste Kügelchen eingeschlossen war, dem Blut selektiv das Kalzium entzog und so eine Gerinnung verhinderte. Auch das Fraktionierungsverfahren änderte sich. Anstelle von Alkohol verwendete man jetzt Zink, um die Proteine auszufällen; jetzt war es nicht mehr notwendig, die Prozedur bei Temperaturen unter dem Gefrierpunkt durchzuführen. Alles war voll mechanisiert und abgeschlossen; keine menschliche Hand, keine Luft und keine Bakterien kamen mit dem Blut in Kontakt.

Mit Hilfe von Geldern der Atomenergiekommission überwachte Cohn die Konstruktion mehrerer Prototypen von mobilen Labors für die Verarbeitung von Blut. Ein frühes Modell wurde in die Labors von General Electric in Schenectady, New York gebracht, wo es beim jährlichen Treffen der Nationalen Akademie der Wissenschaften vorgeführt werden sollte. Der Apparat nahm die gesamte Ladefläche eines normalen Lastwagenaufliegers in Anspruch – »ein wahres Wunderland auf Rädern«, wie ein Reporter schrieb[35]. Das Gerät summte mehrere Stunden lang, nachdem es von Spendern mit Blut versorgt worden war, und brachte am Ende ein Dutzend Packungen mit Blutderivaten hervor. Ein Jahr später hatte man die Maschine auf das Format eines Waschautomaten verkleinert. Dieses Gerät mit seinen Schläuchen, Wärmetauschern und versiegelten rotierenden Zentrifugen hatte Cohn in Lissabon vorgeführt. Seine Leute stellten ein Dutzend dieser Prototypen her, die in Labors in Amerika und Frankreich installiert wurden.[36]

Cohns Labor vibrierte geradezu vor Neuerungen und fieberhafter Tätigkeit. In jeder Ecke saß jemand, der neue Geräte entwickelte, Proteine isolierte oder Blutzellen konservierte. Die Zahl der Mitarbeiter im Labor schwoll weiter an, als junge Wissenschaftler aus aller Welt zu Forschungszwecken und zum Studium der dort praktizierten Verfahren anreisten. Viele dieser Besucher wurden nach ihrer Tätigkeit in Harvard zu führenden Forschern in ihren Heimatländern.

Cohn arbeitete genauso hart wie alle anderen. »Dieses Leben ist großartig«,[37] erklärte er einem Reporter. »Ich bin erschöpft. Doch ich mag das.« Aber seine Kräfte waren nicht unbegrenzt. Jahrelang hatte er den Rat seines Arztes ignoriert, seinen hohen Blutdruck möglichst nicht weiter ansteigen zu lassen. Tatsächlich hatte man ihn zweimal in eine Klinik eingewiesen, doch er hatte sich selbst wieder entlassen.

Außerdem litt er an Asthmaanfällen – normalerweise vor öffentlichen Auftritten –, die auf die Anspannung zurückzuführen waren. In solchen Situationen forderte er einen der Ärzte in seinem Labor – meistens Sam Gibson – auf, ihm eine große Dosis Adrenalin zu injizieren, damit die Schwellung der Luftröhre zurückging. »Er zog sein elegantes Sakko aus, krempelte seine modischen Manschetten hoch und sagte: ›Na los, jag mir alles rein!‹«[38] wie Gibson sich später erinnerte. Adrenalin löst eine nervöse Reaktion aus, und die Dosen, die er Cohn gab, hätten ausgereicht, einen normalen Menschen aus der Haut fahren zu lassen. Doch Cohn machte sich wieder an die Arbeit, ohne daß sein Blutdruck nennenswert gestiegen wäre. Als man nach Cohns Tod eine Autopsie durchführte, entdeckte man den Tumor an seiner Adrenalindrüse, der für die Unempfindlichkeit gegen das Hormon verantwortlich war. Doch damals muß es seinen Kollegen so vorgekommen sein, als sei Cohn von Natur aus so auf Hochtouren.

Als er jedoch die Sechzig überschritten hatte, zeigte Cohn allmählich Anzeichen von Überlastung. Er war immer ein schwieriger Mensch gewesen, doch nun wurde sein Verhalten manchmal irrational und eher noch besessener als zuvor. Eine seiner Obsessionen betraf die Vorstellung, er stehe kurz davor, ein neues Prinzip der Proteinstruktur zu entdecken, eine Art umfassender, einheitlicher Theorie der Biologie. Das war an sich nicht ungewöhnlich: Cohn konnte intellektuelle Sprünge vollführen, die so lange unwahrscheinlich erschienen, bis die anderen endlich begriffen, was er meinte. Doch jetzt machte er plötzlich einen regelrechten Wirbel um seine neuen Vorstellungen. Hatte er früher neue Ideen nur selten der Presse vorgestellt, und wenn, dann unter großen Vorbehalten und äußerst zurückhaltend, so bot er jetzt fast Wetten darauf an, daß seine neue Theorie die Wissenschaft der Proteine revolutionieren werde. Früher hatte er seine Kollegen aufgefordert, seine Ideen in Frage zu stellen, und zog die Diskussionen künstlich in die Länge, einfach weil es ihm Spaß machte, seine Theorien zu verteidigen. Nun ging er in Abwehrstellung und schloß Freunde aus, die es wagten, anderer Meinung zu sein.

Kollegen erinnern sich an ein Kolloquium, das er als Gastgeber in einer Villa am Ufer des Genfer Sees abhielt.[39] Die Atmosphäre in der ländlichen Idylle war freundschaftlich, als ein Redner nach dem anderen vom Stand seiner Forschungen berichtete. Cohns Darstellung jedoch ergab, soweit man sich erinnern konnte, zum ersten Mal für keinen der Anwesenden einen Sinn. Ein anderer Wissenschaftler, der Engländer Frederick Sanger, stellte eine Theorie der Proteinstruktur vor, die bei weitem logischer erschien. Als Sanger später in Harvard zu Besuch war, hinderte Cohn seine Studenten daran, an Sangers Vorlesung teilzunehmen, weil er glaubte, Sangers Vorstellungen würden sie in die Irre führen (Sanger bekam später zwei Nobelpreise verliehen). Cohn machte seinen Kollegen das Leben so schwer, daß einer, dem er am meisten vertraute, der Biochemiker John T. Edsall, es nicht mehr aushielt und an ein anderes Labor wechselte.

Zu jener Zeit wußten die Kollegen dies noch nicht, aber für sein Verhalten waren gesundheitliche Probleme verantwortlich. Allem Anschein nach erlitt Cohn eine Reihe kleiner Schlaganfälle. Mit der Zeit wurden die Symptome auffälliger, seine Äußerungen zunehmend willkürlicher. Gelegentlich verstummte er eine oder zwei Minuten lang und war nicht mehr in der Lage zu sprechen. Doch er verfügte nach wie vor über genügend Weitblick und Selbstkontrolle, um eine andere Organisation zu gründen, die seine Arbeit weiterführen und die grundlegenden Eigenschaften von Blut erforschen sollte.

An einem Frühlingsmorgen in Boston kam das Ende. An jenem Tag war Cohn in seinem Büro und arbeitete an einem Manuskript, als er eine Pause einlegte und seinen Freund George Scatchard anrief. Scatchard war Professor für Chemie am Massachusetts Institute of Technology. Er kannte Cohn seit der Studienzeit und führte chemische Analysen für ihn durch. Cohn plauderte mit seinem Freund, als er einen letzten, schweren Schlaganfall erlitt. Als ihm der Telephonhörer aus der Hand fiel, stöhnte er: »Georgie, ich kann dich nicht hören.«[40] Ein paar Tage später, am 1. Oktober 1953, starb er im Alter von einundsechzig Jahren im Krankenhaus.

In der Memorial Church von Harvard, einem klassizistischen Bau mit gedrungenen kräftigen Säulen zu Ehren der Kriegstoten, hielt man einen Trauergottesdienst für ihn ab. Einige seiner Kollegen sprachen bewundernd von Cohn. Auch John Edsall hielt eine Rede, trotz der schmerzlichen Empfindungen über ihre zerbrochene Beziehung. »Ich kann mich nicht erinnern, was ich gesagt habe«, berichtete er später.[41] »Ich empfand sehr gemischte Gefühle.« Als Edsall von der Nationalen Akademie der Wissenschaften gebeten wurde, eine Würdigung Cohns zu schreiben, brauchte er Jahre, um den nötigen Abstand zu gewinnen.

Was soll man über eine derart überragende und schwierige Persönlichkeit sagen? Gewiß hatte der Mann seine Fehler. Die Wunden, die er einigen seiner Kollegen zufügte, schmerzten diese jahrelang, und nicht alle seiner Erfindungen hatten beständigen Erfolg. Dennoch ist fast nicht zu ermessen, wieviel Gutes er vollbrachte. Er war weder der erste, der den Wert von Plasma erkannte oder seine industrielle Verarbeitung in die Wege leitete – das taten John Elliott und Charles Drew –, noch war er – wie Max Strumia und andere – ein Pionier der Gefriertrocknung, durch die die Flüssigkeit in eine Substanz verwandelt wurde, die Tausende GIs verwendeten. Doch mit der Fraktionierung von Plasma bereitete er den Boden für die weitere Verarbeitung von Blut. Indem er Möglichkeiten entdeckte, wie sich alle Anteile des Blutes verwerten ließen – einschließlich der Plasmafraktionen und der Zellbestandteile –, legte er den Grundstein für die Therapie mit Blutkomponenten, wie sie heute praktiziert wird. Er lehrte eine ganze Generation von Wissenschaftlern den Umgang

mit Blut, denn diejenigen, die er ausbildete, wurden weltweit zu den
führenden Persönlichkeiten auf diesem Gebiet. Mit seiner Fähigkeit, Al-
lianzen zwischen Forschern von Universitäten und aus der Industrie zu
schmieden, nahm er die heutige Ära der Koordinierung akademischer
und firmenbezogener Wissenschaft vorweg. Andererseits hatte er immer
darauf bestanden, Patente seien zum Besten der Menschheit bestimmt;
dies spiegelte die Werte einer vergangenen Epoche wider.

George Scatchard sagte gern, sein Freund sei nicht ein einziger Mann,
sondern deren zwei gewesen, »von denen einer auf der Bühne stand,
während der andere auf der Galerie saß und ersterem zusah«.[42] In ähnlicher Weise war Cohn auch ein Mann zweier Jahrhunderte – der moderne, von Unternehmungsgeist getriebene Wissenschaftler und der
wissenschaftliche »Edelmann« einer vergangenen Ära, auf elegante Weise
gebildet und mit hohen Grundsätzen, dessen Pflichtgefühl ihm nicht erlaubte, aus seinen Erfindungen Gewinn zu erzielen. Er erhielt nie den
Nobelpreis, den er seiner Meinung nach verdient hatte, doch er erwarb
sich internationales Ansehen und sogar ein wenig Ruhm. Die Menschen
erinnerten sich an die Bilder von GIs, die Flaschen mit Plasma und Albumin trugen, und an die Zeiten, als es noch keine Impfungen gegen Masern und Polio gab. Sie sahen, wie Blut zu einer immer lebenswichtigeren
medizinischen Ware geworden war, die auf neue und vielfältige Weise
genutzt werden konnte. In der Tat betrachteten manche die Plasmafrak-
tionierung gemeinsam mit den Antibiotika als größten medizinischen
Fortschritt im Verlauf des Zweiten Weltkriegs. »Dr. Cohns Fraktionierung von Blut ist eine der Ruhmestaten der amerikanischen Wissenschaft«, befand ein Kommentar in der *New York Times*.[43] »Diese Arbeit
wurde mit keiner anderen Absicht geleistet als der, das menschliche Wissen zu bereichern. Doch sie hat sich als ebenso wichtig und sogar als
schwieriger erwiesen als jene, die uns die Antibiotika gebracht hat.« Den
Folgerungen von Cohns Arbeit, was die allegorische Bedeutung von Blut
betraf, konnte niemand sich entziehen. »Laßt das Blut sprechen‹ ist ein
recht abgedroschener Spruch, denn Blut war immer eine geheimnisvolle
Flüssigkeit. Dr. Cohn befreite das Blut von aller Symbolik und ließ es etwas sagen, was es nie zuvor verraten hatte.«

11 Der Blutboom

Ein Mann namens Franklin H. Bass beschloß 1955, das Betreiben einer Blutbank zu seinem Beruf zu machen. Bass wollte es aus eigener Kraft zu etwas zu bringen. Er hatte lediglich die Grundschule besucht und anschließend in Illinois als Pächter einer Farm gearbeitet. In Indiana war er Lehrer für Banjo und Mandoline gewesen und danach Gebrauchtwagenhändler und Leiter eines Photoladens in Missouri und Oklahoma. Zusammen mit seiner Frau Margaret lebte er in Houston und betrieb dort zwei Photostudios, als er zu dem Schluß kam, daß für ihn Blut eine Zukunft habe. Schließlich und endlich hatte er sich die entsprechenden Fähigkeiten als Geschäftsmann angeeignet, und Margaret war »eingetragene Krankenschwester«[1], auch wenn sie ihre Zeugnisse über Fernlehrgänge erhalten hatte. Mit nichts weiter als ihrem Willen und einem Traum begannen sie also, ihren Plan auszuarbeiten.

Margaret besichtigte ein Blutzentrum in Houston, um sich ein Bild von den Verfahren zur Entnahme und Lagerung von Blut zu machen; dann rückten sie Annoncen in die Zeitung, um Startkapital aufzutreiben. Sie beschlossen, sich in Kansas City, Missouri, niederzulassen, wo Margaret früher einmal gearbeitet hatte, und stellten einen medizinischen Direktor ein. James W. Graham war ein achtundsiebzigjähriger Arzt im Ruhestand, der keinerlei Erfahrungen als Hämatologe hatte. In einer etwas zweifelhaften Innenstadtgegend mieteten sie eine Ladenzeile, hängten ein Schild mit der Aufschrift »Bargeld für Blut« ins Fenster und boten an, bis zu 5 Dollar für den halben Liter zu bezahlen. Unter dem Namen *Jackson County Blood and Plasma Service*, den sie dann in *Midwest Blood and Plasma Center* und später in *World Blood Bank* änderten, eröffneten die Basses offiziell ihr Geschäft.

Vor der eigentlichen Eröffnung der Blutbank rief Graham Victor B. Buhler an, einen der führenden Pathologen der Stadt. Graham lag daran, kollegiale Verbindungen anzuknüpfen. Er war ein ausgesprochener Neuling auf dem Gebiet und wußte deshalb nicht, daß Buhler seit jeher ein überzeugter Gegner von Blutbanken war, die geschäftsmäßig betrieben wurden. Graham beschrieb Buhler das neue Unternehmen und erklärte, inwiefern es der ganzen Gemeinde von Nutzen sein könnte.

»Ist das nicht wundervoll?« fragte Graham schließlich.

»Nein, das ist schrecklich!« war die Antwort Buhlers.

»Oh, tatsächlich?«

»Ja!« donnerte Buhler. Dann belehrte er Graham, wie schändlich es sei, Blutspender zu bezahlen, und was für eine Verletzung der Menschenwürde es bedeute, Blut zu kaufen und so die verzweifeltsten Schichten der Gesellschaft auszubeuten. Er fügte noch hinzu, eine Blutbank benötige »einen kenntnisreichen und erfahrenen Experten« als Direktor, nicht einen Allgemeinarzt im Ruhestand.[2]

Dieser kurze, aber beschämende Wortwechsel war der Vorbote eines mehr als ein Jahrzehnt dauernden Konfliktes zwischen den Ärzten von Kansas City und der gewerblichen Blutbank, die sich in ihrer Gemeinde einrichtete, und in deren Folge einer Reihe von Auseinandersetzungen im ganzen Land. In den fünfziger Jahren kam eine ganz neue Sorte von Bluthändlern auf – sie hatten sich nicht der Wissenschaft oder einer Sache verschrieben wie Cohn, Strumia, Diamond und Hemphill, sondern waren Profiteure ohne einschlägige Ausbildung. Sie hatten einen neuen Markt entdeckt und richteten in einer Stadt nach der anderen Sammelzentralen ein, was ihnen den Spitznamen »booze for ooze«, etwa »Schnaps für Blut« einbrachte, da sie von heruntergekommenen Spendern abhängig waren. Obwohl diese Händler insgesamt nur einen kleinen Teil des Geschäfts mit Blut abwickelten, stieg ihre Zahl eine Zeitlang sprunghaft an. Wo immer sie hinkamen, lösten sie wütende Proteste der ansässigen Ärzte aus, die zwar diese Zentren mißbilligten, sich andererseits aber beklagten, weil es am Ort keine andere Versorgungsstelle für Blut gab. Irgendwann mußte es zum Eklat kommen, und das passierte in Kansas City, wo ein örtlicher Konflikt sich zu einem Fall ausweitete, der bis vor ein Bundesgericht kam. Der Ausgang dieses Verfahrens sollte für den Rest des Jahrhunderts die Blutgesetzgebung prägen.

Für ihr kleines Unternehmen hätten die Basses keinen besseren Zeitpunkt wählen können. In ganz Amerika wurde Blut zum Wachstumsmarkt. Nach dem Krieg hatte die Medizin große Fortschritte gemacht; mittlerweile wurden Operationen am offenen Herzen vorgenommen, künstliche Nieren eingepflanzt, und die Traumabehandlung war entscheidend verbessert worden. Für all diese Eingriffe benötigte man ungeheure Mengen Blut. (Allein um die Herz-Lungen-Maschine für den Einsatz vorzubereiten, brauchte man zum Beispiel sechs Liter Blut.) Da die Patienten länger überlebten und ausgeklügeltere Ausrüstung nötig wurde, schluckten die Kliniken so gierig Blut wie die Autos jener Zeit Benzin. Im Unterschied zu Benzin war Blut mittlerweile aber schwerer aufzutreiben. Der Gemeinsinn hatte in der Zeit nach dem Zweiten Weltkrieg und dem Koreakrieg nachgelassen, und immer weniger Menschen waren bereit,

Blut zu spenden. Auch übergreifende gesellschaftliche Kräfte kamen ins
Spiel. Als die medizinische Versorgung technisch aufwendiger und kostspieliger wurde, konzentrierte sie sich auf die großen Medizinkomplexe
des Landes, die sich zumeist in den Städten ansiedelten. Auf diese Weise
wurden Städte zu »Blutbecken«. Gleichzeitig zogen immer mehr Spender
aus der Mittelschicht in die Vorstädte. So entstand eine »Blutlücke«, die
von den Blutbanken, obwohl sie immer weiter ausgebaut wurden, mit
freiwilligen Spendern nicht mehr überbrückt werden konnte.

»Blutlücke« beschreibt nur das erste der Probleme, die sich schnell zu
einem landesweiten Chaos ausweiteten. Im Gegensatz zu den meisten
Ländern Westeuropas, in denen man gleich nach dem Krieg Gesetze für
den Umgang mit Blut erließ, hatten die Amerikaner sich nie zu einer all-
gemeinverbindlichen Politik durchringen können. Man überließ das
Sammeln von Blut dem freien Markt und versäumte es, das Ganze zentral
zu koordinieren, den Bestand zu erfassen und ihn zu kontrollieren. Das
Amerikanische Rote Kreuz und der amerikanische Blutbankenverband
AABB versuchten beide, den Markt zu monopolisieren, doch keinem der
beiden gelang es, sich durchzusetzen. Ihre Unfähigkeit zur Zusammenarbeit machte das Land zu einem Flickenteppich verschiedener Territorien
mit jeweils unterschiedlichen Zuständigkeiten. Jedes System hatte seine
eigenen Regeln – kostenloses Blut in den Gebieten des Roten Kreuzes
und »leihweise« vergebenes Blut in den von der AABB kontrollierten Gegenden. Keiner ließ die Regeln des anderen gelten. Wenn ein Patient aus
einem vom Roten Kreuz kontrollierten Gebiet Opfer eines Unfalls in
einer vom AABB verwalteten Region wurde, mußte er sein Blut irgendwie beschaffen, genau wie jedes andere Arzneimittel auch.

So entwickelte sich die Versorgung mit Blut sehr ungleichmäßig – an
einigen Stellen war sie organisiert, an anderen chaotisch. Einzelne Krankenhäuser versuchten, ihren eigenen Bedarf zu sichern, indem sie zu
Spenden ermunterten und Vorschriften einführten, wie ein Patient das
von ihm verbrauchte Blut – beispielsweise durch Spenden von Familienangehörigen und Freunden – »ersetzen« konnte. Allerdings versagten
diese Praktiken häufig. Für einzelne Krankenhäuser erwies es sich als unmöglich, stabile Bestände der benötigten Blutgruppen aufzubauen, da sie
es mit einer verderblichen Ware und unberechenbaren Spendern zu tun
hatten. Einige sammelten Überschüsse an, bei anderen herrschte Mangel.
Chirurgen mußten Operationen verschieben, weil geeignetes Blut fehlte.

Eine Studie über das New Yorker Blutwesen aus dem Jahre 1956 zeigte,
wie sehr die Situation außer Kontrolle geraten war. New York war ein
Vorreiter bei der Blutübertragung gewesen – die Stadt Landsteiners und
Carrels, die Stadt der Blood Betterment Association in den zwanziger und

der Kampagne »Blut für Großbritannien« in den späten dreißiger Jahren. In den fünfziger Jahren war die Versorgung der Stadt mit Blut jedoch zu einer Welt voller »Gier, Verschwendung, Chaos und Gefahr«[3] geworden, so August H. Groeschel, der Vorsitzende der Academy of Medicine in New York, die das Gutachten erstellte. Mehr als einhundertfünfzig Blutbanken waren in der Stadt tätig, ohne einheitliche Grundsätze, Abstimmung oder Kontrolle. Kliniken berechneten Patienten jeden Betrag zwischen null und 60 Dollar für eine Einheit Blut. Jene, die den Ersatz des verwendeten Blutes durch anderes Blut zuließen, verlangten zwischen einem halben Liter und zweieinhalb Litern für jeden halben Liter, den der Patient verbraucht hatte. Keiner wußte, was der andere tat. Es konnte passieren, daß eine Klinik eine Operation verschieben mußte, da ihr eine bestimmte Blutgruppe fehlte, die der nächsten am anderen Ende der Straße in großen Mengen zur Verfügung stand. An einem St. Patrickstag beispielsweise ließ ein Krankenhaus gegen Mitternacht über das Fernsehen einen Hilferuf verbreiten, obwohl eine nur fünf Minuten entfernte Klinik einen Überschuß der dringend erforderlichen Blutgruppe besaß. Die Lage erwies sich als beinahe kriminell verschwenderisch: In New York mußten die Krankenhäuser jedes Jahr ungefähr zehntausend Einheiten Blut aussondern, deren Verfallsdatum abgelaufen war.

Die Lücken und das Durcheinander im landesweiten Maßstab begünstigten das Aufkommen einer neuen Generation von Unternehmern, die Blut ausschließlich als Handelsware betrachteten, es von Spendern kauften und mit Gewinn weiterverkauften. Sie ließen sich in der Nähe von medizinischen Einrichtungen, Militärbasen und in ärmeren Wohnvierteln der Städte nieder und sprachen so die unterschiedlichsten Spender an, vom Medizinstudenten bis zum arbeitslosen Hafenarbeiter. Doch am häufigsten hatten sie es mit Leuten zu tun, die ständig ohne Arbeit waren, den Pennern und Obdachlosen. Blutzentren wurden zu einem festen Bestandteil der heruntergekommenen Ecken und Winkel Amerikas; vor ihren Türen lungerten Säufer und Drogenabhängige herum, während drinnen zwielichtige Ärzte arbeiteten.

Diese kommerziellen Blutzentralen stellten nie mehr als ein Fünftel der Sammelkapazität des Landes dar, doch in einigen Gebieten waren sie besonders zahlreich. In New York beispielsweise wurden Mitte bis Ende der fünfziger Jahre zumindest 42 Prozent des Bluts von gewerblichen Spendern geliefert. Das waren nicht die sorgfältig untersuchten Bürger, die in den Zeiten der Blood Betterment Association spendeten und von den Gesundheitsbehörden auf einen strikten Lebenswandel und eine Art Moralkodex verpflichtet worden waren. Sie kamen meistens aus der Unterschicht, waren verzweifelt und vom Pech verfolgt. Infolge ihrer mise-

rablen Lebensbedingungen kränkelten sie, und die Aussicht auf Bargeld
verführte sie zum Lügen, so daß diese Spender ein hohes Risikopotential
für die Übertragung von Hepatitis und Malaria darstellten. Zum Beispiel
bekam ein Patient nach einer Operation am offenen Herzen Malaria. Die
Ärzte versuchten, den Infektionsherd zu finden, und verfolgten den Weg
einiger Einheiten bis zu einer Zentrale auf der Bowery zurück. Die
Quelle der Ansteckung konnten sie jedoch nie feststellen, da alle Spender
erfundene Namen angegeben hatten. Aaron Kellner, eine der führenden
Persönlichkeiten bei der Durchführung der Blutreform in New York, erzählte gern folgende Geschichte (die vielleicht auch erfunden war, denn
Kellner war ein witziger und begeisterter Geschichtenerzähler): Nach
einer Besprechung mit dem Gesundheitsdezernenten und Nelson A.
Rockefeller, dem Gouverneur von New York, machte man sich auf den
Heimweg. Als die ganze Gesellschaft an einem Betrunkenen vorbeikam,
der im Rinnstein lag, warf Kellner einen Blick auf den Mann und erklärte: »Das ist einer unserer Spender!«[4]

Wie viele kommerzielle Unternehmen begannen auch die Basses mit
einem vernünftigen Geschäftsplan. Seit dem Umzug nach Kansas City,
einem Ort mit unzureichender Blutversorgung, konnten sie Blut an alle
liefern, die es benötigten. Sie bezogen es von berufsmäßigen Spendern
und verkauften es mit Gewinn an ortsansässige Kliniken. Das war der eine
Geschäftszweig. Darüber hinaus riefen sie eine Blutversicherung ins Leben. Sie sollte den Kunden helfen, den Vorschriften zu entsprechen, nach
denen örtliche Krankenhäuser sich Blut ersetzen ließen. Gemäß diesem
Plan zahlten die Kunden den Basses eine jährliche Gebühr und spendeten
Blut. Benötigte der Versicherte oder einer seiner Angehörigen im Verlauf
dieses Jahres in einem Krankenhaus am Ort Blut, so wurde es von den
Basses ersetzt. Es lief darauf hinaus, bei vielen Kunden zu sammeln, um
wenigen helfen zu können, genau wie bei einer Versicherungsgesell-
schaft, die gelegentlich große Schäden regulieren kann, weil die meisten
ihrer zahlenden Kunden nie einen Unfall haben.

Der Versicherungsplan war einleuchtend, einträglich und einfach. Er
erforderte lediglich, daß die Krankenhäuser am Ort das von den Basses
gesammelte Blut anstelle des Blutes ihrer Patienten oder deren Gebühren
akzeptierten. Allerdings wäre dazu ein gewisses Maß an Entgegenkommen
nötig gewesen, das den Basses jedoch von Anfang an versagt blieb. Nach
dem telephonischen Fiasko, das Graham mit Buhler erlebt hatte, luden
die Basses Buhler ein, sich persönlich ein Bild zu machen. Der Besuch
ließ sich zunächst recht herzlich an. Doch als Buhler Bass fragte, was er
den Spendern bezahlen wolle, verlor dieser die Beherrschung.

Von nun an konnten die Basses tun, was sie wollten: Es brachte die ört-

liche Ärzteschaft gegen sie auf. Sie hatten keine Ahnung von den Gepflogenheiten in der Welt der Medizin und setzten auf Verkaufsmethoden,
die eher zu Trickbetrügern paßten als zu medizinischen Berufen. Sie
überschwemmten die Verwalter der Kliniken mit Werbebriefen und priesen ihre Blutbank mit haarsträubenden und irreführenden Zeitungsanzei-
gen an. (In einer behaupteten sie, das *Midwest Blood and Plasma Center* sei
aufgebaut worden, »um das Gewinnstreben bei der Blutversorgung einzudämmen«.) Oft versuchten sie, unwissendem Krankenhauspersonal ihr
Blut anzudrehen. Manchmal tauchten sie spät nachts in der Blutbank
einer Klinik auf, wenn nur die Nachwuchskräfte Bereitschaftsdienst hatten, und beschwatzten einen Techniker, ihr Blut als Teil der Ersatzgebühr
eines Patienten anzunehmen. Einmal erschien ein Bote des Midwest mit
drei Flaschen Blut in einem Krankenhaus; das Blut in zwei der Flaschen
war eindeutig geronnen, und der Inhalt der dritten reagierte auf den Sy-
philistest positiv. Als der diensthabende Arzt den Boten aufforderte, die
Flaschen wieder mitzunehmen, wurde er von dem Mann »in übelster
Weise bedroht«.

Waren schon die Verkaufsmethoden der Basses geeignet, jegliches Vertrauen zu untergraben, so galt dies noch mehr für die Geschichten, die
man sich über die hygienischen Zustände, die bei ihnen herrschten, erzählte. Ärzte, die auf dem Weg zu ihrer Klinik an der Midwest-Bank vorbeifuhren, sahen vor ihr Säufer und Obdachlose herumlungern. Einmal
berichteten Studenten, die für einen Freund Blut spendeten, das Wartezimmer bei Midwest wimmle von Ameisen. Ehemalige Angestellte erzählten, das Personal entnehme Blut auf unachtsame und unhygienische Weise
und nehme es von jedem, der nicht eindeutig betrunken sei.

All das bestärkte die Ärzte am Ort in ihrer Ansicht, die Einwohner von
Kansas City bräuchten dringend eine sichere, gemeinnützige kommunale
Blutbank. Jahrelang hatten sie über ein solches Unternehmen diskutiert,
doch Meinungsunterschiede hinsichtlich Organisation und Verwaltung
hatten sie immer wieder daran gehindert, ihre Pläne in die Tat umzusetzen. Jetzt sahen sie die negativen Folgen ihrer Untätigkeit. Sie hörten auf
zu streiten und gründeten die *Community Blood Bank of Kansas City Area*,
die Gemeindeblutbank der Region Kansas City. Die neue Blutbank verließ sich auf freiwillige Spender und erzielte keine Gewinne aus dem Vertrieb von Blut. Sie wurde von einem Gremium herausragender Persönlichkeiten aus medizinischen und bürgerlichen Kreisen geleitet und
arbeitete als Gemeindeeinrichtung, stellte sowohl spezielle Derivate wie
rote Blutkörperchen und Blutplättchen als auch Vollblut zur Verfügung
und bildete Medizinstudenten und Techniker aus. Genau das hatte die
Gegend gebraucht. Als die *Community* 1958 ihre Tore öffnete, stellten

sechs Kliniken in der Umgebung den Betrieb ihrer eigenen Blutbanken ein und banden sich vertraglich an die Gemeinde. In den folgenden Jahren schlossen sich weitere sechsundzwanzig Kliniken an. Anfang der sechziger Jahre hatte die *Community* praktisch das Monopol über das Blut von Kansas City.

Die Ärzte waren erleichtert über diese Entwicklung. Schließlich und endlich sollte Blut allen in der Stadt zur Verfügung stehen und dementsprechend verwaltet werden. Aufgrund der verschiedenen Blutgruppen, der Verderblichkeit und der Abhängigkeit von Spendern war es notwendig, Blut in diesem größeren Maßstab zu sammeln und zu verteilen. Die Basses sahen das allerdings anders. Sie betrachteten sich als kleine Firma in einem Handelskrieg, als unabhängigen David gegen einen aufblühenden Goliath. Also schlugen sie zurück. Sie stellten einen neuen Verkäufer ein – einen findigen Menschen namens James W. Remer, der vorher als Barmann in einem Lokal in Kansas City gearbeitet hatte, das sich »Rotes Strumpfband« nannte. Remer war in der Midwest praktisch für alles zuständig, von der Auswahl der Patienten bis zur Blutentnahme; aber seine wahre Meisterschaft entwickelte er am Telephon. Lange bevor der Begriff bekannt wurde, war er schon der geborene Telephonverkäufer. Er verkaufte Hunderte Versicherungspakete für Blut an Gewerkschaften, kirchliche Gruppen und Regierungsangestellte. Dazu erfand er clevere Werbeprojekte wie zum Beispiel eine »wohltätige Stiftung«, die ländlichen Krankenhäusern »kostenloses« Blut versprach. Diese erhielten jedoch, da man diverse Bearbeitungsgebühren verlangte, im Endeffekt praktisch keinerlei Preisnachlaß.

Dann begannen die Basses ihren Angriff auf die Kliniken. Franklin Bass hatte dem Ärzteverband des County geschrieben und sich beklagt, seine »Einrichtung [sei] einer äußerst schwerwiegenden, unfairen und ungerechtfertigten Verfolgung ausgesetzt, die von Leuten in Gang gesetzt wurde, die unserer Meinung nach bestimmte Interessen verfolgen«. Bei der für unlauteren Wettbewerb zuständigen Behörde in Kansas City hatte er Beschwerde eingelegt. Anschließend begann er, seinen Kunden »Denkanstöße« zu senden. Jedesmal wenn ein Patient in einem der örtlichen Krankenhäuser Blut erhielt, bekam er einen Brief von den Basses. Darin wurde ihm versichert, seine Rechte würden mit Erfolg gerichtlich eingeklagt, falls die Ärzte sich weigern sollten, den Ersatz von Blut durch die Midwest anzunehmen.

Die Basses waren eindeutig zu einem Störfaktor geworden. Doch andererseits lagen stets Leute ihrer Art auf der Lauer, die versuchten, aus den Bedürfnissen einer Gemeinde Profit zu ziehen. Die Ärzte glaubten, sie könnten die Situation in den Griff bekommen, wenn sie die Basses dazu brachten, ihr Geschäft aufzugeben. Doch da war ihnen noch nicht klar, daß eine Aktion, die ihnen als ethisch einwandfreier medizinischer Ratschlag erschien, in bestimmten Kreisen als gesetzwidrige Verschwörung betrachtet wurde.

Der Ärger kam in der Person C. F. Snavelys, eines Ermittlers der Federal Trade Commission, der Kommission zur Unterbindung unlauteren Wettbewerbs. Snavely sollte klären, ob der Ärzteverband von Kansas City die Basses auf eine Weise boykottierte, die gegen das Gesetz verstieß. Zunächst machten sich die Ärzte keine Sorgen. Sie waren überzeugt, Snavely würde die Vorwürfe der Basses zurückweisen, wenn er erst ihre Version der Geschichte gehört hatte. Doch den Gefallen tat ihnen der Ermittler nicht. Während die Mediziner die Auseinandersetzung aus der Perspektive der ärztlichen Verantwortung und des gesamten Gesundheitswesens sahen, war es für Snavely wie für die Basses ausschließlich eine Angelegenheit des freien Marktes. Immer wieder versuchten die Ärzte, Snavely zu erklären, womit sie nicht einverstanden waren, doch dieser nahm sie überhaupt nicht zur Kenntnis. Da beide Seiten aneinander vorbeiredeten und keiner den Standpunkt des anderen verstehen wollte, wurde der Umgangston allmählich gehässig. Die Ärzte nannten ihn nur mehr »Snakely« (eine Anspielung auf das hinterhältige, heimtückische Verhalten von Schlangen). Im Verlauf einer Auseinandersetzung, die später bei einer Bundesanhörung rekapituliert wurde, fragte Snavely Ferdinand C. Helwig, einen renommierten Pathologen am St. Luke's Hospital, unter welchen Umständen die Ärzte der Stadt sich vorstellen könnten, gekauftes Blut zu verwenden. Helwig räumte ein, dies in bestimmten Notfällen in Betracht zu ziehen. Snavely bohrte weiter: Konnte Helwig sich eine Situation vorstellen, in der er froh wäre, Blut aus einem heruntergekommenen Viertel zu bekommen? Helwig wurde wütend. »Mr. Snavely, wären *Sie* froh, wenn Sie Blut aus einem Slum bekämen?«

»Das habe ich Sie nicht gefragt«, erwiderte Snavely. »Wären *Sie* damit zufrieden?«

»Das werde ich Ihnen nicht sagen«, beharrte Helwig. »Wären *Sie* damit einverstanden?«

An diesem Punkt lehnten die beiden Männer sich zurück und starrten einander einfach an. Ausbildung, Ethik und Weltsicht trennten sie wie eine unüberbrückbare Kluft.

Einige Zeit darauf verließ Snavely die Stadt. Doch falls die Ärzte deswegen erleichtert gewesen sein sollten, so war es damit schlagartig vorbei, als sie von der Federal Trade Commission einer illegalen Absprache zu Lasten des freien Handels angeklagt wurden. Im Falle eines Schuldspruchs wären die Beklagten – darunter die Blutbank von Kansas City, der Klinikverband von Kansas City und sechzehn ortsansässige Pathologen – gezwungen worden, mit den Basses ins Geschäft zu kommen oder ein Bußgeld von 5000 Dollar täglich zu bezahlen.

Das Verfahren lief wie eine Gerichtsverhandlung ab, bei der die Anwälte einem Untersuchungsbeamten der Federal Trade Commission fast hundert Zeugen und tausend Beweisstücke präsentierten. Für die anklagende Regierungsbehörde war der Fall eindeutig: Die Kliniken und Pathologen, die von der Blutbank der Gemeinde beliefert wurden, hatten sich verschworen, um einen Konkurrenten hinauszuekeln. Dadurch verschafften sie ihrem eigenen, gemeinnützigen Blut eine regionale Monopolstellung. Das kam einem Boykott der Basses gleich, um diese aus dem Geschäft zu drängen, und verstieß somit gegen den Federal Trade Commission Act.

Die Beklagten führten an, sie hätten nicht als wirtschaftliche Konkurrenten gehandelt, sondern als medizinische Fachleute, die sich ihrer Verantwortung gegenüber der Allgemeinheit bewußt waren. Die Ärzte kannten die Verhältnisse bei der Midwest und lehnten es aus moralischen Gründen ab, Spender zu bezahlen. Angesichts der Kenntnisse und Überzeugungen der Mediziner wäre es verantwortungslos gewesen, das Blut der Midwest *nicht* abzulehnen. Außerdem könne man ihr Vorgehen kaum als Boykott bezeichnen: Niemand habe den *Plan gefaßt,* die Midwest aus dem Geschäft zu drängen; was wie eine Verschwörung erscheine, sei lediglich die gemeinschaftliche Auswirkung individueller ärztlicher Entscheidungen gewesen.

Hinter diesen Argumenten, die sich auf den konkreten Einzelfall bezogen, verbarg sich jedoch eine grundlegendere Meinungsverschiedenheit. Um ihren Fall durchzubringen, definierte die Regierung Blut als Handelsware – das man kaufen, verkaufen und verarbeiten könne wie jedes andere Arzneimittel auch. Als solches unterläge es den üblichen Handelsgesetzen, die wirtschaftliche Boykottmaßnahmen und Handelsbeschränkungen untersagten. Dies hätte weit über den konkreten Fall hinaus Folgen gehabt. Wäre Blut ein ganz normales Produkt – wie zum Beispiel Brauselimonade –, hätten weitere produktbezogene Regeln Gültigkeit. Am bedrohlichsten war der Uniform Product Code. Diese von allen Einzelstaaten übernommene Bundesvorschrift besagt, alles, was als Handelsware auf den Markt kommt, unterliegt einer Garantiebestimmung. Das heißt, für die vorgesehenen Zwecke garantiert der Verkäufer die Sicherheit des Produkts – zum Beispiel muß Brauselimonade zum Trinken geeignet sein. Wenn der Verbraucher durch die Verwendung des Produkts Schaden erleidet – wenn er, sagen wir, mit der Limonade einen Nagel oder eine schädliche Chemikalie verschluckt –, kann er den Hersteller wegen Verletzung dieser Qualitätsgarantie verklagen. Dazu braucht er keine Fahrlässigkeit nachzuweisen; der Hersteller hätte die Mangelhaftigkeit des Produkts erkennen müssen.

Die Aussicht auf eine automatische Garantie ließ bei den Blutbankern die Alarmglocken schrillen. Blut barg Risiken in sich, die auch dem gewissenhaftesten Arzt entgehen konnten. Kein Mediziner war in der Lage festzustellen, ob das von ihm transfundierte Blut mit dem Hepatitis-Virus infiziert war, da es damals noch kein Testverfahren für diesen Erreger gab: auch ein scheinbar Gesunder konnte infiziert sein. Sollte sich die Definition der Federal Trade Commission durchsetzen, mußten die Transfusionsmediziner damit rechnen, sich in Zukunft einen guten Teil ihrer Zeit mit Schadensersatzklagen herumschlagen zu müssen. Als Gegenargument brachten die Ärzte ihre eigene Definition von Blut vor – es sei keine Handelsware, sondern lebendes Gewebe, ein menschliches Organ. Dementsprechend sei eine Transfusion kein geschäftlicher Vorgang, sondern eine mit einer Operation vergleichbare medizinische Dienstleistung. (Einige gingen so weit, sie mit einer Transplantation zu vergleichen.) Natürlich komme bei einer Transfusion oft auch Geld mit ins Spiel, wenn beispielsweise eine Klinik Gebühren für die Dienstleistung entrichte oder ein Patient für den Ersatz des Blutes bezahle. Dennoch sei die Transfusion eine medizinische *Dienstleistung* und dürfe deshalb keinesfalls den Handelsgesetzen unterworfen werden.[5] (»Dienstleistung« ist hier ein Schlüsselbegriff, da sie den Arzt vom Grundsatz der Haftung ausnimmt. Klagen müßten auf höherem juristischen Niveau erfolgen, da der Kläger Fahrlässigkeit beweisen müßte.) Schon die Vorstellung, Blut als Handelsware einzustufen, war undenkbar und hätte eine ausreichende ärztliche Versorgung und das gesamte Gesundheitswesen in Frage gestellt.

Die Blutbanker im ganzen Land hatten die Bedrohung, die diese bedeutete, schnell erfaßt: Falls die FTC mit ihrer Klage durchkäme, wäre keine Gemeinde mehr vor Leuten wie den Basses sicher, und die Ärzte könnten keine gemeinsamen Beschlüsse mehr fassen, ohne sich in Gefahr zu bringen. Konferenzen würden zu konspirativen Treffen, und Bemühungen, in einer Gemeinde Blutspender zu mobilisieren, wie sie das Rote Kreuz im Zweiten Weltkrieg unternommen hatte, könnten künftig als gesetzlich untersagte regionale Monopole angesehen werden. Unter der Wucht dieses juristischen Angriffs bräche das gesamte sorgfältig ausgearbeitete System in den Gemeinden des ganzen Landes zusammen. Deshalb reisten Blutbanker von überallher zur Unterstützung nach Kansas City. Max Strumia flog aus Philadelphia ein, um über die Gefahren von Hepatitis zu referieren. Beredt erklärte er, wie Blut zu einer Chronik aller

Krankheitserreger wird, denen der Spender ausgesetzt war; daher müsse
er sorgfältig ausgewählt werden. Bernice Hemphill kam aus San Francisco und stellte die Tätigkeit der Nationalen Clearingstelle für Blut vor;
außerdem machte sie klar, wie daraus eine funktionierende Rohstoffquelle für die Gemeinschaft werden konnte, wenn man den Austausch
von Blutguthaben richtig koordinierte.

Trotz der Aussagen dieser Autoritäten schien das Ganze irgendwie ir-
real. Die Ärzte von Kansas City verbrachten Wochen damit, über Medizin und Patientenfürsorge zu sprechen, nur um zu hören, es gehe in
Wahrheit um Wirtschaftsgüter und Handel. Die Verzweiflung der Beklagten nahm ständig zu. In einem offenen Brief an die Kollegen, den er
in *Transfusion,* der Zeitschrift der AABB, veröffentlichte, bat Meyer L.
Goldman, der Präsident des Ärzteverbands, um Beiträge für die Verteidigung der Blutbank. »Soll menschliches Blut etwa eine Ware sein, die man
auf dem Markt kauft und verkauft und mit der man Handel treibt wie mit
roten Rüben, Autos oder Kleidern? ... Die Haltung der Federal Trade
Commission zu diesen grundsätzlichen Fragen ist alarmierend und steht
unserer Meinung nach in völligem Gegensatz zu dem Modell einer Blutversorgung durch die Leistungen freiwilliger Spender ... Ein Erfolg der
FTC würde nicht nur die Öffentliche Blutbank von Kansas City gefährden, sondern jede vergleichbare Organisation in den Vereinigten Staaten
solchen Vorwürfen aussetzen.«[6]

Unterdessen demontierten die Anwälte der Regierungsbehörde, die
ihren Fall gewinnen wollten, die Glaubwürigkeit der Community Blood
Bank. Als die Ärzte aus Kansas City zum Beispiel die Basses kritisierten,
weil sie bezahlte Spender einsetzten, enthüllte die Behörde, daß die
Community einen Teil ihres Blutes – manchmal bis zu 40 Prozent – ebenfalls von bezahlten Spendern bezog. Als die Beklagten der Midwest vorwarfen, sie verwende Blut von Gefängnisinsassen, stellte sich heraus, daß
die Community Blood Bank im Leavenworth-Gefängnis einen Spender-
club ins Leben gerufen hatte. Das war allerdings nicht aus Zynismus oder
bösem Willen geschehen, sondern war einer der Zwänge, denen eine
Blutbank damals unterlag.

Zehn Monate nach Abschluß der Anhörung erhielten die Beklagten
das Urteil mit der Post. Wie von ihnen erwartet, hatten die Basses sich
durchgesetzt. Nach dem Urteilsspruch des Verhandlungsleiters William J.
Bennet war ihre Blutbank ein legales Geschäft, das alle Voraussetzungen
für eine Zulassung erfüllte und Anspruch auf den vollen Schutz des Ge-
setzes hatte. Daß die Basses nach Ansicht der Ärzte unmoralisch handel-
ten, gab diesen nicht das Recht, das Gesetz durch eine »abgesprochene
Verweigerung einer Geschäftsbeziehung« zu brechen. Was die grundle-

gendere Frage anging, ob Blut eine Handelsware sei, kam Bennet zu dem
Schluß, frisch abgenommenes Blut könne zunächst durchaus lebendes
Gewebe sein. Wenn allerdings Zitrat als Antigerinnungsmittel beige-
mengt werde, gehe es in einen anderen Zustand über. Die Chemikalie
mache aus dem Blut etwas anderes als unberührtes menschliches Gewebe;
es werde zu einem Produkt – genauer gesagt, zu einem Arzneimittel. Als
solches sei es jedoch allen Gesetzen unterworfen, die den Handel in den
Vereinigten Staaten regelten, einschließlich derer, die Monopole verbieten. Deshalb, so entschied er, müßten die Gemeindeblutbank von Kansas
City und die ihr angeschlossenen Ärzte und Kliniken davon Abstand nehmen und darauf verzichten, die Basses weiterhin zu boykottieren.

Die Nachricht von dem Urteil löste im Lager der Blutbanken einen
Aufschrei aus. »Ungeheuer!« schnaubte der Vorsitzende der Blutzentrale
des Roten Kreuzes in Newport News im Staat Virginia, als ein Lokalblatt
ihn um einen Kommentar bat.[7] »Es macht mir angst, wenn ich mir vor-
stelle, daß die Aktionen eines lebensrettenden öffentlichen Dienstlei-
stungsprogramms, das auf Freiwilligen beruht und keine Gewinne macht,
eingeschränkt werden müssen, weil es angeblich einem kommerziellen
Unternehmen Konkurrenz macht. Ich kann mir so etwas einfach nicht
vorstellen. Ich bin schockiert.« Byron A. Myhre, ein Pathologe und Blutbanker aus Los Angeles, schrieb, es komme einem »Sakrileg« gleich, Blut
als »hergestelltes Produkt« zu bezeichnen.[8] Charles M. Poser von der medizinischen Fakultät der University of Missouri meinte, kein vernünftiger
Mensch würde »Blut, Augen oder Knochen und so weiter, die transplantiert werden, in die gleiche Kategorie einordnen wie Kühlschränke oder
Dosennahrung«.[9] M. A. Meservey von der Blutbankenvereinigung in
Iowa warnte: »Blutbanken, wie wir sie kennen, wird es bald nicht mehr
geben.«[10] In Geneva, Illinois, verabschiedete das medizinische Personal
des städtischen Krankenhauses eine Resolution, in der festgestellt wurde,
Blut sei keine Ware, mit der man Handel treiben könne.[11]

Nicht nur die Blutbanker machten sich Sorgen wegen möglicher Folgen. Theologen waren fassungslos, weil Blut mit seiner reichen humanitären und religiösen Symbolik auf den Status eines Produkts wie
Katzenfutter herabgewürdigt werden sollte. Als das Verfahren noch
schwebte, klagte Thomas O'Donnell, Professor für Moraltheologie in
Maryland: »Dieser zerstörerische und kostspielige Streitfall wird kein einziges Problem lösen. Wenn alle Leidenschaft und alles Geld verbraucht
sind, wird, so glaube ich, noch immer niemand wissen, ob Blut nun ausschließlich als Ware oder als menschliches Gewebe zu betrachten ist und
ob diese Begriffe sich wechselseitig ausschließen ... Doch was für Folgen
auch immer diese schmerzlichen Auseinandersetzungen haben werden,

einen unschätzbaren Anschauungsunterricht haben sie uns bereits erteilt –
sie haben uns vorgeführt, was geschieht, wenn Gier und Eifersucht der
Menschen sich auf dem Gebiet einer menschlichen Tätigkeit breitma-
chen, die ihrem Wesen nach nur wirksam und sinnvoll sein kann, wenn
sie von der Liebe des Menschen zu seinem Nächsten getragen wird.«[12]

O'Donnell gab die Empfindungen von Papst Johannes XXIII. wieder,
der ein paar Jahre zuvor vor den Gefahren einer Kommerzialisierung von
Blut gewarnt hatte. Im Grußwort für eine internationale Konferenz von
Blutbankern in Rom hatte der Papst bekräftigt, die Blutspende müsse »in
der Nächstenliebe wurzeln, die zugleich Liebe zu Gott und Liebe zu unserem Bruder ist... Ohne Nächstenliebe wären heroische Akte nichts
weiter als leeres Getöse; durch die Nächstenliebe hingegen ist selbst ein
Tropfen Blut vor Gott von übernatürlichem Wert.«[13]

Tibor J. Greenwalt, Direktor der Gemeindeblutbank von Milwaukee
und im ganzen Land geachteter Organisator und Herausgeber von *Transfusion*, steuerte einen der beredtesten Proteste bei. Greenwalt bediente sich
einer logischen, leidenschaftlichen Argumention, um zu zeigen, weshalb
die Entscheidung der FTC das grundlegende Prinzip der öffentlichen
Blutbanken auf der Basis freiwilliger Spenden untergrabe. Wenn eine Gemeinde eine Blutbank einrichten wolle, erklärte er, müßten sich Vertreter
der örtlichen Kliniken, der Ärzte- und Bürgervereinigungen wiederholt
zusammenfinden, um ihre Aktivitäten aufeinander abzustimmen: dies
könne nun als unzulässige Absprache angesehen werden. Da kommerzielle Firmen sogar »Schnaps gegen Blut« anböten, seien die Krankenhäuser gezwungen, Blut von jedermann anzunehmen, um ein örtliches Monopol zu vermeiden. Dies würde zu einer zunehmenden Ausbeutung der
»unterernährten und ungewaschenen Teile unserer Bevölkerung« führen,
schrieb er. »Kann man es wirklich als angemessen betrachten, die ausge-
hungerten Bewohner der Elendsviertel zur Ader zu lassen und auszubeuten...? Dürfen wir uns bei von Menschen verursachten oder Naturkata-
strophen auf die Unterernährten stützen, um den Blutbedarf des Landes
zu decken?... Wenn Blut wie jedes andere pharmazeutische Produkt behandelt werden soll, macht man die Bemühungen all jener zunichte, die
in den vergangenen fünfundzwanzig Jahren so hart gearbeitet haben, um
eine angemessene Versorgung mit Blut durch freiwillige Spender sicherzustellen.«

Für viele Beobachter war die Entscheidung im Fall Kansas City typisch
für eine Bundesbehörde, die Amok lief, indem sie Tätigkeiten regulierte,
die nicht in ihre Zuständigkeit fielen. Senator Eugene V. Long in Washington, zu dessen Wahlkreis Kansas City gehörte, brachte vor, die Federal
Trade Commission sei nicht geschaffen worden, »um in einer lebensret-

tenden medizinischen Praxis herumzupfuschen«.[14] Er wies darauf hin, daß die Technik der Organverpflanzung schnelle Fortschritte mache, weshalb bald auch menschliche Organe wie Blut in »Banken« vorrätig gehalten würden. Würden die Menschen es denn gern sehen, wenn die Basses eines Tages Augen und Nieren von den Armen beschafften, und wären die Ärzte alle zusammen nicht in der Lage, dies zu verhindern? Das Ganze sei zu absurd, um es überhaupt in Betracht zu ziehen. Um solchen Entwicklungen vorzubeugen, brachte Long einen Gesetzentwurf ein, der nur darauf abzielte, Blutbanken von den Antitrust-Gesetzen auszunehmen. Die Entscheidung der FTC durfte nicht Bestand haben.

Während das Drama in Kansas City und Washington ablief, wurden die Blutbanker in einer Entfernung von Tausenden von Meilen durch Ereignisse aufgerüttelt, die fast einem Erdbeben gleichkamen. Die ersten Jahrzehnte nach dem Krieg hatten Japan gutgetan, das sich von den Verwüstungen des Krieges erholt hatte, und sie hatten Naito gutgetan, den ersten Blutbanker des Landes, der damit Gewinne erzielte. Von den Anfängen des ersten Labors zum Sammeln und Verarbeiten von Blut in Osaka war Naitos Japan Blood Bank mittlerweile zum größten Blutbeschaffer des Landes aufgestiegen; sie verfügte über Labors, Filialen und Sammelzentralen in jeder Region. Zugegebenermaßen hatte er Bedenken, Blut zu kaufen, doch die gesellschaftlichen Umstände hatten ihm keine andere Wahl gelassen. Nachdem das Versicherungssystem des Landes kostenloses Blut garantierte, sah die japanische Mittelklasse keinen Anlaß, sich über seine Beschaffung Gedanken zu machen. Diese Einstellung wurde durch das Fehlen einer philanthropischen Tradition nach westlichem Vorbild noch verstärkt. Selbst das Japanische Rote Kreuz, das als unbezahlter Dienst begonnen hatte, sah sich nicht in der Lage, Freiwillige zu rekrutieren, und bezahlte seit 1955 seine Spender. So gedieh die Mittelklasse Japans mit Blut, das man von den Armen beschafft hatte.

Dennoch konnte Naito auf seine Leistungen stolz sein. Er hatte Verarbeitung und Vorratshaltung von Blut in das moderne Zeitalter der Medizin geführt. So groß war sein Stolz, daß er seine Kollegen dafür gewann, im Jahre 1960 als Gastgeber für die Konferenz der *International Society of Blood Transfusion* (ISBT) zu fungieren.[15] Diese weltumspannende Vereinigung von Blutbankern und Hämatologen traf sich jedes Jahr in einem anderen Land, um die neuesten Fortschritte auf einer Reihe von Gebieten zu diskutieren. Die Themen reichten von neuen Laborverfahren über kürzlich entdeckte Blutkrankheiten bis hin zu Methoden, Spender zu gewinnen. Herausragende Spezialisten richteten Grußworte an die Gesellschaft; als die Delegierten in Rom zusammengekommen waren, hatte der

Papst bei der Konferenz eine Rede gehalten. Gastgeber der Konferenz zu
sein war mehr als ein Beweis von Gastfreundschaft, es war ein Zeichen,
daß das gastgebende Land in gewisser Hinsicht dazugehörte.

Als die Delegierten zum achten Jahrestreffen der ISBT in Tokio eintrafen, wurden sie von den Japanern voller Stolz und Aufregung begrüßt.
Das Ereignis schien so verheißungsvoll, daß Ihre kaiserliche Hoheit
Kaiserin Nagako für den Anlaß ein Gedicht verfaßte. Naito genoß es, Besucher zu den touristischen Sehenswürdigkeiten, zu seiner Firma und sogar zu seinem Haus zu führen, vor allem jene, die in ihren Ländern seine
Gastgeber gewesen waren. Für den letzten Tag verlegten die Organisatoren die Veranstaltungen in den Hakone Nationalpark im Schatten des
Berges Fuji. Dort kam es während eines Seminars zu dem Thema »Probleme der Bluttransfusion« zu einem unangenehmen Zwischenfall. Yoichi
Azuma vom Kyushu Welfare Hospital in Fukuoka, ein Kollege Naitos,
stellte eine Abhandlung vor, in der er offen das japanische System ansprach,
»Blut für Geld« zu sammeln. Er beschrieb die Bedingungen, durch die es
begünstigt wurde, ging darauf ein, daß die Entnahme von zuviel Blut bei
den Spendern zu Anämie führte und daß selbst dieses System nicht mit
der Nachfrage Schritt halten konnte. Für die Delegierten enthielt das Re-
ferat Azumas nichts Neues – sie hatten vom japanischen System der bezahlten Spender gehört und wollten, daß es reformiert würde –, doch es
gab ihnen eine Möglichkeit, ihrer Besorgnis Ausdruck zu verleihen, wobei der Ton im Lauf der Diskussion ungewöhnlich scharf wurde. Der südafrikanische Delegierte fragte: »Wenn Nierenverpflanzungen häufiger
werden, werden Sie dann den Menschen erlauben, auch Nieren zu kaufen oder ihre eigenen zu verkaufen?«[16] Der Vertreter Hollands überlegte
laut, ob die Menschen der japanischen Unterschicht eines Tages dazu
übergehen würden, ihre Augen zu verkaufen. Naito erklärte den Zuhö-
rern, er teile Azumas Gefühle und hoffe, ein System des »Blutansparens«
nach dem Modell der AABB einführen zu können. Doch seine Äußerungen konnten dem Vorwurf nicht die Spitze nehmen. »Aller Mut verließ
mich«, schrieb Naito später, »und ich war erfüllt von Angst um die Zukunft unseres Unternehmens.«[17]

Die Presse bekam Wind von den Bemerkungen der Delegierten. Bald
erschienen in den Zeitungen häßliche Beschreibungen der Ghettos von
Tokio und Osaka, wo die Blutzentralen den größten Teil ihrer Spender
anwarben: Legionen geisterhafter Gestalten schleppten sich dort zu den
Bussen, die die Blutfirmen bereitstellten, um die Leute wie Vieh zu den
Sammelzentralen zu befördern. Die Reporter schilderten die Spender als
arm und drogenabhängig, mit so zerstochenen Armen, daß ihnen das Blut
an Händen und Füßen entnommen werden mußte. Viele Spender, man

nannte sie *Tako,* Oktopus, tranken selbstgebraute Mischungen, die ihren
Eisenspiegel im Blut hochtreiben sollten; sie verzehrten Hühnerblut, Spi-
nat oder mit Wasser vermischte Eisenspäne.[18] Mitglieder des organisierten
Verbrechens, die *Yakuza,* zockten vor den Blutbanken, um an leicht ver-
fügbares Bargeld heranzukommen, falls sie sich beim Spiel verschuldeten.

Die Presseberichte fanden bei Studenten der Universität Gehör, die im
Verkauf von Blut ein weiteres Beispiel für die Klassenunterschiede in der
japanischen Gesellschaft sahen. Unter der Führung von Masanori Kimura
von der Waseda-Universität in Tokio setzten sich die Studenten für ein
ganz auf Freiwilligkeit beruhendes System ein. Sie organisierten Blutfahr-
ten und Demonstrationen und baten prominente Persönlichkeiten, mit
gutem Beispiel voranzugehen. Manchmal griffen sie zu härteren Mitteln,
führten verdeckte Ermittlungen durch und legten Verwaltungsbeamten
ihre Beweise vor. Allmählich gelang es ihnen, die japanische Gesellschaft
zum Umdenken zu bewegen. Zwischen 1960 und 1963 stieg der Anteil
freiwilliger Spenden von weniger als 1 auf 2,5 Prozent.[19] Im folgenden
Jahr kündigte Shozo Murakami, der Direktor des Roten Kreuzes, an, die
Organisation werde Spender nicht länger bezahlen. Er räumte zwar ein,
die Entscheidung könnte einige Härten zur Folge haben, da infolge feh-
lender Einnahmen die Gehälter des Personals gekürzt werden müßten,
doch man habe keine andere Wahl. »Wenn irgend jemand von Ihnen
nicht mit mir übereinstimmt«, erklärte er seinen Leuten, »sollten Sie jetzt
Ihr Entlassungsgesuch schreiben. Sie können gehen.«[20]

Murakamis Entscheidung mag sich so angehört haben, als sei sie von
großer Tragweite. Doch sie hatte kaum Einfluß auf die Versorgung Japans
mit Blut, da nahezu die gesamte Menge von kommerziellen Firmen wie
der Naitos geliefert wurde. Um dies zu ändern, wäre es nötig gewesen,
die japanische Öffentlichkeit gründlich aufzurütteln. Man hätte ihr ein
für allemal vor Augen führen müssen, welche Risiken der kommerzielle
Handel mit Blut in sich barg. Diese Gelegenheit ergab sich, als ein Mord-
anschlag auf den bewundertsten Amerikaner in ganz Japan verübt wurde.

Edwin O. Reischauer, der beliebte amerikanische Botschafter in Japan,
war als Kind amerikanischer Missionare in Tokio zur Welt gekommen
und hatte seine Ausbildung an amerikanischen Universitäten absolviert.
Dank seiner Kenntnis der Landessprache, seiner Achtung der traditionellen Werte und seiner japanischen Gattin hatte er sich ein Ansehen erworben, wie es in Japan selten war. Diese Popularität kam ihm unter den Präsidenten Kennedy und Johnson sehr zugute, besonders als er den Auftrag
erhielt, gegen seine Überzeugung das amerikanische Engagement in
Vietnam zu verteidigen. Als er am Dienstag, dem 24. März 1964, um
Mitternacht die Botschaft in Tokio verließ, stieß er mit einem kleinen,

zierlichen Japaner zusammen, der einen alten Regenmantel trug. »Wo will
der Mann denn hin?«[21] fragte er die Umstehenden. Ehe irgend jemand
reagieren konnte, blickte der junge Mann auf, erkannte Reischauer und
stieß ihm ein Metzgermesser tief in den Oberschenkel.[22] Während das
Personal der Botschaft den Attentäter überwältigte, verlangte Reischauer
nach einer Aderpresse, band sie um seine Hüfte und ließ sich zum Bot-
schaftsauto tragen. »Eine blutige Angelegenheit: alle drei Männer, die
sich in dem Wagen befanden, waren mit Blut besudelt«, schrieb er in seinen Memoiren. »Zum Glück lag das Toranomon-Hospital, eines der besten von Tokio, nur ein paar Straßen entfernt.«

Der Mordversuch erfüllte die Japaner mit Scham. Sie waren stolz auf
ihre Höflichkeit, und seit 1891 war in ihrem Land kein ausländischer Di-
plomat mehr verletzt worden. Damals hatte ein Mörder versucht, den
russischen Zarewitsch Nikolaus II. zu töten, der dort zu Besuch war. (Nikolaus war der Vater des hämophilen Alexis, der mit seiner Familie den
Bolschewiken zum Opfer fiel.) Eine Flut von Entschuldigungen war die
Folge, und der für die öffentliche Sicherheit zuständige Beamte trat
reumütig zurück. Reischauer hätte am nächsten Tag zusammen mit Premierminister Hayato Ikeda in der ersten Live-Fernsehübertragung via
Satellit von Japan in die USA auftreten sollen; Ikeda nutzte nun die Gelegenheit, sich bei der amerikanischen Öffentlichkeit zu entschuldigen.

Die Chirurgen hatten sich stundenlang um Reischauer bemüht, hatten
geschädigte Nerven und Arterien behandelt und das Blut, das er verloren
hatte, durch eine Charge ersetzt, die sie von einer Firma namens *Fuji Organ Pharmaceutical Company*[23] bezogen hatten. Sie wußten, das Blut war
möglicherweise hepatitisverseucht, daher injizierten sie ihm hohe Dosen
Gammaglobulin, das die Krankheitserreger angreift. Tausende von Ori-
gami-Kranichen füllten das Zimmer des Botschafters – ein Symbol für
langes Leben und das traditionelle Geschenk, um gute Besserung zu
wünschen. Während seiner Genesung gab Reischauer eine Erklärung ab,
die von ungewöhnlicher Einsicht und Empfindsamkeit geprägt war. Er
kannte die schreckliche Angst der Japaner, ihr Gesicht zu verlieren, weshalb er den Zwischenfall in günstigem Licht darstellte. Er erklärte, er
fühle sich dem Land näher als je zuvor, weil jetzt japanisches Blut in seinen Adern fließe.

Reischauer blieb einige Wochen in der Klinik und reiste dann nach
Hawaii, um sich zu erholen. Einige Wochen später erkrankte er an Hepatitis. Offenbar hatte das Blut, das er erhalten hatte, eine derart hohe Konzentration der Viren enthalten, daß er sich trotz des Gammaglobulins
infiziert hatte.[24]

Diese Nachricht demütigte die Japaner doppelt. Ihr verehrter Gast war in ihrem Land nicht nur einem Angriff ausgesetzt gewesen, auch das Blut, das sie ihm gegeben hatten – genau das Blut, das ein Band zwischen ihnen gebildet hatte –, war infiziert, *unrein* gewesen. Die Presse verschärfte ihre Angriffe auf die Zentralen für bezahlte Spender. Mitten in dem öffentlichen Aufschrei der Empörung erklärte das japanische Parlament freiwilliges Blutspenden zur offiziellen Politik der Regierung. Das Rote Kreuz wurde zur offiziellen Organisation für das Sammeln von Blut bestimmt, und man stellte ihm 85 Millionen Yen zur Verfügung, um Ausrüstung und Fahrzeuge zu beschaffen.[25] Bezahltes Blut erklärten sie nicht für ungesetzlich; damit hätten sie das Land in eine katastrophale Verknappung gestürzt. Statt dessen planten sie, die privaten Unternehmen auszuschalten, indem sie den freiwilligen Sektor stärkten.

Eine Woche nach der Kabinettsentscheidung beraumte Ryoichi Naito eine Besprechung der Vorstandsmitglieder der Japan Blood Bank an. Sie wußten, die angekündigten Änderungen könnten verheerende Auswirkungen für ihr Unternehmen haben. Die Frage war, sollten sie sich gegen diese Veränderungen wehren oder nach Möglichkeiten suchen, sich anzupassen. Die Firma hatte bereits begonnen, eine Organisation nach dem Muster der amerikanischen Blutbanken aufzubauen. Hier konnten die Leute das Blut ersetzen, das sie gebraucht hatten, oder eine Gebühr dafür entrichten, anstatt einfach nur Blut von den Armen zu beschaffen. Vielleicht gelang es ihnen, dieses System auszuweiten, so daß sie ihre ausbeuterischen Zentralen aufgeben könnten, aber trotzdem in dem lukrativen Geschäft mit Vollblut blieben. Naito erhob sich und wandte sich an die Versammelten. »Ich habe diese Firma gegründet«, begann er. »Hören Sie mir also bitte alle zu.«[26] Naito hatte seit jeher über ein ausgeprägtes Geschichtsbewußtsein verfügt, und bei seiner Ansprache griff er weit in die Vergangenheit Japans zurück. Er verglich seine Firma mit den *Bakufu,* der feudalen Kriegerkaste Japans, die Jahrhunderte zuvor Ordnung in das Chaos gebracht und mit ihrem Widerstand gegen die Mongolen Japan die Möglichkeit gegeben hatten, sich zu einer eigenständigen Gesellschaft zu entwickeln. Die *Bakufu* hatten auch die edlen Samurai und den Bushido-Kriegskodex hervorgebracht; während der Herrschaft der *Bakufu* hatten Kunst und Kultur die größten Fortschritte gemacht. Wie jene Krieger hatten auch die Männer der Japan Blood Bank ein geregeltes, diszipliniertes System von Blutzentralen aufgebaut, wo zuvor nur Chaos gewesen war. Doch die Zeit der Bakufu war vorüber. Ende des 19. Jahrhunderts stürzten oppositionelle Kräfte die alte Ordnung und setzten ein neues System parlamentarischer Herrschaft unter einem Gottkaiser durch. In ähnlicher Weise, sagte Naito, sei nun für die Japan Blood Bank der Zeitpunkt gekommen, den Reformern nachzugeben.

Naitos Monolog mit seinen zahlreichen Anspielungen auf Japans hel-
denhaftes, tragisches Vermächtnis überzeugte die Direktoren, und sie
willigten ein, ihre kommerzielle Tätigkeit im Vollblutgeschäft einzustellen. Künftig wollten sie sich auf die Gewinnung und Fraktionierung von
Plasma konzentrieren. Sie änderten den Namen der Firma in »Grünes
Kreuz« (Midori Juji) – Grün stand für Friedfertigkeit und Wachstum, das
Kreuz symbolisierte den wohltätigen Zweck. Naitos Entscheidung war
politisch korrekt und wirtschaftlich ein Glücksfall. Innerhalb von zwei
Jahren ließ die Firma den schwierigen Handel mit Vollblut auslaufen und
war nun auf bestem Wege, einer der führenden Fraktionierer der Welt zu
werden. Andere Blutsammler folgten Naitos Beispiel. Gegen Ende des
Jahrzehnts konnte man in Japan kein Vollblut mehr käuflich erwerben.

Am 18. August 1964 berief Senator Eugene V. Long zu Anhörungen ein,
bei denen sein Gesetzentwurf diskutiert werden sollte, die Blutbanken
von den Antitrust-Gesetzen auszunehmen. Auf diese Hearings hatten die
Betreiber der Blutbanken gewartet. Sie hofften, dann nicht mehr gezwungen zu sein, mit Leuten wie den Basses Geschäfte machen zu müssen. Obwohl es um ein ganz spezielles Gesetz ging, würden die Aussagen
das ganze Spektrum der moralischen und wirtschaftlichen Aspekte im
Zusammenhang mit Blut umfassen, um ein Rahmengesetz auszuarbeiten,
wie man damit umgehen sollte. Long formulierte dies so: »Wird menschliches Blut zu Recht als ein Handelsgegenstand betrachtet, den man wie
Ahornsirup feilbieten kann?« Die Antwort, meinte er, könne nur »ein
klares und berechtigtes ›Nein‹ sein . . .«[27]
   Long eröffnete die Anhörungen mit einer Zusammenfassung der Themen. In einer Rückschau auf das Fiasko von Kansas City bezeichnete er
die Entscheidung der Federal Trade Commission als »ernste Bedrohung«
für das Blutbankenwesen Amerikas. Er machte sich Sorgen, weil eine
Behörde, deren Aufgabe es unter anderem war, Regeln für die Wirtschaft
aufzustellen, sich in die medizinische Praxis einmischte. Das Ergebnis sei
eine »drohende Katastrophe« gewesen, durch die Blutbanken im ganzen
Land »in Gefahr gerieten, handlungsunfähig gemacht oder aus dem Geschäft gedrängt zu werden . . .«
   Long hatte vor, sein Anliegen mit Hilfe einiger Zeugen durchzubringen, darunter Bernice Hemphill und Rosser L. Mainwaring, beide geach-
tete Blutbanker und Funktionäre der American Association of Blood
Banks AABB. Die Hearings begannen zwar wie vorgesehen, doch sie liefen schnell aus dem Ruder. Anstatt respektvoll empfangen zu werden,
wurden Hemphill und Mainwaring Zielscheiben heftiger Angriffe. Ihr
Hauptgegner war ein zäher junger Anwalt namens S. Jerry Cohen, der

Chefberater des Vorsitzenden des Unterkomitees, Senator Philip A. Hart aus Michigan. Anders als Long, der die Ausnahmeregelung befürwortete, hielt Hart die Antitrust-Gesetze für einen wichtigen Dienst an der Öffentlichkeit und hatte noch nie in seinem Leben eine Ausnahme unterstützt. Hart selber trat bei dem Verfahren gar nicht in Erscheinung; er traute seinem Chefberater zu, dafür zu sorgen, daß die Angelegenheit im Sand verlief. »Wir waren schließlich das Unterkomitee für *Anti*-Trust-Maßnahmen, verdammt noch mal«, sollte Cohen erklären. »Nichts in der Welt hätte uns dazu bringen können, diese Ausnahme zuzulassen.«[28]

Cohen griff die Zeugen Longs an, indem er ihre Kenntnis der Rechtslage und die Logik in Frage stellte, die sie dazu gebracht hatte, sich ihr zu widersetzen. So hatte zum Beispiel Hemphill versichert, der Betrieb von Blutbanken könne unter strenger Anwendung der Antitrust-Gesetze nicht überleben, da er seinem Wesen nach die ganze Gemeinschaft betreffe. Cohen zwang sie, ihre Annahme noch einmal zu überprüfen. »Glauben Sie,« fragte er, »Gemeindeblutbanken könnten nicht gedeihen, wenn ihnen das Gesetz nicht gestattet, sich zusammenzutun und andere Blutbanken zu boykottieren?«[29]

Hemphill erwiderte, das Gesetz mache es den Ärzten unmöglich, eine Blutbank für die gesamte Gemeinschaft zu organisieren, da ihm zufolge derlei Aktionen unzulässige Absprachen darstellten.

»Das Gesetz hat natürlich nichts mit der Einrichtung von Blutbanken zu tun«, erwiderte Cohen. »Es geht hier einzig und allein darum, ob Sie sich zusammensetzen und gemeinsam darüber sprechen und gemeinsam planen dürfen, eine andere Blutbank zu boykottieren oder nicht.«

»Ja. Das verstehe ich«, antwortete Hemphill, »aber wie viele Leute braucht es zu einem Boykott? Nehmen wir zwei Ärzte. Der eine hat eine schlechte Erfahrung gemacht und erzählt dem anderen davon ... Dann hört ein dritter von dem Vorfall ... Sie wollen doch nicht etwa behaupten, dies sei eine formelle Zusammenkunft; ein Gerücht kursiert, und so geht das weiter, und schon allein das hat Auswirkungen.«

»Was Sie also eigentlich stört, ist weniger das Gesetz als die Ungewißheit, wie die Leute es möglicherweise interpretieren«, meinte Cohen.

Hemphill erwiderte: »Ich glaube, ja« – und räumte damit ein, das Gesetz sei vielleicht nicht ganz so schädlich, wie sie geglaubt hatte.

Mit Mainwaring sprang Cohen ähnlich geschickt um. Dieser bezeugte, das Gewinnstreben kommerzieller Blutbanken bringe sie dazu, Spender und Verarbeitungstechniken unterhalb der geltenden Mindestanforderungen einzusetzen; infolgedessen sei ihr Blut unter hygienischen Gesichtspunkten nicht ganz einwandfrei. Im Rahmen einer föderalen Handelspolitik, die Blut mit einem Produkt gleichsetzt, würden sich derartige

Praktiken immer weiter ausbreiten. In einem solchen System würde seiner Ansicht nach das Betreiben von Blutbanken auf ein rein kommerzielles System reduziert, in dem »gemeinnützige Blutbanken von Kliniken und Gemeinden und Programme für freiwillige Spender der Vergangenheit angehören«.

So leidenschaftlich Mainwarings seine Argumente auch vorgetragen hatte, seinen Befrager beeindruckten sie kaum. Cohen wies darauf hin, daß Mainwaring selbst eine Blutbank in Detroit betreibe, die zwar keine Gewinne mache, aber vorwiegend bezahlte Spender einsetze. Cohen fragte, wie der Arzt Zentralen verurteilen könne, die nach der Methode »Schnaps für Blut« arbeiteten, wenn doch seine eigene, nichtkommerzielle Blutzentrale ebenfalls für Blut bezahlte.

Mainwaring wurde unwirsch. »Zufällig sitze ich aus genau dem Grund im Vorstand der Detroiter Blutdienste, weil ich glaubte, sicherstellen zu müssen, daß wir nur die bestmögliche Qualität erhalten, solange wir gezwungen sind, Spender zu bezahlen ...«, erklärte er. »Ich würde es vorziehen, nicht von bezahlten Spendern zu kaufen, aber dazu bin ich nun einmal gezwungen.« Die Blutdienste seien nur eingerichtet worden, erklärte er, weil das Rote Kreuz den Bedarf der Stadt nicht decken könne.

Cohen benutzte die Antwort als Keil. »Ich will nur eines klären«, sagte er. »Die bloße Tatsache, daß es sich um bezahlte Spender handelt, macht deren Blut in Ihren Augen offenbar um nichts gefährlicher als anderes Blut, denn sonst würden Sie es ja selbstverständlich nicht weiterverkaufen.«

»Ich bin nicht glücklich damit«, beharrte Mainwaring. »Mit den bezahlten Spendern tun wir, was wir können. Aber ich ziehe freiwillige Spender vor.«

»Ich verstehe«, gab Cohen geduldig zurück. »Ich frage mich nur, ob Sie den Eindruck haben, Ihr Blut sei weniger sicher, weil Sie mit bezahlten Spendern zusammenarbeiten.«

Mainwaring antwortete ausweichend: »Ich würde sagen, ich bin damit nicht glücklich und würde freiwillige Spender vorziehen, weil ich dem bezahlten Spender nicht immer traue.« Dann machte er eine Pause und erklärte: »Die Antwort lautet ja.«

»Sie haben kein Vertrauen in die Spender, deren Blut Sie verkaufen?«

»Ich habe kein Vertrauen zu den bezahlten Spendern, deren Blut ich verkaufe, nein, Sir; aber ich tue mein Bestes.«

Der Anwalt hakte nach und benutzte den Keil, um noch mehr Behauptungen des Blutbankers zu zerpflücken. »Wenn ich das recht verstehe«, sagte er, »bezahlen Sie einen Spender, verkaufen anschließend das Blut und erlösen damit genug, um Ihre Kosten und Löhne abzudecken ... Deutet das nicht darauf hin, daß Sie mit einer gängigen Handelsware handeln?«

»Nein«, wiederholte Mainwaring beharrlich. »Man kann dies von verschiedenen Standpunkten aus betrachten, das gestehe ich zu. Ich jedenfalls habe Blut stets als Dienstleistung und nicht als Ware betrachtet.«

Mainwaring war über die beiden wichtigsten Wörter in der Anti-Trust-Gesetzgebung gestolpert – »Dienstleistung« und »Ware« –, und Senator Long hatte den Eindruck, eingreifen zu müssen. Er beschwerte sich, Cohn bringe die Begriffe Produkt und Handelsware durcheinander, wenn er Blut mit Rohstoffen wie Eisen oder Kohle vergleiche. »Auf das moralische Problem, daß Blut keine Ware ist und man deshalb anders mit ihm umgehen muß, gehen Sie überhaupt nicht ein.« Blut sei schließlich menschliches Gewebe.

Unterbrechungen konnten Cohen nicht so leicht aus dem Konzept bringen, aber er setzte sich auch nicht einfach über sie hinweg. Er hörte Long zu und übernahm dann das Argument des Senators, um dem Zeugen weiter zuzusetzen. »Eine Frage noch«, sagte er und wandte sich zu Mainwaring. »Da nun der moralische Aspekt dieser Frage aufgeworfen wurde, würde mich interessieren, ob Sie am Geschäft mit dem Blut beteiligt wären, wenn Sie es für unmoralisch hielten?«

»Ich halte es für unmoralisch«, antwortete Mainwaring widerspenstig. »Aber ich halte es auch für unmoralisch, Patienten sterben zu lassen, nur weil sie kein Blut bekommen.«

»Wenn Sie die beiden unmoralischen Einstellungen gegeneinander abwägen, erscheint es Ihnen als weniger unmoralisch, Blut zu verkaufen, ist das richtig?«

»Völlig richtig ... Ich würde den Detroit Blood Service morgen schließen, wenn freiwillige Spenden unseren Blutbedarf decken könnten.«

»Und da Sie das nicht können, erweisen die kommerziellen Blutbanken den Bürgern dieses Landes einen nützlichen Dienst; trifft das zu?«

»Was ich mache, hat meiner Ansicht nach nichts mit einer kommerziellen Blutbank zu tun«, protestierte Mainwaring.

Cohen: »Würden Sie sagen, Blutbanken, die Blut verkaufen, leisten dem Land nützliche Dienste?«

»Ja, natürlich; sie erbringen eindeutig eine Dienstleistung, gar keine Frage.«

Damit hatte Mainwaring sich so weit bringen lassen, seinen Standpunkt aufzugeben. Cohen beendete die Befragung: »Keine weiteren Fragen mehr.«

Mit Cohens taktischen Winkelzügen hatte keiner gerechnet. Als ein Zeuge nach dem anderen der Befragung nicht standhielt, versuchte Long, die Anhörung zu retten, indem er Cohen und die anderen Staatsanwälte aufforderte, sich nicht länger wie Inquisitoren aufzuführen. »Ich erwarte, daß die Standpunkte beider Seiten in fairer und angemessener Weise dargelegt werden«, erklärte er.

Doch der Fall ging weit über die unterschiedlichen Anschauungen der beiden Senatoren zu Kartellangelegenheiten hinaus. Übergeordnete Themen legten den Zeugen Fesseln an. Zur Zeit der Anhörungen Mitte der sechziger Jahre verloren die Blutbanker in Amerika in der Öffentlichkeit allmählich an Ansehen. Waren sie einst Symbol selbstloser Vaterlandsliebe gewesen, so blieben nun die Verfehlungen einiger weniger, deren ehrenrührige Taten für prickelnde Schlagzeilen sorgten, an ihnen allen hängen. Darüber hinaus war die Öffentlichkeit der Streitereien zwischen dem Roten Kreuz und der AABB überdrüssig geworden, zweier ansonsten bewundernswerter Organisationen mit einer offenbar angeborenen Unfähigkeit, zusammenzuarbeiten. Die Blutbanker konnten nun nicht mehr davon ausgehen, daß der Gesetzgeber sie unterstützte.

Das Betreiben von Blutbanken wurde immer komplizierter, was zu weiterer Verwirrung führte. Anders als in Europa mit seinen nationalen Blutspendeorganisationen hatte sich der Komplex der amerikanischen Blutdienste, wie er genannt wurde, unter den Bedingungen des freien Marktes entwickelt. Unter dem Druck der sich frei entfaltenden Wettbewerbskräfte expandierte er schnell und unkontrolliert. Die regulierenden Kräfte hatten sich ebenfalls wie ein Flickenteppich entwickelt. Lediglich in sieben Bundesstaaten benötigten Blutbanken eine staatliche Zulassung, und nur in fünf wurden Inspektionen durchgeführt. Infolgedessen war Amerika zwar weltweit führend, was Neuerungen bei der Verwendung von Blut anging, doch das Land geriet regelmäßig in Krisensituationen, was Qualität und Versorgung betraf, und mußte wiederholt mit ansehen, wie das System ins Chaos abzugleiten drohte. Aus diesem Grund mußten selbst Leute von hoher Moral wie Mainwaring gelegentlich auf den Kauf von Blut zurückgreifen; und eben deshalb konnten bedenkenlosere Blutbanker Blut aus den Elendsvierteln verkaufen.

Möglicherweise waren den Mitgliedern des Unterkomitees all diese Schwierigkeiten nicht bewußt, aber das war auch nicht nötig. Wie sie sehr wohl erkennen konnten, war das Chaos im Blutwesen viel zu verwickelt, als daß man es mit einer Ausnahmeregelung bei den Antitrust-Gesetzen hätte entwirren können. Das Gesetz kam nie zur Abstimmung in die Vollversammlung des Senats. Als Long seinen Gesetzentwurf drei Jahre später erneut einbrachte, blieb dieser zweite Versuch ebenso erfolglos wie der erste.

In Kansas City hofften die Ärzte allerdings nicht auf Rettung aus Washington. Sie brachten ihren Fall vor die nächste Instanz – ein komplettes Gremium aus fünf Untersuchungsbeamten der Federal Trade Commission. Einer der Beamten schrieb, er halte den Fall für »abnorm, fast aberwitzig ... Es ist nicht unsere Aufgabe, die Berufsausübung von Ärzten zu regeln.«[30] Doch die FTC hielt das ursprüngliche Urteil mit drei gegen zwei Stimmen aufrecht. Erstaunt und aufgebracht legten die Mediziner von Kansas City Einspruch beim Federal District Court ein.

Mittlerweile belasteten weitere Skandale die Blutindustrie. In Texas wurden der Eigentümer der gewerblichen Dallas Blood Bank und seine Frau für schuldig befunden, die Blutgruppenbezeichnungen auf Flaschen vertauscht und Verfallsdaten gefälscht zu haben.[31] In New Jersey wurde die Zulassung einer Blutbank ausgesetzt, weil sie Blut von Leuten gekauft hatte, die bekanntermaßen hepatitisinfiziert waren.[32]

Angesichts der zunehmend negativen Berichterstattung stellte es geradezu einen Kontrapunkt dar, als die Ärzte von Kansas City schließlich den Sieg davontrugen. 1969 entschied ein Berufungsgericht des Bundes, die Federal Trade Commission habe ihre Kompetenzen überschritten, als sie den Medizinern von Kansas City ihre Regeln aufgezwungen hatte.[33] Doch selbst das war nur ein teilweiser Sieg. Während der ersten Anhörungen hatten die Beklagten argumentiert, als gemeinnützige Einrichtungen müßten die Kliniken und kommunalen Blutbanken von den Handelsgesetzen des Bundes ausgenommen werden, so wie sie auch von der Steuer befreit waren. Der Untersuchungsbeamte hatte dieses Argument verworfen. Dieses Mal jedoch entschied der Bundesrichter, ihr Status als nicht gewinnorientierte Einrichtungen stelle sie außerhalb der Rechtsprechung der FTC. Vierzehn Jahre, nachdem die Basses in die Stadt gekommen waren, und sieben Jahre nach dem Beginn der gerichtlichen Auseinandersetzung hatten die Ärzte, Kliniken und gemeinnützigen Blutbanken von Kansas City wieder das Recht, wie zuvor zu handeln. Dies galt auch für den Fall, daß sie ein ortsansässiges »Schnaps-für-Blut«-Zentrum boykottierten – dessen Eigentümer übrigens mittlerweile aus dem Blutgeschäft ausgestiegen waren.

Auch wenn die Ärzte von Kansas vielleicht so etwas wie Erleichterung verspürten, so galt das nicht für die Branche als ganze. Die richterliche Entscheidung hatte im Grunde nichts gelöst. Das Gericht hatte den Fall nur nach strikt rechtlichen Gesichtspunkten abgehandelt und die umfassenderen Fragen unbeantwortet gelassen. So war weiterhin ungeklärt, ob menschliches Blut nun eine Dienstleistung oder eine Handelsware war und ob Ärzte, die es verabreichen, dafür haftbar sein sollten. Um sich gegen eine strikte Haftungsverpflichtung abzusichern, brachten die Ärzte-

vereinigungen fast alle Bundesstaaten dazu, »Schutz«-Gesetze für Blut zu
erlassen, in denen festgelegt wurde, daß Blut eine Dienstleistung und
keine Handelsware war.[34] Die Früchte dieser Bemühungen reiften erst
Jahrzehnte später, als Tausende von Aids-Opfern und Hepatitisinfizier-
ten, die sich die Krankheit durch infiziertes Blut zugezogen hatten, keinerlei Möglichkeit sahen, ihre Ansprüche gerichtlich durchzusetzen.

In der Zwischenzeit wurde die landesweite Berichterstattung immer
negativer. Zeitungen brachten Enthüllungsberichte über Alkoholiker
und Drogenabhängige, die ihr Blut verkauften, und über die damit zusammenhängenden, durch Blut übertragenen Hepatitisinfektionen. In
den vergangenen zwanzig Jahren hatte sich das amerikanische Blutgeschäft verändert: Von einer heldenhaften Kriegsaktivität war es zu einem
normalen Teil des Alltagslebens geworden. Als dieser Industriezweig sich
nun voll entwickelt hatte, roch es überall nach Skandal. Den amerikanischen Blutbankern wurde klar, die eigentlichen Schwierigkeiten standen
ihnen, ungeachtet des Sieges in Kansas City, noch bevor.

12 »Böses Blut«

Die sechziger und siebziger Jahre waren für das Geschäft mit Blut eine Blütezeit. Da das System mittlerweile ungeheuer dezentralisiert war, wußte niemand, wieviel eigentlich gesammelt wurde. Nach den meisten Schätzungen lag die Menge jedoch allein in den USA bei weit über drei Millionen Litern pro Jahr[1] und übertraf so die Spitzenwerte der Sammelaktionen während des Krieges spielend. Die Anwendungsmöglichkeiten der Flüssigkeit vervielfachten sich ebenfalls, als Cohns Traum der Komponententherapie einer Verwirklichung näher kam. Anstatt Vollblut zu transfundieren, verabreichten die Ärzte in zunehmendem Maße einzelne Bestandteile wie rote und weiße Blutkörperchen, Blutplättchen und Plasma. Plasma seinerseits wich einer wachsenden Zahl von Fraktionierungserzeugnissen, darunter Albumin, Gammaglobuline, Seren zur Blutgruppenbestimmung und Gerinnungsfaktoren für Bluter. Von den Ärzten wurde mehr Blut auf vielfältigere Weise verwendet denn je.

Doch jetzt kam es zu einer Aufspaltung des Blutgeschäfts. Kliniken und Blutbanken sammelten weiterhin Vollblut, Plasma hingegen wurde zur Domäne der Industrie. Ein neues Verfahren, Plasmapherese genannt, beschleunigte diese Entwicklung. Die Methode bestand darin, dem Spender Blut zu entnehmen, das Plasma in der Zentrifuge zu separieren und die roten Blutkörperchen erneut zu infundieren. Der Vorgang war unangenehm und konnte mehrere Stunden dauern (zumindest bis Mitte der achtziger Jahre, als er automatisiert wurde). Es stellte sich daher als notwendig heraus, die Spender zu bezahlen.

Die Plasmapherese erwies sich für die Arzneimittelindustrie als unschätzbar, da sie es den Herstellern ermöglichte, das begehrte Rohplasma in größerem Umfang zu gewinnen. Das Verfahren war sicherer als die Gewinnung von Vollblut, da die Entnahme von reinem Plasma nicht zu Anämie führte. Überdies kann der Körper das Plasma innerhalb weniger Tage neu bilden, während er Wochen braucht, um die roten Blutkörperchen zu ersetzen. Das bedeutete, die Arzneimittelfirmen konnten häufiger Blut abnehmen als zuvor: Hatten sie früher etliche Monate warten müssen, ehe sie demselben Spender wieder Blut abzapfen konnten, war es nun möglich, ihm zweimal pro Woche etwas abzukaufen – einhundertundviermal statt sechsmal pro Jahr.[2]

Was dann geschah, kann man sich am besten vor Augen führen, wenn

man sich vorstellt, daß irgend jemand zufällig ein schnelles und billiges
Verfahren erfindet, nach Öl zu bohren, während die Industrie gleichzeitig die petrochemischen Produkte entdeckt. Beinahe über Nacht begann
das Geschäft mit der Blutgewinnung zu boomen. Hunderte neuer Zentren für Plasmapherese schossen aus dem Boden, um der Nachfrage der
aufblühenden »Bio«-Industrie, wie sie genannt wurde, gerecht zu werden. Einige gehörten den Arzneimittelfirmen, die unter Cohn Vorreiter
der Fraktionierung gewesen waren. Andere gehörten kleinen Selbständi-
gen, die sich auf die Gewinnung und den Verkauf des Rohmaterials spe-
zialisierten. Wie Bohrtürme über einem Ölfeld sprossen sie überall aus
dem Boden, wo die Quellen vielversprechend erschienen – in der Umgebung von Kasernen und Universitäten, in heruntergekommenen Wohnvierteln und entlang der mexikanisch-amerikanischen Grenze. Von dort
wurde das »Ursprungsplasma« zu den Bioherstellern des Landes transportiert, wo es für eine wirtschaftliche Verarbeitung in Bottiche gefüllt
wurde, die Tausende von Litern faßten.

Neue Bevölkerungsgruppen wurden mit einbezogen – zwielichtigere
Käufer, hoffnungslosere Verkäufer. Fachleute hatten vor den Möglichkei-
ten des Mißbrauchs gewarnt. Auf einer Konferenz bei der Protein Foundation Cohns im Jahre 1966 wandte sich Tibor Greenwalt, eine der
führenden Persönlichkeiten im gemeinnützigen Blutwesen, dagegen, »die
Proteine einer Bevölkerungsschicht auszubeuten, die am wenigsten dazu
in der Lage ist, sie herzugeben.«[3] Doch das brachte die kommerziellen
Unternehmen kaum zum Nachdenken. Tom Asher, ein fünfzigjähriger
Veteran der Plasmaindustrie, der als Manager in der Hyland Division[4] der
Baxter Laboratories arbeitete, erinnerte sich etwas kleinmütig daran, wie
seine Firma ihre erste Zentrale an der Kreuzung Fourth und Town Street
in Los Angeles einrichtete: »Absolut tote Hose, ein Elendsquartier. Wir
impften die Spender mit Tetanus, damit sie mehr Antikörper für das entsprechende Gammaglobulin entwickelten. Wenn es pressierte, gab unser
Arzt, der zugleich der Rausschmeißer war, ihnen schon mal eine Spritze
mit Tetanus-Antigenen ohne viel Umstände direkt durch das Hosen-
bein.« Später ging die Firma dazu über, »alle möglichen Leute finanziell
zu unterstützen«, um der überschäumenden Nachfrage nach Rohplasma
zu entsprechen, viele davon mit fragwürdigen ethischen Grundsätzen.[5]
Ein anderes Zentrum in Los Angeles, es nannte sich Doctors Blood Bank
und wurde von zwei ortsansässigen Pathologen betrieben, bezahlte die
Spender mit Gutscheinen, die sie in einem Schnapsladen ganz in der Nähe
einlösen konnten.

Stuart Bauer, der für die Zeitschrift *New York* schrieb, recherchierte in
der Welt der Verlierer, die ihr Plasma feilboten, indem er selber einer

wurde. Nachdem eine geliebte Person an transfusionsbedingter Hepatitis gestorben war, schlich Bauer sich in die Szene ein. Er kleidete sich in alte Lumpen und spendete innerhalb von sieben Wochen dreizehnmal Plasma. Sein trostloser Bericht handelte von abgebrühten Sammlern und habgierigen Ärzten, von Säufern, Abhängigen, Unterernährten und Mittellosen, die in der Zentrale am Times Square ihr Plasma »verpachteten«. In einer der bedrückendsten in seinem Artikel geschilderten Szenen geht es um den Vorgang des Spendens:

Der Schmerz kommt in drei Wellen, die sich überlagern. Die ersten beiden – das Durchstechen der Haut und das Eindringen in die Armvene – sind schon schlimm genug, obwohl es eigentlich mehr schmerzt, wenn man sich einen Zeh verstaucht oder sich auf die Zunge beißt. Die dritte Phase ist zwar nicht so schmerzhaft, dafür aber am heikelsten. Denn wenn der Katheter in die Vene geschoben wird und sie weitet, erwischt es dich ausgerechnet am Herzen. Es reagiert auf die Einführung des Katheters mit einem eisigen *Ping*. Und schlägt dann nur noch in gedrosseltem Rhythmus ... von da an beschließt du, deinem Herzen zu geben, was es braucht. Doch nicht allzu tief durchzuatmen ist das einzige, was du ihm Gutes tun kannst; zumindest fällt dir nichts Besseres ein. Also atmest du ganz flach in kurzen Schnaufern. Und drückst deinem Herzen die Daumen wie einem Langstreckenläufer, der gestolpert ist ...

»Haben Sie sich je gefragt, wie sich das anfühlt?« [fragt er die Schwester]

»... Wie sich was anfühlt?«

»Wenn man am anderen Ende einer Nadel hängt, die so dick ist wie ein Quirlstab? ... Es ist, als würde man von einer Autoantenne aufgespießt, ganz genau so.«[6]

An späterer Stelle beschreibt er, wie der Arzt im Spendezentrum einen älteren Spender sieht, der mit offenen Augen und geöffnetem Mund ganz ruhig daliegt. »Wie geht's uns denn heute, Sidney?« fragt er den Alten. Doch Sidney ist tot. Nachdem man die Leiche weggeschafft hat, erzählt der Arzt, in all den Jahren, die er im Zentrum gearbeitet habe, hätte der Mann fast eine halbe Million Kubikzentimeter Blut abgegeben. »Man findet es nie besonders schön, wenn man einen altgedienten Spender mit einem Gammaglobulin, wie der da es hatte, verliert.«

Nicht alle, die ihr Plasma verkauften, wurden auch ausgebeutet. Einige Spender mit seltenen Blutgruppen oder Immunfaktoren konnten ihr Plasma zu Höchstpreisen feilbieten. Das galt vor allem für Frauen, die gegen den Rhesusfaktor allergisch waren. In diesem Fall löst ein Baby mit rhesuspositivem Blut eine Immunreaktion bei der rhesusnegativen Mutter aus. Zwei Schüler Karl Landsteiners, Philip Levine und Alexander Weiner, hatten gezeigt, daß man eine rhesusnegative Frau gegen die Krankheit immunisieren konnte, wenn man ihr unmittelbar nach der Geburt ihres ersten rhesuspositiven Kindes Rhesusantikörper injizierte. Ende der sechziger Jahre kam dieses Verfahren auf den Markt. Geliefert wurde dieser seltene Antikörper – in den Kreisen der Blutbanker »großes D« genannt – von anderen rhesusnegativen Müttern, die ein rhesuspositives Kind geboren hatten. Am höchsten bezahlte man Plasmaspenden von Frauen, die man wegen ungewöhnlich hoher Konzentrationen der Antikörper als Mütter mit »hohem Titer« bezeichnete. Eine Mutter mit einer derart seltenen Kombination aus biologischer Veranlagung und Lebensumständen konnte reich werden, wenn sie mehrmals im Monat Plasma verkaufte. Eine dieser Frauen, Dorothy Garber[7] aus Miami, Florida, hatte eine so hohe Konzentration an Antikörpern vom Typ »großes D«, daß sie damit mehr als 80 000 Dollar pro Jahr verdiente.

Auf jede Dorothy Garber kamen jedoch Tausende, die nicht so gut dran waren – die Arbeitslosen, Armen und Drogensüchtigen –, die sich vor den Türen der Zentren in heruntergekommenen Gegenden anstellten, um ihr Plasma für 20 Dollar pro Liter zu verkaufen. Ein »hoher Prozentsatz unserer Spender sind entweder Analphabeten oder können kaum schreiben und lesen«, schrieb der Direktor eines von den Cutter Laboratories betriebenen Plasmazentrums in South Carolina in einer undatierten Notiz.[8] »Sie haben große Schwierigkeiten, Wörter mit mehr als zwei Silben zu lesen, und noch schwerer fällt es ihnen, den Sinn dieser Wörter zu verstehen. Ich bin ziemlich sicher, die meisten anderen Plasmazentren haben die gleichen Probleme.«

Die rechtloseste Gruppe von Spendern waren die Häftlinge, die zu wichtigen Lieferanten der aus Plasma gewonnenen Erzeugnisse, hauptsächlich Gammaglobulin, wurden. Gammaglobuline lassen sich aus dem Plasma aller Menschen herausfraktionieren, doch am einfachsten ist es, wenn man jemanden findet, der sich eine bestimmte Krankheit zugezogen hatte und dessen Körper folglich eine hohe Konzentration entsprechender Antikörper produziert hat. Eine Möglichkeit, Gammaglobuline zu erhalten, besteht darin, die Bevölkerung nach Überlebenden von Krankheiten wie Tollwut oder Tetanus zu durchkämmen. Weit praktischer ist es allerdings, einem Spender eine geringe Dosis des pathogenen Keims zu injizieren und ein paar Tage zu warten, bis sein Immunsystem reagiert. Dieses »hyperimmune« Plasma kann fraktioniert werden, und man erhält ein hochkonzentriertes spezifisches Gammaglobulin.

Häftlinge erwiesen sich als ideal für diese Prozedur. Sie brauchten dringend Geld (oder Hafturlaub, den es in manchen Gefängnissen als Belohnung gab). Andererseits war eher unwahrscheinlich, daß sie einfach verschwanden, wie dies bei den Nichtansässigen aus den Elendsquartieren häufig der Fall war. Bald wurden die Gefängnisse für Pharmafirmen wie Cutter und Hyland oder die für sie tätigen Zulieferfirmen zu einer wichtigen Sammelstelle für Gammaglobuline. Unglücklicherweise operierten sie in einem gesetzlich nicht geregelten Bereich. Die sogenannten Vorkehrungsmaßnahmen bei einer Verknappung der Vorräte an lebenswichtigen Ressourcen erlaubten den Arzneimittelherstellern, bestimmte Substanzen von staatlich nicht überwachten Verkäufern ohne Lizenz zu beziehen. Plasma war solch eine lebenswichtige Substanz. Obwohl also die Arzneimittelfirmen, die das Plasma *verarbeiteten*, den Bundesregelungen für Gesundheit und Sicherheit unterlagen, waren kleinere Firmen, die das Plasma nur *sammelten,* davon ausgenommen. So entwickelte sich eine gefährliche Situation, in der die Arzneimittelfirmen zwar hinreichend sichere und hygienische Zentren in Gefängnissen unterhielten, ihre Zulieferer jedoch oftmals nicht.

Der berüchtigste Fall dieser Art betraf eine Reihe von Gefängniszentren, die dem Arzt Austin R. Stough aus Oklahoma gehörten. Stough war Gefängnisarzt in der Strafanstalt des Staates Oklahoma gewesen, als er auf den wachsenden Markt für Plasma aufmerksam wurde. Er eröffnete ein Plasmapheresezentrum in dem Gefängnis und weitete sein Geschäft auf Strafanstalten in Arkansas und Alabama aus. Dort injizierte er freiwilligen Gefangenen Antigene verschiedener Krankheiten, entnahm ihr hyperimmunes Plasma und verkaufte es als Rohplasma an die großen Biounternehmen. Mitte der sechziger Jahre betrieb Stough in fünf Gefängnissen im Süden fünf solcher Zentren und lieferte den Rohstoff für ein Viertel des gesamten hyperimmunen Gammaglobulins für das ganze Land.

Es dauerte nicht lange, und die Spender in den Gefängnissen wurden krank. Ein Mann starb fast, als ein Techniker ihm die roten Blutkörperchen eines anderen infundierte. Ein anderer überlebte eine Reihe von Injektionen nicht, mit denen die Zahl seiner Antikörper gegen Keuchhusten hochgejagt werden sollte. In einigen Gefängnissen schnellte die Hepatitisrate in die Höhe. Fünf Monate nach der Eröffnung einer Stough-Zentrale im Kilby-Gefängnis in Alabama stieg die Zahl der Hepatitisfälle bei den Insassen von keinem oder einem Fall pro Monat auf fünfzehn und erreichte dann einen gleichbleibenden Wert von zwanzig bis dreißig Fällen pro Monat. Durchschnittlich vier der Erkrankten starben. Dann wurden in zwei anderen Gefängnissen in Alabama weitere zweiundvierzig Männer krank. »Die fallen hier um wie die Fliegen«, hieß es in der Bleistiftnotiz eines Gefangenen in Kilby.[9] Als die Epidemie vorüber war, berichtete

das National Communicable Disease Center in Atlanta, Vorläufer der
Centers for Disease Control, fünfhundertvierundvierzig Fälle ließen sich
eindeutig mit Stoughs Aktivitäten in Verbindung bringen. Die tatsächliche Zahl lag vermutlich eher bei tausend. Genauere Einschätzungen
waren nicht möglich, da viele Krankenakten verlorengegangen oder vernichtet worden waren.

Hinsichtlich des Grunds der Infektionen gab es keinerlei Zweifel.
Stoughs Unternehmen war nachlässig geführt, die Techniker schlecht ausgebildet und die Ausrüstung unhygienisch. Das wußten sogar seine Kunden – ein Inspektor der Cutter Laboratories berichtete, er sei »entsetzt«
über die Zustände. Doch die großen Arzneimittelfirmen blieben so lange
treue Kunden, bis Stough gezwungen wurde, seine Plasmageschäfte aufzugeben. Für sie war es lediglich eine Frage des Nachschubs. Stough hatte
den Strafvollzugsbeamten großzügige Vorschüsse bezahlt und sich damit
beispiellose Zugangsmöglichkeiten zu dieser Quelle eröffnet. Außerdem,
so erklärten die Firmen und die Beamten, übertrügen Gammaglobuline
keine Hepatitis – soweit sie dies sagen könnten, seien die aus dem Plasma
von Gefängnisinsassen hergestellten Produkte sicher. Kaltherzig formal-
juristisch hieß dies, was mit den Gefangenen passiere, dafür seien sie nicht
zuständig.

Diese Art von Gleichgültigkeit konnte nicht lange vorhalten. Finstere
Geschichten über kommerzielle Blut- und Plasmagewinnung in Amerika
kursierten, Geschichten über ein System, das kaum reguliert und außer
Kontrolle geraten war. Außerdem wurde offenkundig, daß amerikanische
Blutprodukte nicht absolut sicher waren. Sie waren durch ein Virus in
Verruf geraten, das über Transfusionen und verseuchtes Plasma verbreitet
wurde und Hunderte, wenn nicht Tausende pro Jahr tötete.

Die Geschichte der Hepatitis (von griechisch *hepatikos*, »Leber«) steht in
engem Zusammenhang mit den Höhen und Tiefen der Medizin.[10] Die
Krankheit wird oft als Gelbsucht bezeichnet, da der Patient sich im fortgeschrittenen Stadium gelb verfärbt. Seit babylonischen Zeiten hatte man
sie als Ursache von Fieber, Unwohlsein, Mattigkeit und Magenbeschwer-
den beschrieben, die gelegentlich zum Tod führten. Die Hepatitis nahm
in Europa häufig pandemische Ausmaße an. Nur Cholera und Pest übertrafen sie. Wie die anderen im Mittelalter verbreiteten Krankheiten traf
sie offenbar hauptsächlich Menschen, die in beengten, unhygienischen
Verhältnissen lebten. Eine Krankheit mit dem Namen *campaign jaundice*,
Feldzugsgelbsucht, plagte Soldaten und Zivilisten während der Kriege im
Mittelalter und blieb für Jahrhunderte eine Geißel des Militärs. Die Franzosen nannten sie *jaunisse des camps,* und für die Deutschen war es die Sol-

datengelbsucht. Wissenschaftler bezeichneten sie unter Anspielung auf einen gelben Vogel der griechischen Mythologie, bei dessen Anblick die Krankheit angeblich verschwand, als »Ikterus«. Gelbsucht dezimierte die Armee Napoleons bei seinem Ägyptenfeldzug, streckte während des amerikanischen Bürgerkriegs Tausende von Soldaten nieder und brach während des Kriegs zwischen Frankreich und Preußen sowie beider Weltkriege bei Millionen Soldaten und Zivilisten aus.

Trotz der offensichtlichen Verbreitungsmuster dieser Krankheit vergingen noch Jahrhunderte, bis die Ärzte sie als ansteckend erkannten. Bei der Autopsie von Gelbsuchtopfern hatte man eine Schwellung des Gallengangs festgestellt. Die Ärzte verwechselten Ursache und Wirkung und kamen zu dem Schluß, Ursache der Gelbsucht sei eine Blockierung dieses Ganges, der von der Leber ausgeht. Unter Bezugnahme auf die angeschwollene Schleimhaut des Gallengangs bezeichneten sie diese Krankheit als »katarrhalische Gelbsucht«.

Die ersten Hinweise auf eine Verbreitung der Gelbsucht durch Injektionen gab es gegen Ende des 19. Jahrhunderts, als fast zweihundert Arbeiter einer Schiffswerft in Bremen an diesem Leiden erkrankten. Der Amtsarzt Dr. Lürmann suchte die Fabrik auf, um die Ursache festzustellen. In der Einleitung zu einer Studie, die er im Anschluß an seine Untersuchungen verfaßte, schrieb er: »Die Ätiologie dieser Epidemie ist unklar. Manche glauben, sie werde durch giftige Dämpfe verursacht. Andere sind der Meinung, die Krankheit sei eine Form von Gastrointestinalkatarrh. Nur in einem Fall konstatiert [ein Arzt], die Epidemie sei allem Anschein nach eine Infektionskrankheit.«[11]

Wie jeder pflichtbewußte Gesundheitsbeamte überprüfte Lürmann dann eine mögliche Ursache nach der anderen. Mit dem sozioökonomischen Status der Patienten konnte der Ausbruch der Epidemie nicht in Verbindung gebracht werden, da Beschäftigte aller Ebenen betroffen waren, von Arbeitern über Vorarbeiter bis zu Büroangestellten. Schädliche Abgase konnten die Krankheit ebenfalls nicht verursacht haben – die Fabrik lag auf einem Felsvorsprung über der Weser und war gut belüftet –, und auch durch Wasser konnte die Krankheit nicht verbreitet worden sein, da viele der Opfer nicht aus den Brunnen der Firma tranken. Die jeweilige Ernährungsweise schloß er ebenfalls aus: Die Patienten kamen aus den verschiedensten Familien mit einer breiten Palette von Nahrungsmitteln. Selbst »der Schnaps, den die meisten Arbeiter tranken, stammte aus unterschiedlichen Quellen«. Tatsächlich »paßt keiner der bis heute beschriebenen ätiologischen Abläufe, die zu einer Ikterusepidemie führen, zu diesem Bild«.

Eine Möglichkeit jedoch erschien ihm interessant. Im August 1883, einige Monate vor dem Ausbruch der Epidemie, waren fast eintausenddreihundert Beschäftigte der Fabrik gegen Pocken geimpft worden. Der Impfstoff war nach dem damals üblichen Verfahren hergestellt worden: Die Ärzte stachen die Pusteln von Patienten auf, die sich Kuhpocken, eine relativ harmlose Krankheit, zugezogen hatten. Den Ausfluß leiteten sie ab, mischten alles in größeren Chargen und mengten Glyzerin als Stabilisator bei. Andere Patienten wurden dann geimpft, indem man ihre Haut anritzte und den Impfstoff mit einem Federkiel auftrug. Lürmann fragte sich, ob die Ärzte dabei vielleicht auch andere Erreger übertragen hatten. Er arbeitete sich durch die Krankenberichte der Opfer aus der Fabrik und fand heraus, daß alle, unabhängig von dem Gebäude, in dem sie gearbeitet hatten, und auch unabhängig davon, welcher der sechs Ärzte sie geimpft hatte, mit dem Impfstoff einer einzigen Apotheke geimpft worden waren. Hingegen hatte keiner der Arbeiter, die erst nach der Impfaktion eingestellt worden waren, und auch keiner, den man anderswo geimpft hatte, Gelbsucht bekommen. Nachdem er alle denkbaren Möglichkeiten ausgeschlossen hatte, blieb ihm schließlich genau eine übrig. »Wenn man sich die Fallverteilung ansieht«, so lautete sein Befund, »muß man [die Impfung] ... als ätiologische Ursache der Ikterus-Epidemie in Betracht ziehen.«

Bis weit ins nächste Jahrhundert hinein kam es immer wieder zu injektionsbedingten Ausbrüchen von Hepatitis, gelegentlich in den neuerdings gegründeten Kliniken für Syphilis, Diabetes oder Arthritis, wo die Ärzte Medikamente mit unzureichend sterilisierten Nadeln spritzten oder sie in Sammelchargen menschlichen Plasmas zubereiteten. Erst nach Ende des Ersten Weltkriegs hatten die Forscher genügend Beweise dafür, daß eine ansteckende Substanz Auslöser der Gelbsucht war, und erst im Lauf des Zweiten Weltkriegs konnten sie diese Substanz als Virus identifizieren. Zu einer der schlimmsten Epidemien in der Geschichte, die von einer einzigen Ansteckungsquelle ausging, kam es während des Zweiten Weltkriegs. Die U.S. Army hatte das Rockefeller Institute beauftragt, Millionen Einzeldosen eines Impfstoffs gegen Gelbfieber herzustellen. Das Institut stellte ihn in einer Lösung von zusammengerührtem menschlichem Blutserum (Plasma, dessen Gerinnungsfaktoren separiert wurden) her. Schon damals gab es Hinweise darauf, daß Plasma hepatitisinfiziert sein könnte, daher traf das Institut bestimmte Vorkehrungen. Man bezog das Plasma aus zwei untadeligen Quellen – der Blood Transfusion Betterment Association in New York und der Johns Hopkins Medical School in Maryland[12] – und erhitzte es eine Stunde lang auf circa 56 Grad. Doch das reichte nicht aus. Kurz nach Beginn der Impfungen brach in mehreren Armeebasen Hepatitis aus, und zwar in so weit voneinander entfernten

Gegenden wie Kalifornien, Hawaii, Island und England. In der Third Ar-
mored Division in Camp Polk, Louisiana, war die Infektionsrate so hoch,
daß die ganze Einheit nicht in der Lage war auszurücken. Im Verlauf der
Epidemie erkrankten 28 585 Soldaten, zweiundsechzig starben. Ärzte
konnten die Infektion zu neun Chargen des Serums zurückverfolgen, die
aus Spenden von Medizinstudenten, Krankenschwestern und Assistenz-
ärzten des Johns Hopkins zusammengerührt worden waren. Keiner war
damals auf die Idee gekommen zu überprüfen, ob einer der Spender jemals Gelbsucht gehabt hatte.

Im Chaos des Krieges war es schwer, Hepatitis mit Transfusionen in
Verbindung zu bringen. Unter Gefechtsbedingungen war es alles andere
als einfach, Krankenberichte zu schreiben – vor allem unmittelbar an der
Front, wo Plasma am dringendsten gebraucht wurde. Ein Feldchirurg,
der die steigenden Hepatitisraten zurückverfolgen wollte, konnte seine
Patienten nicht genauer einteilen als in die Kategorien »Transfusion wahrscheinlich«, »Transfusion vielleicht möglich« und »wahrscheinlich keine
Transfusion«.[13] Daß ein Arzt eine direkte Verbindung eindeutig belegen
konnte, war eher die Ausnahme. Gegen Ende des Krieges berichtete ein
Arzt auf dem Kriegsschauplatz Mittelmeer von einem solchen Fall, in
dem ein Blutspender einen Empfänger direkt mit einer schweren Form
von Hepatitis ansteckte:

Der Spender, Sergeant in einer Sanitätseinheit, kräftig, muskulös und etwa
110 Kilo schwer, hatte eine vollkommen unauffällige Vorgeschichte. Am
8. Mai nahm er an einem Baseballspiel teil und schaffte einen Homerun.
Am nächsten Tag spendete er Blut, das am 10. Mai einem neunzehnjähri-
gen Schützen verabreicht wurde. Dieser hatte eine Einschußwunde im
rechten Unterbauch ...
    Am nächsten Tag, dem 11. Mai, meldete der Spender sich krank und
starb am 14. Mai an galoppierender infektiöser Hepatits, was durch den
klinischen Verlauf, die Laborbefunde und die Ergebnisse der Autopsie bestätigt wurde. Die Diagnose war eindeutig ...
    Sobald bekannt war, daß der Spender Hepatits gehabt hatte, wurde der
Empfänger auf eine gesonderte Krankenstation gebracht und unter ständi-
ger Beobachtung gehalten. Bis zum 21. Mai ... ging es ihm gut; ab dann
klagte er über Schmerzen im Unterbauch und allgemeines Unwohlsein.
Seine Temperatur lag bei 37,4 Grad. Am 23. Mai fand man in einem Blut-
abstrich einige der äußerst toxischen Lymphozyten, die gewöhnlich im
Frühstadium einer infektiösen Hepatitis beobachtete werden. Danach
waren der klinische Verlauf und die Laborbefunde absolut typisch für eine
infektiöse Hepatitis, lediglich die Gelbsucht trat erst am 1. Juni auf.

Während der folgenden Tage war der Zustand des Patienten kritisch, doch nach dem 8. Juni besserte sich sein Befinden allmählich, und im weiteren Verlauf erholte er sich offenbar.[14]

Wenige Fallberichte waren so dramatisch oder direkt. Meist fiel den Ärzten erst nach einiger Zeit auf, daß die Hepatitisfälle in Relation zu den Transfusionen zunahmen. Um das Problem in den Griff zu bekommen, führte die Army an einem Stichtag, dem 1. Juni 1945, eine Untersuchung aller Hepatitispatienten in ihren Kliniken in den Vereinigten Staaten durch. Diese eintägige Momentaufnahme der Krankheit ergab, daß von den 1762 an Hepatitis Erkrankten, die an diesem Tag in den Kliniken lagen, 500 angaben, sie hätten kürzlich eine Transfusion von Blut oder Plasma erhalten.[15] Außerdem stellte sich heraus, daß Soldaten, die Plasma erhalten hatten, mit höherer Wahrscheinlichkeit erkrankten als solche, die Transfusionen von Vollblut bekommen hatten. Der Unterschied war auf die Zubereitungsmethoden zurückzuführen: Bei Vollblut wurde jede Einheit einzeln aufbereitet, während Plasma in Chargen von fünfzig oder mehr Einheiten zusammengefaßt wurde, damit es wirtschaftlich gefriergetrocknet werden konnte. Auf einen Soldaten, der eine Einheit Blut erhielt, kam nur ein einziger Spender. Bei einer Übertragung von Plasma waren es hingegen fünfzig.

Das Rote Kreuz versuchte, den Schaden zu begrenzen, indem es alle Spender zurückwies, die in den letzten sechs Monaten Hepatitis gehabt hatten.[16] Diese Vorsichtsmaßnahme war zwar gutgemeint, aber nicht ausreichend. Die Krankheitsträger entwickelten unter Umständen keine eindeutigen Symptome und bemerkten deshalb gar nicht, daß sie erkrankt waren. Die Briten entschieden sich für einen anderen Ansatz: Sie beschränkten ihre Plasmachargen auf zehn Einheiten, um das Ansteckungsrisiko zu reduzieren.[17] Doch die Amerikaner, getrieben von der Notwendigkeit, gewaltige Mengen medizinischer Versorgungsgüter bereitzustellen, sahen sich nicht in der Lage, solche Beschränkungen einzuhalten. Sie verwendeten immer größere Mengen gefriergetrockneten Plasmas, das sie aus immer noch größeren Chargen gewannen. Douglas Kendrick, inzwischen General und Chef des Blutspendedienstes der Army, schrieb: »Es war eindeutig wichtiger, das Leben des Patienten zu retten, als ihn vor der entfernten Möglichkeit zu schützen, sich eine Hepatitis zuzuziehen.«[18]

Als die Army nach dem Krieg das überschüssige Plasma dem Roten Kreuz übergab, wußte man, daß die Substanz möglicherweise hepatitisinfiziert war. Der Sanitätsinspekteur Norman T. Kirk spielte die Angelegenheit jedoch herunter. »Ich schreibe Ihnen wegen der kürzlich aufge-

worfenen Fragen, die sich auf ein mögliches Risiko beziehen, infolge
einer Verabreichung des von Army und Navy für überschüssig erklärten
und vom Roten Kreuz für die Verteilung zum zivilen Gebrauch akzeptierten Plasmas Gelbsucht oder Hepatitis zu bekommen«, schrieb er dem
Präsidenten des Roten Kreuzes, Basil O'Connor, am 13. Februar 1946.
»Dies führte zu einiger Besorgnis, und es ist zu befürchten, daß sie sich
möglicherweise ausbreitet und so das ganze Programm in Gefahr bringt,
das vom Roten Kreuz für die ordnungsgemäße Verteilung... dieses
überschüssigen Plasmas ausgearbeitet wurde.« Kirk behauptete, auch
wenn der »verursachende Faktor« der Hepatitis »von Plasma übertragen
werden kann«, so könne er genausogut im Blut oder anderen biologischen
Substanzen enthalten sein. Außerdem wögen die Vorteile des zusammengerührten Plasmas die Gefahr auf.[19]

Doch Kirk, der sich schon einmal verrechnet hatte, als er sich der Verschickung von Vollblut in die Normandie widersetzte, irrte auch diesmal,
als er den zivilen Verbrauch des nach dem Krieg übriggebliebenen Plasmas
anzukurbeln versuchte. Er dachte nach wie vor in Begriffen der Ge-
fechtsfeldmedizin. Für ihn war diese Angelegenheit eine Frage des Über-
lebens mit verseuchtem Plasma oder des sicheren Todes. Zivilen Patienten standen jedoch andere Möglichkeiten offen. Darüber hinaus erregte
der Tod durch Hepatitis in einem zivilen Krankenhaus mehr Aufsehen als
ein vergleichbarer Fall im Chaos des Schlachtfelds – ersterer zog gelegentlich rechtliche Folgen nach sich. Aus diesem Grund rief das Rote
Kreuz unmittelbar nach dem Auftreten der ersten Fälle mehrere tausend
Dosen mit dem gelben, gefriergetrockneten Pulver zurück.[20]

Während des Koreakrieges zogen die Ärzte eine Vielzahl von Verfahren
in Betracht, die das Plasma sicherer machen sollten. So wurde zum Beispiel das Plasma mit ultraviolettem Licht bestrahlt, das den noch immer
nicht identifizierten pathogenen Keim, der die Krankheit verursachte, zerstören sollte. Doch die Behandlung, die man für wirksam hielt, versagte
kläglich. Fast 22 Prozent der Soldaten, die während des Koreakrieges Plasmatransfusionen erhielten, zogen sich Hepatitis zu, eine dreimal höhere
Rate als im Zweiten Weltkrieg, die allerdings teilweise einem neuen,
genaueren Verfahren zum Aufspüren der Krankheit zuzuschreiben war.
Teilweise war der Grund jedoch, daß die Plasmachargen inzwischen aus
vierhundert Einheiten bestanden.[21] 1952 regten die National Institutes of
Health an, die Chargen wieder auf das Niveau während des Weltkriegs
zurückzufahren, nämlich höchstens fünfzig Einheiten.[22] Aufgrund der
nach wie vor hohen Hepatitisrate wies das Verteidigungsministerium im
darauffolgenden Jahr die Militärärzte an, Plasma dürfe, außer wenn es
keine andere Möglichkeit gäbe, nicht »zur Auffüllung des Blutvolumens«

verwundeter Soldaten eingesetzt werden.[23] Nicht alle Plasmaprodukte übertrugen Hepatitis; Albumin blieb im wesentlichen frei von Hepatitis, da es erhitzt wurde, ebenso Gammaglobuline, da sie Antikörper enthielten. Nur Vollplasma – zu großen Chargen zusammengemischt, gefriergetrocknet und wieder angerührt – schien die Krankheit zu übertragen.

In der Tat hatten Ärzte Anfang der fünfziger Jahre herausgefunden, daß zwei Virusarten Hepatitis hervorriefen. Hepatitis A, die erste Art, verursacht eine spezielle Krankheit, die »infektiöse Hepatitis«, eine relativ harmlose Form. Sie entspricht der »Soldatengelbsucht« der Vergangenheit und wird durch verseuchtes Wasser und infizierte Nahrung wie Fleisch, Salat und Muscheln verbreitet. Die Symptome treten rasch auf, entwickeln sich üblicherweise nicht bis zum Stadium einer ausgeprägten Gelbsucht und ziehen sich einige Wochen oder Monate hin. Eine andere Art, Hepatitis B, verursacht eine ernstere Form der Krankheit. Sie wird als »Serumhepatitis« oder »Homologe Serumgelbsucht« bezeichnet und über Körperflüssigkeiten verbreitet – Sexualkontakte, infizierte Nadeln sowie Blut- und Plasmatransfusionen. Diese Hepatitiserkrankung bleibt zunächst monatelang latent. Dann leidet das Opfer unter schrecklicher Mattigkeit, Fieber, Appetitlosigkeit, Erbrechen und verspürt eine heftige Abneigung gegen Alkohol und Tabak. Ein kleiner Prozentsatz der Patienten, die sich Hepatitis B zuziehen, entwickelt langfristig Leberschäden. Von diesen wiederum sterben 1 bis 3 Prozent. Die Krankheit befällt jedes Jahr Tausende von Amerikanern und bringt Hunderte um. Doch selbst als die Mediziner das Virus entdeckt hatten – mit Hilfe eines Elektronenmikroskops konnten sie seinen Steckbrief anfertigen, und seinen Fingerabdruck erkennt man, indem man das Protein seiner Hülle untersucht –, sahen sie sich praktisch nicht in der Lage, wirksame Abwehrmaßnahmen zu treffen.

J. Garrott Allen war allen Darstellungen zufolge ein angenehmer Mensch.[24] Er war groß und liebenswert, hatte sandfarbenes Haar, ein freundliches Naturell und war Chirurg an der medizinischen Fakultät der Stanford University. Seine Kollegen bewunderten ihn im allgemeinen, nur ein winziger Charaktermangel trübte das Bild ein wenig: Er neigte zur Besessenheit. Dies äußerte sich nicht wie bei dem üblichen Allerweltswissenschaftler, der voller Begeisterung einen bestimmten Gedankengang verfolgt. Nein – wenn Allen sich erst einmal ein Thema in den Kopf gesetzt hatte, konnte er nicht mehr davon ablassen. Es beschäftigte ihn pausenlos, und er ließ es in jedes Gespräch einfließen. Familienangehörige, die eine Weile nichts von ihm gehört hatten, bekamen es bei einem Telephongespräch aufgetischt. War man zum Essen mit ihm verabredet, begann die

Unterhaltung vielleicht noch konventionell, doch unvermeidlich kam man dann auf das Thema zu sprechen, das ihn gerade beschäftigte. Allens Besessenheit seit drei Jahrzehnten – gedämpft, aber ausdauernd – machte ihn zu einer Schlüsselperson im Drama des Blutbankenwesens. Was ihn umtrieb, war Hepatitis im Blut.

Allen dachte nicht daran, zum Thema Hepatitis ein Klagelied anzustimmen – wie bei den meisten Fanatikern schien das Thema ihn gefunden zu haben und nicht umgekehrt. Allen war in West Virginia zur Welt gekommen und hatte seine medizinische Ausbildung in Harvard absolviert. Seit dem Krieg, damals war er Chirurg an der Universität von Chicago gewesen, hatte er auf Gebieten geforscht, die in irgendeinem Zusammenhang mit Blut standen. Im Rahmen des Manhattan-Projekts hatte er dort von der Army finanzierte Untersuchungen durchgeführt, wie sich Strahlung auf das Blut auswirkt. (Seine Ergebnisse zeigten, daß Menschen sehr viel empfindlicher auf eine Strahlenexposition des ganzen Körpers reagierten, als ursprünglich angenommen. Dies war nach dem Krieg entscheidend für den Einsatz von Blut.) Nach dem Krieg leitete er neben seinen Verpflichtungen als Chirurg auch die Blutbank, die die Kliniken der University of Chicago versorgte. Da er die Probleme mit dem überschüssigen Plasma kannte, das nach dem Krieg übriggeblieben war, experimentierte er mit neuen Verfahren, um das Plasma hepatitisfrei zu machen, und stieß mehr oder weniger zufällig auf eine Möglichkeit. Er zog die klare Flüssigkeit aus Blutflaschen mit abgelaufenem Haltbarkeitsdatum ab, mischte sie zu Chargen von bis zu dreißig Einheiten und lagerte die Flaschen in einem Regal. Das Regalfach in der Nähe der Decke war ziemlich warm, und die Flaschen blieben dort monatelang stehen.

Allen stellte fest, keiner seiner Patienten, die dieses abgestandene Plasma erhielten, erkrankte an Hepatitis. Die Viren waren außerordentlich widerstandsfähig gegen Kälte und Wasserentzug. Das war den Wissenschaftlern bekannt, denn es war der Grund, weshalb die Gefriertrocknung von Plasma die Viren nicht abtötete, sondern konservierte. Sie wußten auch, daß Hitze die Viren abtötete, denn so machte Cohn das Albumin sicher. Doch die Hitze zerstörte auch komplexe Proteine des Plasmas, was sie davon abhielt, es auf diese Weise zu behandeln. Allen hingegen fand heraus, daß eine allmähliche Erwärmung – knapp über Zimmertemperatur – über längere Zeiträume die Viren ausschaltete, ohne die Proteine zu beschädigen.[25] Der Prozeß zerstöre zwar die Gerinnungsfaktoren, hielt er fest, lasse aber ansonsten das Plasma intakt.

Allen wendete die Technik mehrere Jahre hindurch an, und keiner, dem nur diese Flüssigkeit verabreicht wurde, bekam Hepatitis. Doch seine Methode wurde nie in größerem Ausmaß übernommen. Das Verfah-

ren war zwar wirksam, aber Plasma über mehrere Monate hinweg zu lagern
war umständlich und außerdem teuer. Zudem wurden seine Ergebnisse
nicht durch andere Studien bestätigt. Eine wurde von der U.S. Division
of Biologics Standards durchgeführt und ergab, daß bei der Anwendung
der Methode Allens die Hepatitisfälle lediglich um 50 Prozent zurück-
gingen.[26] Bei einem weiteren, von Allan G. Redeker an der University of
Southern California durchgeführten Test konnte man gar keine Reduzierung der Fälle feststellen.[27] Allen behauptete, beide Untersuchungen seien
unter falschen Voraussetzungen durchgeführt worden. Bei der Regierungsstudie hatten die Forscher Plasma verwendet, das sie nicht bei den
von Allen angegebenen leicht erhöhten Temperaturen gelagert hatten,
sondern bei Zimmertemperatur – »volle 10°C niedriger als die Werte in
den von uns veröffentlichten Berichten«, schrieb er. »Leider . . . schienen
sie nicht einschätzen zu können, wie wichtig es gewesen wäre, genau die
Temperaturen einzuhalten, bei denen unser Plasma aufbewahrt wurde.«[28]
Redeker hatte bei seiner Untersuchung Plasma verwendet, das zwei Pharmafirmen, Hyland und Courtland Laboratories, bei hochgradig durchseuchten Bevölkerungsgruppen in Elendsvierteln gesammelt und unter
Bedingungen gelagert hatten, die niemand genau überprüft hatte. Allen
stattete den Firmen einen überraschenden Besuch ab. »Ich stieß auf zahlreiche Kisten mit Plasma, die im Freien auf Parkplätzen gelagert waren,
obwohl sie laut Plan im Inkubationsraum sein sollten«, schrieb er. »Es
bringt nichts«, beklagte sich Allen, »wenn man eine Untersuchung durch-
führt, bei der die Lagerungsbedingungen des Plasmas nicht belegt werden
können . . .« Er schlug vor, die Regierung solle seine Verfahren unter genauestens eingehaltenen Bedingungen noch einmal überprüfen. Wenn
man sie auch dann noch ablehne, sei das in Ordnung.

Doch eine solche Untersuchung fand nicht statt. Als Allen seine Kritik
veröffentlichte, war der National Research Council zu dem Schluß gekommen, Redekers Ergebnisse weckten »erhebliche Zweifel . . . an der
Sicherheit aller in Chargen zusammengerührten Plasmazubereitungen«.[29]
Dies führte, in Verbindung mit dem Hinweis auf andere Unzulänglichkei-
ten von Plasma – beispielsweise die Zerstörung der Gerinnungsfaktoren
bei Allens Verfahren – und da es eine Alternative in Form von Albumin
gab, zu einer überzeugenden Begründung dafür, kein zusammengerührtes
Vollplasma mehr zu verwenden. 1968 widerrief die Regierung alle Lizen-
zen für den Verkauf von Vollplasma aus zusammengefaßten Chargen, die
von mehreren Spendern stammten, an die Verbraucher.

Allen war erbost. Es ging ihm weniger um die Ablehnung seiner Methode, ihn ärgerte vor allem, daß die Leute offenbar die Tatsachen nicht
zur Kenntnis genommen hatten. »Er war einfach überzeugt, er müsse nur

seiner Pflicht als Wissenschaftler nachkommen und damit weitermachen, damit schließlich die Wahrheit ans Licht käme«, erklärte Edward Stemmer, ein langjähriger Kollege und Freund Allens.[30] Es sollte Jahrzehnte dauern, bis seine Ansicht bestätigt wurde.

Als Allen seine Untersuchung zur Lagerung von Plasma durchführte, gab es noch keine Methode, das Hepatitisvirus direkt aufzuspüren. Um den Wirkungsgrad ihrer Methoden zu überprüfen, waren die Wissenschaftler ausschließlich auf sogenannte retrospektive Studien angewiesen. Bei diesen Untersuchungen sammelten die Forscher statistische Angaben über das Auftreten von Hepatitis in verschiedenen Patientengruppen. Dann arbeiteten sie sich durch die Krankengeschichten zurück und suchten nach Hinweisen auf den Ursprung der Krankheit. Auf diese Weise konnten sie bestimmte Zusammenhänge aufdecken – beispielsweise daß die Hepatitisrate bei Patienten, die Plasma von Gefängnisinsassen erhalten hatten, offenbar ziemlich hoch war. Umgekehrt fanden sie vielleicht heraus, daß Patienten, die desinfiziertes Plasma erhalten hatten, von der Krankheit verschont blieben. Solche Studien konnten Jahre dauern und waren ideal auf Persönlichkeiten wie Allen zugeschnitten. Während seiner mehr als zwanzigjährigen Forschungsarbeit führte er geduldig eine Reihe von Untersuchungen durch und verglich die Empfänger seines Plasmas mit solchen, die Vollblut oder Trockenplasma aus seiner Blutbank erhalten hatten. Jede Studie war länger als die vorhergehende, als immer mehr Patienten durch seine Blutbank geschleust wurden. Schließlich hatte er mehr als zwölftausend Menschen beobachtet, die Vollblut oder Plasma erhalten hatten.

Wie viele Blutbanker hatte auch Allen festgestellt, daß seine Aufgabe nach dem Krieg schwieriger geworden war. Gegen Ende der vierziger Jahre mußte er, um einen ausreichenden Vorrat zur Verfügung zu haben, Blut und Plasma aus einem örtlichen Gefängnis beziehen. (Mitte der fünfziger Jahre bestanden 69 Prozent seiner Produkte aus dem Blut von Gefängnisinsassen.) Im Laufe seiner jahrelangen Beobachtungen stellte Allen fest, die Gesamtrate der Hepatitisinfektionen stieg fast im Gleichtakt mit dem Anteil an Gefängnisblut.[31] Anders gesagt, zwei Faktoren waren von ausschlaggebender Bedeutung dafür, ob Plasma Hepatitis übertrug: die Herkunft des Plasmas und die Größe der vermengten Chargen. (Das hätte auch für Blut gegolten; da rote Blutkörperchen nicht in Pools vermischt wurden, war der zweite Gesichtspunkt nie ein Thema.) Dies war nicht weiter überraschend – die Ärzte hatten schon seit langem Bedenken hinsichtlich des Bluts von Gefangenen oder bezahlten Spendern –, doch niemand hatte bis dahin eine so umfassende Studie durchgeführt oder einen derart auffälligen Zusammenhang beobachtet.

Ursprünglich wurde Allen auf den Gefängniseffekt im Verlauf einer Untersuchung aufmerksam, deren Ergebnisse er 1958 veröffentlichte und die
ihn veranlaßte, sofort einige weitere durchzuführen. Er versicherte sich
der Hilfe eines Statistikers und einiger Kreditbüros, um ehemalige Patienten aufzuspüren (die Datenschutzgesetze waren damals nicht so streng
wie heute), und untersuchte eine repräsentative Gruppe von 12 598 Patienten, die in Chicago über einen Zeitraum von zehn Jahren hinweg insgesamt 42 407 Einheiten Blut erhalten hatten. Seine Tabellen füllten
mehr als zweihundertfünfzig Seiten eines Buchs, das er über seine Studien zur Hepatitis verfaßte.[32]

Mittlerweile arbeitete er an der medizinischen Fakultät der Stanford
University und veröffentlichte seine Ergebnisse 1966 in der Zeitschrift
California Medicine. Die Ergebnisse waren niederschmetternd. Die Ärzte
hatten zwar schon lange gewußt, daß gewerblich gewonnenes Blut ein
irgendwie höheres Hepatitisrisiko barg, aber dieses »irgendwie« war, wie
sich herausstellte, kaum der angemessene Ausdruck. Allen fand *zehnmal*
mehr Hepatitisfälle unter den Empfängern dieses Blutes als bei solchen,
die das Blut freiwilliger Spender erhalten hatten. Und das bezog sich nur
auf einmalige Transfusionen. Für Empfänger mehrerer Einheiten gewerblich gewonnenen Blutes ergab sich eine entsprechend höhere Krankheitsrate. Allen rechnete seine Ergebnisse von den Gefängnisspendern auf
die Gesamtheit aller bezahlten Spender hoch und warnte, die Plasma-
und Blutzentralen müßten ihre Verfahrensweisen schnellstens ändern.
Die Ärzte sollten den Einsatz von Blutprodukten einschränken und »nur
noch eine Transfusion statt zwei verabreichen, oder zwei statt drei«, und
keine Spenden aus Gefängnissen oder Elendsvierteln mehr verwenden.
Falls man nirgendwo sonst die benötigten Blutprodukte auftreiben
könnte, sollten die Flaschen mit dem Hinweis versehen werden, die in
ihnen enthaltenen Blutprodukte stammten von Risikogruppen. Schließlich sei es, »wenn man die Herkunft des Blutes nicht kennt, nicht möglich, den Patienten über das Ausmaß des potentiellen Risikos einer Hepatitis in dem Blut, das er bekommen soll, aufzuklären«.

Etlichen führenden Vertretern des Blutbankenwesens paßten Allens
Empfehlungen nicht. Einige Monate, nachdem er seine Studie veröffentlicht hatte, bezeichneten die Ärzteverbände von Kalifornien und Los Angeles seine Vorschläge als »unpraktisch, schwer durchführbar und besorg-
niserregend«.[33] Die Blutbanker räumten die Hepatitisgefahr ein, machten
sich jedoch mehr Gedanken über eine ausreichende Versorgung, ein Problem, das sich zu einer landesweiten Krise auswachsen könnte, falls bezahlte Spender ausgeschlossen würden. Sein Vorschlag, die Produkte zu
kennzeichnen, behagte ihnen ebensowenig, denn mit den wachsenden

Hepatitisraten war auch die Zahl der Schadenersatzprozesse angestiegen.
»Können Sie sich vorstellen«, fragten sie, »was dem Arzt passiert, der eine
Flasche mit einem Etikett verwendet, das auf einen Häftling oder einen
Spender aus dem Elendsviertel hinweist? So ein Fall wäre der Traum eines
jeden Anwalts für Schadenersatzfälle.« Gegenüber einem Reporter von
Science, der Zeitschrift der American Association for the Advancement of
Science, erklärte ein Blutbanker: »Wenn Sie es kennzeichnen, können Sie
es genausogut gleich in den Ausguß schütten.«[34]

Doch Allen war nicht der einzige, der eine Verbindung zwischen gewerblichen Blutprodukten und Hepatitis herstellte. Kommerziell gewonnenes Blut, das hatten auch andere Forscher gezeigt, stellte ein mindestens
dreimal so hohes Risiko dar wie das Blut freiwilliger Spender.[35] Wenn
man die bezahlten Spender aussonderte, könnte man einigen Schätzungen zufolge die Hepatitisrate um 85 Prozent senken.

Unterdessen setzte Allen seine Untersuchungen fort. Er schrieb über
die Bewohner von Elendsvierteln,[36] die infolge ihres Alkohol- oder Dro-
genkonsums und der Verwendung nicht sterilisierter Spritzen die hauptsächlichen Überträger von Hepatitis waren. In einem Brief an einen Kollegen, der ebenfalls bezahltes Blut mit Hepatitis in Verbindung gebracht
hatte, beschrieb Allen die Zeit in San Francisco, während der er junge
Leute befragt hatte, die ihr Blut und Plasma verkauften, um sich mit dem
Geld Drogen zu beschaffen:

1967 und 1968 verbrachte ich ein paar Nachmittage in Haight-Ashbury bei
den damaligen »Blumenkindern«. Von praktisch allen, mit denen ich mich
unterhielt, bekam ich mehr oder weniger das gleiche zu hören. Die meisten stammten aus Familien der Mittelschicht oder der gehobenen Mittelschicht und waren von zu Hause ausgerissen. Nach etwa vier Monaten
brachen sie den Kontakt mit ihrer Familie ab oder umgekehrt. Jetzt wurde
Geld ein akutes Problem, denn sie brauchten nicht nur Drogen, sondern
auch etwas zu essen. Sie gaben ohne weiteres zu, daß sie ihr Blut in der San
Francisco Bay verkauften; wies eine Blutbank sie zurück, gingen sie einfach zur nächsten ... Bringt man dies mit Ihren Daten in Zusammenhang,
so ergibt sich, daß Angehörige dieser Gruppe, als Drogenkonsum immer
größere Bedeutung für sie bekam, eine leichte Beute der Blut- und Plas-
mahändler wurden. In Übereinstimmung mit Ihren Daten liefe dies erneut
darauf hinaus, daß fast 80 Prozent der transfusionsbedingten Hepatitis ...
auf hepatitisinfizierte Spender zurückzuführen sind, die sich die Drogen
selber spritzen oder zumindest in der Vergangenheit Drogen genommen
haben.

Die Frage des bezahlten Blutes, das wurde Allen klar, war nicht mehr nur
eine Angelegenheit wissenschaftlicher Forschung – jetzt war es an der
Zeit zu handeln. Während er weiterhin seinen Verpflichtungen als Chirurg an der Stanford University nachkam (und als Herausgeber der medizinischen Zeitschrift *Archives of Surgery* fungierte), begann er also, eine
Flut von Briefen zu verfassen. Er schrieb an jeden, der seiner Meinung
nach die öffentliche Politik beeinflussen konnte. Er schrieb an die U.S.
Food and Drug Administration, an die größte Laborvereinigung des Landes, die AFL-CIO, sowie an das amerikanische Rote Kreuz. Er schrieb an
den amerikanischen Ärzteverband und an Kongreßabgeordnete, in deren
Wahlkreisen die Medien über Hepatitisfälle berichtet hatten. Mit deut-
lichen Worten, geduldig und doch leidenschaftlich, erklärte er, warum
das ganze Land sich auf eine völlig auf Freiwilligen beruhende Blutversorgung umstellen und in der Zwischenzeit die Kennzeichnung von Blut
einführen müsse.

Binnen kurzem griffen die Medien das Problem auf. 1970 behauptete
die *New York Times,* die Blut- und Plasmaindustrie veranstalte mit Blutprodukten, die möglicherweise Hepatitis übertrugen, eine Art »Transfu-
sionsroulette«.[37] Philip Caputo, ein junger Reporter der *Chicago Tribune*
(der später mit seinen Erinnerungen an Vietnam, *A Rumor of War,* bekannt wurde), recherchierte als Landstreicher verkleidet und bot sein Blut
zum Verkauf an.[38] Unter Mißachtung aller anerkannten Regeln medizinischen Handelns kauften mehrere Zentren nacheinander sein Blut, »obwohl der Schorf vom Tag zuvor auf [meinem] Arm noch ganz frisch war«.
»Chronolog«, eine beliebte Fernsehsendung von NBC, schilderte in einer
Sendung »die Beschaffung von Blut am Fließband.«[39] Millionen Zuschauer
sahen Bilder dessen, was Leute wie Allen schon seit Jahren gestört hatte:
Obdachlose, die sich in den Elendsvierteln von Los Angeles anstellten, um
Plasma zu verkaufen. Und sie sahen auch die Gesichter der Opfer – nicht
nur die der Elenden, die sich gezwungen sahen, ihr Blut zu verkaufen,
sondern auch die der Transfusionspatienten, die sich unwissend und
schuldlos Hepatitis zugezogen hatten.

Eine Patientengruppe, die besondere Aufmerksamkeit verdiente, waren
die sechsundzwanzigtausend Bluter des Landes.[40] Seit dem berühmten
Fall des Zarewitsch Alexis hatte sich ihr Los gebessert. Im Verlauf einer
einzigen Generation war man bei der Behandlung ihrer Krankheit von
Eisbeuteln und Bluttransfusionen zu Infusionen gefriergetrockneten Plasmas übergegangen, die bei ihnen zu Hause vorgenommen werden konnten. Ihre Lebenserwartung war von etwa zwanzig Jahren auf gut fünfzig
Jahre angestiegen. Trotzdem war ihr Leben nicht gerade einfach. Um eine

Blutung auszugleichen, waren riesige Mengen Plasma nötig, manchmal mehr, als der Kreislauf des Patienten verkraften konnte. (Um ausreichende Mengen des Gerinnungsfaktors in den Kreislauf einzuschleusen, beschloß ein Arzt, an einem Arm Blut zu entnehmen, während er am anderen Arm Plasma infundierte.) Selbst in günstigsten Fällen konnte die Behandlung eines Hämophilen Stunden dauern, in denen ihm Plasma infundiert wurde, während er sich vor Schmerzen infolge seiner inneren Blutungen krümmte.

Robert K. Massie, der in *Nikolaus und Alexandra* die Geschichte der Bluterkrankheit des Zarewitsch Alexis erzählt hatte, verfaßte später gemeinsam mit seiner Frau Erinnerungen an das Heranwachsen Bobbys, ihres hämophilen Sohnes. (Das Schicksal Bobbys hatte ihn überhaupt erst veranlaßt, Nachforschungen zur Geschichte Alexis' anzustellen.) In ihrem Buch *Journey* berichteten die Massies von ihren Erfahrungen als Familie, zu der ein Bluter gehörte. Sie beschrieben den Schock, als sie erfuhren, ihr Baby sei hämophil (in keiner der beiden Familien hatte es einen Hinweis auf diese Krankheit gegeben), und sie sich an ein Leben in permanenter Alarmbereitschaft gewöhnen mußten. Sie berichten von kleinen Zwischenfällen, die sich zu Krisen auswuchsen und die Routine des Alltagslebens durcheinanderbrachten. Als Bobby zweieinhalb Jahre alt war, litt er unvermittelt unter Gehirnblutungen. Mit einer Polizeieskorte brachten seine Eltern ihn in aller Eile ins Krankenhaus. Dort blieb er einenhalb Wochen lang; in der Zeit verabreichten die Ärzte ihm ständig Transfusionen.

Als er größer wurde, litt er wie die meisten Hämophilen an Gelenkblutungen, die ihn zum Krüppel machten. Wenn Blut in den beengten Raum eines Hüft-, Knie- oder Handgelenks oder eines anderen Gelenks strömt, führt es zu einer Versteifung und Verdrehung, weil das Glied sich verkrümmt, um der Flüssigkeit mehr Raum zu verschaffen. Diese drückt auf die Nerven und verursacht fast unerträgliche Schmerzen. Im Lauf der Zeit löst das Blut die Knorpel und Knochen auf und verursacht vorzeitige Arthritis und Verkrüppelungen. (Diese im Hüftgelenk häufig auftretende Schädigung löst ein eigentümliches Symptom aus, das sogenannte »Bluterhinken«.) Gelenkblutungen ketteten Bobby auf Jahre hinaus immer wieder an den Rollstuhl und waren in mancher Hinsicht das schlimmste Martyrium. Suzanne Massie berichtete von den endlosen Nächten, in denen sie wach bei dem Kind saß, das um sich schlug und schrie. »Keine Schmerzen mehr! Ich will keine Schmerzen mehr haben! ... Ich saß die schlaflosen Nächte hindurch an Bobbys Bett. Ich strich ihm über die Stirn. Ich hielt seine Hand, während er stöhnte, und bat ihn, meine Hand zu umklammern, um den Schmerz zu vergessen ... Er tat es, und obwohl er noch ein Kind war, brach sein Griff mir fast die Knochen ... Ohnmacht und Hilflosigkeit schnürten mir die Kehle zu. Stunde um Stunde saß ich wie betäubt da, als könne meine bloßes Zusehen irgendwie helfen; doch der Schmerz hielt unerbittlich an.«[41] Die Erfahrungen der Familie Massie waren typisch für Zehntausende andere, die mit Hämophilie geschlagen waren.

Der menschliche Blutkreislauf bedient sich mehrerer einander überlagernder Systeme, um sich nach einer Verletzung wieder abzudichten. Unmittelbar nach der Verwundung ziehen sich Muskelfasern in der Gefäßwand zusammen, damit der Riß sich nicht weiter ausdehnt. Dann wandern Blutplättchen zu der Öffnung und verstopfen sie vorübergehend. Einige der Plättchen bersten und setzen eine Substanz frei, die sich mit Proteinen und Enzymen des Plasmas zu einem zähen, faserigen, haltbaren Gerinnsel verbindet. Alles das verläuft in einer Aufeinanderfolge von Schritten, die Hämatologen als Gerinnungskaskade bezeichnen – einmal ausgelöst, kann praktisch nichts mehr sie aufhalten. (Aus diesem Grund stellten die Arbeiten mit Antikoagulantien, die Richard Lewisohn zu Beginn unseres Jahrhunderts durchführte, einen solchen Durchbruch dar.) Andererseits ist der Blutgerinnungsprozeß jedoch ein heikler Vorgang: Fällt auch nur ein Element in der Reaktionsfolge aus, kommt der Prozeß zum Stillstand.

Wie bei den meisten anderen Hämophilen fehlte auch bei Bobby nur ein Protein der Reaktionsfolge, der sogenannte Gerinnungsfaktor VIII oder Antihämophilie-Faktor(= antihämophiles Globulin A = AHG). Bei einem viel kleineren Prozentsatz fehlt der Gerinnungsfaktor IX; dies löst eine identische Krankheitsform aus. Jahrzehntelang hatten Wissenschaftler nach einem Ersatz für diese Bestandteile gesucht. Die Leute in Cohns Labor hatten ein Fibrinogenkonzentrat entwickelt, eine Substanz, die zahlreiche Gerinnungsfaktoren enthielt, sich jedoch als nicht ausreichend wirksam erwies, um die Herstellungskosten zu rechtfertigen. 1965 gelang Judith Graham Pool von der Stanford University ein großer Schritt nach vorne: Wenn sie Plasma einfror und langsam wieder auftaute, blieb ein weißer Rückstand übrig, der reichlich AHG enthielt.[42] Das Sediment – Kryopräzipitat, kurz »Kryo« – wies ein zehnmal höheres Gerinnungspotential auf als Plasma und lieferte Koagulationsproteine in hoher Konzentration. Blutzentren konnten es leicht und billig herstellen, indem sie jeweils einen oder mehrere Beutel Plasma einfroren und zentrifugierten.

In Familien wie den Massies war Kryo sehr beliebt. Sie bewahrten einen Vorrat davon in ihrer Tiefkühltruhe im Keller auf. Anstatt bei jeder Blutung in die Klinik zu rasen, tauten sie einen Beutel auf und warteten auf den Arzt, der es bei ihnen zu Hause injizieren konnte. Das Kryopräzi-

pitat hatte jedoch auch gewichtige Nachteile. Es konnte lange dauern, bis
die Flüssigkeit aufgetaut war – das machte sie schier verrückt, wenn
gleichzeitig ihr Sohn danebensaß und vor Schmerzen infolge einer Ge-
lenkblutung schrie –, und Verunreinigungen lösten gelegentlich allergische Reaktionen aus. Und es schloß natürlich ein Hepatitisrisiko ein, weil
Bluter es häufig injizierten. Da Kryo gefroren aufbewahrt werden mußte,
schränkte es überdies die Mobilität der Familie beträchtlich ein. »Man
konnte sich nicht weit von der Tiefkühltruhe entfernen; reisen konnten
wir nur in schnellen Sprüngen, wobei wir das Kryo, in Trockeneis verpackt, immer dabeihatten ...«, schrieb Robert Massie. »Und so dankbar
wir für das Kryo auch waren, so träumten wir doch ständig von einem
haltbaren Trockenkonzentrat ... das man sozusagen zusammen mit Milch
und Gemüse im Kühlschrank aufbewahren konnte.«[43]

Ende der sechziger Jahre entwickelte man eine neue, konzentriertere
Form von Faktor VIII.[44] Kenneth M. Brinkhous von der University of
North Carolina und Edward Shanbrom von den Hyland Laboratories
stellten das Faktor-VIII-Konzentrat aus einer Mischung Hunderter – und
später Tausender – Plasmaeinheiten her. Aus jeder solchen Charge gewannen sie große Mengen von Kryo. Dann lösten sie das Kryo wieder
auf, behandelten es mit Chemikalien, filtrierten und zentrifugierten es –
und erhielten schließlich ein weißes, kristallines Pulver aus reinem, hoch-
konzentriertem Faktor VIII.

Bluter und ihre Familien begrüßten das neue Erzeugnis begeistert. Das
Gerinnungspotential des Konzentrats war hundertmal größer als bei Rohplasma, und man konnte es in einem Glasbehälter von der Größe eines
Salzstreuers immer bei sich tragen – die Konzentration war so hoch, daß
der Patient es, wenn er wollte, mit einer Spritze injizieren konnte. Jetzt
waren die Kranken nicht länger psychologisch an die Klinik oder auch
nur die Tiefkühltruhe gekettet. Man konnte den Glasbehälter in jedem
Kühlschrank und später sogar in der Tasche aufbewahren. Beim ersten
Anzeichen einer Blutung konnten sie die weißen Kristalle auflösen und
rasch große Mengen des hochkonzentrierten Blutgerinnungsfaktors injizieren. Indem sie »früh und häufig« injizierten, wie die Hersteller empfahlen, konnten Hämophile ihre Blutungen schnell unter Kontrolle bringen und die grauenhaften Gelenkschmerzen vermeiden. Und sie hatten
nun ausreichend Spielraum, um in Ferien zu fahren.

»Heute kann Bobby seine Transfusionen alle selbst vornehmen«,
schrieb Robert Massie ein paar Jahre später. »Mit seinen Arzneivorräten
im Koffer und dem AHF-Konzentrat in einem kleinen isolierten Eis-
behälter kann er allein verreisen. Er ist unabhängig und trifft alle medizinischen Entscheidungen alleine ...«[45]

Das neue Produkt war jedoch horrend teuer und kostete schwere Bluter Zehntausende Dollar pro Jahr. Schlimmer war jedoch das Hepatitisrisiko. Der Rohstoff für das Konzentrat kam aus den Plasmapheresezentren der Industrie. Viele davon lagen in den »Hepatitis-Zonen« des Landes, wo man Plasma von den Obdachlosen kaufte. Um das Plasma wirtschaftlich verarbeiten zu können, mischten die Firmen es zu großen Chargen zusammen – nicht wie die Army aus fünfzig oder einigen hundert Einheiten, sondern aus Tausenden. Bei diesem Verfahren verseuchte das Plasma eines infizierten Spenders garantiert die ganze Charge. (Ironischerweise erfolgte diese drastische Ausweitung der Chargen praktisch zur gleichen Zeit, als die Bundesregierung jede weitere Verwendung von Vollplasma aus großen Chargen verbot, und zwar mit der Begründung, es stelle eine Bedrohung durch Hepatitis dar; vor allem aber gäbe es sicherere Alternativen, etwa Albumin. Gerinnungsfaktor VIII aus großen Chargen fiel nicht unter das Verbot, da keine vergleichbaren Alternativen zur Verfügung standen.) Die Firmen konnten das Konzentrat nicht sterilisieren, da sie von der Annahme ausgingen, der empfindliche Gerinnungsfaktor werde durch Erhitzen zerstört. Zwar veränderten die neuen Konzentrate das Leben der Bluter zum Guten, doch viele erkrankten an Hepatitis. Noch später infizierten die meisten sich mit Aids.

1971 begann Allen einen Briefwechsel mit dem höchsten Beamten des Gesundheitswesens der Vereinigten Staaten, Elliott Richardson, dem Chef des US-Ministeriums für Gesundheit, Erziehung und Soziales. (Richardson war ein Staatsdiener von unbezweifelbarer Integrität. Im Verlauf des Watergate-Skandals wurde er zu einem der wenigen Helden, da er lieber von seinem Posten als Generalstaatsanwalt der Vereinigten Staaten zurücktrat, als den Sonderankläger Archibald Cox zu entlassen, wie Präsident Nixon angeordnet hatte.) Als Leiter des Gesundheitsministeriums hatte Richardson den Vorsitz über die Division of Biologic Standards (DBS), die den Handel mit Blut, wenn auch nur ansatzweise, regulierte. Allen bemühte sich, Richardson zu einer Verschärfung der Normen zu veranlassen, indem er ihm Statistiken zusandte, die den Zusammenhang zwischen bezahltem Blut und Hepatitis belegten. Jeder neuen Analyse legte er einen provozierenden Brief bei. »Gibt es einen vernünftigen Grund, kommerzielles Blut nicht als solches zu kennzeichnen...?«[46] schrieb er, als er seinen ersten Stapel Statistiken schickte. Später schrieb er dann: »Wir brauchen nur das freiwillige Spenderprogramm in unserem Land zu verbessern, schon werden unsere Hepatitisraten zurückgehen.«[47] Und noch später: »Die Tatsachen in meiner Tabelle sprechen für sich.«[48] Als die *Chicago Tribune* ihre Serie über bezahlte Spender herausbrachte, schickte Allen dem Minister eine Kopie. Im Begleitschreiben warnte er:

> ... Was kommerzielles Blut angeht, steht Chicago unter den großen Städten keinesfalls allein dar ... Ähnliche Zustände herrschen in Boston, New York, Philadelphia, Baltimore, Miami und dem größten Teil unserer Großstädte.
>
> Die Situation ist unverändert, scheint sich eher zu verschlimmern ... Vielleicht ist der DBS nicht bewußt, wie ernst das Problem ist. Denn wenn ihr dies klar wäre, hätte sie schon vor Jahren sozioökonomische Prüfverfahren eingeführt ...[49]

Richardson war sich des Problems zwar sehr wohl bewußt, doch zu jener Zeit hatte er keine Möglichkeit, etwas zu unternehmen. Die DBS wurde vom Kongreß unter Druck gesetzt; sie sollte den Arzneimittelherstellern erlauben, einen Impfstoff aus mit Wasser verdünnten Grippeerregern zu vermarkten, was sich zu einem landesweiten Skandal ausgeweitet hatte. Dies war also kaum der geeignete Zeitpunkt, um eine neue Kontroverse in Gang zu setzen. Deshalb kamen von den Untergebenen Richardsons weiterhin dieselben nichtssagenden Gegenargumente, die Allen jahrelang gehört hatte – die Kennzeichnung bringe »eine Reihe juristischer Probleme« mit sich,[50] und ein Verbot gewerblicher Blutspender riefe eine Versorgungskrise hervor.

Allen Berichten zufolge zeigte Allen nur selten seine Verärgerung. Obwohl von Natur aus sehr engagiert und leidenschaftlich, ging er dennoch immer streng methodisch vor und löste Probleme, indem er einen Gedankenschritt nach dem anderen vollzog. Ob er nun Daten für seine Untersuchungen sammelte oder die öffentliche Diskussion zu beeinflussen versuchte, Allen trat immer mit zermürbender Besonnenheit auf. (Einer seiner Söhne, der ein Buch mit Meeresphotographien veröffentlichte, verglich seinen Vater mit einem Seestern, der mit seinen Saugnäpfen sanft, aber unablässig zieht und so die Muschel schließlich aufbricht.[51]) Bekam man einen Brief von Allen, so erinnerte sich ein Zeitungsherausgeber, konnte man ihn entweder veröffentlichen oder zurückweisen. Veröffentlichte man ihn, konnte man auf monatelange Auseinandersetzungen gefaßt sein, da andere Gegenbehauptungen aufstellten, die Allen hartnäckig der Reihe nach in Frage stellte. Veröffentlichte man den Brief jedoch nicht, mußte man sich auf eine lebenslange Korrespondenz einstellen.

Im Dezember 1971 schickte Allen Minister Richardson ein neues Buch

des britischen Soziologen Richard M. Titmuss, in dem dieser die Blut-
banksysteme Großbritanniens und der Vereinigten Staaten miteinander
verglich. Titmuss war ein sehr geachteter Professor an der London School
of Economics und hatte zuvor die Sozialpolitik beider Länder verglichen.
Ein umfangreicher Teil seines vorangegangenen Buches *Commitment to
Welfare* hatte die Gesundheitseinrichtungen der Länder einander gegen-
übergestellt und das amerikanische System als eine Organisation geschildert, die genau diejenigen vernachlässigte, denen sie eigentlich helfen
sollte. In seinem neuen Buch *The Gift Relationship: From Human Blood to
Social Policy* richtete Titmuss nun seinen kritischen Blick auf die Blutban-
kenpolitik der beiden Länder. Und dabei kam Amerika ziemlich schlecht
weg.

Wie wir gesehen haben, ging das britische System aus der Flut der nach
dem Zweiten Weltkrieg erlassenen Sozial- und Gesundheitsreformen
hervor. Es hielt sich an das Vorbild des sozialen Wohlfahrtsstaats, in dem
Blut ein kostenloses Gemeinschaftsgut war und vom Staat gesammelt und
verteilt wurde. Das amerikanische System entwickelte sich als gemischte
Blutwirtschaft. Sie reichte vom Modell des gemeinschaftlichen Gutes
beim Amerikanischen Roten Kreuz bis zum Warenmodell der gewerblichen Blutbanken und der Plasmaindustrie. Titmuss portraitierte die Unterschiede der beiden Systeme beinahe so kraß, als ginge es dabei um das
Gute gegen das Böse.

Seine Ergebnisse gründete er auf ausführliche Recherchen in der wissenschaftlichen Literatur – darunter viele Abhandlungen, die Allen ihm
geschickt hatte – sowie auf Spenderstudien, die er selbst durchgeführt
hatte. Dann verglich er methodisch die medizinischen und gesellschaftlichen Auswirkungen beider Systeme. Die Organisation der Briten mit
ihrer Betonung von Gemeinschaftsgeist und Altruismus bezog die Bevölkerung wirksam ein; der Anteil der Bevölkerung, der Blut spendete, stieg
im Lauf der Jahrzehnte kontinuierlich an. Das amerikanische System mit
seiner Betonung des Profits schien die Menschen abzustoßen; der Anteil
der Spender ging ständig zurück und blieb immer weiter hinter der wachsenden Nachfrage zurück. Das britische System zog Menschen aus den
Hauptgruppen der Bevölkerung an – Spender, »die hinsichtlich Alter,
Geschlecht und Familienstand der Bevölkerung [in ihrer Gesamtheit]
weitgehend entsprechen«.[52] Das amerikanische System zog Randgruppen
an – »einen auffällig hohen Anteil … aus den Reihen der Arbeitslosen«.
Bei den Briten wurden weniger als 2 Prozent des Blutes weggeworfen, da
es sein Verfalldatum überschritten hatte, während in Amerika 28 Prozent
ausgemustert werden mußten. Schließlich stellten die beiden Systeme
aufgrund der unterschiedlichen Spender Blutprodukte von erkennbar un-

terschiedlicher Qualität her: In Amerika stiegen die Hepatitisraten stetig an; in England hingegen blieben sie anhaltend niedrig, wobei die transfusionsbedingte Quote im allgemeinen unter 0,1 Prozent lag.

Im amerikanischen Blutwesen stieß Titmuss auf so viele Probleme – von Verknappung über Verschwendung bis hin zu einer wachsenden Zahl von Schadenersatzklagen –, daß er es geradezu als Symbol aller Fehlentwicklungen des Kapitalismus nach amerikanischem Muster ansah. Seine gut dokumentierten und beharrlich der Reihe nach angeführten Argumente ließen seine zunehmende Mißbilligung erkennen. Er schloß mit einer weitschweifigen Tirade gegen den amerikanischen Weg, mit Blut Geschäfte zu machen:

> ... die Kommerzialisierung der Beziehung zwischen Blut und Spender unterdrückt jeglichen Altruismus, baut Gemeinsinn ab, senkt wissenschaftliche Standards, schränkt die persönliche wie auch die berufliche Freiheit ein, ermutigt Krankenhäuser und Kliniklabors, Gewinne zu machen, legalisiert Feindseligkeit zwischen Ärzten und Patienten, unterwirft kritische Bereiche der Medizin den Gesetzen des Marktes und wälzt ungeheure soziale Kosten auf jene ab, die sie am wenigsten tragen können – auf die Armen, Kranken und Hilflosen. [Die Kommerzialisierung] erhöht die Gefahr unethischen Verhaltens auf verschiedenen Gebieten medizinischer Wissenschaft und Praxis und führt schließlich zu einer Situation, in der proportional immer mehr Blut von Armen, Ungelernten, Arbeitslosen, Negern und anderen Schichten mit niedrigem Einkommen, von ausgebeuteten Bevölkerungsgruppen also, geliefert wird, die große Blutmengen zur Verfügung stellen. Eine Umverteilung ... von Blut und Blutprodukten von den Armen zu den Reichen scheint eine der vorherrschenden Auswirkungen des amerikanischen Blutbankenwesens zu sein.[53]

Im Rückblick war Titmuss' Kritik unfair. In seiner Argumentation nahm er das Amerikanische Rote Kreuz kaum zur Kenntnis, obwohl es immerhin etwa 40 Prozent des in Amerika gesammelten Blutes stellte. Außerdem spielte er die Bedeutung der der AABB angehörenden Blutbanken herunter: Die Gebühr für den Ersatz des Blutes, behauptete er, gab deren Sammlungen einen Anstrich von Unfreiwilligkeit. Statt dessen konzentrierte er sich auf die blühende Plasmaindustrie und die wachsende Zahl gewerblicher Blutbanken. So kritisierte er weniger die komplexe Realität amerikanischer Blutressourcen als vielmehr eine Karikatur[54] – wenn auch eine anrührende. Zu einer Zeit, als die Amerikaner ihr Blutwesen allmählich in Frage stellten (und vieles an Amerika insgesamt, denn damals hatte der Vietnamkrieg gerade seinen Höhepunkt erreicht), traf Titmuss'

Buch einen Nerv der Gesellschaft. In den Nachrichtenmedien und wissenschaftlichen Zeitschriften erschienen zahlreiche Besprechungen. Und diese Publicity zog Kreise. Kurz nach Erscheinen des Buches Anfang 1971 kam es zu einer Flut von Enthüllungsberichten. Keine Bilder mehr von »Frauen im Krieg«, die die Blutbanken betrieben, während ihre Männer in Übersee kämpften; keine von dem tapferen jungen Sanitäter, der unter feindlichem Beschuß eine Flasche mit Plasma hochhält, oder von dem alten Veteranen, der sich anstellt, um das erhaltene Blut zurückzuerstatten. Jetzt bekam das Publikum den Obdachlosen und den Häftling vorgeführt: Leute wie »No-Surf Murph«[55] aus dem Slum von Miami, der mit Plasmaverkäufen seinen Fuselvorrat finanzierte, oder Robert Irby[56], einen arbeitsloser Lastwagenfahrer, der, nachdem seine Hepatitisvorgeschichte bei einer Chicagoer Klinik aufgeflogen war, einfach ging und sein Blut an eine andere verkaufte.

Selbst die nichtkommerziellen Blutbanken verloren an Ansehen, da die zwei Hauptorganisationen sich weiterhin vor den Augen des Publikums aus dem Hinterhalt beschossen. Ihre Tätigkeit richtete sich an konkurrierenden Philosophien aus – individuelle gegen gemeinschaftliche Verantwortung –, und so hatten die AABB und das Amerikanische Rote Kreuz Amerika gewissermaßen balkanisiert und in einen Wirrwarr von Gebieten verwandelt, in denen jeweils unvereinbare Regeln galten. (Diese Aufsplitterung nahm noch zu, als ein halbes Dutzend großer Klinikblutbanken, ohne ihre Mitgliedschaft in der AABB aufzugeben, eine eigene Organisation gründeten, den Council of Community Blood Centers.) Die beiden großen Gruppen hatten über die Jahre hin versucht, ihre Aktivitäten durch Verträge und Kommissionen zu koordinieren, waren aber bei jedem Anlauf an ihrer Gegnerschaft gescheitert.

Nun überstürzten sich die Ereignisse. Anfang 1972 wies Richardson, der in den Weihnachtsferien das Buch von Titmuss gelesen hatte, seine Leute an, eine Sonderabteilung einzurichten. Diese sollte nach neuen Möglichkeiten suchen, die Blutversorgung Amerikas zu organisieren. Einige Monate später erklärte Präsident Nixon Blut zu einer »einzigartigen nationalen Rohstoffquelle«[57] und ordnete an, das Ministerium für Gesundheit, Erziehung und Soziales solle eine umfassende Studie anfertigen, wie man sie besser verwalten könnte. Mehrere Kongreßabgeordnete brachten Gesetzesentwürfe ein, um das »Blutspendesyndikat«, wie es bald genannt wurde, zu reformieren. Im Mai gab Richardson, der vor dem Kongreß aussagte, zu einem geschickt gewählten Zeitpunkt eine Erklärung ab, in der er die bisher gültigen Regeln für Blut auf den Kopf stellte.[58] Er kündigte an, er werde der zahnlosen Division of Biologic Standards die Aufgabe der Überwachung der Blutbanken entziehen und sie der Food and Drug Administration übertragen. Die Befugnisse der FDA gingen viel weiter als die der DBS; von nun an würde die Regierung nicht mehr nur die paar hundert Einrichtungen kontrollieren und inspizieren, die im Handel zwischen den einzelnen Bundesstaaten tätig waren, sondern sämtliche Blut- und Plasmazentren des Landes beaufsichtigen – alle siebentausend.

Unterdessen wurden die Zweifel der Öffentlichkeit am Blutwesen durch mehrere Studien bestätigt. In der ersten umfassenden Untersuchung über die Verwendung von Blut in den Vereinigten Staaten kamen die National Institutes of Health zu dem Ergebnis, das Blutbankenwesen sei undiszipliniert und verschwenderisch geworden: Von den 4,6 Millionen Litern Blut, die jährlich gesammelt wurden, verdarben 29 Prozent, ehe sie verwendet werden konnten.[59] Dann veröffentlichte Richardsons Sonderabteilung ihre eigene Einschätzung und kritisierte die Blutbanker an mehreren Fronten gleichzeitig. Nach ihrem Befund wurde Blut so schlecht verteilt, daß viele Menschen kaum Zugang dazu hatten.[60] Sie kritisierten die chaotische Preisgestaltung – eine Klinik in Cleveland zahlte 7,50 Dollar für einen halben Liter Blut, während in San José die gleiche Menge 20 Dollar kostete. (Für den Patienten lag der Preis, als »Servicegebühr« bezeichnet, immer sehr viel höher.) Sie wiederholte Allens frühzeitige Überzeugung, die mittlerweile weitgehend akzeptiert war, daß Blutprodukte Hepatitisepidemien auslösten – jährlich siebzehntausend Fälle, stellte die Sonderabteilung fest; jeweils achthundertfünfzig der Erkrankten starben. (Ihre Schätzung lag im unteren Bereich. Die Centers for Disease Control schätzten pro Jahr dreitausendfünfhundert Todesfälle infolge transfusionsbedingter Hepatitis,[61] manche Ärzte sprachen sogar von der zehnfachen Zahl.) Die Krankheit verursachte dem Land Kosten in Höhe von 86 Millionen Dollar pro Jahr für die Behandlung der Krankheit und infolge von Produktivitätseinbußen. In Begriffen menschlichen Leids ausgedrückt, waren die Kosten unermeßlich.

In diesem Fall hatte der Kapitalismus versagt. Bei der Beschaffung von Blut, einem Gemeinschaftsgut, war es dem freien Markt nicht gelungen, Produkte bereitzustellen, die angemessen, zugänglich und, das war am wichtigsten, sicher waren. Doch obwohl sie die Notwendigkeit einer Reform betonte, verfing sich die Regierung – genauer gesagt, die Administration des Republikaners Nixon – in einer philosophischen Falle. Die Industrie mußte eindeutig umorganisiert, möglicherweise um eine zentrale Autorität gruppiert werden, vielleicht sogar in Anlehnung an annähernd sozialistische Prinzipien wie in England, Holland und Frankreich. Doch für die Republikaner, die mit den Grundsätzen des freien Marktes geradezu verheiratet schienen, war ein solcher Schritt ein Greuel.

Die Einrichtung einer neuen Bundesbürokratie oder eine Kontrolle der örtlichen Blutbanken war das letzte, was sie wollten. Anstatt also das Geschäft mit Blut und Plasma neu zu strukturieren, wie andere Staaten es getan hatten, wandten sich die Regierungsbeamten direkt an die Blutbanker. Sie baten die Industrie, selbst Arbeitsgrundlagen zu formulieren, einschließlich eines Spendersystems auf freiwilliger Basis und einer regional koordinierten Verwendung der Substanzen. Waren diese neuen Richtlinien erst einmal in Kraft, so hofften sie, würde sich die Industrie zu einer gemeinsamen, abgestimmten Durchführung ihrer Geschäfte zusammenfinden. Das alles klang recht vernünftig, idealistisch und, auf amerikanische Art und Weise, auch praktikabel. Doch keiner, der einigermaßen über den Bluthandel in Amerika Bescheid wußte, gab dem Plan mehr als eine winzige Erfolgschance.

13 Außer Kontrolle

Mitte der siebziger Jahre war Managua, die Hauptstadt Nicaraguas, einer der heruntergekommensten Orte der Welt. Die Innenstadt war 1972 von einem Erdbeben dem Boden gleichgemacht worden und nur noch ein von Unkraut überwucherter Trümmerhaufen. Die Auswirkungen der Katastrophe waren nach wie vor zu sehen und zeugten von der Korruptheit Anastasio Somoza Debayles, des Diktators, der über dieses Land herrschte. Als Hilfsgelder in das Land strömten, hatte Somoza sie in die Geschäfte seiner Familie umgeleitet, anstatt die Stadt wiederaufzubauen. Er überließ die Hauptstadt des Landes als verwüstete städtische Wildnis, als eine Stadt ohne lebendiges Zentrum, sich selber.

Er war nicht der erste, der so handelte, zumindest nicht in seiner Familie. In den Jahrzehnten seit der Machtergreifung seines Vaters war das Familienvermögen der Somozas von einer schäbigen Kaffeeplantage auf Besitztümer im geschätzten Wert von 500 Millionen Dollar angewachsen. Dazu gehörten 60 Prozent des landwirtschaftlich nutzbaren Landes und Mehrheitsbeteiligungen in fast jeder wichtigen Branche Nicaraguas.[1] Nun aber, nach zwei Generationen der Unterdrückung, Korruption und ungeheuerlicher Mißwirtschaft, stand Nicaragua am Rande einer Revolution. Die Bewohner Managuas waren zum größten Teil mit Armut, Analphabetentum, Krankheit und Unterernährung geschlagen.

In der heruntergekommenen Stadtlandschaft waren ein paar Gebäude relativ unbeschädigt geblieben. Eines war das Hotel Intercontinental, eine klotzige Stufenpyramide aus Beton und Glas, deren Konstruktion die Pracht der Mayas heraufbeschwören sollte. Um die Ecke befand sich eine weitere Ansammlung von Gebäuden, drei unauffällige, gedrungene Stuckbauten, die in leuchtendem, hygienischem Weiß gestrichen waren. Eine hohe Mauer umgab den Gebäudekomplex, den man nur durch ein schwerbewachtes Tor betreten konnte. Drinnen wartete meistens eine triste, zerlumpte Ansammlung bettelarmer Leute, die gekommen waren, um ihr Plasma zu verkaufen.

Die Compañía Centroamericana de Plasmaféresis[2] war eines der wenigen Unternehmen in der Stadt, die hohe Gewinne abwarfen. Ihr Eigentümer war der Exilkubaner Pedro Ramos Quiroz; sie lag auf einem von den Somozas gemieteten Grundstück und galt eine Zeitlang als größte Plasmapheresezentrale der Welt. Sie war mit fast zweihundert Betten ausgestattet und beschäftigte zwei Dutzend Ärzte sowie Hunderte anderer Angestellter. Zu seinen Spitzenzeiten nahm das Zentrum bis zu tausend Menschen pro Tag Plasma ab. Das Institut war modern und sauber und verhalf den Nicaraguanern, die hierherkamen, zu kostenlosen Mahlzeiten und einem Einkommen. Dennoch wurde es von vielen Leuten in der Gegend als *Casa de vampiros,* Haus der Vampire, bezeichnet.[3] Für sie verkörperte es die unermeßliche Gier des Somoza-Regimes: Nachdem der Diktator alle Ressourcen an sich gerissen hatte, die das Land zu bieten hatte, war er nun dazu übergegangen, sich am Blut seiner Untertanen zu bereichern.

Der Boom der Plasmaindustrie griff von Amerika aus auf den größten Teil der industrialisierten Welt über. Das Zentrum in Nicaragua war eine der vielen Plasmafabriken, die während dieser zügellosen Phase in der dritten Welt aus dem Boden schossen. Die Nachfrage, von einem dramatisch wachsenden Bedarf an Albumin und den neuen Gerinnungsfaktoren beflügelt, wies jedes Jahr zweistellige Zuwachsraten auf.[4] Die meisten dieser Produkte stammten aus einer Handvoll amerikanischer Unternehmen, darunter Armour, Cutter und die Hyland Division der Baxter Laboratories. Diese erhielten ihr Ausgangsmaterial von amerikanischen Spendern, von Studenten, Häftlingen oder den Bewohnern der Elendsviertel. Doch auch dieses Reservoir war, wie sie feststellen mußten, begrenzt. Zwar war Plasmapherese harmlos und lukrativ, dennoch scheute die Mittelklasse davor zurück. Darüber hinaus wurde der Wettbewerb um den beschränkten Bestand an Spendern härter. »In den Vereinigten Staaten waren gute Ausbeuten schwierig geworden«,[5] erinnerte sich Fred Marquart, Präsident der Hyland im Ruhestand. Als der Markt für Plasma international wurde, überstieg der Bedarf an Rohplasma die Kapazitäten der amerikanischen Spender. Und so wie die Ölindustrie die Welt lange nach neuen Ölquellen durchforscht hatte, sahen sich nun auch die Arzneimittelfirmen in Übersee um.

Natürlich gab es Unterschiede. Anders als die Ölgesellschaften importierten die Pharmafirmen zu keiner Zeit den Großteil ihres Rohmaterials; das meiste stammte nach wie vor von amerikanischen Spendern. Die Arzneimittelhersteller kauften auch nicht von Scheichs in Wüstenkönigreichen. Statt dessen wandten sie sich dorthin, wo die Quelle am meisten versprach – die übervölkerten städtischen Slums der ärmsten Länder der Welt. Letztlich schadete ihnen dies jedoch: gleichgültig, wieviel sie bezahlten oder wie gut sie ihre Spender behandelten, den Fraktionierungsfirmen haftete das Stigma an, die Armen zur Ader zu lassen, um sich an ihrem Blut zu bereichern.

Es ist schwer zu sagen, wann die ersten Plasmalieferungen aus der dritten Welt eintrafen, obwohl Aufzeichnungen der FDA zeigen, daß Anfang der siebziger Jahre bereits ein reger Handel herrschte.[6] Das erste Zentrum, das öffentliche Aufmerksamkeit auf sich zog, war eine Einrichtung in Haiti, die sich Hemo Caribbean nannte.[7] Es hatte seinen Sitz in Port-au-Prince, der ärmsten Hauptstadt der westlichen Hemisphäre, und war von Joseph B. Gorinstein, einem Warenterminhändler aus Miami, gemeinsam mit Luckner Gambronne, dem gefürchteten haitianischen Minister für innere und äußere Sicherheit, gegründet worden. Techniker des Zentrums sammelten Tag für Tag Plasma von Hunderten von Spendern, froren es ein und führten es mit der Air Haiti aus, an der Cambronne einen Anteil hielt. Pro Monat lieferten sie bis zu sechstausend Liter an Arzneimittelfirmen in Amerika, Deutschland und Schweden.

Die Sammler bezahlten gut für die Spenden – 3 Dollar für den Liter, ungefähr das Dreifache des durchschnittlichen Tagelohnes –, doch der Zustand der Spender war beklagenswert. Morgens gegen sechs Uhr dreißig stellten sich die mitleiderregenden Gestalten an, viele davon in Lumpen und ohne Schuhe. In einem Land mit krasser Armut und einer primitiven Gesundheitsfürsorge »hatten viele selbst medizinische Probleme«, berichtete Richard Severo, ein Reporter der *New York Times*, der im Januar 1972 diese Gepflogenheiten enthüllte. »Die vorherrschenden Krankheiten sind Tuberkulose, Tetanus, Krankheiten des Magen- und Darmbereichs und Unterernährung. Die Kalorienzufuhr der Haitianer gehört zu den niedrigsten in ganz Amerika, doch [nach den Angaben des technischen Direktors der Firma] nur 1 bis 2 Prozent werden abgewiesen, weil sie zu schwach sind.«

Energisch verteidigte Gorinstein die Einrichtung als wichtige Einkommensquelle für Spender und Angestellte. Außerdem, behauptete er, sei sein Plasma »eine verdammt große Spanne reiner als das aus den Slums mancher amerikanischer Städte«; in Extremfällen traf dies möglicherweise durchaus zu. Doch die Veröffentlichung störte Jean-Claude »Baby Doc« Duvalier, Haitis Diktator, der versucht hatte, sich ein besseres Image zu schaffen als sein Vater. Nach nur zweiundzwanzig Monaten Laufzeit des Zehnjahresvertrags für das Zentrum schloß er Hemo Caribbean ohne viel Federlesens.

Gorinsteins Scheitern konnte andere keineswegs davon abhalten, weiterhin in Lateinamerika Plasma zu sammeln. In der Tat war die Region zu einem beliebten Erntegebiet geworden, denn sie lag nicht weit entfernt, die Lebenshaltungskosten waren niedrig, und es gab zahlreiche arme, willige Spender. Überdies lieferten die Spender trotz der schleichenden Unterernährung wiederholt Plasma hoher Qualität, da sie sich vorwiegend von proteinreichen Bohnen ernährten – zumindest behaupteten dies die

Sammler. Im Lauf der Jahre kauften amerikanische Firmen Plasma aus mehr als einem halben Dutzend Länder Südamerikas, darunter Mexiko, Belize,[8] der Dominikanischen Republik, Costa Rica, El Salvador, Kolumbien und Nicaragua. »Wir schafften so viel Plasma aus Costa Rica raus«, witzelte Marquart, »daß es nach den Bananen ihr zweitgrößter Exportartikel gewesen sein muß.«[9] Unterdessen richteten amerikanische Arzneimittelhersteller Plasmapheresezentren entlang der amerikanischen Südgrenze ein;[10] nun brauchten die Mexikaner nur die Grenze zu überqueren und ersparten ihnen so den umständlichen Import der Flüssigkeit.

Kennzeichnend für diese Phase der Zügellosigkeit waren die raffinierten, verwegenen Unternehmer, die dieses Geschäft anzog. Einer der erfolgreichsten und schillerndsten war Delfino de la Garza. Er stammte aus einer mexikanischen Familie mit besten Beziehungen und lebte auf einem herrlichen Gut in Costa Rica. Ende der sechziger Jahre trat de la Garza mit dem Plan, eine Reihe von Plasmafabriken in Mittelamerika zu gründen, an die Hyland heran. Er schickte seine Manager nach Los Angeles, wo Techniker der Hyland sie ausbildeten. Anschließend eröffnete er in Costa Rica ein Zentrum. »Er hatte eine Spendezentrale mit fünfundachtzig bis hundert Betten«, erinnerte sich Marquart. »Das Ding war tadellos, alles erstklassig.« Kurz darauf eröffnete de la Garza zwei weitere Zentren in Guatemala und El Salvador und konnte pro Monat schätzungsweise sechstausend Liter Plasma an die Hyland exportieren.

Was de la Garza in den Augen seiner amerikanischen Partner so bemerkenswert machte, war weniger seine medizinische Erfahrung (er hatte keine), sondern die Art, wie er Geschäfte machte, auf lateinamerikanisch nämlich. Beim Aufbau seiner Unternehmen setzte de la Garza eine Mischung aus Beziehungen, Bestechungsgeldern und persönlichem Charme ein. »Einfach verblüffend, wie elegant er alles regelte«,[11] meinte Tom Asher, ehemaliger Manager der Hyland und pensionierter Präsident der Firma Hemacare in Südkalifornien. Asher erinnerte sich an eine Zeit Anfang der siebziger Jahre. Er war damals unabhängiger Plasmasammler, sah sich in mehreren Ländern Mittelamerikas um, sprach mit lokalen Beamten und Unternehmern und versuchte, mit ihnen ins Geschäft zu kommen, um entsprechende Einrichtungen zu gründen. (Die Absprachen beinhalteten seiner Erinnerung nach im allgemeinen auch die Forderung nach Schmiergeldern.) In jedem Einzelfall stellte sich heraus, daß de la Garza sich schon vorher die Exklusivrechte verschafft hatte. Schließlich konnte Asher in El Salvador einen Vertrag abschließen, obwohl de la Garza dort bereits eine konkurrierendes Unternehmen gegründet hatte. Ashers Firma war noch kein Jahr in Betrieb, als »urplötzlich der Justizminister, der Gesundheitsminister und fünfzehn bewaffnete Soldaten hereinspazierten und befahlen: ›Alle raus hier!‹« Anscheinend verfügte de la Garza über genügend Einfluß, um Asher zur Aufgabe zu zwingen. Dieser brauchte Monate, um seine Ausstattung wiederzubekommen – und auch das gelang ihm nur, da er sie mitten in der Nacht von ein paar Leuten heimlich herausschmuggeln ließ.

Lateinamerika war nicht die einzige Region, wo man billiges Plasma in industriellem Maßstab kaufen konnte. Ein Teil kam aus Lesotho, dem verarmten schwarzen Homeland in Südafrika.[12] Von dort lieferte eine Firma namens Scimitar, die dem ehemaligen Blutbanker Ben G. Grobbelaar gehörte, die Substanz. Als medizinischer Direktor des Natal Blood Transfusion Service, der dem Exekutivrat der International Society of Blood Transfusion angehörte, und stellvertretender Vorsitzender der World Federation of Hemophilia war Grobbelaar einer der bekanntesten Blutbanker Südafrikas gewesen. Außerdem hatte er die erste Fraktionierungsanlage in der Region gegründet. Im Verlauf seiner Arbeit auf dem freiwilligen Sektor hatte er einen Sinneswandel durchgemacht. Er war zu der Überzeugung gelangt, unbezahlte Spenden, und seien sie noch so großherzig, reichten niemals aus, um die Welt mit ausreichenden Mengen Plasma zu versorgen. Aus diesem Grund baute er in Lesotho ein Plasmapheresezentrum auf. Dort kaufte er das Plasma für 5 Dollar pro Spende[13] und verkaufte es für mehr als den fünffachen Betrag an angesehene Arzneimittelfirmen in Deutschland, Italien und Spanien. (Grobbelaar erklärte, nach Abzug der Verarbeitungs- und Frachtkosten mache er bei jedem halben Liter Blut einen Gewinn von 2 bis 4 Dollar.)

Seine Geschäfte machten Grobbelaar in den Kreisen des internationalen Blutbankenwesens zu einem Aussätzigen. Viele frühere Kollegen fragten sich, wie ein so renommierter Arzt sich auf eine Ausbeutung der Armen einlassen konnte. Ihm kam diese Haltung jedoch naiv vor. In Europa funktionierte ein freiwilliges System möglicherweise, da die Leute relativ wohlhabend waren. Sie konnten es sich leisten, Blut und sogar Plasma zu spenden. Doch die Menschen in der dritten Welt mußten tagtäglich um ihr Überleben kämpfen und konnten sich den Luxus freiwilliger Spenden nicht leisten. Zentralen wie seine, so argumentierte er, stellten eine Lösung dar, da man so Plasma beschaffen konnte und gleichzeitig in Gebieten mit hoher Arbeitslosigkeit für Einkommensquellen sorgte. Auch die weitverbreitete Behauptung, Geschäfte wie seines würden die Armen ausplündern, ließ er nicht gelten. Die 5 Dollar, die er für eine Spende bot, konnten das tägliche Einkommen des durchschnittlichen Spenders ohne weiteres verdoppeln. Auf diese Weise konnte er im Gegensatz zu den verwahrlosten Pennern in Amerika, die ihr Plasma gegen eine relativ geringere Bezahlung verkauften, »durchschnittliche« Bürger anlocken (diese

Behauptung traf nur bedingt zu, wie wir noch sehen werden). In einem
Brief, in dem er seine Aktivitäten und seine Philosophie rechtfertigte,
schrieb er: »Ich kann die Einstellung dieser selbstgerechten Westeuropäer
nicht billigen. Vierzig Jahre lang haben sie Afrika Panzer und Maschinengewehre verkauft«; er hingegen exportiere eine lebensrettende Substanz
und zahle seinen Spendern genügend, um davon leben zu können.[14]

Eine Firma fand eine Möglichkeit, riesige Mengen billigen Plasmas zu
importieren, ohne irgend jemanden auszubeuten. Das Institut Mérieux,
ein französisches Pharmaunternehmen, führte Tonnen von blutreichen
Plazenten aus Geburtsstationen in aller Welt ein. Die Idee stammte von
Charles Mérieux, dem *Grandseigneur* der Firma, der in Frankreich während des Kriegs einige der ersten heimlichen Transfusionszentralen eingerichtet hatte. Nach Kriegsende hatte er das Labor Erwin Cohns in Boston
besichtigt; die »industrielle« Verwertung von Plasma faszinierte ihn. Noch
in den Vereinigten Staaten erfuhr er von einer Plasmaquelle, die gleichermaßen »genial und offensichtlich« war: die Millionen von Plazenten, die
jedes Jahr zur Verfügung standen. In seinen Memoiren schrieb er: »Aus
diesem Blutbeutel, der nach jeder Geburt weggeworfen wird, könnten
wir all das Albumin und Gammaglobulin extrahieren, das wir je brauchen
werden.«[15]

Im Lauf der Jahrzehnte schuf Mérieux ein Netz von Kontaktleuten,
die ihm Plazenten schickten; sie wurden in umgebauten Weinpressen
ausgequetscht, um das Plasma zu extrahieren. Als die Produktion ihren
Höhepunkt erreichte,[16] lieferten die Plazenten im Institut Mérieux vier
Fünftel des Gammaglobulins für Frankreich und stellten 8 Prozent der
weltweiten Albuminversorgung sicher. Mérieux bezog Material aus so
entfernten Gegenden wie Rußland und China und wurde so der weltweit größte Importeur von Plazenten; in seinem Institut wurden pro Tag
bis zu 15 Tonnen des Rohmaterials verarbeitet – 5 Prozent aller Plazenten
der Welt.[17]

Das größte und berüchtigtste aller Plasmazentren jener Zeit war die
Compañía Centroamericana de Plasmaféresis in Managua. Rund um die
Uhr schlurften Arme und Bedürftige hinein und verkauften ihr Blut,
nachdem sie sich vorher Urin- und Bluttests unterzogen hatten. Techniker froren das Plasma ein und schickten es zu Umschlagplätzen in der
Nähe von Flughäfen in Mexiko und Miami,[18] wo es bis zum Versand zu
den Pharmafirmen in Europa und Amerika in einem Tiefkühldepot aufbewahrt wurde.

Ramos bezahlte den Verkäufern 5 bis 7 Dollar pro Liter, in Nicaragua
ein hübscher Verdienst, und verkaufte es seinen Kunden für nahezu den

fünffachen Betrag. Auf jeder Stufe folgten weitere Preisaufschläge. Tom Hecht, pensionierter Präsident der Continental Pharma Cryosan in Montreal und einst der weltweit größte Plasmamakler, handelte die ersten Verträge zwischen der Plasmaféresis und den Abnehmern aus. »Große Mengen von Rohplasma schickten wir an Travenol in Belgien [eine Schwesterfirma der in Kalifornien ansässigen Hyland]«, erinnerte er sich. »Travenol zog das Kryopräziptitat heraus – wir nannten es das ›Recht zum Abschöpfen‹. Das kryoarme Plasma verkauften wir dann an Kabi Pharmacia [eine schwedische Biofirma] zur weiteren Fraktionierung.«[19] Hecht kaufte das Plasma für 34 Dollar pro Liter, verkaufte die Abschöpfrechte für 12 Dollar an die Travenol und den kryoarmen Rest für 38 Dollar nach Schweden. Die Abwicklung brachte seiner Firma pro Monat etwa 240 000 Dollar ein. »Das größte Geschäft, das ich je abgeschlossen habe«, meinte er.

Hechts Unternehmungen vermitteln einen Eindruck davon, wie Plasma aus der dritten Welt überallhin verschickt wurde. Nahezu die Gesamtmenge ging nach Norden zu amerikanischen und europäischen Arzneimittelfirmen. Einige Lieferanten schlossen langfristige Verträge direkt mit den Verarbeitern; andere verkauften an selbständige Makler wie Hecht, der um die Welt reiste, sich Plasma auf dem Spotmarkt sicherte und es an den Meistbietenden verkaufte. Ungeheure Mengen gingen über Montreal und Zürich. Dies brachte beiden Städten den zweifelhaften Ruf ein, aufgrund ihrer laxen Zoll- und Transitgesetze Umschlageplätze für den internationalen Plasmahandel zu sein.[20]

Wenn das Rohplasma seinen Bestimmungsort erreicht hatte, rührten es die Arzneimittelfirmen zu riesigen Chargen zusammen, fraktionierten die Mischung und verkauften die Derivate. Manchmal verschickten die Unternehmen Endprodukte wie Gammaglobulin oder Faktor VIII; manchmal verkauften sie den teilweise fraktionierten Brei an andere Firmen. Wie das im einzelnen auch immer aussehen mochte, es lief immer auf das gleiche hinaus: Die Industrie sammelte das Plasma in Gegenden mit grassierender Armut, Unterernährung und Hepatitis, verdickte und verarbeitete das Ausgangsmaterial und verkaufte es in alle Welt.

Als größter Plasmasammler der Entwicklungsländer bot die Zentrale in Managua vielen Vorteile – Rohstoff für die Arzneimittelfirmen, Gewinne für Ramos und Somoza, Provisionen für die Vermittler und ein wenig Geld für die Spender. Doch das Ganze hatte auch eine Kehrseite. Im Herbst 1977 beklagte sich eine Frau aus einem der Barrios, der Elendsviertel, bei der Polizei, ihr Sohn sei verschwunden.[21] Der junge Mann, ein Alkoholiker und regelmäßiger Spender mit Namen Mario Salazar Marques, hatte ihr erzählt, er werde, wie schon im Monat zuvor, wieder einmal Plasma verkaufen. Als sie zu dem Zentrum ging und nach ihrem Sohn fragte, erzählten andere Spender, sie hätten ihn tags zuvor gesehen, auch wenn ihr keiner sagen konnte, was aus ihm geworden war. Einige meinten, Mario sei vielleicht bewußtlos geworden – eine Nachricht, die der armen Frau vermutlich einen ziemlichen Schreck einjagte. Mario hatte ihr erzählt, Spender, die bewußtlos würden oder stürben, würden mit einem grünen Laken zugedeckt, in den Keller gebracht und dann »verschwinden«.

Solche Vorfälle waren in Nicaragua natürlich nicht ungewöhnlich, doch diesmal wurde ein Reporter von *La Prensa*, der oppositionellen Zeitung Managuas, darauf aufmerksam. Ihr Herausgeber und Redakteur, der pragmatische Intellektuelle Pedro Joaquín Chamorro Cardenal, war schon mindestens ein halbes dutzendmal vom Diktator ins Gefängnis geworfen worden, weil er die Gewalttätigkeit und die Übergriffe des Regimes publik gemacht hatte. Das Verschwinden Salazars im Zusammenhang mit dem Plasmazentrum lieferte Chamorro ein weiteres Beispiel für Somozas Niedertracht.

Die Zeitung schickte einen Reporter los, der auf ein Haus in der Nähe kletterte und über die hohen, schwerbewachten Mauern der Zentrale spähte. Dort sah er lange Schlangen zerlumpter und offensichtlich nicht gesunder Männer. »Neunzig Prozent der Spender kommen aus den allerärmsten Schichten«, schrieb er. »Die meisten sind arbeitslos und in schlechter körperlicher Verfassung.«[22] Weitere Berichte folgten. Jeden Tag stellte die Zeitung unter Überschriften wie »Warum wir in dieses blutige Geschäft verwickelt sind«[23], »Informationen über tote Spender« und »PLASMAPHERESE MACHT DAS LAND KRANK« Verstöße und Mißbrauch an den Pranger. Die Artikel enthüllten, daß Ramos' Angestellte Blut von Leuten kauften, die als Alkoholiker bekannt waren, und medizinische Prüfverfahren unter den Tisch fallen ließen, während ihre amerikanischen Kunden darauf vertrauten, daß man sie durchführte. Reporter beschrieben, daß Wachen die Spender wie Gefängnisinsassen behandelten, beschimpften und brutal herumscheuchten. Ein Spender behauptete, er sei geschlagen worden. Ein Komitee verarmter Frauen aus einem Barrio schrieb an *La Prensa,* Blut zu verkaufen sei ihre einzige Alternative zu Prostitution. »Aber wenn die Nadel in unsere Körper eindringt, spüren wir auch, wie wir einen Teil unseres Lebens verlieren. Die Leute, die in diesem Zentrum arbeiten, behandeln uns unmenschlich... Wir flehen die zuständigen Personen an... diese schreckliche Situation zu untersuchen.«[24]

Doch nicht nur die Spender beklagten sich. Ärzte einer örtlichen Klinik berichteten, sie müßten häufig regelmäßige Plasmaspender wegen

»schwerer Blutarmut und Unterernährung«[25] behandeln, so daß ein Teil von Ramos' Gewinnen auf Kosten der aus öffentlichen Mitteln finanzierten medizinischen Versorgung gehe. Später stellte ein Komitee aus medizinischen Ausbildern, die frühere Spender in Krankenhäusern der Umgebung befragten, fest, einige Männer waren mit positivem Ergebnis auf Syphilis untersucht worden.

Fairerweise sollte man zumindest einige der Berichte von *La Prensa* in Frage stellen. Was medizinische Einzelheiten angeht, blieben die Berichte eher vage. Beispielsweise ist zweifelhaft, ob die von den ortsansässigen Ärzten festgestellte Blutarmut tatsächlich von zu häufiger Plasmapherese herrührte, da deren Folgen eher eine Proteinreduzierung und Nierenschäden waren. Außerdem hatte Chamorro, seit jeher ein erklärter Feind Somozas, nie behauptet, ein unparteiischer Beobachter zu sein. Schließlich erinnern sich Leute aus der Branche, das Zentrum sei vorbildlich gewesen – gut ausgestattet und professionell betrieben. Branchenkenner verweisen darauf, daß die Plasmazentrale eine Lizenz der US Food and Drug Administration erhalten hatte; dies kam einem Qualitätssiegel gleich.

Allerdings muß man zwischen dem, was die FDA genehmigte, und dem, was in einer solchen Einrichtung tatsächlich passierte, unterscheiden. Hält man sich an das, was Veteranen der Branche berichten, waren Plasmazentren in den Elendsvierteln Mitte der siebziger Jahre nur noch Erinnerung, da die Regierung die Vorschriften verschärfte und die Industrie immer sorgfältiger arbeitete. Auf dem Papier mag das so gewesen sein, doch die alltägliche Praxis sah oft ganz anders aus. Das galt sogar in Amerika, wie Journalisten erfahren mußten, die sich als arme Spender ausgaben. Ende 1975 verfolgte beispielsweise ein Dokumentationsteam des britischen Fernsehens die Ursachen einer Hepatitisepidemie bei englischen Blutern bis zur amerikanischen Quelle des Produkts zurück. Sie statteten mehreren Plasmapheresestationen einen Besuch ab, die Hyland gehörten. In jeder Einrichtung sahen sie erschreckende Ansammlungen von Obdachlosen und Alkoholikern und wurden Zeugen rücksichtsloser und zynischer Auswahlverfahren.[26] Sie hatten Arie Zuckerman, einen britischen Hepatitisexperten, mitgebracht, der die Niederlassung von Hyland in Los Angeles nach einem Besuch als »Angriff auf die Menschenwürde«[27] bezeichnete. Ihre Spender wären von jedem englischen Arzt »auf der Stelle zurückgewiesen«[28] worden. Doch als die Fernsehjournalisten Richard Wilbur, den für medizinische Angelegenheiten zuständigen Vizepräsidenten der Hyland, befragten, behauptete dieser, nichts von derlei Zuständen zu wissen. Schließlich hätte er jedes der Sammelzentren seiner Firma erst einmal besucht.

Vielleicht log Wilbur, um zu verheimlichen, daß er und andere führende Persönlichkeiten der Branche sehr wohl von den unzulänglichen
Bedingungen wußten, unter denen sie ihre Sammelzentren betrieben.
Die andere Möglichkeit wäre, daß er es wirklich nicht wußte, was auch
nicht gerade beruhigend ist. Denn dies hieße, Manager der Branche nahmen schlicht nicht zur Kenntnis, daß das, was in den schriftlichen Vereinbarungen stand, nicht unbedingt den tatsächlichen Verhältnissen vor Ort
entsprach.

Wenn sich dies schon bei den Einrichtungen der großen Arzneimittelfirmen in Amerika so verhielt, kann man sich ohne weiteres die Situation
in Nicaragua vorstellen. Die Angestellten von Plasmaféresis, daran bestand kein Zweifel, kürzten das Verfahren ab, kümmerten sich nicht um
das Wohlbefinden der Spender und ließen bestimmte Tests unter den
Tisch fallen. Selbst Hecht, der bei der Zusammenarbeit mit dem Unternehmen ein Vermögen machte, erinnerte sich mit leichtem Widerwillen
daran. »Die konkreten Einrichtungen waren beeindruckend, aber was
mich am meisten störte, war die Art und Weise, wie das Management
dort die Leute behandelte: voller Verachtung und nicht wie menschliche
Wesen.«[29] So ist man schließlich doch geneigt, *La Prensa* Glauben zu
schenken – wenn schon nicht in allen Einzelheiten, so doch zumindest
der Tendenz nach. Denn eines ist klar: Diese Art von Zentrum an einem
solchen Ort, mit seiner unterdrückten und verarmten Bevölkerung,
konnte nie etwas anderes sein als ausbeuterisch. Das schlug sich in der Behandlung der Spender nieder – dem Anschreien, dem Herumstoßen,
dem Mißbrauch. Chamorro bezeichnete es als »Schande für die ganze
Nation«[30], eine drückende Last für die Moral des Volkes. Ein Senator der
Opposition verglich das Geschäft mit Dracula, der hier allerdings »nicht
nur nachts, sondern auch tagsüber, die Wochenenden und Sonntage eingeschlossen«[31], aus seinem Grab steige.

Niemand erfuhr je, was aus Mario Salazar Marques geworden war. Doch
immer mehr solcher Berichte wurden veröffentlicht, als das Drama, das
sich dort abspielte, immer brisanter und verstörender wurde und ungeheuer schnell auf ein gewaltsames und tragisches Ende zusteuerte.

Betrachtet man diese Phase des weltweiten Plasmahandels, etwa zwischen
Ende der sechziger und Ende der siebziger Jahre, könnte man leicht in
Versuchung geraten, die Amerikaner in die Rolle der Bösewichter zu drängen. Schließlich schienen sie von einem internationalen Handel zu profitieren, bei dem die Armen ausgebeutet wurden. Genau das sagten auch die
europäischen Blutbanker bei internationalen Treffen und Konferenzen.
Doch die Wirklichkeit des Plasmahandels war erheblich komplexer.

Nach dem Zweiten Weltkrieg hatten die meisten industrialisierten Länder, wie wir gesehen haben, ihr Blutwesen aus humanitären und medizinischen Gründen an gemeinnützigen Grundsätzen ausgerichtet. Tatsächlich war es in einigen Ländern, etwa in Frankreich, fast zu einer Religion geworden, für Blut nichts zu bezahlen. Als später die Plasmapherese entwickelt wurde, verboten einige Länder das Verfahren, da es mit einer Bezahlung der Spender einherging. Statt dessen wandten sie sich einer Vielzahl von Methoden zu, um das benötigte Plasma zu bekommen. Die Schweiz beispielsweise sammelte von Freiwilligen einen Überschuß an Vollblut, zentrifugierte das Plasma ab und warf die roten Blutkörperchen weg. England verwendete Plasma von Blut, dessen Verfallsdatum überschritten war, und zentrifugierte Plasma aus Vollblutchargen. Andere, wie Frankreich und Deutschland, ließen Plasmapherese in begrenztem Umfang zu. Allerdings durften die Spender kaum mehr als ein Viertel der in Amerika zulässigen Menge abgeben.[32]

Eine Zeitlang funktionierte das, und es gelang den Europäern, das benötigte Plasma hauptsächlich von Freiwilligen zu beziehen (außer in Deutschland, wo die Arzneimittelfirmen für die Plasmapherese bezahlten). Gleichzeitig verschaffte ihnen dies die moralische Genugtuung, daß sie die Amerikaner verurteilen konnten. Doch als die Nachfrage für Plasmaprodukte explodierte – zunächst für Albumin und später für Faktor VIII –, wurde es unmöglich, ausreichende Mengen Plasma von Freiwilligen zu beziehen. Die meisten europäischen Länder kauften daher immer größere Mengen von Plasma und dessen Derivaten von den Vereinigten Staaten.

Großbritannien zum Beispiel sah sich gezwungen, große Mengen von Faktor VIII einzuführen. Leider muß gesagt werden, daß sich das von Titmuss gerühmte landesweite System freiwilliger Spender allmählich zu einem »desorganisierten Tohuwabohu«[33] verwandelt hatte, um einen bekannten britischen Kritiker zu zitieren. Es bestand aus einer Ansammlung halbautonomer Regionen, die wenig taten, um einander zu helfen oder etwas miteinander zu teilen. Das System war kaum noch in der Lage, ausreichend Vollblut zu liefern, und erwies sich als völlig unfähig, eine ausreichende Versorgung mit Plasma sicherzustellen. Außerdem hatten die von der Regierung gegründeten Fraktionierungszentren in Oxford und Elstree versäumt, rechtzeitig ihre Kapazitäten auszuweiten. Spezialisten für Hämophilie hatten die Regierung gebeten, die Produktion zu steigern, und das Gesundheitsministerium hatte versprochen, etwas zu unternehmen. Es stellte Gelder zur Verfügung, mit denen die Einrichtungen auf den neuesten Stand gebracht werden sollten, und gab als Ziel eine Selbstversorgung Englands mit Plasma vor. Doch sie schafften es nicht, auch nur eines der gesteckten Ziele zu erreichen.[34] Da man also weder die Möglichkeit hatte, genug Plasma zu sammeln, noch über die Kapazitäten verfügte, um es zu verarbeiten, blieben die britischen Vorräte an Faktor VIII stets weit hinter der Nachfrage zurück. Das Land mußte seinen Nachschub zu mehr als der Hälfte aus den Vereinigten Staaten beziehen.[35] Ähnlich importierte Frankreich, das sich öffentlich seines vollkommen freiwilligen Plasmaphereseprogramms rühmte, in aller Stille immerhin 26 Prozent seines jährlichen Bedarfs an Faktor VIII aus Amerika.[36] Holland und die Schweiz importierten Plasma und seine Derivate. Außerhalb Europas führte Japan ungeachtet der zunehmenden Ausweitung von Naitos Grünem Kreuz erstaunliche 98 Prozent seiner Plasmaprodukte ein.[37]

So war Amerika in der Mitte des Jahrzehnts zur OPEC für Plasma geworden. Tom Drees, damals Präsident der Alpha Therapeutic Corporation, erklärte später bei einer Zusammenkunft von Vertretern verschiedener Fraktionierungsfirmen: »So wie die USA die Welt ernähren, geben sie der Welt auch ihr Blut. Oder, genauer gesagt: Die USA unterziehen sich zugunsten der übrigen Welt selbst einer Plasmapherese.«[38] Doch obwohl die Produktionskapazität Amerikas weiter anstieg, blieb seine Möglichkeit, Rohplasma zu liefern, auf dem gleichen Niveau, und die Arzneimittelfirmen beschafften immer mehr Ausgangsmaterial in der dritten Welt.

Wenn man also die amerikanischen Firmen jener Zeit verurteilt, sollte man auch auf die Heuchelei der anderen hinweisen. Genau jene amerikanischen Arzneimittelfirmen, die große Mengen ihres Rohstoffs aus der dritten Welt einführten, lieferten – aus verschiedenen Quellen einschließlich der dritten Welt – den größten Teil des Plasmas für Europa. Die Amerikaner exportierten tatsächlich genug Rohplasma und verarbeitetes Material, um gut die Hälfte des europäischen Bedarfs zu decken. Ein Verkäufer drückte es so aus: »Es hat mich immer verblüfft, wie [die Europäer] es fertigbringen, eine Bezahlung der Spender für unmoralisch zu halten, obwohl sie Plasma aus den USA importieren, von dem sie wissen, daß es von bezahlten Spendern stammt.«[39]

Während Plasma und seine Derivate von den Vereinigten Staaten nach Europa flossen, strömte das Geld in die entgegengesetzte Richtung. Das galt vor allem für die Gewinne aus dem Faktor-VIII-Konzentrat, das in Amerika für etwa 11 Cent pro Einheit verkauft wurde (ein Jahresvorrat kostete einen Bluter durchschnittlich einige tausend Dollar). Europa, wo man mindestens das Dreifache dafür erhielt,[40] wurde so zu einem blendenden Absatzmarkt für die Pharmafirmen (dies hielt auch die Preise für Amerikas Hämophile niedrig). Amerikanische Firmen fielen über den Kontinent her, um sich einen Anteil an dem lukrativen Markt zu sichern.

Sie gewährten Massenverbrauchern Sonderprämien, darunter Ausrüstung, finanzierten die Gehälter für Techniker, Konferenzen und Vergünstigungen wie Kreuzfahrten für Angestellte. Einige Unternehmen boten den Behandlungszentren und Gesellschaften für Hämophilie auch Preisnachlaß.

Nirgends war die Behandlung großzügiger als in Westdeutschland. Der Verbrauch von Gerinnungsfaktor VIII war wahrhaft erstaunlich. Im Durchschnitt verbrauchte ein Bluter dort bis zu viermal soviel wie ein entsprechender Amerikaner. Westdeutschland verbrauchte insgesamt mehr Faktor VIII als alle anderen europäischen Länder zusammen; eine einzige Klinik gab dafür mehr Geld aus als die gesamten USA.[41]

Der Anstieg des deutschen Verbrauchs ist vor allem im Zusammenhang mit Hans Egli[42] zu sehen, dem engagierten und umgänglichen Leiter des weltgrößten Behandlungszentrums für Hämophile, des Instituts für experimentelle Hämatologie und Bluttransfusionswesen der Universität Bonn, allgemein auch Hämophiliezentrum Bonn genannt. Egli hatte Shelby Dietrich, die zu den Begründern der Behandlung von Blutern in Amerika gehörte, in Los Angeles besucht und war zu einem überzeugten Anhänger ihrer Methode geworden. Er übernahm ihre Verfahren und ergänzte sie um einiges, das ihm als Verbesserung erschien. Unter Dietrichs Anleitung verabreichten die Patienten sich selber kleine Dosen von Faktor VIII, wann immer sie eine beginnende Blutung spürten. Allerdings bestand sie darauf, daß die Patienten in der Umgebung von Los Angeles lebten, damit sie und ihr Personal die Fortschritte beobachten konnten. Egli hingegen verabreichte hohe Dosen von Konzentrat und überwachte Patienten, die weit entfernt von seiner Klinik lebten. Frau Dietrich wandte die Behandlung nur im Bedarfsfall an; bei einer akuten Blutung gaben die Patienten sich selber eine Injektion. Egli wies seine Patienten an, auch prophylaktisch zu spritzen – nach einem festen Zeitplan, ob sie nun gerade bluteten oder nicht. Seiner Überzeugung nach trug diese Behandlung dazu bei, Gelenkblutungen zu vermeiden, vor allem bei jungen Patienten, deren Gelenke noch wuchsen. Er leitete seine Patienten während einer zweiwöchigen Ausbildungsphase an, die aus einer strengen körperlichen Therapie und einer pharmakologischen Unterweisung bestand. Dann schickte er sie wieder nach Hause und erwartete lediglich mehrere Rückmeldungen pro Jahr. Den Kontakt hielten sie aufrecht, indem sie ausführliche Fragebögen ausfüllten; außerdem war das Zentrum rund um die Uhr telephonisch erreichbar.

Bei Patienten mit Hemmkörperhämophilie – die als Reaktion auf die Injektion Antikörper bilden – wandte er eine noch radikalere Therapie an. Diese Patienten sorgten bei den Ärzten für Verwirrung: Ihr Körper zerstörte die einzige Substanz, die ihm helfen konnte. Hans Hermann Brackmann, Eglis Neffe und medizinischer Leiter des Zentrums, entwickelte ein Verfahren, bei dem er massive Dosen von Faktor VIII in Verbindung mit anderen Medikamenten zur Unterdrückung der Immunreaktion verabreichte.

Von zwanzig Patienten, so Brackmann, die auf Faktor VIII »heftig reagierten«, kam es nach jahrelanger Behandlung bei fünfzehn zu keiner Antikörperreaktion mehr.[43]

Eglis Therapie vermittelte den Blutern – mehr noch als die konventionelle häusliche Behandlung – ein bislang unbekanntes Gefühl von Unabhängigkeit. »Im Alter von sechzehn Jahren war ich wegen der Blutungen im Hüftgelenk auf den Rollstuhl angewiesen«, erinnerte sich Werner Kalnins, einer der ersten Patienten von Egli und Brackmann. »Nach zwei Wochen Behandlung konnte ich mit Hilfe von Krücken gehen. Wenig später war ich vollständig beschwerdefrei.«[44] Aus allen Teilen Deutschlands und auch aus anderen Ländern strömten die Patienten in die Bonner Klinik. Frank Schnabel, Gründer der World Federation of Hemophilia in Montreal, verbrachte 1977 zwei Wochen in der Klinik. Er staunte über die Methoden und die technische Ausrüstung der Klinik, die »die Bluterkrankheit ins Computerzeitalter führten«:

Es ist eine recht interessante Erfahrung, in Brackmanns Auto mitzufahren. Über das ausgetüftelte Telephonsystem kann man mithören, wie ein Bluter aus Stuttgart, gut 250 Kilometer entfernt, wegen seiner Behandlung anruft und der Doktor ihm den weiteren Verlauf der Behandlung vorschreibt. Vielleicht teilt der Patient nur mit, welche Fortschritte er täglich an seinem Knie beobachtet – um wie viele Zentimeter die Schwellung zurückgegangen ist. Die Infusionen werden fortgesetzt, bis das Gelenk wieder normal ist. Oder es handelt sich um eine ernste Blutung, und der Bluter stellt fest, daß in seiner Hausapotheke kein ausreichender Vorrat an AHF-Konzentrat mehr vorhanden ist. Da es bis zu zwölf Stunden dauern kann, ehe eine Sondersendung bei dem Hämophilen ankommt, fragt das Bonner Zentrum den Computer ab und ermittelt die Menge von Faktor VIII bei den Blutern in der Umgebung. Diese Bluter . . . schaffen rasch genügend Material heran, um die Krise unter Kontrolle zu bringen, bis die Sendung ankommt. Ein Besucher des Zentrums Bonn wird große Lagekarten vorfinden, auf denen die Logistik dieser Operation graphisch dargestellt ist.

»Ich habe das Epizentrum gesehen«, schloß Schnabel, »und mit Sicherheit werden Hämophile in aller Welt von den Wellen des Bebens profitieren, das von Bonn ausgeht.«[45]

Trotz dieser Begeisterung warfen Eglis Methoden Fragen auf. Andere Ärzte wie Professor Günter Landbeck von der Kinderklinik der Universität Hamburg kritisierten Eglis Ferntherapie und betonten die Notwendigkeit »eines kompetenten Arztes in Wohnungsnähe«.[46] Auf einer Konferenz in Heidelberg im Jahre 1977 legte Professor Klaus Schimpf, Leiter des dortigen Bluterzentrums, Wert auf die Feststellung, seine Patienten entwickelten sich mit einem Bruchteil von Eglis Dosierungen ausgezeichnet – einer von ihnen habe sich sogar einer Tischtennismannschaft angeschlossen. Ein anderer Mediziner[47] fragte, ob es klug sei, jungen Menschen »vom dritten Lebensjahr an täglich oder wöchentlich oder das ganze Leben Hunderttausende Einheiten Fremdmaterial zu geben«.[48]

Auch Ärzte außerhalb Deutschlands äußerten Bedenken. Im Oktober 1977 besuchte zum Beispiel eine internationale Gruppe von Experten für häusliche Behandlung das Bonner Zentrum. Zwar waren sie beeindruckt von dem, was sie sahen, doch sie fragten sich nach den wissenschaftlichen Grundlagen des Ganzen, vor allem, da Egli und Genossen so wenig publiziert hatten. »Wir alle halten eine präzise Dokumentation Ihrer Arbeit für äußerst wichtig«,[49] schrieben sie Egli. 1979 warf der Europarat den deutschen Zentren für Hämophilie vor, zuviel von dem Rohstoff Faktor VIII zu verbrauchen.[50] Doch die Deutschen schienen keinerlei Grenzen gezogen zu haben, weder was Menge oder Kosten noch was die Gefahr von Hepatitis anging.

Eglis Gruppe verteidigte sich, ihr Vorgehen sei notwendig, doch die Verschreibungsgewohnheiten seiner Kollegen hatten einen gewissen Beigeschmack: Wenn sie große Mengen von Faktor VIII umsetzten, trugen sie zu einer Gewinnsteigerung ihres Zentrums bei.

Die deutschen Bluter waren Nutznießer eines der weltweit liberalsten Systeme zugunsten Behinderter, in dessen Rahmen ihnen ein gesetzlich verankertes Recht auf volle Mobilität zugesichert wurde.[51] Hämophile erhielten kostenlos jede Menge Faktor VIII, die sie brauchten, nicht nur um zu überleben, sondern um ein schmerzfreies und unabhängiges Leben zu führen. Bluterzentren bestellten beliebige Mengen von Faktor VIII und stellten sie den Krankenversicherungen in Rechnung (die zum Teil in öffentlichem Besitz sind). Der Patient bezahlte gar nichts.

Der deutsche Journalist Egmont Koch dokumentierte in seinem Buch *Böses Blut* genauestens, wie Eglis Gruppe das System durch Manipulationen dazu brachte, riesige Beträge an das Hämophiliezentrum Bonn zu zahlen. Man beschaffte fast alles aus Amerika, wo es nur ein Viertel bis ein Drittel soviel kostete wie in Deutschland. Die Importeure stellten der Gruppe Rechnungen für die überhöhten deutschen Preise aus, die das Zentrum Bonn bei den öffentlichen Krankenversicherungsgesellschaften

zur Erstattung einreichte, und gewährten Eglis Gruppe regelmäßig beträchtliche Rabatte in Form »projektbezogener« Ausgaben wie Lohnko-
sten für Angestellte oder Forschungsstipendien. Obwohl diese Prämien
den Preis spürbar verringerten, tat das Zentrum nichts, um den Staat darüber zu informieren. Dieses Verhalten »diente erkennbar keinem anderen
Zweck, als die Kostenträger ... im unklaren zu lassen«,[52] wie 1981 ein internes Dokument der AOK festhielt. Darüber hinaus schlug Eglis Gruppe
bei allen Zahlungen eine Verwaltungsgebühr von bis zu 15 Prozent auf.
(Allein diese Gebühr brachte dem Zentrum fast 9 Millionen Dollar pro
Jahr an staatlichen Kostenerstattungen ein.) Anders ausgedrückt: Je mehr
Faktor VIII Eglis Gruppe verwendete und je mehr sie dafür bezahlte, desto mehr Gewinne konnte sie einstreichen. Laut einem Bericht des Bun-
deskartellamts »haben die Behandlungszentren ein erhebliches Interesse
daran, die Preise für Faktor VIII hoch zu halten«.[53]

Die traute Beziehung zwischen Industrie und den behandelnden Institutionen beschränkte sich nicht auf Deutschland. In Wirklichkeit
schien dies fast überall in der entwickelten Welt die Regel zu sein. Der
größte Teil des Budgets der World Federation of Hemophilia wurde von
Fraktionierungsunternehmen bezahlt, die die Kosten für deren aufwen-
dige Jahrestreffen übernahmen[54] – man mag es Philanthropie nennen oder
Bestechung, je nach Standpunkt des Betrachters. In Amerika erhielt die
National Hemophilia Foundation zwischen 15 und 20 Prozent ihres Haus-
halts von der Industrie und darüber hinaus Sonderstipendien für Ausbil-
dungsprojekte.[55] Berühmte Hämophilieärzte, die als medizinische Direktoren der National Hemophilia Foundation fungierten, bekamen Jahr für
Jahr Zehntausende Dollar.[56] Das Geld erhielten sie für klinische Studien,
die sie mit den neuen Gerinnungsprodukten der Firmen durchführten
sowie für Fortbildungsgruppen und Vorträge, die von der Industrie ge-
fördert wurden. Das war keineswegs ungesetzlich; Arzneimittelfirmen
finanzieren häufig die Forschung. Ärzte und Hämophilen-Organisationen argumentierten, die Beziehung sei angemessen und kollegial und mit
keinerlei Verpflichtungen verbunden. Sie betrachteten sie als wechselseitigen Austausch von medizinischem Wissen, Geld und Information, der
ihren Patienten helfen sollte, letztlich die benötigten Mengen an Gerinnungsfaktor zum bestmöglichen Preis zu erhalten. Später allerdings behaupteten einige Patienten und die Hämophilen-Organisationen, die finanziellen Verflechtungen zwischen Arzneimittelfirmen und Ärzten
brächten die Anbieter medizinischer Behandlungen dazu, die Gefahren
der verwendeten Produkte in Kauf zu nehmen.

In Deutschland erreichte diese kollegiale Beziehung ein noch nie dage-
wesenes Niveau und überschritt alle Grenzen der Ethik und des gesunden

Menschenverstandes. Ende der siebziger Jahre ging das Hämophiliezentrum Bonn eine geschäftliche Beziehung mit dem Schweizer Lieferanten Lutz und Co. ein. Der Importeur traf sich mit Franz Etzel, einem Schützling Eglis im Bonner Zentrum, der für den Materialeinkauf zuständig war. Der Repräsentant von Lutz bot Bonn als Teil des Geschäfts einen Barrabatt von 26 Cent pro Einheit – angesichts der Mengen eine erkleckliche Summe. Außerdem offerierte er Etzel eine persönliche Provision von 4,5 Cent pro Einheit, die diskret auf einem Schweizer Nummernkonto hinterlegt werden sollte. Als Etzel zur Gegenzeichnung bei der Bank erschien, stellte er fest, daß bereits 135 000 Dollar eingezahlt worden waren.

Die Gewinne dieser Unternehmung wuchsen in enorme Höhen und brachten dem Zentrum Bonn ab 1975 allein 15 Millionen Dollar netto an Industrierabatten ein.[57] Das Bonner Zentrum, geachtet und einflußreich, diente als Vorbild, und so wurde der verschwenderische Gebrauch des Mittels in ganz Deutschland üblich. Gegen Ende des Jahrzehnts zahlte die AOK jährlich 133 Millionen Dollar, um die zweitausend Hämophilen des Landes zu unterstützen.[58] Mehr als 40 Prozent der Summe gingen an Eglis Zentrum. Die Kostenerstattungen für seine Patienten waren schockierend hoch und überstiegen oft 800 000 Dollar im Jahr. In einigen Extremfällen von Patienten mit einer Hemmkörperhämophilie überstiegen die Kosten für einen einzigen Patienten 4 Millionen Dollar pro Jahr. Die Versicherungsgesellschaften, überwältigt von der Vielschichtigkeit dieser Projekte und ausgelaugt von deren Exzessen, ließen gewisse Informationen an die Presse durchsickern. Dann wurde ein Hämophiler gelegentlich als »der teuerste Patient der Stadt«[59] herausgestellt – was zwar den Ärzten nicht weh tat, die Opfer jedoch demütigte.

Dennoch waren die späten siebziger Jahre mit Sicherheit die glorreichsten für Eglis Behandlungszentrum in Bonn. Seinen stolzesten Augenblick mag er wohl im Herbst 1980 erlebt haben, als in Bonn die Erste Internationale Hämophiliekonferenz stattfand. Anscheinend konnte nichts teuer genug sein: Die ganze Delegation aus dem Hauptquartier der World Hemophilia Federation in Montreal war nach Rotterdam geflogen worden und nahm an einer Kreuzfahrt den Rhein hinauf zum Konferenzort teil, alles auf Kosten der Organisatoren. Egli gab in seiner Ansprache den Tenor vor, als er den Beginn einer Ära verkündete, »die mit Nebel begann und mit Sonnenschein endet«.[60] Frank Schnabel verkündete, »vom Rheinland breitet sich neue Hoffnung aus«.[61]

Fast genau ein Jahr später, im Oktober 1981, deckte *Die Zeit* den ersten einer Reihe von Skandalen auf, die eine »Schlamperei ungeheuren Ausmaßes«[62] darstellten. Sie hatte es Eglis Institut ermöglicht, »praktisch in

Gold zu schwimmen«. Später verurteilte eine Strafkammer Etzel wegen Steuerhinterziehung und »Wucher« zu einer Gefängnisstrafe. Einige Zeit später mußte Schnabel dann seinen eigenen Kampf austragen – eine vergebliche Schlacht gegen Aids. Er hatte es sich von einem der Tausenden von Spendern zugezogen, mit denen er in Kontakt gekommen war, da er das Konzentrat verwendete. Doch damals hielten sich sowohl die Hoffnung als auch die Importe auf hohem Niveau.

Jedermann wußte, der Plasmatransfer von den Armen zu den Reichen konnte nicht weitergehen, so einträglich und bequem er auch gewesen sein mochte. Unabhängig davon, wieviel man den Spendern bezahlte: Das Verfahren war seinem Wesen nach ausbeuterisch – ganz zu schweigen davon, daß es potentiell gesundheitsgefährdend war. Lange vor Chamorros Pressefeldzug in Nicaragua hatten Leute aus der internationalen Gesundheitsszene daran gearbeitet, den Fluß des »roten Goldes«, wie sie es nannten, versiegen zu lassen. Der amerikanische Hepatitisspezialist J. Garrott Allen hatte schon einige Jahre zuvor Alarm geschlagen, »nicht nur, weil mir die Ausbreitung von Hepatitis Sorgen macht, sondern auch wegen des fortgesetzten Ausblutens einer ohnehin schon ausgebluteten Bevölkerung.«[63]

Reportagen brachten weiterhin die Aktivitäten skrupelloser Geschäftsleute ans Licht, die neue Örtlichkeiten in Asien und Afrika erkundeten. Ärzte in Indien erklärten, Firmenvertreter träten an sie heran, um Niederlassungen in mehreren großen Städten zu gründen. Aus Nigeria waren ähnliche Geschichten zu hören. In Südafrika berichtete Maurice Shapiro, der Patriarch der amerikanischen Blutbankenbetreiber, die Firma Serocenter of Amerika sei mit einem Angebot an ihn herangetreten, eine Kette kommerzieller Pheresezentren aufzubauen. Der Repräsentant übergab ihm einen vierseitigen Entwurf, in dem beschrieben war, wie jede Einrichtung der Regierung Einkünfte sichern und in den Kommunen Arbeitsplätze schaffen würde. Zudem könnte so »eine neue klinisch-pharmakologische [sic] Industrie in Südafrika Fuß fassen«. Die eigentlichen Pläne des Unternehmens standen auf der letzten Seite des Entwurfs: »Das Recht, Plasma und andere Produkte, die wir daraus herstellen, unbegrenzt exportieren zu dürfen.«[64]

Das Internationale Rote Kreuz prangerte wiederholt die Ausweitung solcher Industrien auf die armen Länder an. Bei seiner interamerikanischen Konferenz in Paraguay im Jahre 1974 warnte die Vereinigung ihre Mitglieder vor »dieser neuen Form der Ausbeutung der Bedürftigsten ... einem gefährlichen, skandalösen und unmoralischen Handel«.[65] Im gleichen Jahr verschickte die Weltgesundheitsorganisation WHO einen Fragebogen zu dieser Praxis an mehrere ihrer ärmeren Mitgliedsländer. Von den zwölf Nationen, die antworteten, gaben elf an, kommerzielle Firmen seien an sie herangetreten.[66] Vor der Weltgesundheitskonferenz von 1975 in Genf sammelte ein Expertenkomitee des Internationalen Roten Kreuzes und einiger anderer Organisationen Belege für den Handel. Um eine Einmischung der Industrie zu vermeiden, ging man dabei in aller Stille vor. Als das Komitee die Informationen präsentierte und eine dringliche Resolution einbrachte, diese Praxis zu verurteilen, stimmten die Delegierten einstimmig für deren Annahme.[67]

Bald darauf stellten die Blutsammler allmählich ihre Geschäfte ein; es war fast ein Dominoeffekt. Costa Rica hatte Delfino de la Garzas Plasmapheresezentrale bereits verstaatlicht und in eine gemeinnützige Einrichtung umgewandelt, die Produkte für die Bürger des Landes bereitstellte. (Der gerissene de la Garza, sagen Veteranen der Branche, schaffte es noch, sie einem arglosen Geschäftsmann zu verkaufen, ehe sie von den Costaricanern übernommen wurde.) Dann schlossen die Zentren in El Salvador und Kolumbien. Lesotho widerrief die Genehmigungen Grobbelaars; er gründete später ein Zentrum in der Transkei, einem weiteren schwarzen Homeland, wo er in nichtkommerzieller Funktion arbeitete und die Überschüsse in die Transfusionsinfrastruktur des Homeland steckte. Als schließlich die Apartheid zu Ende ging und die Homelands abgeschafft wurden, schloß er das Zentrum und zog nach Kanada. Haiti machte der Hemo Carribean, wie wir gesehen haben, schon lange vor der Resolution ein Ende.

Niemand hat je dokumentiert, ob Plasma aus der dritten Welt zu einem Ansteigen der Hepatitisraten in der alten Welt führte. Es wurde zuviel Material durcheinandergemischt, um den letztlichen Bestimmungsort des Ursprungsmaterials genau zu bestimmen. An der zerstörerischen Wirkung, die von den »Vampir«-Sammlern mit ihren demoralisierenden und ausbeuterischen Methoden in den armen Ländern ausging, besteht jedoch keinerlei Zweifel.

Nirgends wurde dies deutlicher als in Nicaragua, wo der Diktator und seine Spießgesellen weiterhin Plasma sammelten, ohne von dem aufkommenden politischen Sturm Notiz zu nehmen. Der Kontrast zwischen Nicaragua und der übrigen Welt schmerzte Pedro Chamorro, und in einem Leitartikel im November 1977 hämmerte er seinen Landsleuten dies ein: »In Haiti wurde die Plasmapherese eingestellt, weil der fette kleine Diktator über ein klein wenig Gewissen und Verantwortungsbewußtsein verfügt – aus diesem Grund hörte er auf die WHO, das Rote Kreuz und die Vereinten Nationen. Hier hören wir diese Stimmen nicht, weil die Ohren, die ihnen lauschen sollten, an den Millionen aus der Plasmapherese

interessiert sind. Sie nehmen das Geld und versuchen, jene zum Schweigen zu bringen, die die Menschenwürde verteidigen.«[68]

Chamorro verfolgte das Thema unablässig. Für ihn war das Zentrum
nicht bloß ein beliebiges Unternehmen, sondern verderblich für die Moral des Landes. In einem Interview der *New York Times* prangerte er das
Geschäft als »Schande für das Land«[69] an. Andere, durch sein Vorbild ermutigt, schlossen sich an. Ärzte und Intellektuelle brachten Petitionen in
Umlauf. Medizinstudenten der Klinik San Vincente de León hängten
Plakate mit der Aufforderung »Stoppt die Plasmapherese!« auf. Regie-
rungsbeamte versprachen, Untersuchungen in die Wege zu leiten. Natürlich erwiesen sich die Nachforschungen als Farce, da das Gewerbe unter
Somozas Schutz stand. Nachdem die Regierung mit ihrer Untersuchung
gescheitert war, setzten verärgerte Senatoren der Opposition eigene
Kommissionen ein.

Als er sah, wie sich die ganze Stadt gegen ihn wandte, bemühte Ramos
sich ungeschickt um eine Schadensbegrenzung. Er verteilte Rundschreiben, in denen die Vorzüge seiner Einrichtung geschildert und ein »Son-
derhilfsplan« angekündigt wurden, der seinen regelmäßigen Spendern
zinslose Darlehen versprach.[70] Doch beide Manöver gingen nach hinten
los. Ärzte schmähten seine Briefe als unprofessionell und eher zur Irre-
führung als zur Information bestimmt, und das Kreditprogramm er-
wischte ihn frontal, als mehr als zweihundert Spender auftauchten und
Geld verlangten. Schimpfend und fluchend jagte er sie weg und drohte
ihnen Prügel von seinen Wachen an.

Das Trommelfeuer hielt an. Im November 1977 enthüllte Chamorro,
daß das Plasmapheresezentrum keinerlei Steuern auf seine Gewinne bezahlte, da es als Unternehmen der »Gruppe A« eingestuft worden war.[71]
Diese galten als lebenswichtig und waren deshalb von der Steuer befreit.
Diese Entscheidung hatte natürlich Somoza getroffen und sie Unternehmen vorbehalten, an denen er beteiligt war. Chamorro griff diese Regelung als weiteren Beweis für die Verstrickung des Dikators an.

Ramos verklagte Chamorro wegen Verleumdung. In einem Bericht
über das Verfahren verspottete *La Prensa* Ramos als verschwitzten und
fettleibigen Freund des Kautabaks, der sein Gesicht hinter schmuddeligen
Wurstfingern versteckte. Seine Klage hatte keinen Erfolg.

Am Dienstag, dem 10. Januar 1978, fuhr Chamorro auf dem Weg zur
Redaktion in seinem Saab durch die Innenstadt Managuas. Wie immer
ließ er sich dabei Zeit. Plötzlich schoß ein grüner Toyota aus einer Seiten-
straße und fuhr neben ihm her. Ehe er reagieren konnte, richteten drei
Männer ihre Schrotflinten aus dem Fenster und schossen blindlings auf
ihn.

Chamorros Ermordung löste die schwersten Unruhen seit mehr als einem Jahrzehnt aus.[72] Somoza zeigte sich erschüttert über den Mord und leugnete jede Beteiligung, doch niemand glaubte ihm. Als der Leichenzug Chamorros Sarg zum Friedhof geleitete, strömten Zehntausende zusammen. Sie drängten sich in den Straßen und riefen: »Wer hat Chamorro umgebracht? Somoza!«, steckten Gebäude in Brand und stürzten Autos um. Die Polizei ging mit Tränengas und Knüppeln gegen sie vor. Ein Trupp der Aufrührer spaltete sich ab und umzingelte die Plasmazentrale. Mit dem Ruf »Haus der Vampire!« stürmten sie das Gebäude, bewarfen es mit Steinen und brannten es dann bis auf die Grundmauern nieder.

Die Polizei verhaftete vier Männer und beschuldigte sie des Mordes. Einer von ihnen brachte vor, Ramos habe ihn angeheuert. Doch Ramos hatte sich schon vor dem Mord nach Miami abgesetzt. Als man ihn dort interviewte, nannte er die Vorwürfe »dumm«.[73]

Einige glauben, Somoza sei für das Verbrechen verantwortlich gewesen, andere sind der Ansicht, Ramos sei der Schuldige. Mit Sicherheit hatten die Mörder Somozas Zustimmung. In seinen Memoiren, *Nicaragua Betrayed,* die der Selbstrechtfertigung dienen, liefert Somoza seine eigene Einschätzung: »Pedro Joaquín Chamorro . . . hielt sich für den Dreh- und Angelpunkt von Managua. Er war ehrlich überzeugt, mit Hilfe von *La Prensa* die Straßen säubern zu können . . . Als er sein Gift auf Ramos verspritzte, hatte er sich jedoch den Falschen ausgesucht . . . Chamorro begriff einfach nicht, daß Ramos, der aus Kuba stammte, mit anderen ethischen Normen großgeworden war . . . Er war offensichtlich sprunghafter und hatte anscheinend beschlossen, sein Heil allein in ›persönlicher Befriedigung‹ zu suchen.«[74]

Chamorros Ermordung und die folgenden Unruhen waren der Anfang vom Ende des Somoza-Regimes. Während der folgenden achtzehn Monate explodierte das Land in einer Folge von Streiks, Aufständen und Rebellenangriffen. Auf dem Höhepunkt dieser Entwicklung trat Somoza zurück und ging ins Exil.

Nach der Revolution verhandelte eine Jury gegen Ramos und befand ihn in Abwesenheit für des Mordes schuldig.[75] Ramos hatte geschworen, sich seinen Anklägern zu stellen, doch er kehrte nie zurück. Für eine Weile tauchte er als Manager eines für den Export sammelnden Plasmazentrums in Belize auf, der letzten in der dritten Welt noch bestehenden Einrichtung dieser Art.[76] Schließlich starb er friedlich in Miami, wo er jahrelang in den Diensten der kubanischen Gemeinde gestanden hatte. Gefährten beschrieben ihn als freundlich und wohltätig.

Die Ereignisse in Nicaragua schickten Schockwellen durch die Plasmaindustrie. Schließlich und endlich war das dortige Zentrum eine bedeutende Rohstoffquelle für die Hersteller gewesen, die nun plötzlich nicht mehr existierte. Gleichzeitig wurde ihnen bewußt, wie sehr sie von Lieferanten außerhalb abhängig gewesen waren. Selbst wenn man das Hepatitisrisiko außer acht ließ, gab es zu viele Probleme, wenn man sich auf wankelmütige, verarmte Länder verließ, vor allem angesichts der damit verbundenen Ausbeutung. »Man wurde es einfach leid, von den Leuten als Vampir bezeichnet zu werden«,[77] wie ein Händler es später ausdrückte. Es war alles zu schwierig zu verwalten und zu erklären. Also griff die Branche die Praxis wieder auf, nur amerikanische Spender heranzuziehen, ungeachtet der zusätzlichen Kosten. Das Abfackeln von Ramos' Einrichtung beendete praktisch die zügellose Phase der Industrie.

Einige Zeit später gab ein Marktforscher aus der Plasmabranche in einem Büro bei Los Angeles eine leidenschaftslose Einschätzung der Ereignisse in Managua. »Im Nachfragezyklus für Rohplasma ... war der Verlust der Zentrale in Nicaragua ein wichtiger Gesichtspunkt. Die importierten Mengen machten zwar insgesamt nur 8 bis 10 Prozent der Gesamtnachfrage aus, dennoch kam es auf dem Markt zu einer kurzfristigen Verknappung«, schrieb Jack Reasor, Präsident des Marktforschungsbüros. »Für Plasma wurde bei Versteigerungen hitzig geboten. Die Preise lagen um 12 bis 15 Prozent höher als vor dem Verlust in Nicaragua.«

14 Das Blutspendesyndikat

In Amerika, der angeblich vornehmen Welt des gemeinnützigen Blutbankenwesens, war Gegnerschaft inzwischen an der Tagesordnung. Kaum vorstellbar, daß Blutbanken, die ihr Material von freiwilligen Bürgern und nicht von bezahlten Spendern oder aus der dritten Welt bezogen, sich ebenso halsabschneiderisch verhielten wie die Pharmaunternehmen, doch die Gemeinnützigen bekämpften einander in der Tat genau so wütend. Schließlich und endlich stellte Vollblut einen Rohstoff im Wert von Hunderten Millionen Dollar dar – Geld, das von den Patienten oder ihren Versicherungsgesellschaften zu den Kliniken und Blutbanken floß, ungeachtet deren »gemeinnütziger« Bestimmung. Daß die Blutbanken ihren Rohstoff gratis erhielten, verschärfte den Wettbewerb nur noch, denn die zwei beherrschenden Organisationen der Branche – das Rote Kreuz und die Amerikanische Blutbankenvereinigung AABB – konkurrierten nicht nur um Geschäft und Einflußbereiche, sondern auch um die moralische Überlegenheit.

Ihr öffentliches Gezänk unterminierte ihre Versuche, ein bewunderungswürdiges Image aufzubauen und genügend Spender anzuziehen, die ein hohes Aufkommen an Blutspenden garantieren konnten. Zweimal hatten die beiden zuvor schon erfolglos versucht, den Wettbewerb einzuschränken und ihre Aktivitäten aufeinander abzustimmen. In den siebziger Jahren nahmen sie als Reaktion auf die Verärgerung der Öffentlichkeit, die unzureichende Effizienz bei der Verwendung des Blutes und die transfusionsbedingte Hepatitis zum dritten Mal Verhandlungen auf, die sich diesmal lange hinzogen. Doch auch diese scheiterten und führten auf beiden Seiten zu zunehmender Erbitterung.

Der Anfang war, wie wir gesehen haben, durchaus hoffnungsvoll, als Nixon Blut zur »einzigartigen nationalen Rohstoffquelle« erklärte und Elliott Richardsons Ministerium für Gesundheit, Erziehung und Soziales beauftragte, eine bessere Möglichkeit zu finden, es zu verwalten. 1974 schlug das Ministerium eine nationale Blutpolitik vor, mit der das Blutwesen reformiert und vereinheitlicht werden sollte, ohne es einer Kontrolle durch die Regierung zu unterwerfen. Das Grundsatzpapier listete zehn Zielsetzungen auf, um eine Verbesserung der Sicherheit des Blutes und seinen effizienteren Einsatz zu erreichen – so wollten sie beispielsweise auf bezahlte Spender verzichten und leistungsfähige Regionen schaffen, um

eine angemessene Blutversorgung zu gewährleisten. Außerdem stellten
sie Überlegungen an, ob und wie sie die Blutvorräte besser untereinan-
der aufteilen und darüber hinaus einheitliche Verfahren einführen könnten.[1] Im übrigen sollte es der Branche überlassen bleiben, sich Wege zur
Erreichung dieser Ziele auszudenken. Richardsons Nachfolger Caspar
W. Weinberger, ein nüchterner Bürokrat, der später Verteidigungsmini-
ster wurde, brachte diese Politik in Gang und bat die Betreiber der Blutbanken, entsprechende Pläne auszuarbeiten. Sie gründeten die American
Blood Commission, eine gemeinnützige freiwillige Körperschaft. Sie
sollte als Forum für alle Debatten im Zusammenhang mit Blut dienen
und Entscheidungen treffen, denen die Mitglieder sich freiwillig unterwarfen. Nach dem Vorbild der Vereinten Nationen sollte die Kommission
zahlreiche Beteiligte aus den unterschiedlichsten Bereichen einbeziehen:
dreiundvierzig Organisationen einschließlich der Blutbanken, Plasma-
händler, Ärzteverbände, Verbraucherverbände und Gewerkschaften – fast
jede Gruppe, die bei Blut mitreden konnte – gehörten ihr an. Man hoffte,
die Vertreter der Blutbranche würden sich einigen und Richtlinien formulieren, um Probleme wie Verschwendung, Verknappung und durch
Blut übertragene Hepatitis auszuschalten.

Die Eröffnungskonferenz fand im Statler Hilton Hotel in Washington,
D.C., statt. Man hatte sie mit großem Tamtam als »bedeutendste nichtwis-
senschaftliche Entwicklung im Blutwesen der Vereinigten Staaten seit
dem Zweiten Weltkrieg«[2] angekündigt. Den Vorsitz übernahm der Mana-
gementberater John J. Corson. Corson hatte ziemlich genaue Vorstellungen
von der Aufgabe, die ihn erwartete. In einem leidenschaftlichen Appell
forderte er die Teilnehmer auf, sich über ihre Eigeninteressen hinwegzusetzen und »einen Augenblick zu bedenken«, was ihre Bemühungen bedeuten könnten. »Denken Sie darüber nach, was es für den einfachen Bürger bedeuten kann, wenn er morgen, nächste Woche oder nächstes Jahr
vielleicht in die Lage kommt, daß er dringend sicheres Blut braucht. Bedenken Sie bitte, was es für den an Anämie, an Hämophilie, an Leukämie
Erkrankten bedeutet, der ständig Blut benötigt ... Gewiß ist Ihnen wie
auch mir jetzt, im Jahre 1975, klar, daß keine Blutbank in selbstzufriedener
Unabhängigkeit handeln kann oder darf, so wie auch kein Mensch völlig
für sich wie auf einer Insel existiert. Wir leben in einer in sich verzahnten
Gesellschaft ...«[3]

Jeder spürte, welch großherzige Empfindungen hinter diesem Aufruf
für eine Sache standen, die über die Interessen des einzelnen hinausging –
und alle fingen unverzüglich an, ihre Argumente vorzubringen. Während die Jahre vergingen und eine Quartalskonferenz auf die andere
folgte, ärgerte sich fast jeder in der American Blood Commission über fast

alle anderen Teilnehmer. Delegierte erinnerten sich daran, wie Teilnehmer demonstrativ den Saal verließen und Repräsentanten mit vor Wut
geröteten Gesichtern sich ereiferten. »Mit einem Wort, die Atmosphäre
war feindselig«,[4] erinnerte sich Byron Myhre, Leiter der klinischen Pathologie am Harbor-UCLA Medical Center und ehemaliger Präsident
der AABB. »Ich erinnere mich an Wortduelle, bei denen die Kontrahen-
ten einander anbrüllten...« Einer der wichtigsten Teilnehmer, die American Blood Resources Association (ABRA), die Handelsorganisation der
Plasmaindustrie, nahm eine noch unnachgiebigere Haltung ein und versuchte – erfolglos –, Weinberger gerichtlich zu belangen, um so die Körperschaft zu zerschlagen.

Man könnte sich fragen, weshalb die gemeinnützigen Blutbankenbetreiber ihre Feindschaft nicht einfach begruben, um sich in Ruhe weiter-
entwickeln zu können. Doch die Fehde schwelte bereits seit Jahrzehnten,
seit das Rote Kreuz mit Beginn der massenhaften Blutgewinnung in
Amerika angekündigt hatte, es wolle das Sammeln von Blut monopolisieren, und die AABB beschlossen hatte, sich dem zu widersetzen. Im Lauf
der Jahre hatte das Rote Kreuz enorm an Einfluß gewonnen. Von ihrem
Hauptquartier in Washington in der Nähe des Weißen Hauses, dem ele-
ganten »Marmorpalast« aus verwaltete die Organisation einundachtzig
Blutspendezentren in siebenundfünfzig Regionen in den gesamten Vereinigten Staaten; dazu kamen noch die motorisierten Sammeleinrichtun-
gen. Das Rote Kreuz sammelte mehr als die Hälfte des in Amerika verbrauchten Blutes – mehr als fünf Millionen Einheiten pro Jahr.[5] Trotz des
gemeinnützigen Status des Verbandes brachten die Sammlungen beträchtliche Geldsummen ein. Auch wenn die Organisation »Gewinne« als
solche vermied, war sie sich nicht zu schade, »Verarbeitungsgebühren« zu
kassieren. 1972 genehmigte der Vorstand des Roten Kreuzes die erste Er-
höhung dieser Verarbeitungsgebühren, um seine Schulden abzubauen.
Die Preissteigerungen gingen weiter, und 1977 wuchsen die jährlichen
Einnahmen – »der die Kosten übersteigende Überschuß der Rück-
flüsse«,[6] wie man dies nannte – auf über 9 Millionen Dollar an. (Bis 1983
sollte diese Zahl auf 27 Millionen Dollar steigen.)[7]

Bernice Hemphill, der Gründerin und Leiterin der AABB, machten so
viel Geld und Macht angst.[8] In Wirklichkeit war ihre Gruppe allerdings
nicht so benachteiligt, wie sie es darstellte. Die mehr als zweitausend Mitglieder der AABB – Kliniken und Unabhängige sowie Blutbanken der
Gemeinden – sammelten mehr als 35 Prozent des im Land verwendeten
Blutes. In ihrer Funktion als Handelsorganisation setzte die Gruppe Standards: Sie führte Inspektionen durch und veranstaltete jährlich eine Konferenz, die Tausende von Ärzten anzog. Außerdem unterhielt sie das Na-

tional Blood Clearinghouse – die nationale Verrechnungsstelle, über die
Mitgliedsinstitutionen Blut und Blutguthaben tauschen konnten. Doch
der Alleinanspruch des Roten Kreuzes und seine Fähigkeit, Macht auszuüben, beunruhigten sie. Beispielsweise unterzeichnete 1960 das Rote
Kreuz ein »Verständigungspapier« mit der AFL-CIO, in dem Millionen
von Gewerkschaftsmitgliedern dazu aufgerufen wurden, dem Roten
Kreuz Blutspender zu vermitteln und seine Politik zu unterstützen. Später
fand es auch in der Gewerkschaft der Autobauer einen Verbündeten. In
Verbindung mit dem oft verkündeten Ziel des Roten Kreuzes, »der alleinige Blutlieferant des Landes« zu werden, war es diese Art von Macht, die
die Führer der AABB regelmäßig zusammenzucken ließ, wenn das Rote
Kreuz sich auch nur zu Wort meldete.

Was eine Reihe praktischer Übereinkünfte über das Sammeln ausreichender Vorräte sein sollte, artete infolge des Kampfes der beiden Giganten des gemeinnützigen Blutwesens um die Vorherrschaft zu einem lange
andauernden und überflüssigen moralischen Kreuzzug aus. Nirgends trat
dies klarer zutage als bei der allgemeinen Verwirrung in Zusammenhang
mit der Gebühr für nicht ersetztes Blut[9], die die AABB von Patienten verlangte, die keinen Ersatz für das von ihnen verbrauchte Blut beschaffen
konnten. Praktisch bestand zwischen Blutbanken, die diese Gebühr berechneten, und jenen, die es nicht taten, kein großer Unterschied – die
Patienten bezahlten letztlich etwa das gleiche für Blut. Die beiden Gruppen betrieben sogar ähnliche Rekrutierungskampagnen – spende heute
Blut, damit es morgen für dich oder einen deiner Lieben zur Verfügung
steht. Dennoch verhielten sich die Blutbanker, als lägen Welten zwischen
ihren jeweiligen Philosophien.

Weniger als 5 Prozent der dafür geeigneten Amerikaner spendeten Blut,
was die Blutbanken zu ständigen Bitten zwang. (In den europäischen Ländern hingegen, deren Bevölkerung nicht so mobil war, lag die Spenderrate
im allgemeinen bei 10 Prozent und mehr.) Um das Problem der Anwerbung von Spendern zu lösen, setzte die Kommission eine Sonderabteilung
ein. Diese überprüfte neun Blutbanken in allen Teilen der USA – sechs davon berechneten bei Nichtersatz Gebühren, drei taten dies nicht. Sachlich
gesehen war ihre Studie eindeutig: Alle neun Blutbanken, ob sie nun die
Philosophie der AABB oder die des Roten Kreuzes favorisierten, warben
mit gleichem Erfolg um Spender. Doch die Mitglieder der Sonderabteilung, die mehrheitlich dem Roten Kreuz den Vorzug gaben, brachten politische Aspekte in die Debatte ein. Am Ende stellten sie ein polemisches
Dokument vor, das zu dem Schluß kam, Gebühren für den Nichtersatz
»liefen auf dasselbe hinaus wie der Verkauf von Blut«[10], und allen Blutbanken dringend nahelegte, darauf zu verzichten.

Diese Ergebnisse trafen Hemphill wie ein Schlag. »Ich hatte große Hoffnungen gehabt, die Studie der Sonderabteilung würde eindeutigere Fakten liefern, wie man Spender motiviert«, erklärte sie auf einer Vorstandssitzung der American Blood Commission im September 1977, »doch solche Vorgaben hatte man nicht erarbeitet.«[11] In einem Minderheitenvotum brachte sie vor, die Arbeitsgruppe habe keine relevanten Tatsachen aufgedeckt, die ihre Philosophie der persönlichen Verantwortung widerlegten. Sie führte das »Vermächtnis« ihrer eigenen Blutbank, die in sechsunddreißig Jahren erfolgreich mit der Gebühr für Nichtersatz gearbeitet hatte, als Beweis dafür an, daß die Methode funktionierte. Gleichzeitig setzte sie sich für das Recht des Roten Kreuzes ein, die Gemeinschaftsverantwortung in den Gebieten gelten zu lassen, wo diese sich bewährt hatte. Es ging allein darum, daß je nach den Erfahrungen der Blutbanken in den Gebieten, für die sie zuständig waren, *jede* Doktrin erfolgreich sein konnte. »Ich trete für Pluralismus bei der Anwerbung [von Spendern] ein«, erklärte sie, »... für Freiheit und das Recht, eine Wahl zu treffen.« Den Bericht der Arbeitsgruppe betrachtete sie als Versuch des Roten Kreuzes, die AABB und ihre Verbündeten zu zerschlagen, dem Nebeneinander unterschiedlicher Blutspendeorganisationen in Amerika ein Ende zu setzen und alle unter dem Dach des Roten Kreuzes zu vereinen.

Die stürmischen Sitzungen der Kommission spiegelten einen viel umfassenderen Krieg um Spender und Einflußgebiete wider. Der erste Schuß war 1976 abgefeuert worden, als sich das Rote Kreuz kurz und bündig aus der Clearingstelle der AABB zurückzog, mit der es sechzehn Jahre lang zusammengearbeitet hatte. Zunächst hatte alles sich recht harmonisch angelassen; die beiden Organisationen hatten Blut und Blutguthaben ausgetauscht – »eine große glückliche Familie«, wie sich Hemphill erinnerte. Doch über die Jahre hinweg verschuldete sich das Rote Kreuz, da es mehr Blut von der Clearingstelle ausgeborgt hatte, als es zurückgeben konnte. Entsprechend den Regeln konnte es die geschuldeten Mengen entweder in Blut oder mit Geld ausgleichen, doch das Rote Kreuz bestand darauf, ausschließlich in Blut zu bezahlen. Die Organisation konnte allerdings nicht einmal genug Blut sammeln, um den eigenen Bedarf zu decken, geschweige denn den Forderungen der Clearingstelle nachzukommen, so daß ihr Defizit ständig wuchs. Zum Zeitpunkt seines Rückzugs – laut Pressemitteilungen ausschließlich aus grundsätzlichen Erwägungen – schuldete das Rote Kreuz der Clearingstelle über 37 000 Einheiten Blut, was einer Summe von etwa 300 000 Dollar entsprach.[12]

Der plötzliche Rückzieher des Roten Kreuzes verwirrte und verärgerte die Öffentlichkeit. Viele hatten dem Amerikanischen Roten Kreuz über Jahre hinweg Blut gespendet, um für sich oder Angehörige, die in

Gebieten der AABB lebten, ein Blutguthaben anzusparen. Als das Rote Kreuz sich zurückzog, waren die schwerverdienten Guthaben auf einen Schlag nichts mehr wert. In einem Fall hatte ein pensionierter Oberst der Army dem Roten Kreuz fünfundzwanzig Jahre lang gespendet und war davon ausgegangen, sein Blut werde in den landesweiten Austausch einbezogen. Kurze Zeit nach dem Rückzug des Roten Kreuzes mußte seine Frau sich einer Operation unterziehen, in deren Verlauf ihr Blut von einer Blutbank transfundiert wurde, die zur Clearingstelle der AABB gehörte. »Wir glaubten . . . wir hätten Anspruch auf eine Kostenminderung oder einen Austausch,« erklärte er bei einer Anhörung des Kongresses.[13] Statt dessen erlebte er eine unerfreuliche Überraschung – eine Rechnung für Blut über fast 2000 Dollar.

Der Rückzug hinterließ einen Makel auf dem öffentlichen Ansehen der Blutbanken, den Hemphill schnell zu nutzen verstand. Sie organisierte eine Kampagne, um das Rote Kreuz dazu zu bewegen, seine Haltung zu revidieren. Sie warf ihm vor, Tausenden von Spendern, die an dem Austauschprogramm teilgenommen hatten, »den Rücken zuzukehren«. Dem Präsidenten des Roten Kreuzes, George M. Elsey, schrieb sie in einem offenen Brief, der Rückzug werde zu einer »Aufsplitterung des gesamten Blutbankenwesens des Landes führen, und das zu einer Zeit, in der die beiden Organisationen zusammenarbeiten sollten . . .«[14] In einem Anflug ungewöhnlicher Kühnheit forderte sie schließlich Spender, die in den vom Roten Kreuz belieferten Gebieten lebten, auf, sich statt dessen Blutbanken zu suchen, die der AABB angeschlossen waren.[15]

Das Rote Kreuz war empört. Robert G. Wick, sein Vizepräsident, betrachtete ihre Kampagne als ungerechtfertigt und unverantwortlich und beschwerte sich in einem Brief bei der American Blood Commission. Die einzige echte Bedrohung für die Versorgung mit Blut, warf er ihr vor, sei »die Verwirrung und die Angst, die Frau Hemphill hervorruft, wenn sie die Öffentlichkeit dazu zu bringen versucht, Druck auf das Rote Kreuz auszuüben, damit es in der Clearingstelle bleibt...«[16] Das Rote Kreuz beorderte einen seiner Spitzenmanager nach Los Angeles, der dem dortigen, ziemlich erfolglos operierenden Rotkreuzzentrum auf die Beine helfen sollte, um mit Hemphill um die Vorherrschaft in Kalifornien zu kämpfen. »Wenn wir dem Land beweisen können, daß wir es in Los Angeles schaffen«, schrieb der Abgesandte Norman J. Kear in einer Mitteilung, »haben wir eine für unser gesamtes Programm wichtige Schlacht gewonnen.«[17]

Andere schlugen fragwürdigere Wege ein, um Hemphill und ihrer Blutbank in San Francisco, oft als »Mutterschiff« der AABB bezeichnet, einen Schlag zu versetzen. Mehrere Anwälte des Roten Kreuzes in Kali-

fornien stachelten den jungen Aufsichtsbeamten des staatlichen Ver-
brauchverbandes dazu an, die Irwin Memorial Blood Bank und Frau
Hemphill anzuklagen, weil sie mit Spenderblut Profite machten.[18] Letzt-
endlich wurde die Anklage in allen Punkten fallengelassen, doch die
Auseinandersetzung brachte der Irwin schätzungsweise 700000 Dollar
Anwaltskosten und, infolge des negativen Eindrucks, den all dies auf die
Öffentlichkeit machte, den zeitweiligen Verlust von sechstausend Blut-
spendern ein.

Die Verwirrung, die derartige Manöver in der Öffentlichkeit stifteten,
ist unübersehbar. Um die traditionell niedrigen Spenderquoten in Amerika
zu erklären, führen Apologeten der Branche oft die mobile, multiethni-
sche Gesellschaft des Landes an, in der sich der einzelne der Gemeinschaft
kaum verbunden fühlt. Das könnte durchaus zutreffen. Doch man muß
auch den Vertrauensverlust in Betracht ziehen, für den die Blutbanker
mit ihren wechselnden Praktiken und ihrer ungebührlichen Konkurrenz
sorgten. Alvin Drake, ein Professor für Systemanalyse am Massachusetts
Institute of Technology, der das Blutwesen untersuchte, teilte dem Kongreß mit, »die Aufsplitterung der Botschaften und der Aktionen beim
Blutsammeln« mache es den Leuten schwer, sich an »beständige Gelegenheiten und Verhaltensweisen beim Blutspenden« zu gewöhnen. Dazu be-
dürfe es eines ständigen, verläßlichen Zugangs zu Sammelstellen, um so
Blutspenden zu »einem einfachen, gewohnheitsmäßigen und zufrieden-
stellenden Teil des Lebens«[19] zu machen. Doch die Blutbanker steigerten
sich in eine Krisenmentalität hinein. Sie schlugen blinden Alarm, um eine
ausreichende Versorgung sicherzustellen – und bewirkten damit letztlich
genau das Gegenteil.

Das Ganze war ein ziemliches Durcheinander. Als die Empörung in
Kalifornien anhielt, veranstaltete die American Blood Commission noch
mehrere Konferenzen, um über den Bericht der Sonderabteilung zu de-
battieren, doch von einem Treffen zum nächsten wuchs die Erbitterung.
Schließlich beschloß man, die Gebühr für den Nichtersatz abzuschaffen
und alle Blutsammlungen unter der Doktrin des Roten Kreuzes, der Gemeinschaftsverantwortung, zusammenzufassen. In Wirklichkeit brachte
dies gar nichts, da man die Kommission nicht ermächtigt hatte, für die
Durchsetzung des Beschlusses zu sorgen. Die Betreiber der Blutbanken
ignorierten ihn einfach und machten weiter wie zuvor. Das ganze Verfahren hatte letztlich keinen anderen Effekt, als ein paar Feindschaften zusätzlich zu stiften.

Ende der siebziger Jahre war die American Blood Commission nur
noch ein Trümmerhaufen. Der allgemeine Rechnungshof, der das Scheitern untersuchte, führte die »Streitigkeiten zwischen den beiden größten

Blutbeschaffern«[20] als Hauptgrund an. 1979 unternahm Senator Richard
Schweiker einen weiteren Versuch, den Streit zu schlichten.[21] Er drängte
auf ein Gesetz, um das gesamte Blutbankenwesen des Landes zu einer
einzigen gemeinnützigen Blutbörse zu vereinigen. Unter Oberaufsicht
der Regierung sollte sie allen Blutspendezentren offenstehen. Doch er
scheiterte, wie alle anderen vor ihm. Unterdessen versprach eine zur Einsicht gekommene Blutbranche, die American Blood Commission wiederzubeleben und sich an ihre Beschlüsse zu halten. Doch die Kommission siechte langsam einem Ende in Bedeutungslosigkeit entgegen.

Und so blieb alles beim alten: Zwei Gruppen, die im Grunde gute Arbeit für die amerikanische Öffentlichkeit leisteten, waren nicht imstande,
miteinander auszukommen. Erst später, als sie mit Aids einem gemeinsamen Feind gegenüberstanden, lernten sie es, zusammenzuarbeiten – und
auch das nur vorübergehend. Ihr andauerndes Unvermögen, bei der Anwerbung von Spendern friedlich zusammenzuarbeiten, trug zu lähmenden Verknappungen bei, in einigen Fällen bis zum heutigen Tag.

Zu wichtigen Fortschritten hinsichtlich der Sicherheit von Blut, besonders was Hepatitis anging, kam es in Bereichen außerhalb der Zuständigkeit der Kommission. 1964 hatte Baruch Blumberg[22] von den National
Institutes of Health ein zur Hülle des Hepatitis-B-Virus gehöriges Teil-
chen entdeckt, das nach einigen Wochen eine Antikörperreaktion auslöst.
Seine Arbeiten führten schließlich zu einem Test auf Antikörper, mit dem
man feststellen konnte, ob ein Spender hepatitisinfiziert war. Der Test,
den die FDA 1972 zuließ, hatte allerdings eine Trefferquote von nur 15
Prozent.[23] Ein späteres Testverfahren, das 1975 von der Regierung vorgeschrieben wurde, brachte es auf 40 Prozent. Der größere Anteil infizierter Einheiten passierte zwar weiterhin die Kontrollen, doch immerhin,
ein Anfang war gemacht, um das Virus unter Kontrolle zu bringen.

Inzwischen war eine Diskussion über andere Methoden zur Überprüfung des Blutvorrats in Gang gekommen. Jahrelang hatten Wissenschaftler wie J. Garrott Allen darauf hingewiesen, speziell eine Gruppe weise
ein großes Hepatitisrisiko auf – Spender, die aufgrund ihrer Lebensumstände gezwungen seien, ihr Plasma oder ihr Blut zu verkaufen. Untersuchungen zufolge erkrankten bezahlte Spender mehr als dreimal häufiger
an Hepatitis als freiwillige. Allen wie auch andere vertraten die Ansicht,
die Ausschaltung der bezahlten Spender sei die wirksamste Einzelmaß-
nahme zur Eindämmung der Krankheit.

Das hörte sich einfach an, doch ein Ausschluß hätte sich vermutlich als
schwierig erwiesen. Die Plasmaindustrie war auf bezahlte Spender angewiesen, da nur wenige Menschen sich freiwillig einer Plasmapherese un-

terzogen. (Das war zwar keine besonders erfreuliche Lösung, stellte aber die einzige Möglichkeit dar, genügend Plasma zu gewinnen; man denke nur an die Plasmadefizite in Europa und Kanada.) Die AABB wandte sich gegen einen Ausschluß, da einige ihrer Mitgliedszentren bei Verknappungen auf bezahlte Spender angewiesen waren.

Zudem gab es einige gewichtige Gegenargumente. Howard Taswell, der die Blutbank der Mayo-Klinik betrieb, eine der besten und am wenigsten von Hepatitis betroffenen des Landes, erklärte, die Bezahlung seiner Spender habe ihn erst in die Lage versetzt, höchste Ansprüche an Professionalität und Leistungsbereitschaft zu stellen.[24] Sein Personal kannte die Spender persönlich und hatte ihre Krankengeschichten über Jahre hinweg verfolgt. Das sei das Geheimnis sicheren Blutes, behauptete er – nicht der moralische Gesichtspunkt freiwilligen Spendens, sondern der praktische des engen Kontakts mit den Spendern und eine genaue Kenntnis ihres Gesundheitszustands. Andere hielten dem entgegen, Taswell arbeite in einer unrealistisch idealen Situation: mitten in Minnesota gelegen, konnte sein Zentrum auf eine homogene, stabile und gesunde Gruppe von Spendern zurückgreifen. In Los Angeles oder New York mit ihrer riesigen, ungemein mobilen Bevölkerung, die generell eine höhere Krankheitsrate aufwies, wäre er dazu niemals in der Lage. Dort waren die Betreiber der Blutbanken überzeugt, mit einem Ausschluß der bezahlten Spender die wahrscheinlichsten Überträger von Hepatitis aussondern zu können.

Die Diskussionen über bezahlte Spender tobten noch jahrelang weiter. 1978 entschied sich die FDA schließlich für einen überraschend vorausschauenden Kompromiß. Die Behörde schrieb Blutbanken und Plasmasammlern einfach vor, ihre Blutbeutel mit der Aufschrift »bezahlt« oder »freiwillig« zu kennzeichnen.[25] Anschließend sollte der Markt dann entscheiden. Praktisch über Nacht verschwand das bezahlte Blut, da keine Klinik Blut kaufen wollte, das seiner Herkunft nach möglicherweise minderwertig war. (Die Fraktionierungsfirmen setzten weiterhin bezahlte Spender ein und unterzogen das Plasma Labortests.)

Innerhalb weniger Jahre fielen die Hepatitisraten stark ab. Doch der Rückgang des B-Virus brachte einen anderen, bis dahin von ihm maskierten, im Hintergrund lauernden Erreger zum Vorschein. Schon bald stiegen die Hepatitisraten wieder an – eine geheimnisvolle Variante des Virus, die man als »Non-A-Non-B« und später als »Hepatitis C« bezeichnete, verursachte 90 Prozent der transfusionsbedingten Hepatitiserkrankungen. Allein 1984 infizierte das neue Virus schätzungsweise 180 000 Transfusionsempfänger,[26] von denen 1 Prozent starb. Zu diesem einen Prozent gehörte der Entertainer Danny Kaye.[27] Falls man rückblickend

eine Lehre aus der Geschichte der Hepatitis-B ziehen kann, dann folgende: Es ging nicht darum, daß man ein Virus mit Schlauheit besiegen
kann, sondern daß unvermeidlich ein neues auftauchte, das seinen Platz
einnahm.

Während die Sammler von Vollblut allmählich von der Bildfläche verschwanden, festigte sich die Plasmaindustrie wie nie zuvor. Aus ihren Erfahrungen in Nicaragua hatten die Arzneimittelfirmen gelernt, das Sammeln nicht zwielichtigen Mittelsmännern zu überlassen – vor allem nicht
in randständigen, instabilen Ländern –, und so übernahmen sie selbst die
direkte Kontrolle über ihren Rohstoff. Ende der siebziger Jahre hatten die
großen Arzneimittelfirmen annähernd ein Drittel der nahezu vierhundert Sammelzentren in Amerika aufgekauft.[28] Landesweite Plasmaketten
besaßen den größten Teil der übrigen Zentren – Unternehmen wie
North American Biologicals, Inc. (NABI), der weltgrößte Sammler von
Rohplasma. Der verantwortungslose Sammler der zügellosen Phase
gehörte endgültig der Vergangenheit an.

Die Zusammenfassung der Ressourcen brachte zwar mehr Professiona-
lität mit sich, erwies sich jedoch in anderer Hinsicht als beunruhigend.
Vier große Firmen kontrollierten den größten Teil des Plasmas auf der
Welt. Sie hatten alle ihren Sitz in den USA: die Cutter Laboratories in
Berkeley in Kalifornien, die Alpha Therapeutic Corporation in Los Angeles, die Armour Laboratories in Chicago und die Hyland in einem Vorort von Los Angeles. Diese vier Firmen standen für eine pharmazeutische
Tradition. Armour war, wie wir gesehen haben, schon seit dem letzten
Jahrhundert präsent gewesen und hatte sich aus einem landesweit be-
kannten Fleischverpackungsunternehmen entwickelt. Über Generationen hinweg hatte die Firma Pharmaka auf tierischer Basis hergestellt, ehe
sie Erwin Cohn dabei unterstützte, die amerikanische Bioindustrie in
Gang zu bringen. Cutter, ein alteingesessener Familienbetrieb in Nordka-
lifornien, konnte sich einer abwechslungsreichen Geschichte öffentlicher
Engagements rühmen, die bis auf das Erdbeben von 1906 zurückging, als
die Firma Tetanus- und Diphtherieantitoxine für die Bevölkerung von
San Francisco geliefert hatte. Unter Cohn wurde es ebenfalls zu einem der
ersten Fraktionierungsunternehmen.

Als die Plasmamühlen der dritten Welt schlossen und Ängste vor einem
weltweiten »Plasmaeinbruch« wach wurden, begannen ausländische Firmen die amerikanischen Hersteller aufzukaufen. Sie wollten unbedingt
einen direkten Zugang zu Plasma und gleichzeitig die Tür zum einträg-
lichen amerikanischen Arzneimittelmarkt aufstoßen. 1978 kaufte Naitos
Green Cross Company Alpha Therapeutic[29] – ein kluger Schritt, da Japan

mehr Fraktionierungsprodukte verbrauchte als alle anderen Länder, aber
nicht einmal die Hälfte seines Bedarfs im Inland decken konnte. Später
kaufte Green Cross 50 Prozent des spanischen Fraktionierers Grifols, der
auch mit amerikanischem Plasma beliefert wurde. 1977 hatte die Bayer
AG, der deutsche Pharmariese, die Cutter Laboratories übernommen.
Armour wanderte von einem Eigentümer zum nächsten, ehe die Firma
bei dem französischen Multi Rhone-Poulenc landete. Von den großen
Herstellern blieb nur einer in amerikanischem Besitz – Hyland, der selbst
von den Baxter Travenol Laboratories aufgekauft worden war, einem
multinationalen Gesundheitskonzern mit Sitz in Chicago.

Der österreichische Fraktionierer Immuno kaufte eine alte Fraktionierungsanlage von Parke-Davis im Staat New York, einschließlich einer
Kette von mehr als einem Dutzend Sammelzentren. Tom Hecht, Eigentümer von Continental Cryosan in Montreal, kaufte NABI und seine
Kette von Plasmazentren, um Rohstoff für seine internationalen Vermitt-
lungsgeschäfte zu besorgen.[30] Später verkaufte er die Kette an das Institut
Mérieux in Frankreich, das sich nach neuen Rohstoffquellen umsah.

Mehr denn je war Plasma ein komplexer Rohstoff, der überall auf der
Welt zusammengemischt und verteilt wurde. In einem Diagramm des
Verbindungsnetzes der Cutter Laboratories von 1978 finden wir einen
Hinweis auf das Ausmaß dieser Vielschichtigkeit. Die Karte, von John
»Newt« Ashworth, dem Vizepräsidenten der Firma für wissenschaftliche
Angelegenheiten angefertigt, stellt ein Labyrinth aus Kästchen und Linien
dar, so kompliziert wie ein elektrischer Schaltplan und so groß wie eine
Seite der *New York Times*. Ein Großteil der Linien läuft in einem Kästchen
mit der Inschrift »Cutter Berkeley + Clayton« zusammen. Das war das
Zentrum von Cutters globalem Netzwerk – die Hauptlabors der Firma in
Kalifornien und North Carolina. Von Plasmapheresezentren überall in
den Vereinigten Staaten, darunter so unterschiedlichen Quellen wie Ge-
fängnisse und College-Städtchen, floß das Rohplasma in diese Labors.
Nach dem mehrmonatigen Verarbeitungsprozeß tauchte der Stoff in
Form einer Vielfalt von Erzeugnissen wieder auf, darunter Albumin, zwei
Sorten von Gammaglobulin und Faktor VIII. Diese Produkte wurden zu
den Vertragshändlern von Cutter in Amerika, Großbritannien und Japan
weitergeleitet. Cutter sandte auch Zwischenprodukte in Pulverform –
unvollständige Vorstufen von Albumin und Gammaglobulin – an seine
Filiale in Deutschland, wo sie weiterverarbeitet wurden. Außerdem
schickte sie andere Plasmafraktionen an außenstehende Pharmaunternehmen in Schweden und Kanada.

Deutschland besetzt den nächstgrößeren von Punkten übersäten Bereich des Diagramms. Dort erhielt die Cutter-Filiale Tropon Wirkstoff-

pulver aus Amerika, Rohplasma aus Zentren in den USA und Deutschland sowie Kryopräzipitat von Cutter in Mexiko. Plasmabeutel aus Kunststoff kamen von Cutter-Filialen in den USA, aus Puerto Rico und aus Kanada. Im Gegenzug schickte Tropon Albumin, Faktor VIII und Gammaglobuline.

Am unteren Rand des Diagramms befindet sich Cutter Mexiko. Von dort aus verfrachtete man Kryopräzipitat nach Deutschland und Japan und Endprodukte nach Südamerika. Noch weiter unten sehen wir die australische Tochterfirma, die Cutter in Großbritannien mit Kunststoffbeuteln belieferte. Ganz oben auf dem Diagramm findet sich die Cutterfiliale in Kanada, von wo aus Beutel nach Deutschland und an das Kanadische Rote Kreuz gingen. Am Rand der Zeichnung schließlich sind verschiedene Kästchen mit den Namen Behring, Biotest, Immuno und Mérieux angedeutet. Sie bezeichnen die Handelsverbindungen von Cutter mit diversen Unternehmen in Deutschland, Österreich und Frankreich.

»Natürlich war das nicht nur bei Cutter so«, erklärte Ashworth viele Jahre später. »Jeder hätte so eine Karte haben können.«[31] Was das Diagramm und auch die Übersichten anderer Firmen noch komplizierter machte, waren die schwankenden Preise für die jeweiligen Plasmakomponenten, da Versorgung und Nachfrage sich von Land zu Land änderten. Deshalb sollte man diese Karte besser nicht als statisches Netz auffassen, sondern als so etwas wie ein globales Zirkulationssystem, in dem die Flüssigkeiten hierhin und dorthin gepumpt werden, immer in die Zonen, die den größten Gewinn versprechen und wo die Nachfrage am stärksten ist.

Anders als bei Plasma bestand bei Blut nicht die Tendenz, es international zu verschieben. Rote Blutkörperchen verderben, wie Sie sich sicher erinnern können, schneller als Plasma; daher eignen sie sich nicht für eine langfristige Lagerung und den Handel. Innerhalb der Grenzen Amerikas fand jedoch ein lebhafter Austausch von Vollblut statt. Seine Wege sind zu verschlungen und zu veränderlich, als daß man sie aufzeichnen könnte. Neben der Zusammenarbeit mit den Clearingstellen ihrer Organisation trafen die Leiter der Blutzentren auch noch zahllose *Ad hoc*-Vereinbarungen, um die Blutgruppen und die Mengen zu erhalten, die sie gerade brauchten.[32]

Betrachtet man Blutspenden als wohltätige Geste, so war es erstaunlich, wie sehr diese Vereinbarungen einem Geschäft ähneln konnten. Blutzentralen mit einem Überschuß an Blut stellten fest, daß sie jenen, in denen gerade Mangel herrschte, jeden Betrag in Rechnung stellen konnten. Wenn für bestimmte Blutgruppen eine erhöhte Nachfrage entstand, konnte es zu regelrechten Bieterkämpfen kommen. Einige gemeinnützige Blutbanken fanden es äußerst lukrativ, an andere zu verkaufen. Sie sammelten mehr, als in ihren Gemeinden benötigt wurde, und inszenierten »Krisen«-Kampagnen, um die Blutspenden hochzutreiben, ohne den Bürgern ihre eigentlichen Absichten zu verraten. Einige Strategien zur Beschaffung schienen überaupt nichts mehr mit Wohltätigkeit zu tun zu haben. Eine davon, »Bündelung« oder auch »Koppelung«[33] genannt, bestand darin, zwei Blutgruppen in einer Transaktion zusammenzufassen. Aufrund dieser Voraussetzung für einen Verkauf wurde eine Blutbank, die bestimmte Blutgruppen benötigte, zum Kauf anderer gezwungen, die sie nicht brauchte. Da den Organisationen mit dem Status der »Gemeinnützigkeit« verboten war, Dividenden an ihre Eigentümer oder Anteilseigner auszuschütten, wurde das Geld im allgemeinen für den Ausbau der Einrichtungen, Gehälter und die Rücklagen der Blutbank verwendet.

Später deckte der Reporter Gilbert Gaul viele dieser Absprachen auf. Für seine Artikelserie im *Inquirer* in Philadelphia erhielt er 1989 den Pulitzerpreis.[34] In den Augen der Öffentlichkeit waren die Enthüllungen Gauls und der darauf folgenden Anhörungen vor dem Kongreß[35] ein Skandal – eine Reaktion, die die Betreiber der Blutbanken nicht verstehen konnten. *Sie* wußten schließlich, daß sie wieder eine Ressource in Zahlung gaben; die Öffentlichkeit mußte das doch genauso sehen, oder nicht? Natürlich hatte die Öffentlichkeit dafür kein Verständnis; schließlich war sie von den nichtgewerblichen Blutbankern im Ethos strikter Gemeinnützigkeit geschult worden.

Noch ein weiterer kleiner, aber wichtiger Handelsweg verdient es, erwähnt zu werden. Inmitten der Ströme von Plasma, die von Amerika ausgingen, brachte ein gegenläufiger Fluß Blut von Europa nach Amerika. Trotz der Vorherrschaft kommerzieller Plasmaverarbeiter unterhielten einige europäische Länder Fraktionierungslabors, die von der Regierung oder dem jeweiligen Roten Kreuz betrieben wurden. Diese gewannen ihr Plasma auf die altmodische Art – sie nahmen Freiwilligen Blut ab, zentrifugierten die Flüssigkeit und behielten das Plasma zurück. Dadurch hatten sie einen Überschuß an roten Blutkörperchen, den sie gedankenlos in die Kanalisation kippten.

Anläßlich eines Besuchs bei Kollegen in Amsterdam wurde Aaron Kellner, der unternehmungslustige Leiter der New Yorker Blutzentrale, Zeuge dieser Praxis. Er bemerkte einen Schlauch, der vom Plasmaseparator zum Ausguß führte. »Was fließt denn da ab?« fragte er. »Oh, das ist das Blut«, erwiderte der Holländer. »Wir brauchen es nicht; wir schütten es weg.«

Kellner war wie vom Donner gerührt. Und dann, »wie in einem Cartoon, ging direkt über meinem Kopf ein Licht an«, erinnerte er sich später.

»Plötzlich wurde mir klar, wir in New York hatten zu kämpfen ... und
die Kumpel hier warfen diese wunderbaren Sachen einfach weg.«[36]

Kellner bot an, die vergeudeten roten Blutkörperchen zu kaufen, doch
selbst nach einem Jahr Verhandlungen kam der Handel nicht zustande. Er
fuhr also nach Frankreich und traf sich mit Jean Pierre Soulier, dem Leiter
des Centre National de Transfusion Sanguine (CNTS) in Paris. Soulier
war an Kellners Vorschlag äußerst interessiert. Doch angesichts des französischen Ethos vom mildtätigen Blutspenden konnte er niemals zustimmen, Blut gegen Geld einzutauschen – obwohl er statt dessen Blutbeutel
und Ausrüstungsgegenstände hätte bestellen können. Monatelang wartete
Kellner auf Antwort, doch am Ende wurde er enttäuscht. Die Entscheidung sei bis an Präsident de Gaulle weitergereicht worden, erklärte Kellner, und »der brachte in wenigen, sehr sorgfältig gewählten Worten zum
Ausdruck, er wolle verdammt sein, wenn er diesen Sch ...-Kerlen in den
Vereinigten Staaten gutes französisches Blut schicke.«

Schließlich fuhr Kellner in die Schweiz. Hier suchte er sich einen
Blutbanker, der so unvoreingenommen und findig war wie er selber –
Alfred Haessig, den Leiter des Zentrallabors des Schweizer Roten Kreu-
zes. Haessig hatte in Bern ein Fraktionierungszentrum gegründet, das
Eigentum des Schweizer Roten Kreuzes war und auch von diesem be-
trieben wurde. Dort gewann man alles Plasma von freiwilligen Spen-
dern. Wie seine Kollegen überall in Europa schüttete er Tausende von
Litern roter Blutzellen in die Kanalisation.

Kellner und Haessig hatten beide Sinn für unternehmerisches Handeln. Trotz ihres Bestehens auf nichtbezahlten Spendern waren sie der
Ansicht, Blut solle auf die intelligenteste, praktischste und einträglichste
Weise verwendet werden. Zwischen dem gemeinnützigen Betrieb von
Blutbanken und vernünftigen Geschäftspraktiken bestand ihrer Meinung
nach kein Widerspruch. So brauchten sie nicht lange, um eine Übereinkunft zu treffen, nach der Haessigs Angestellte, bezahlt vom New York
Blood Center und unter dessen FDA-Lizenz, Freiwilligen Blut abnehmen
sollten, von dem sie das Plasma abzentrifugierten und die roten Blutzellen nach New York schickten.

1973, im ersten Jahr des Programms, importierte Kellner etwa 22 000
Einheiten oder 6 Prozent der Vorräte seines Zentrums aus der Schweiz.
Deutschland, Belgien und Holland schlossen sich dem Programm an.
Manche Ärzte sagten voraus, einige ihrer älteren jüdischen Patienten
würden niemals Blut von Deutschen akzeptieren (eine Sorge, die sich nie
bestätigte); andere New Yorker mißtrauten allein schon der Vorstellung.
»Es ist eine verdammte Schande, daß wir es nötig haben, uns von den
Europäern Blut zu leihen«[37], meinte Edward Koch, der Bürgermeister

von New York City, der selten ein Blatt vor den Mund nahm. Doch Euroblut, wie Kellner die Substanz gerne nannte, war ein Begriff, dessen Zeit gekommen war. Bald importierte Kellner mehr als eine Viertelmillion Einheiten im Jahr und deckte damit mehr als ein Drittel des New Yorker Bedarfs.[38] Kellner erhielt so viel Blut aus Europa, daß er sich eher einer Schwemme als einem Mangel gegenübersah. Er teilte es mit Los Angeles, New Orleans und Chicago. Allerdings mußte er die Sendungen an diese Zentren einstellen, als das Rote Kreuz aus politischen Gründen entschied, diese sollten statt dessen Selbstversorgung anstreben. Kellner sah das alles eher von der praktischen Seite: »Du tust, was nötig ist, um deinen Job zu erledigen.«[39]

Was Haessig anging, so war er von den Resultaten entzückt. Das Programm brachte Geld ein und ersparte ihm den möglichen Ärger, falls ihn jemand dabei ertappen sollte, wie er kostbares Schweizer Blut in die Kanalisation kippte. Das Schweizer Rote Kreuz verschickte jetzt auch rote Blutkörperchen nach Griechenland, wo ein nur dort auftretendes Leiden namens »mediterrane Blutarmut« ständigen Mangel bedingte. Außerdem gingen sie in bedürftige Länder in Nordafrika und im Mittleren Osten. Mittlerweile fanden die Manager des Zentrallabors neue Möglichkeiten, Geld zu verdienen. Aus dem Plasma produzierten sie eine neue Form von Gammaglobulin, die intravenös und nicht intramuskulär injiziert wurde – eine wirksamere Form der Verabreichung, für die das Schweizer Rote Kreuz kurzfristig das Monopol besaß. Um den Stoff zu vermarkten, ging es eine Partnerschaft mit dem Schweizer Arzneimittelhersteller Sandoz ein. Die beiden Abschlüsse mit Sandoz und Euroblut erwiesen sich als so einträglich, daß das Schweizer Rote Kreuz in Bern ein neues Zentrallabor gründete.

Kellner und Haessig waren nicht die einzigen. Eine neue Generation von Blutbankbetreibern trat auf den Plan, die zwar den Grundsatz der Nichtbezahlung predigte, aber den Wert von Blut als Handelsware zu schätzen wußte. In Deutschland vermarkteten Waldemar Schneider, Leiter der Blutspendedienste des westfälischen Roten Kreuzes, sowie Heinz Schmitt in Niedersachsen Plasmaprodukte, um den Importen etwas entgegenzusetzen. Die westdeutschen Steuerbehörden waren der Überzeugung, dieser Handel überschreite die Grenzen des gemeinnützigen Status des Roten Kreuzes und widerriefen deshalb die Steuerbefreiung für Gelder aus dem Plasmahandel.

In Frankreich stieg in den Reihen des CNTS ein Blutbanker mit unternehmerischen Fähigkeiten auf. Er hieß Michel Garretta und löste den gelehrten Soulier ab. Frankreich importierte stets etwa 20 Prozent des Faktors VIII – eine Zahl, die das Gesundheitsministerium in Anbetracht der französischen Leidenschaft für Selbstversorgung irritieren mußte. Die Regierung baute eine neue Fraktionierungsanlage außerhalb von Paris und beauftragte Garretta, die Produktion zu steigern. Gleichzeitig forderte man ihn auf, den Import ausländischer Blutprodukte auslaufen zu lassen. Er hatte auch die Macht dazu, denn von den sieben regionalen Fraktionierungszentren in Frankreich war das in Paris das einzige, das eine Einfuhr genehmigen konnte. Garretta war genau der richtige Mann für diese Aufgabe, denn er hatte neben Medizin auch Betriebswirtschaft studiert. Er übernahm den Part des Direktors für kommerzielle Unternehmungen, plädierte dafür, Blut zu einem »industriellen« Rohstoff zu machen, um mit den multinationalen Firmen um die Vorherrschaft in Europa konkurrieren zu können.

Noch während das Gesundheitsministerium die Einrichtung eigener Blutzentren forcierte, vor allem in Paris, ging es dazu über, die Konkurrenz auszuschalten. Das Institut Mérieux in Lyon, das sich in privater Hand befand, hatte seit 1952 in seinen vier Plasmapheresezentralen Plasma gesammelt und daraus Albumin, Gammaglobuline und Impfstoffe für den französischen Markt gewonnen. Ende der siebziger Jahre wies das in Sachen unbezahlte Spenden zunehmend militante Gesundheitsministerium das Unternehmen an, seine vier Zentren zu schließen, und untersagte ihm, seine Produkte in Frankreich zu vertreiben. Zwar durfte es weiterhin Plazenten und Rohplasma importieren, doch sämtliche Produkte, die es daraus herstellte, mußte es exportieren. Von diesem Augenblick an war das von der Regierung betriebene System der Bluttransfusionszentralen CTS (Centres de Transfusion Sanguine) ein Monopol. Das »nationale« Zentrum der Region Paris, CNTS, verfügte über uneingeschränkte Macht.

In Amerika erkannten einige Leute beim Roten Kreuz – darunter sein Präsident George Elsey und der Vizepräsident und Leiter des Blutprogramms Lewellys F. Barker –, daß die Organisation ungeachtet ihrer gemeinnützigen Grundhaltung dazu übergehen mußte, Blut als Handelsartikel zu betrachten. Wir haben gesehen, wie das Rote Kreuz mit dem Sammeln und Verteilen roter Blutzellen Hunderte Millionen Dollar verdiente. Nach dem Abzentrifugieren der roten Blutkörperchen von Millionen Freiwilligen behielt es gewaltige Überschüsse an Plasma zurück. Um diese fraktionieren zu lassen, schloß es Verträge mit Firmen wie Hyland und Armour. Diese Vereinbarungen erwiesen sich als sehr einträglich.[40] 1977 bezahlte das Rote Kreuz zum Beispiel schätzungsweise einen Betrag von 9,1 Millionen Dollar für die Fraktionierung übriggebliebenen Plasmas, das es später für mehr als das Dreifache weiterverkaufte. Der Plasmamarkt erwies sich für das Rote Kreuz in der Tat als so ergiebig, daß die

Organisation plante, in Verbindung mit Hyland eine eigene Fraktionierungsanlage zu bauen. Angesichts der Steuerbefreiung der Organisation
hätte sie mit diesem Manöver ihre Konkurrenten vernichtet – sowohl
die kommerziellen wie auch die gemeinnützigen. »Wir sind nicht hinter
den Marktanteilen von irgend jemand her«, erklärte Wick *Business Week*
gegenüber, doch diese Bemerkung war mit Sicherheit nicht geeignet, die
Leute zu beruhigen. Der Plan wurde nie ausgeführt, aber mit einem geschätzten Anteil von 15 bis 30 Prozent am Rohplasma des Landes nahm
das gemeinnützige Rote Kreuz eine äußerst einflußreiche Position auf
dem Markt ein.

In Kanada löste die alte Partnerschaft zwischen dem Roten Kreuz und
den Connaught Laboratories sich unter dem Einfluß eines erstarkenden
Unternehmertums allmählich auf.[41] Die meisten kanadischen Kliniken
beschafften sich zu jener Zeit ihre Gerinnungsfaktoren auf dem freien
Markt, da Connaught nicht über die notwendige Technologie zu ihrer
Herstellung verfügte. Doch bei Albumin, Gammaglobulin und anderen
Derivaten des Plasmas kanadischer Freiwilliger verließ das Rote Kreuz
sich nach wie vor auf Connaught. Die Anlage war jedoch ungeheuer veraltet: 1974 verlor sie 50 Prozent des vom Roten Kreuz gelieferten Plasmas
aufgrund bakterieller Verseuchung.

1972 verkaufte die Universität von Toronto das Labor an private Eigentümer. Später erfuhr das Rote Kreuz, daß die Manager von Connaught,
um die Finanzen der Firma aufzubessern, heimlich Plasma an Makler
verkauft hatten, die es ins Ausland verschoben. Ein Jahr war besonders ärgerlich: Als es in Kanada 1974 zu einer Verknappung von Albumin gekommen war, hatte Connaught Produkte im Wert von 500 000 Dollar
verkauft, die aus dem Plasma des Roten Kreuzes stammten. Von dem Labor enttäuscht, bat das Rote Kreuz 1976 die Regierung, Mittel für den
Bau eines eigenen Fraktionierungslabors bereitzustellen, um selber die
landesweite Fraktionierung zu übernehmen. Um nicht ganz aus dem Geschäft geworfen zu werden, beantragte Connaught bei der Regierung die
Genehmigung, Faktor VIII herstellen zu dürfen, und erhielt sie auch. Die
Firma schlug zudem vor, eine eigene neue Fraktionierungsanlage zu errichten, die mit Regierungsmitteln finanziert werden sollte.

Da die alte Allianz zerbrochen war, stürzten sich die Provinzregierungen in den Kampf und wetteiferten darum, wer die einträgliche und aus
öffentlichen Mitteln finanzierte Branche beherbergen durfte. Nach langwierigen Verhandlungen kamen die Gesundheitsminister der Provinzen
überein, ein Netz von drei Fraktionierungsanlagen einzurichten, je eine
in Ontario, Winnipeg und Manitoba. Die Anlagen sollten Privatfirmen,
darunter auch Connaught, gehören, aber gemeinnützig betrieben werden.

Der Plan, lauthals als Schlüssel zur kanadischen Selbstversorgung angekündigt, hatte einen erstaunlichen Mangel: Die Minister hatten sich auf
die geldbringende *Verarbeitung* von Plasma konzentriert und dabei den
Nachschub völlig außer acht gelassen. Das Kanadische Rote Kreuz war
nie in der Lage gewesen, ausreichend Blut auch nur für eine Anlage zu
beschaffen, von dreien ganz zu schweigen. Obwohl man zig Millionen
Dollar ausgab, wurde der Plan nie Wirklichkeit. Schließlich brachte
Connaught seine Anlage auf den neuesten Stand, importierte aber einen
Großteil seines Rohplasmas aus Amerika. Tatsächlich stammte mindestens die Hälfte der während der siebziger und achtziger Jahre in Kanada
umgesetzten Plasmaprodukte von bezahlten amerikanischen Spendern.[42]

So also sah das damalige Syndikat der Blutspendeorganisationen am Vorabend der Aids-Epidemie aus. Vollblut mit Ausnahme von Euroblut ver-
blieb in der Regel innerhalb der Landesgrenzen, auch wenn dies in Amerika einen ziemlich ausgedehnten territorialen und regionalen Austausch
einschloß. Plasma und seine Derivate hingegen reisten um den ganzen
Globus; die Vereinigten Staaten dienten weiterhin als wichtigste Quelle.
In den USA stammte das Plasma aus einer Vielzahl von Quellen, von Col-
leges über Gefängnisse bis hin zu Armenvierteln. Auch Homosexuelle
wurden zu wichtigen Lieferanten. Da die Schwulen hohe Hepatitisraten
aufwiesen, schätzten die Arzneimittelfirmen ihr Plasma als Material für
Hepatitis-Antikörper. Ehe sie die Antikörper separierten, »schöpften« die
Fraktionierer das Kryopräzipitat ab und stellten daraus Gerinnungsfaktoren her. Man war der Ansicht, mit diesem Verfahren sei eine Übertragung
von Hepatitis ausgeschlossen, da die Antikörper im Plasma die Erreger
neutralisierten. Allerdings bezog man auf diese Weise gelegentlich Plasma
von Risikogruppen – die ebensogut auch andere Viren übertragen konnten – in die weltweite Versorgung mit Gerinnungsfaktoren ein.[43]
    Ende der siebziger Jahre war das Blutspendesyndikat ein eng verzahn-
tes Gefüge, in dem Blut und Plasma von Millionen Menschen vermischt
wurde, die in Tausende von Meilen voneinander entfernten Gebieten
lebten. Im allgemeinen erwies sich diese Vermischung als vorteilhaft:
Mehr Menschen erhielten mehr lebensrettende Blutprodukte als je zuvor.
Doch die Verteilung barg auch Gefahren in sich. Die Zusammenfassung
der weltweiten Blutprodukte bewirkte nicht nur eine effiziente Versorgung – sie schuf auch optimale Voraussetzungen für die Ausbreitung neu
auftauchender Viren. Wie wir gesehen haben, war Amerika die OPEC
des Plasmas. Dies bedeutete, fast jeder in der westlichen Welt oder in Japan, der Medikamente auf Plasmabasis erhielt, kam in engen Kontakt mit
amerikanischen Spendern. Und die meisten von ihnen waren gewerb-

liche Spender, die in den »heißen« Zonen des Landes lebten, was Krankheiten betraf. Für Menschen, die große Mengen solcher Medikamente erhielten – vor allem Bluter – wurde der Kontakt mit verseuchtem Blut unausweichlich.

15 Die Katastrophe

Die U.S. Centers for Disease Control and Prevention fungieren in Amerika als Frühwarnsystem für Krankheiten. Die unscheinbare, in den Campus der Emory University in Atlanta eingebettete Ansammlung von Ziegelbauten ist Heimstatt für Tausende von Wissenschaftlern, die in einer der technisch am besten ausgestatteten Einrichtungen für biologische Abwehrmaßnahmen arbeiten. Ursprünglich gegründet, um im Zweiten Weltkrieg Möglichkeiten der Malariaprophylaxe zu erforschen (Atlanta hatte man ausgesucht, da es mitten im amerikanischen Malariagürtel liegt), dehnte die Organisation ihren Aufgabenbereich seitdem auf die Kontrolle aller möglichen mikrobiologischen Eindringlinge aus, von bekannten Krankheiten wie Grippe und Hepatitis bis hin zu den rätselhaften Ausbrüchen der Legionärskrankheit und dem toxischen Schocksyndrom. Bei etlichen historischen Triumphen spielte die Organisation eine Schlüsselrolle, unter anderem bei der weltweiten Ausrottung der Pocken und dem Sieg über die Kinderlähmung in den USA. Die Forscher des Zentrums betrachten sich als Einsatztruppe gegen Epidemien, wo immer sie ausbrechen, von Afrika bis Indien, von Arizona bis New York.

Eine der weniger bekannten Funktionen des Zentrums im Lauf der Jahre war es, bestimmte Impfstoffe und selten verwendete Arzneimittel zu verteilen. Dazu gehörte Pentamidin[1], das gegen eine seltene Form der Lungenentzündung eingesetzt wurde. Ärzte behandelten die meisten Fälle von Lungenentzündung mit Sulfonamiden, doch eine Variante, Pneumocystis carinii pneumonia (PCP), war gegen alle Substanzen außer Pentamidin resistent. Bis vor fünfzehn Jahren traten pro Jahr weniger als hundert Fälle auf, und die CDC hielten sie unter Kontrolle.

Im Januar 1982 erhielt Bruce Evatt, der Hämophiliespezialist des CDC, einen Anruf von einem Arzt aus Miami. Einer seiner Patienten war an Pneumocystis pneumonia gestorben[2]: ein zweiundsechzigjähriger, verheirateter Bluter, der in New York gelebt, die Winter jedoch in Florida verbracht hatte.

Die Erwähnung von Pneumocystis pneumonia in Zusammenhang mit Hämophilie ließ bei Evatt die Alarmglocken schrillen. Wie er wußte, waren die Fälle von PCP in letzter Zeit unerklärlich stark angestiegen, insbesondere bei homosexuellen Männern. Im Juni 1981 waren bei »zuvor gesunden« männlichen Homosexuellen fünf Fälle aufgetreten. Seither hatte sich die Zahl auf über hundert erhöht. Die Krankheit schien mit anderen Leiden einherzugehen, darunter einer als Karposi-Sarkom bezeichneten seltenen Krebsform. Diese »opportunistischen« Infektionen, wie sie später genannt wurden, befielen Personen, deren Immunsystem – möglicherweise durch Analverkehr – geschädigt worden war. Die Verbindung mit Sexualität war so verblüffend, daß das Syndrom zunächst unter der Bezeichnung GRID bekannt wurde – *gay-related immunodeficiency disease,* homosexuell bedingte Immunschwächekrankheit.

Evatt hegte den Verdacht, der Patient in Miami könnte, obgleich heterosexuell, ebenfalls an GRID gestorben sein. Vielleicht belegte der Fall ja, daß das Syndrom auch für Hämophile eine Gefahr darstellte, möglicherweise infolge der Blutprodukte, mit denen sie behandelt wurden. Hämophile litten oft an durch Blut übertragenen Krankheiten, das war allgemein bekannt; man denke nur an die zahlreichen Hepatitisfälle. Da Bluter in großem Umfang Blutprodukte erhielten, waren sie so etwas wie unfreiwillige »Bioindikatoren« geworden. Um eine Verbindung zwischen GRID und Faktor VIII zu beweisen, benötigte Evatt jedoch mehr Fälle. »Falls tatsächlich ein Zusammenhang besteht, werden noch mehr solche Fälle auftreten«,[3] hatte der Leiter der Institute erklärt. Die CDC vertrieben als einzige im ganzen Land das Pentamidin. Damit hatte Evatt einen Ansatzpunkt, um das Geheimnis zu lüften, da man den Weg jeder einzelnen Dosis genau verfolgen konnte. Er bat das für Pentamidin zuständige Büro der CDC, ihn zu benachrichtigen, wenn wieder eine Anfrage vom Arzt eines Bluters erfolge.

Ein halbes Jahr später schlug die Krankheit bei zwei weiteren Blutern zu.[4] Wie bei dem Fall in Miami schien es sich um Durchschnittsamerikaner zu handeln – um einen neunundfünfzigjährigen Mann aus Denver und einen Siebenundzwanzigjährigen aus Ohio. Sie gehörten keiner der bekannten Risikogruppen an und hatten auch sonst nichts gemeinsam, außer daß sie Faktor VIII verwendeten. Evatt schickte Dale Lawrence zu ihnen, um sie zu untersuchen. Als dieser mit der Diagnose GRID zurückkam, war Evatt überzeugt, den Zusammenhang aufgedeckt zu haben.

Unverzüglich rief er den Public Health Service der Vereinigten Staaten, die vier großen Fraktionierungsfirmen und Vertreter der National Hemophilia Foundation an. In *Morbidity and Mortality Weekly Reports (MMWR),* der Zeitschrift der CDC, legte er seine Befunde vor.[5] (Der MMWR als schnell reagierende wissenschaftliche Veröffentlichung wird überall auf der Welt gelesen.) Evatts Ansicht nach lagen zwei Schlußfolgerungen nahe: Der Krankheitserreger wurde vermutlich durch Blut übertragen, und bei dem Erreger handelte es sich höchstwahrscheinlich um ein Virus, da beim Produktionsprozeß von Faktor VIII alles, was größer war, herausgefiltert wurde. Am 16. Juli 1982 äußerte er seine Besorgnis gegenüber einer Krisenabteilung des U. S. Public Health Service, der Vertreter der CDC, der National Institutes of Health, der FDA, der National Hemophilia Foundation sowie der wichtigsten Blut- und Plasmaunternehmen angehörten.[6]

Zu dieser Zeit verliefen die GRID-Fälle in einer für klassische Epidemien typischen glockenförmigen Kurve. Mittlerweile hatten sich 440 Amerikaner die Krankheit zugezogen,[7] und die Ärzte wunderten sich über die Virulenz des Syndroms – mehr als 50 Prozent ihrer Patienten waren gestorben. Niemand kannte die Ursache der Krankheit. Einige Experten glaubten, der Erreger sei durch Sperma übertragen worden, andere hatte Amylnitrit in Verdacht, ein bei Homosexuellen damals beliebtes Aufputschmittel. Einige vertraten die Theorie, die Krankheit werde nicht von einem einzelnen Erreger verursacht, sondern Homosexuelle setzten sich derart vielen Krankheitsrisiken aus – ihre Hepatitis- und Syphilisraten waren bekanntermaßen hoch –, daß ihr Immunsystem unter der Belastung einfach zusammenbräche. Angesichts dieser Vielfalt von Möglichkeiten betrachteten die Teilnehmer die von so wenigen Daten gestützte These Evatts mit Skepsis. Zudem wollten die meisten einfach dessen Implikationen nicht wahrhaben. Evatts Angaben hätten bedeutet, daß diese Krankheit, die Homosexuelle in Amerika befiel, auch die übrige Bevölkerung anstecken könnte. Bei einer zweiten Konferenz, die noch im selben Monat stattfand, leiteten die Behörden ein Überwachungsprogramm ein, das neue Fälle unter Blutempfängern und Hämophilen beobachten sollte. Man kam zudem überein, der Krankheit einen neuen Namen zu geben: *acquired immune deficiency syndrome* (erworbenes Immunschwächesyndrom) – Aids.

Den ganzen Herbst 1982 über stieg die Zahl der Aids-Fälle unter Blutern weiter an. Evatt und seine Kollegen setzten eine Kampagne in Gang, um die Mediziner des Landes zu warnen. Da die CDC zu der Zeit Haushaltsmittel kürzten, finanzierte Evatt diese Reise selber. Die Inkubationszeit von mehreren Monaten, die zwischen einer Infektion und dem ersten Auftreten von Symptomen lag, machte Evatt Sorgen, da ein Blutspender Aids haben konnte, ohne es zu wissen. Seiner Ansicht nach wäre es das sicherste Verfahren gewesen, Personengruppen, die mit hoher Wahrscheinlichkeit Aidserreger übertrugen – namentlich Homosexuelle – auszuschließen, unabhängig davon, ob sie nun Symptome zeigten oder nicht.

Auf seiner Reise von einer Konferenz zur nächsten traf er auf »gemischte« Reaktionen auf seine beunruhigenden Nachrichten. Die Betreiber von Blutbanken, von wirtschaftlichen Problemen und ständigen Verknappungen bedrängt, wollten ihrer Liste nicht noch eine weitere Krise hinzufügen – zumindest so lange nicht, bis ein endgültiger Beweis vorlag. Außerdem waren sie nicht gewillt, ihre schwulen Spender auszuschließen. In einer Zeit schwindenden Gemeinsinns und zurückgehender Blutspenden stellten die Schwulen eine der zuverlässigsten Spendergruppen dar. Sie verfügten im allgemeinen über eine gute Ausbildung und ein ausgeprägtes Gemeinschaftsgefühl und lieferten der Irwin Blood Bank in San Francisco zum Beispiel etwa ein Fünftel ihres Bedarfs.[8] Keiner wollte die besten Spender verlieren oder in irgendeiner Weise zu den Vorurteilen gegenüber Schwulen beitragen. »Es war, als wäre jemand aus der Wüste aufgetaucht und hätte behauptet: ›Ich habe einen Außerirdischen gesehen‹«, erinnerte sich Evatt. »Sie hörten mir zu, doch sie wollten es einfach nicht glauben.«

Auch die National Hemophilia Foundation reagierte äußerst zwiespältig, obgleich seine Befunde sie aufgeschreckt hatten. Louis M. Aledort, stellvertretender Leiter des medizinisch-wissenschaftlichen Beirats der Stiftung, war einer der Pioniere der Hämophilietherapie gewesen. Nachdem er seine Patienten buchstäblich aus dem Rollstuhl hatte aufstehen sehen, wollte er die Therapie nur ungern aufgeben. Jahre zuvor hatte er das erste Zentrum zur »umfassenden Pflege« am Mount Sinai Hospital in New York gegründet; später setzte er sich beim Kongreß für die Finanzierung eines landesweiten Netzes von Behandlungszentren für Bluter ein. Danach gründete Aledort ein Konsortium von Vertretern der einzelnen Behandlungszentren im Großraum New York, um bei den Arzneimittelfirmen die günstigsten Preise durchzusetzen und den Patienten verläßliche Mengen liefern zu können. Die große, von ihm gesteuerte Nachfrage machte ihn zu einem Machtfaktor in der medizinisch-pharmazeutischen Welt, dem man jährlich Zehntausende Dollar an Zuschüssen zukommen ließ. Aledort war der Ansicht, er benötige mehr Informationen,[9] ehe er Patienten eine andere Therapie empfahl. Immerhin war Evatt bei den zwanzigtausend Blutern des Landes lediglich auf drei Fälle gestoßen. Er kannte die wohltuenden Wirkungen der Therapie und befürchtete eine Überreaktion. Evatt hatte den Eindruck, sie »hätten es mit einer Krankheit zu tun, an deren Existenz sie einfach nicht glauben wollten«.

Andere Mitglieder der National Hemophilia Foundation wollten Evatts Befunde nicht einfach übergehen. Nachdem er im Oktober vor der Stiftung referiert hatte, verabschiedete sie eine Resolution,[10] in der sie die Arzneimittelhersteller dringend aufforderte, Gruppen mit relativ hohem Vorkommen von Aids, wie Schwule, Konsumenten intravenös verabreichter Drogen und Haitianer, von ihren Plasmachargen auszuschließen.[11] Gleichzeitig gab sie sich nach außen hin beschwichtigend und veröffentlichte eine Reihe von Ratgebern, denen zufolge das Aids-Risiko bei Faktor VIII minimal wäre[12] und die Bluter ihre Infusionen unverändert fortsetzen sollten.

Ironischerweise bekundeten ausgerechnet die Arzneimittelfirmen schon früh ihre Bereitschaft zu einer Zusammenarbeit (obwohl sie, wie wir noch sehen werden, später auf Zeit spielten). Tom Drees, damals Präsident der Alpha, erklärte, er »sei vom Stuhl gefallen«[13], als Evatt sich an eine Gruppe von Fraktionierungsfirmen wandte. Ungeachtet möglicher Diskriminierungsvorwürfe arbeitete er unverzüglich einen Plan aus, um Risikogruppen unter den Spendern auszuschließen. Seine und andere Firmen beschleunigten auch ihre Forschung, um Möglichkeiten zu finden, das Produkt zu entseuchen.

Die Firmen reagierten nicht nur aus Nächstenliebe. Da sie es mit der Welt der Medizin, der Verfahrensvorschriften, der Öffentlichkeitsarbeit und der Gesetze gleichzeitig zu tun hatten, erkannten sie einige harte, wenn nicht gar zynische Realitäten an. Wie die Blutbanker priesen sie ihre schwulen Spender – allerdings nicht wegen ihres Gemeinsinns, sondern als Hauptquelle für Hepatitis-B-Antikörper. Auf einer der ersten Konferenzen mit leitenden Persönlichkeiten aus der Industrie hatte Dennis Donohue, Leiter der FDA-Abteilung für Blut und Blutprodukte, sie gefragt, ob sie Risikogruppen in bestimmten »heißen« Zonen wie San Francisco, Los Angeles und New York abweisen könnten. »Er begründet diese Frage nicht mit der wissenschaftlichen Sorge, dieses Plasma oder seine Nebenprodukte zur Gerinnung könnten Aids übertragen. Er glaubt vielmehr, die Aktion sei aus politischen Gründen notwendig, um negative Publicity im Land und ... unangebrachte Besorgnisse bei den Hämophilen zu vermeiden«,[14] schrieb John Hink, leitender Angestellter bei Cutter, in einem internen Firmenmemorandum. Nachdem er sich bei seinen Konkurrenten umgehört und erfahren hatte, daß sich die meisten der Forderung unterwerfen wollten, beschloß Hink, Cutter solle aus »politischen und moralischen Gründen sowie aus Gründen einer möglichen Haftung« zustimmen. Unterdessen bezeichneten Cutter (und andere Arzneimittelfirmen) in einer Reihe von Patientenratgebern und Broschüren das Aids-Risiko als minimal.

Im Spätwinter 1982 war die Zahl der Aids-Fälle bei Blutern auf acht angestiegen – das war mehr als eine Verdoppelung innerhalb von sechs Monaten. Nun tauchte der erste Bericht über einen Fall auf, in dem Aids durch Blut übertragen worden war. Ein Baby in San Francisco war mehr als zwei Jahre, nachdem es mehrmals Transfusionen von Blut und Blutprodukten erhalten hatte, an der Krankheit gestorben.[15] Bei einer Überprüfung ihrer Unterlagen entdeckten Mitarbeiter der Irwin Blood Bank, daß einer der Spender ein damals gesund wirkender Schwuler gewesen war, der später an Aids starb. Was Evatt anging, war die Sache damit klar. Er und weitere Funktionäre der öffentlichen Gesundheitsfürsorge beriefen ein Gipfeltreffen ein, um zu beraten, was sie wegen Aids in der Blutversorgung unternehmen sollten.

Mehr als zweihundert Vertreter der Blutindustrie, der Ärzte, der Schwulengruppen sowie der Patienten- und Hämophilenvereinigungen kamen zu dem ganztägigen Treffen im Hauptquartier der CDC in Atlanta am 4. Januar 1983.[16] Nach zwei Vorrednern legte Evatt seine neuesten Daten vor. Er erklärte der Versammlung, zusätzlich zu den bekannten acht Aids-Fällen bei Blutern habe er noch bei zwei weiteren Personen einen massiven Verdacht. Überdies habe eine von ihm in mehr als hundert Bluterzentren durchgeführte Untersuchung zusätzlich siebenunddreißig Fälle an den Tag gebracht, die er sich näher ansehen wolle. Damit ähnle der Kurvenverlauf der Aids-Epidemie bei Blutern immer mehr derjenigen der Schwulen, gewinne an Schwung und sei dabei, steil anzusteigen. Darüber hinaus bestätigte er Einzelheiten des blutbedingten Aids-Falles des Babys in San Francisco und teilte mit, zwei weitere Transfusionsfälle würden gerade untersucht. Nachdem das Problem nun bekannt sei, erklärte er, stelle sich die Frage, wie man das Blutwesen schützen könne. Es gebe eine Karenzzeit von über einem Jahr, weshalb auch eine Person, die alle medizinischen Untersuchungen durchlaufen habe, die Krankheit in sich tragen und sie durch Blut oder Plasma übertragen könne.

Der nächste Redner, Tom Spira von der CDC, stellte einige Optionen vor. Was die Epidemiologen demnach besonders verblüffte, war die Korrelation zwischen Aids und Hepatitis B – tatsächlich waren 90 Prozent der bekannten an Aids erkrankten Personen auch der Gefahr einer Hepatitis-B-Infizierung ausgesetzt gewesen. Angesichts dieses engen Zusammenhangs zwischen Hepatitis und Aids könnte erstere als »Ersatzmarkierung« für Aids dienen – als Hinweis darauf, wer die Krankheit vielleicht in sich trug. Blutbanken testeten routinemäßig auf Hepatitis, indem sie nach einem Antikörper gegen die Virushülle suchten, wobei der Test nur kurz zurückliegende Infektionen aufspürte. Spira stellte fest, ein weiterer Antikörper – der auf das Innere des Virus ansprach – verweilte jahrelang im Körper. Damit stand den Blutbanken, obwohl es keinen Aids-Test gab, mit dem Hepatitis-B-Test am Innenkörper des Virus eine vorläufige Sicherheitsmaßnahme zur Verfügung.

Evatt glaubte, er und seine Kollegen hätten ein komplettes Paket vorgelegt – die Krankheit, die Risikogruppen und die Methoden, um sie auszuschließen. »Wir gingen mit der Erwartung in die Besprechung, das

Ganze würde ein Kinderspiel«, erinnerte er sich. »Wie konnte irgend jemand die Daten bezweifeln, die wir zusammengetragen hatten, die *Trends?* Wir glaubten, es sei vollkommen unproblematisch.«[17]

Doch er hatte sich gewaltig geirrt. Vertreter der Schwulen wandten sofort ein, diese als inakzeptable Spender zu stigmatisieren bedeute, ihre Menschenrechte mit Füßen zu treten. Roger Enlow von der National Gay Task Force erklärte, man habe die Mitglieder unterrichtet und man könne sich darauf verlassen, daß sie sich verantwortungsbewuß verhielten. Wenn man sie jedoch per Gesetz vom Blutspenden ausschließe, stelle dies einen Freibrief für Homophobie dar. Bruce Voeller, Mitglied der Schwulengruppe »Ärzte für Menschenrechte«, brachte vor, Aids scheine doch auf promiske Schwule mit »schnellem Sex« beschränkt zu sein. Wenn man nun Schwule allgemein ausschließe, werde »eine ganze Gruppe ... stigmatisiert, obwohl sich lediglich eine ganz kleine Minderheit als Problem erweist ...«[18] Aus diesem Grund ziehe er den Hepatitis-B-Innenkörpertest vor, da er auf einem Laborverfahren beruhe und nicht auf einer zudringlichen Befragung. Enlow schloß sich an: »Wir sind der Auffassung, die Untersuchung von Blut und nicht die von Menschen ist die geeignete Methode.«[19]

»Ich finde, niemand sollte vor einer Blutspende auf seine sexuellen Vorlieben überprüft werden«, erklärte Donald Armstrong vom Memorial Sloan-Kettering Krebszentrum in New York. »Ich halte das für falsch.«[20]

Die Arzneimittelfirmen waren anderer Ansicht. Angesichts der Tatsache, daß sie ihre Spender bezahlten, und der großen Verarbeitungschargen mußten sie schnell handeln, um ein mögliches Verseuchungsrisiko abzuklären. Ein Vertreter von Alpha gab an, seine Firma sei bereits dazu übergegangen, Schwule, Haitianer und Drogenkonsumenten auszuschließen, »da wir, ehrlich gesagt, derzeit nichts anderes anzubieten haben«.[21] Dann nahm er die Gelegenheit wahr, ein wenig Werbung zu machen, und fügte hinzu: »Ich hoffe, alle in der Branche schließen sich dem an.« Andere Arzneimittelhersteller stimmten dem Grundsatz zu, den die National Hemophilia Foundation seit Monaten propagiert hatte. In einem Kommentar zu einer medizinischen Veröffentlichung meinte Aledort etwas später: »Ich stimme absolut nicht mit der National Gay Task Force überein. Mag sein, daß sie sich für ihre Rechte einsetzen, aber was ist mit dem Recht der Hämophilen auf Leben?«[22]

Für alle Teilnehmer der CDC-Konferenz gab es reichlich Gründe, sich unter Druck gesetzt zu fühlen. Zum einen machte der Rahmen alle etwas nervös. Die Teilnehmer hatten einen wissenschaftlichen Informationsaustausch erwartet, eine nüchterne, überlegte Grundsatzdiskussion. Doch als sie den Konferenzraum mit den hufeisenförmig angeordneten Tischen betraten, wurden sie von Fernsehleuchten geblendet und von aufdringlichen Reportern mit Fragen bestürmt. Dies war kaum der angemessene Rahmen für eine vernünftige Diskussion über so heikle Themen wie Blut, Blutprodukte und sexuelle Vorlieben. Es war auch nicht der passende Ort, um Geheimnisse zu lüften. Als ein paar Leute die Frage aufwarfen, was mit dem Plasma aus Gefängnissen sei, schmetterte der Verband der Pharmahersteller sie als »unerheblich für die Diskussion«[23] ab, wie ein Vertreter der Arzneimittelindustrie notierte. Ein Vertreter von Cutter hielt nach der Konferenz in einer Notiz fest: »Dieses Plasma von der Herstellung unserer Gerinnungsprodukte auszuschließen ... würde uns dem Druck aussetzen, auch kein Plasma zu verwenden, das entlang der mexikanischen Grenze und von bezahlten Spendern gesammelt wird.«[24]

Oscar Ratnoff, ein renommierter Hämophiliearzt aus Cleveland, schlug den Blutern vor, das Problem zu umgehen, indem sie Faktor VIII absetzten. Sie könnten wieder zur Verwendung des sichereren Kryopräzipitats zurückkehren, das aus Mischungen von zehn oder weniger Spenden gewonnen werde. »Sicher kostet das mehr, aber nicht soviel wie eine Beerdigung oder die gerichtlichen Auseinandersetzungen, die uns bevorstehen, wenn es bei den Hämophilen noch mehr Tote gibt«,[25] erklärte er. Die Arzneimittelfirmen und andere Hämophilieärzte widersprachen ihm und gaben zu bedenken, daß Bluter sich bei einer langfristigen Verwendung von Kryopräzipitat die Krankheit ohnehin zuziehen würden. (Diese Ansicht sollte sich als falsch herausstellen, wie wir später sehen werden.)

Viele hegten Zweifel hinsichtlich der Hepatitistests auf Innenkörper des Virus. Aaron Kellner, Leiter des New York Blood Center und Vater des Euroblut-Programms, beklagte sich, der Test werde sein Institut 5 Millionen Dollar pro Jahr kosten und seine sowie andere Blutbanken zwingen, 5 Prozent ihrer Spender abzuweisen. »Das ist ein schwerwiegendes Problem«, stellte er fest, »doch wir sollten nichts tun, was die Blutversorgung der Gemeinschaft in Gefahr bringt.«[26]

Kellner und andere waren der Überzeugung, Spiras Innenkörpertest sei nicht spezifisch genug. Gewiß, er war mit den meisten Aids-Fällen *korreliert,* doch er konnte die Krankheit nicht spezifisch *aufspüren.* Was war mit Leuten, bei denen der Test fälschlich positiv ausfiel und die zwar früher mit Hepatitis in Kontakt gekommen waren, aber keine Gefahr liefen, Aids zu bekommen? Man stelle sich den Schrecken eines Spenders vor, der aufgrund eines Ersatztests für Aids abgewiesen wurde. Joseph Bove, Leiter der Blutbank der Yale University und anschließend Präsident der AABB, bestätigte später: »Dies war eine unserer Hauptsorgen, daß in einer Zeit der Ängste wegen Aids, dieser Hysterie, wie auch immer man

es nennen will, von zwanzig Personen, die in eine Blutbank gehen ...
einem gesagt wird: ›Du kannst kein Blut mehr spenden, weil dein Blut auf
den Binnenkörpertest positiv reagiert. Ja, das ist der Test, mit dem wir
Leute aussondern, die möglicherweise Aids haben – aber mach dir keine
Sorgen, du hast es nicht.‹«[27] Die Daten waren, wie Keller vorbrachte,
nicht aussagekräftig genug. »Was haben wir denn für Beweise?«[28] fragte
er. »Höchstens drei Fälle, und bei zweien von ihnen ist die Beweislage
eher dürftig... Man sollte die Fakten nicht überinterpretieren.« Und
Bove fügte hinzu: »Wir denken über all diese weitreichenden Maßnahmen nach, bloß weil ein Baby Aids hatte ... und es vielleicht noch ein
paar weitere Fälle gibt.«[29]

Wenn eine Krankheit plötzlich auftauche und sich schnell ausbreite,
versuchte Evatt zu erklären, dann sei man Zeuge des Beginns einer Epidemie.

Doch wie könne man etwas gegen ein Syndrom unternehmen, wandten einige ein, wenn man noch nicht einen Fall eindeutig identifiziert
habe? Diese Immunschwäche könne durch viele Ursachen ausgelöst werden. »Mir kommt es bedenklich vor, daß wir überzeugt sind, es handle
sich um einen Erreger ...«, meinte Aledort. »Aber vielleicht passiert bei
der Transfusion irgend etwas, das die Krankheit auslöst... oder irgend
etwas im Immunsystem des Patienten. Wenn wir noch ein halbes Jahr
warten, können wir ...«[30]

An dieser Stelle explodierte Donald Francis. Der stellvertretende Leiter
des Hepatitislabors der CDC in Phoenix, Arizona, konnte nicht glauben,
was er hörte. Von Indien bis Zaire hatte er Epidemien verfolgt, aber
bürokratischen Widerstand dieser Art hatte er noch nie erlebt. Er schlug
mit der Faust auf den Tisch und brüllte: »Wie viele Menschen müssen
sterben? Reichen drei? Oder sechs? Oder zehn? Reichen hundert Menschen? Sagen Sie uns einfach eine Zahl, damit wir die Schwelle festlegen!«[31]

Jahre später, Francis war immer noch wütend wegen des Vorfalls, erklärte er: »Ich konnte diese Burschen einfach nicht verstehen.[32] Es war
etwa so, als stünde man an der Kurve einer Bahnlinie; man hört das Pfei-
fen, die Signale blinken, die Schienen beginnen zu vibrieren, und die
sagen: ›Da kommt kein Zug.‹«[33]

»Ich nehme an, sie hörten uns schon zu, aber ich denke mal, sie wollten
es nicht glauben«, überlegte Evatt. »Die möglichen Folgen für die ganze
Industrie waren so katastrophal, daß sie sich nur wünschten, es möge
vorübergehen.«[34]

Hinter dem Widerstreben stand sicher Verleugnung – die Folgen verseuchter Blutvorräte waren praktisch unvorstellbar –, doch die Betreiber

der Blutbanken hatten auch gute Gründe, die Verlautbarung der CDC zu bezweifeln. Zum einen waren die Empfehlungen, die sie an jenem Tag zu hören bekamen, keineswegs *offiziell*. Die Vorschläge, Spender mit Fragebögen und Innenkörpertests auf Hepatitis zu überprüfen, kamen von einigen wenigen Mitarbeitern *innerhalb* der CDC, die auf der Konferenz keine Rückendeckung von ihren Vorgesetzten erhielten. (In der Welt der Öffentlichkeitsarbeit nimmt dieser kleine Unterschied galaktische Ausmaße an.) Überdies hatte die Behörde schon früher falschen Alarm geschlagen. Viele erinnerten sich noch, wie Fachleute der CDC die Regierung Ford in Verlegenheit brachten, als sie wegen einer Schweinegrippeepidemie, die nie eintrat, Alarm geschlagen hatten. Sie hatten damals auf ein Impfprogramm gedrängt, das wahrscheinlich mehr Menschen umgebracht als geschützt hat. Man wußte auch von den Budgetkürzungen, die der Behörde bevorstanden. Ein Funktionär des Amerikanischen Roten Kreuzes drückte es nach der Konferenz in einem Memo folgendermaßen aus: »Schon seit langem hat man bemerkt, daß beim CDC ein zunehmendes Bedürfnis nach einer großen Epidemie besteht, mit der es seine Existenz rechtfertigen kann. Das gilt besonders mit Blick auf die Kürzung der Bundeszuschüsse und [die] Tatsache, daß Aids wahrscheinlich bei den erfolgreichen Bemühungen der CDC geholfen hat ... sich ein neues Virologielabor für 15 Millionen Dollar finanzieren zu lassen. Der Blickwinkel der CDC wird auch an der allgemeinen ›Werbeorientiertheit‹ der am 4. Januar 1983 in Atlanta abgehaltenen [Konferenz mit ihrem] übermäßigen Presseaufgebot deutlich ... Kurz, wir können uns *nicht* darauf verlassen, daß die CDC wissenschaftliche, objektive und unvoreingenommene Orientierungshilfen liefern ...«[35]

Hinter diesen Gründen liegen allerdings noch tiefergehende Fragen. Auch wenn sie Bürger desselben Landes waren, stammten die Gegner in dieser Auseinandersetzung aus zwei verschiedenen Kulturen mit gegensätzlichen Werten und Ansichten. Francis und seine Kollegen gehörten zur schnellen Truppe. Sie hatten ein feines Gespür für die leisesten Anzeichen einer einsetzenden Entwicklung. Die CDC zogen diese Art von Leuten an – die Aktivisten: Typen für das Friedenskorps, bereit, etwas zu unternehmen, zu reagieren und Anstöße aufzugreifen. Die Kultur der Blutbankenbetreiber dagegen spiegelte die Geschäftswelt wider. Ihre Führer, wenngleich Wissenschaftler, sorgten sich um geschäftsrelevante Fragen wie Bestände, Qualitätskontrolle und Versorgung. Da sie sich selbst als von Natur aus konservativ betrachteten, war es ihnen zuwider, schnelle Entscheidungen auf der Grundlage spärlicher Informationen zu treffen.

Diese divergierenden Standpunkte waren der Grund, weshalb die beiden Gruppen die Verlaufskurve der Aids-Epidemie vollkommen unterschiedlich interpretierten. Für die Beschäftigten der CDC, die sie von Beginn an verfolgt hatten, war die Verdoppelung der Fallzahlen in jeweils sechs Monaten ein Grund, *jetzt* zu reagieren. Für die Blutbankenbetreiber, die -zig Millionen Transfusionen verabreichten, waren die etwa sechs Fälle nichts als ein Pünktchen auf dem Bildschirm, eine irritierende Anomalie – der man mit Sicherheit nachgehen mußte, die jedoch nicht ausreichte, um althergebrachte sichere Sammelmethoden zu verwerfen. Von daher ist es verständlich, daß die Konferenz keine Entscheidungen traf. In einem Bericht an seine Vorgesetzten schilderte Francis anschließend seine Enttäuschung. »Nach meiner Überzeugung besteht große Wahrscheinlichkeit, daß in diesem Land innerhalb der nächsten zwei Jahre einige transfusionsbedingte und viele durch den Faktor VIII übertragene Fälle von Aids auftreten werden ... Für Bluter könnte es, fürchte ich, bereits zu spät sein.«[36]

Zwei Tage nach der Konferenz in Atlanta schoben die wichtigsten Organisationen des Blutbankenwesens (das Amerikanische Rote Kreuz, die AABB und der Rat der Blutzentren der Gemeinden) ihre jahrzehntelangen Fehden über Grundsätze und Territorien beiseite und setzten eine gemeinsame Sonderabteilung gegen Aids ein. Am 13. Januar gab die Gruppe ihr erste gemeinsame Erklärung zur erworbenen Immunschwäche im Zusammenhang mit Transfusionen ab.[37] Es war eine konservative Verlautbarung; man hielt daran fest, die Annahme, Aids werde durch Blut übertragen, sei nicht schlüssig, und schlug mehrere »vernünftige« Maßnahmen vor, die Blutbanken und Ärzte ergreifen sollten. Danach sollten Spender über Aids aufgeklärt werden, außerdem ließ man »Eigenspenden« zu, bei denen Patienten ihr eigenes Blut für künftige Verwendung zurücklegen lassen konnten. Bevölkerungsgruppen, »in denen Aids häufig vorkommt«, sollten vom Spenden abgehalten werden. Das ersatzweise Testverfahren wurde nicht empfohlen. Außerdem seien »direkte oder indirekte Fragen zu sexuellen Vorlieben eines Spenders unangebracht«.

Nach außen hin schien die Erklärung vernünftig, vorsichtig und beruhigend. Doch persönlich hatte Bove seine Zweifel. Er hoffte, die Verlautbarung werde den Betreibern der Blutbanken bei der Öffentlichkeit »eine Atempause verschaffen«, während der sie überlegen könnten, was zu tun war. »Ich habe kaum Zweifel daran, daß weitere transfusionsbedingte Fälle auftauchen werden«, schrieb er in einem Bericht an den Verwaltungsrat der AABB. »Sollte dieser Fall eintreten, werden wir gezwungen sein, unsere derzeitige Haltung noch einmal zu überprüfen und möglicherweise in derselben Richtung vorzugehen wie die gewerblichen Fraktionierungsbetriebe. In diesem Fall dürfte es für uns von wesentlicher Be-

deutung sein, Schritte zu unternehmen, um Spendergruppen mit hohem
Aidsrisiko auszusondern. Für die praktische Umsetzung bedeutet dies:
männliche Homosexuelle ...«[38]

Zu diesem Zeitpunkt hatten die Fraktionierungsfirmen bereits begonnen, schwule Spender auszuschließen, doch die National Hemophilia
Foundation setzte sie noch mehr unter Druck. Auf einem Gipfeltreffen der
Industrie Mitte Januar verstärkte die Stiftung ihre Pressionen hinsichtlich
einer strengen Überprüfung der Spender – »eindringliche Fragen, die sie
bei ihrer Ehre packen«,[39] wie ein altgedienter Branchenkenner es ausdrückte. Außerdem bat man die Firmen, das Ersatztestverfahren ernsthaft
in Erwägung zu ziehen. Die Organisation gab ein Dutzend Empfehlungen an Bluter und deren Ärzte heraus, die das Risiko eines übermäßigen
Gebrauchs von Faktor VIII verringern sollten, falls er sich als Überträger
eines ansteckenden Erregers erweise. Sie rieten den Hämophilen dringend, nicht unbedingt notwendige Operationen zu verschieben, und
empfahlen den Ärzten, bei Neugeborenen und anderen Patienten, die bisher noch nie Faktor VIII erhalten hätten, Kryopräzipitat einzusetzen. Im
allgemeinen jedoch legten sie den Hämophilen nahe, den Gerinnungsfaktor wie bisher zu verwenden.

Was die Überprüfungen anging, stimmten die Plasmafirmen mit der
Hämophiliestiftung überein, auch wenn einigen ein behutsameres Vorgehen lieber gewesen wäre, um die Leute dazu zu bringen, von sich aus auf
das Spenden zu verzichteten. Die Forderung der Stiftung nach dem Ersatztestverfahren sahen sie dagegen weniger optimistisch; schließlich
würde es sie 5 Dollar pro Test kosten und 10 Prozent der bezahlten Spender aussondern. Ebensowenig wollten sie sich auf kleinere Plasmachargen
umstellen, da dies den Preis untragbar hoch getrieben hätte. ABRA, die
Handelsorganisation der Plasmaindustrie, drängte alle Sammler, die Überprüfung der Spender zu verstärken. Sie sollten sie auffordern, Informa-
tionsbroschüren über Aids zu lesen und verbindlich zu erklären, keiner
Risikogruppe anzugehören. Den Innenkörpertest auf Hepatitis empfahlen sie nicht.

Während der ersten Monate des Jahres 1983, als man die ersten zöger-
lichen Schritte zum Schutz der Blutversorgung des Landes unternahm,
wuchsen Angst und Unentschlossenheit im Gleichtakt. Provozierende
Artikel über die Bedrohung für Blutprodukte erschienen. *Rolling Stone*
forderte seine Leser in einem Beitrag auf, »das Undenkbare zu denken:
Sind unsere Blutbanken bereits verseucht? Wird Aids in Ihre Adern
fließen, wenn Sie das nächste Mal eine Bluttransfusion brauchen?«[40] Auf
Long Island legte die Bürgervereinigung des Roslyn Country Club eine
eigene Spenderliste nur für Mitglieder aus. In San Diego zog eine Gruppe

lesbischer Spenderinnen das Blutschwesternprojekt auf;[41] wenn homosexuelle Männer und ihre Partner äußerst anfällig für eine Infektion waren, wäre das Blut von Lesbierinnen außerordentlich rein, da sie keinen
sexuellen Kontakt mit Männern hatten. (Die Gruppe erhielt später eine
Auszeichnung.) Das Spendenaufkommen ging zurück, da manche befürchteten, sie könnten sich Aids schon durch bloßes *Spenden* zuziehen;
im Hochsommer waren die Spenden beispielsweise um 25 Prozent zurückgegangen.[42]

Angesichts drohender Verknappung und allgemeiner Hysterie sandten
die führenden Blutbanken widersprüchliche Botschaften aus. Kellner
äußerte offen, wie gering er das Risiko einer Übertragung von Aids durch
Blut einschätzte.[43] Dennoch starteten seine Leute ein Versuchsprogramm,
in dessen Rahmen ein Spender, wenn er glaubte, einer Risikogruppe anzugehören, nach der Befragung ein Kästchen auf einem Formblatt an-
kreuzen konnte, das besagte: »Mein Blut ist nur zu Untersuchungszwecken
bestimmt.« In San Francisco wies Herbert Perkins, der medizinische Leiter der Irwin Blood Bank, den öffentlichen Appell einer Gruppe von
Aidsspezialisten an der University of California zurück, den Einsatz des
Innenkörpertests in Erwägung zu ziehen.[44] Perkins brachte vor, es gäbe
keinen »vernünftigen Beweis«, daß damit tatsächlich Aids aufgespürt
werde; außerdem würde damit genug Blut ausgesondert, um die Versorgung der ganzen Region zu gefährden. Unter wachsendem Druck der
Öffentlichkeit willigte Perkins später ein, den Test durchzuführen. Viele
Zentren erweiterten ihre Fragebögen für Spender um zusätzliche Fragen
zu mit Aids zusammenhängenden Symptomen. Niemand wußte wirklich, was zu tun war. Die Reagan-Regierung hatte die Epidemie noch
nicht einmal offiziell zur Kenntnis genommen und bot keinerlei Orientierungshilfen.

Am 4. März 1983 veröffentlichte der Öffentliche Gesundheitsdienst
der USA endlich erste offizielle Empfehlungen bezüglich Aids.[45] Mittlerweile waren mehr als zwölfhundert Fälle bekannt geworden, darunter elf
Bluter und etwa ein halbes Dutzend möglicher Transfusionsfälle. Der Public Health Service forderte die Bürger in einer Verlautbarung dringend
auf, Sex mit wechselnden Partnern oder mit »Menschen, die bekanntermaßen oder möglicherweise Aids haben«, zu vermeiden. Außerdem bat
er Angehörige von Risikogruppen – einschließlich sexuell aktiver homosexueller oder bisexueller Männer mit wechselnden Partnern –, von
Blut- oder Plasmaspenden abzusehen. Wenige Wochen später gab die
FDA spezielle Richtlinien für die Blutbranche heraus, die Verfahren für
den Selbstausschluß beinhalteten, um so Risikogruppen auszusondern. In
der Regel lief das auf Informationsmaterial und Gespräche unter vier

Augen hinaus, während Empfänger Erklärungen mit dem Tenor unterschreiben mußten, sie seien über das Aids-Risiko aufgeklärt worden. Keine der Verfügungen empfahl Ersatztests oder direkte Fragen nach dem Sexualverhalten.

Alle, die den Verlauf der Epidemie verfolgt hatten, waren der Überzeugung, die Regierung habe nur das absolute Minimum getan und sich lediglich dem herrschenden Konsensus angeschlossen. (Der Public Health Service hatte einen früheren, von der CDC vorbereiteten Entwurf abgelehnt, der den Ersatzbluttest und den Ausschluß homosexueller Spender, ob promiskuitiv oder nicht, vorsah.) In den Augen Evatts markierte diese Aktion jedoch einen Wendepunkt – den Anfang vom Ende der Verleugnung. »Ich glaube, das geschah ganz allmählich; doch die Tatsache, daß nun etwas [von der Regierung] kam, brachte eine Menge Leute dazu, daß sie sich dachten: ›Das passiert ja tatsächlich.‹ Danach begann sich einiges zu ändern.«

Evatt hatte recht: Die Dinge waren in Bewegung geraten, zumindest was die öffentlich verkündeten Grundsätze anging. Was dagegen den konkreten Rohstoff betraf, erfolgte die Wende etwa mit der Geschwindigkeit wie eine Kehrtwendung der *Titanic*. Millionen Einheiten von Blut, Plasma und Gerinnungsfaktoren, die man auf herkömmliche Weise gewonnen hatte, blieben überall im Land in Gebrauch – in Blutbanken und Arzneimittelfirmen, in Kliniken und Lagerhäusern, in Kisten und Lagerbehältern entlang der gesamten Vertriebskette. Tausende und Abertausende Flaschen mit infiziertem Blut standen in den Kühlschränken Tausender von Hämophilen, die sie beim nächsten Anzeichen einer Blutung verwenden würden.

In Dolores, einem winzigen, ländlich geprägten Städtchen in Colorado war die fünfundvierzigjährige Susie Quintana gerade von einem Ausflug und einigen Schießübungen in den Wäldern zurückgekommen.[46] Sie führte ein idyllisches Leben, das sich um ihren Ehemann, ihre Kinder, Enkelkinder und das Leben in der Gemeinde drehte. Jeder im Ort kannte Susie und mochte sie. Sie war in Dolores aufgewachsen, hatte ihren Mann bei einer Tanzveranstaltung kennengelernt und sich mit ihren preisgekrönten Häkelarbeiten einen gewissen Ruf erworben. Man bewunderte ihre Ausgeglichenheit und ihr fröhliches Wesen. Als sie am 27. Mai 1983 von ihrem Ausflug nach Hause kam, legte sie ihr Gewehr vom Kaliber .22 ab, wobei sich ein Schuß löste, der sie an der Seite verletzte. In der Klinik fragte ihr Sohn Ron später den Arzt, ob die Familie Blut zur Verfügung stellen könne. Wie Millionen von Familien in ganz Amerika hatten die Quintanas die Nachrichten über die Aids-Epidemie gehört und das Thema am Eßtisch erörtert. Wenn irgendeiner von ihnen Blut benötigen sollte, hatten sie beschlossen, würde er es von den anderen erhalten. Ron und sein Vater hatten dieselbe Blutgruppe wie Susie. Doch der Arzt wies ihn ab und erklärte, das Blut, das sie hier verwendeten, sei vollkommen sicher. »Bei uns gibt es keine Schwulen oder Homosexuellen«,[47] erklärte er.

Abgesehen von der Ignoranz, die aus der Behauptung des Arztes sprach, versäumte er es auch, Ron mitzuteilen, daß das Blut nicht aus dem Gebiet und nicht einmal aus dem Bundesstaat stammte. Die Klinik bezog ihr Blut von der zweitgrößten Blutbankengruppe des Landes, der United Blood Systems mit Sitz in Arizona. Am 18. April hatte die Firma an einer Schule in Santa Fe (New Mexico) eine Blutspendeaktion durchgeführt. Die Sammler kannten den Ratgeber der Öffentlichen Gesundheitsdienste und nahmen ihn ernst. Sorgfältig untersuchten und befragten sie die Spender. Sie verteilten Flugzettel und forderten Mitglieder von Risikogruppen einschließlich »homosexueller Männer mit zahlreichen Kontakten« auf, nicht zu spenden. Einer der Spender, ein schwuler Lehrer, las die Flugblätter und beantwortete die Fragen.[48] Die Frage nach »zahlreichen Kontakten« betraf ihn persönlich nicht, daher ließ er sich guten Gewissens und mit besten Absichten Blut abnehmen. Er konnte auf keinen Fall wissen, ob er vielleicht Aids hatte. Einen Monat später wurde Susie Quintana von den Ärzten eines kleinen Krankenhauses im ländlichen Colorado sein Blut infundiert.

Bei einem Benefiz-Basketballspiel in Tennessee stürzte Dana Kuhn[49], vierzigjähriger Student eines Seminars und Vater von zwei Söhnen bei einem Rebound und brach sich einen seiner Fußknochen. Kuhn war leichter Bluter und hatte sich nie zuvor Faktor VIII injiziert. Doch die Ärzte infundierten es ihm vorsichtshalber.

In Los Angeles sah sich Corey Dubin[50], ein Rundfunkjournalist und schwerer Bluter, gerade die Abendnachrichten an, als er sich Faktor VIII injizierte. Dubin war ein Koloß von einem Mann mit einem Pancho-Villa-Schnurrbart und von aufbrausendem Temperament. Von Kindheit an hatte er Infusionen bekommen. Er gehörte zur ersten Patientengruppe, an der Hyland das Produkt Ende der sechziger Jahre ausprobiert hatte. Das Medikament hatte sein Leben tiefgreifend verändert und ihm die ersehnte Freiheit verschafft, den Muir Trail in den Bergen Kaliforniens zu durchwandern und sich durch die Urwälder Costa Ricas zu kämpfen. Als er sich jetzt eine weitere der Tausende von Dosen, die er seit seiner Kindheit genommen hatte, injizierte, wandte er sich zu seiner Frau und meinte: »Scheiße, ich *weiß* einfach, daß ich mir jetzt selber Aids gespritzt habe.«

Außerhalb Amerikas löste das Thema Aids in der Blutversorgung eine komplizierte Mischung aus Betroffenheit und Verleugnung aus. Viele Menschen in anderen Ländern betrachteten Aids als eine amerikanische Krankheit, denn dort war sie zum ersten Mal aufgetreten. »Die erste Reaktion war: Was immer in Amerika geschieht, hier wird es nicht passieren. Schließlich haben wir keine Schwulensaunen«,[51] erinnerte sich David Watters, Leiter der Nationalen Hämophilievereinigung in England. Doch ebenso wie in den Vereinigten Staaten etwa ein Jahr zuvor gab es nun unter den europäischen Schwulen immer mehr Fälle, ebenso bei Blutempfängern und Hämophilen. Selbst wenn sie die Epidemie zu leugnen versuchten, waren Länder in aller Welt doch gezwungen, die Sicherheit ihres Blutwesens zu überdenken. Außerdem wurden sie mit der unbequemen Wahrheit konfrontiert, daß sie den größten Teil ihrer Plasmaprodukte aus dem Land mit den höchsten Aidszahlen importierten.

Die Besorgnisse wegen Aids ließen in Großbritannien erneut den Ruf nach Selbstversorgung laut werden. Englands gescheiterter Versuch, bei Faktor VIII unabhängig zu werden, war als Nachrichtenthema inzwischen zum alten Hut geworden. Die Regierung hatte mehrere Fristen für eine Modernisierung und Ausweitung der Fraktionierungsanlage in Elstree gesetzt und nicht eingehalten. Wenn sie Erfolg gehabt hätten, meinten Kritiker, wäre es vielleicht möglich gewesen, aus kleinen Chargen sorgfältig untersuchter englischer Spender sicherere Gerinnungsfaktoren herzustellen. Einige Kritiker fanden es besonders empörend, daß der Scottish National Transfusion Service nördlich der Grenze eine saubere, moderne Anlage mit Überschußkapazitäten betrieb. Die Engländer hätten Plasma von ihren eigenen Spendern sammeln und es zur Weiterverarbeitung nach Schottland schicken können. Doch dann hätte man die Anlage rund um die Uhr betreiben und mit den Gewerkschaften Überstundenzuschläge aushandeln müssen – unter der konservativen Thatcher-Regierung ausgeschlossen.[52] So stand die schottische Anlage einen Teil des Tages still, während die Engländer ihre Importe aus Amerika ausweiteten. Im Frühling 1983, als in England die ersten Fälle von Aids bei Blutern auftraten, bezogen die britischen Hämophilen etwa die Hälfte ihres Gerinnungsfaktors VIII von amerikanischen Firmen.[53]

Den Ärzten waren die Risiken der Importe bewußt, und sie beobachteten die Entwicklung voller Sorge. Beispielsweise hatte John Craske vom Public Health Laboratory in Manchester 1975 und 1978 zwei Studien veröffentlicht, in denen er den Ausbruch von Hepatitis B bei englischen Blutern mit amerikanischen Gerinnungsfaktoren in Verbindung brachte.[54] Er wie auch andere wußten, es war nur eine Frage der Zeit, bis auch Aids, das denselben Wegen folgte wie Hepatitis, die Hämophilen gefährdete.

Doch das Aidsrisiko war ungewiß, die Gefahren unbehandelter Hämophilie hingegen standen eindeutig fest. Daher empfahlen die Ärzte, während sie auf Anzeichen einer beginnenden Epidemie achteten, ihren Patienten, weiterhin die Gerinnungsfaktoren zu verwenden, ob diese nun importiert waren oder nicht. Eines Tages stünden hoffentlich sicherere Produkte zur Verfügung. Bis dahin, erklärte Carl Rizza, Leiter des Hämophiliezentrums in Oxford, läge das Schicksal der Bluter »in den Händen der Götter«.[55]

Den Deutschen lag eine Vielzahl von Frühwarnungen zu Aids vor. Nicht nur hatte das Bundesgesundheitsamt in engem Kontakt zu den amerikanischen CDC gestanden, an der Bonner Klinik hatte es außerdem bereits 1982 einen Todesfall gegeben, der offenbar auf Aids zurückzuführen war.[56] Falls die Diagnose korrekt war, wäre dies (nach dem Fall vom Januar, über den Bruce Evatt berichtet hatte) weltweit der zweite Fall von hämophiliebedingtem Aids gewesen, der außerdem zu einem für das Bonner Zentrum kritischen Zeitpunkt auftrat. Hans Egli und Hans Hermann Brackmann hatten den Ruf des Zentrums schließlich auf den massiven Einsatz von Faktor VIII gegründet, den sie nun gegen die Krankenversicherungsgesellschaften verteidigen mußten. Außerdem hatten die deutschen Steuerbehörden zu dieser Zeit ein Ermittlungsverfahren gegen den Chefeinkäufer des Zentrums, Etzel, eingeleitet, und zwar im Zusammenhang mit dessen Absprachen mit Schweizer Importeuren. So war es nicht weiter überraschend, daß Brackmann und seine Kollegen am Bonner Zentrum die Diagnose leidenschaftlich anfochten und vorbrachten, der Patient sei eigentlich an Alkoholismus und Hepatitis gestorben. Doch es folgten unausweichlich weitere Fälle. Im Herbst 1983 war ihre Zahl auf sechs angestiegen.[57]

In Straßburg drängte der Ministerrat des Europäischen Rates seine Mitgliedsländer, auf die Krankheit zu reagieren.[58] Auch wenn es keinen »förmlichen Beweis« für eine Verbindung zwischen Aids und der Plasmaversorgung gab, ersuchte der Rat seine Mitgliedsländer dringend, Blutprodukte, die aus dem Blut gewerblicher (das heißt amerikanischer) Spender stammten, zu vermeiden und insgesamt zu versuchen, die Importe auszuschalten.

Deutschland konnte dem unmöglich entsprechen. Dort wurden weltweit die größten Mengen von Faktor VIII verschrieben, und der überwiegende Teil davon kam aus den Vereinigten Staaten. Im November 1983 diskutierte eine Arbeitsgruppe aus Vertretern des Bundesgesundheitsamtes, der Hämophilieärzte und der Industrie, ob es klug sei, weiterhin große Mengen von Gerinnungsfaktoren zu verschreiben. Einige Ärzte plädierten für eine sofortige Einschränkung, doch andere, vor allem

Brackmann, behaupteten weiterhin, die Krankheit werde nicht durch ein Virus verursacht. Vielmehr komme höchstwahrscheinlich ein zusätzlicher Faktor mit ins Spiel. Brackmann und seine Kollegen behielten letztlich die Oberhand, und das Bundesgesundheitsamt beschloß, »eine Einschränkung der Importe« komme »nicht in Frage«.[59]

Zu dieser Zeit bekamen die nach Hunderten zählenden Patienten der Bonner Klinik keinen Hinweis auf die laufende Diskussion. Alles, was sie über die Sicherheit ihres Gerinnungsfaktors wußten, erfuhren sie aus dem, was ihnen ihre Ärzte in einer Reihe von beruhigenden Rundbriefen »An die liebe Familie« mitteilten. Im Geleitwort vom Juli 1983 beispielsweise behaupteten sie, Bluter mit Aids gäbe es »ausschließlich in Amerika«[60], und stellten fest, »kein in unserem Zentrum behandelter Patient ist davon betroffen«. Damit ließen sie den Tod eines ihrer Patienten einfach unter den Tisch fallen. Einer von ihnen, Werner Kalnins, erinnerte sich, daß die Haltung des Zentrums zu jener Zeit eine seltsame Mischung aus blindem Glauben und Zynismus war:

Nachdem ich erstmals von Aids gehört hatte, fragte ich: »Doktor, wäre es nicht sicherer, wenn ich europäische Produkte einnähme, sagen wir von Immuno [dem österreichischen Fraktionierungsunternehmen]?« Doch er meinte: »Das macht keinen Unterschied. Die kriegen ihr Plasma doch ohnehin alle aus Amerika.«

Ich muß sagen, wenn sie mir die Möglichkeit geboten hätten, Kryopräzipitat zu nehmen, dann hätte ich das getan. Ich hätte gesagt: »Okay, ich werde aufpassen und ein oder zwei Jahre keinen Sport treiben...« Doch ich hätte es genommen.[61]

Jahre darauf würde Professor Hans Egli vor dem Bundestag aussagen, drei Viertel seiner Patienten mit schwerer Hämophilie seien infiziert – eine Zahl, die er für »überraschend hoch hielt... beunruhigend hoch«.[62] Einer von ihnen war Werner Kalnins. Auch Frank Schnabel gehörte dazu, der Gründer und Präsident des Weltverbands für Hämophilie. Jahrelang hatte er das Bonner Zentrum überschwenglich gelobt; 1987 starb er an Aids.

Das Jahrestreffen der World Hemophilia Federation im Juni 1983 war eines der zentralen Ereignisse in den ersten Jahren der Aids-Epidemie. Auf der Konferenz, die im Karolinska Institut in Stockholm stattfand und an der Delegierte aus aller Welt teilnahmen, wurde ein breites Themenspektrum abgehandelt, von »Psychosozialen Auswirkungen der Hämophilie« bis hin zu »Möglichkeiten, die Ausbeute an Faktor VIII zu erhöhen«. Doch alle Teilnehmer kannten die eigentliche Tagesordnung.

Man hatte von den Gerüchten über Aids gehört und die Entwicklung in
den Vereinigten Staaten verfolgt. Diese Konferenz stellte für sie die erste
Möglichkeit dar, sich zu versammeln und Hinweise über Aids zu vergleichen. In der Tat war eines der Ziele, eine Resolution zu verabschieden,
die jeder als Orientierungshilfe in seine Heimat mitnehmen konnte.

Man hatte Bruce Evatt eingeladen, einen Vortrag zu halten, doch er
hielt sich in gewisser Hinsicht für voreingenommen.[63] Von Aledort hatte
man erwartet, er werde eine kurze Einführung geben, doch er verfiel in
eine langatmige Abhandlung darüber, wie wenig die Wissenschaft über
diese Krankheit wisse. Als Evatt an der Reihe war, hatte er den Eindruck,
verteidigen zu müssen, *wieviel* sie schon wußten. Inzwischen waren er
und seine Kollegen nämlich überzeugt, daß der Erreger ein Virus war, das
durch sexuelle Kontakte und Blutprodukte übertragen wurde. Sie hatten
nur deswegen noch nicht mehr Fälle beobachtet, weil die Krankheit eine
rätselhaft lange Inkubationszeit hatte, doch zweifellos würden weitere
Fälle auftreten. In der höflichen Sprache wissenschaftlicher Konferenzen
regte er an, es »wäre weise, vorsichtshalber Maßnahmen zur Eindämmung des Risikos zu ergreifen, Aids durch Blut und Blutprodukte zu
bekommen oder zu verbreiten. Auf Hämophiliepatienten könnte dies in
besonderem Maße zutreffen.«[64]

Ein paar Tage später bereitete die Gruppe die Verabschiedung einer
Resolution vor. Shelby Dietrich, Mitglied des medizinischen Beratungs-
gremiums des Verbandes, hatte den Entwurf verfaßt. Mit Aids hatte Frau
Dietrich zwiespältige Erfahrungen gemacht.[65] Als Chefin der Bluterab-
teilung des Los Angeles Orthopedics Hospital war sie eine begeisterte
Verfechterin von Faktor VIII und hatte an der Westküste die häusliche
Therapie eingeführt. Als Aids auftrat, handelte sie verantwortungsbe-
wußt und verschob bei den Blutern in ihrer Obhut alle nicht unmittelbar
erforderlichen Operationen. Als einige Monate lang keine neuen Fälle
aufgetreten waren, hob sie die Operationssperre auf und legte ihren Patienten nahe, mit ihren Infusionen fortzufahren. Gleichzeitig gab sie »jungfräulichen« Patienten und Kleinkindern weiterhin Kryo. Zu der Konferenz war sie mit einer sechsseitigen Zusammenfassung des Wissensstandes
der amerikanischen Forscher zum Thema Aids erschienen. Angesichts
der Ungewißheit, schloß sie, könne man alles auf die einfache Entscheidung reduzieren, ob Patienten mehr riskierten, wenn sie die Behandlung
mit Faktor VIII beendeten und die bekannten Folgen der Hämophilie ertragen müßten, oder ob sie mit ihrer Behandlung fortführen und sich
dem ungewissen Risiko von Aids aussetzten. Auszugsweise schlug sie folgende Resolution vor: »Derzeit liegen keine ausreichenden Beweise vor,
um irgendwelche Änderungen bei der Behandlung von Hämophilie zu

empfehlen, daher sollte die derzeitige Behandlung mit allen verfügbaren Blutprodukten fortgesetzt werden . . .«[66]

Diese Formulierung empörte die Vertreter Hollands.[67] Cees Smit, Vorsitzender der Holländischen Hämophiliegesellschaft, hatte eingehende Recherchen über den internationalen Plasmahandel durchgeführt und war erschrocken über seine Ergebnisse. Smit, der dem holländischen Journalisten Piet Hagen bei den Nachforschungen zu seinem 1982 erschienenen Buch *Blood: Gift or Merchandise* geholfen hatte, war klar, wie sich ein Virus, sei es nun Hepatitis oder Aids, auf dem Weg durch das globale Blutwesen ausbreiten konnte. Bereits Anfang 1983 hatte er die holländischen Gesundheitsbehörden davon überzeugt, die Verwendung von importiertem Faktor VIII drastisch einzuschränken. Nun versuchten er und seine Landsleute, den Weltverband zu überreden, mit größerer Vorsicht an die Verwendung des Gerinnungsfaktors heranzugehen. Beispielsweise sollte der Verband, anstatt seine Billigung auszusprechen, die Patienten eher auffordern, Gerinnungsfaktoren nur in lebensbedrohenden Notfällen wie Gehirnblutungen anzuwenden oder für einige Zeit auf Kryopräzipitat zurückzugreifen. Natürlich seien diese Maßnahmen unbequem, doch sie könnten am Ende einige Leben retten. »Es gab mit Sicherheit genügend Beweise, um die Hämophilengemeinschaft zumindest vor dem zu warnen, was sich da abspielte«, meinte Smit später. Doch der Holländer wurde von fast niemandem unterstützt, und die Resolution wurde in ihrer ursprünglichen Formulierung verabschiedet.

Das war eine tragische Entscheidung. Vielleicht hatte Dietrich geglaubt, die Resolution sei als vorläufige Maßnahme gedacht – provisorisch weiterzumachen, während die Ärzte zusätzliche Beweise sammelten –, doch viele Delegierte sahen sie als *Freibrief* für den fortgesetzten und ungehinderten Gebrauch von Faktor VIII. Tatsächlich stieg in einigen Ländern, darunter England, Frankreich und Japan, nach der Konferenz der Verbrauch an. Als Folge dessen infundierten sich Tausende Bluter in aller Welt uneingeschränkt ein Produkt, dem sie mit äußerstem Mißtrauen hätten begegnen müssen.

Takeshi Abe[68], Vizepräsident der Teikyo-Universität in der Nähe von Tokio, war gerade von der Konferenz in Stockholm zurückgekommen. Für die Hämophilen Japans war Abe eine legendäre Figur. In einer Kultur, der Behinderung als Schande erschien, behandelte Abe seine Patienten mit Würde und gestand ihnen das Recht zu, wiederhergestellt anstatt verachtet zu werden. Als Faktor VIII auf den Markt kam, empfahl er das Medikament mit Begeisterung und wurde zum Vorreiter der häuslichen Pflege der Bluter. Er und einige Kollegen hatten das ganze Land bereist und die

städtische wie auch die ländliche Bevölkerung über die Therapie aufgeklärt. Die Menschen erinnerten sich noch, wie Abe und ein Kollege, die
ländliche Gebiete nach Blutern durchkämmten, auf einen kleinen Jungen
stießen. Er hockte nach Jahren entstellender Gelenkblutungen verkrümmt in einer Scheune, und sie nahmen ihn zur Behandlung mit.

So war es kein Wunder, daß Abe weiterhin Faktor VIII empfahl, besonders nach der Stockholmer Konferenz. Auch andere in Japan hatten
den Faktor schätzen gelernt, und zwar nicht nur aus therapeutischen
Gründen. Seit die Versicherungskommission des Landes im Februar 1983
die Kosten häuslicher Infusionen von Faktor VIII übernommen hatte,
war der Verbrauch ständig gestiegen. Als die Hämophilieärzte in Stockholm über die Resolution debattierten, hatte die Verwendung des Gerinnungsfaktors in Japan tatsächlich gerade erst richtig eingesetzt. Doch Abe
mußte auch noch anderes in Betracht ziehen. Als Leiter einer neugebilde-
ten Regierungskommission für Aids sollte Abe feststellen, ob die Epidemie bald auch in Japan ausbrechen würde und was man tun müsse, wenn
es dazu käme.

Die Japaner hatten stets die Reinheit ihrer Nation gepriesen und betrachteten Aids als amerikanische Krankheit. Im Juli starb ein Bluter, den
Abe behandelt hatte, an mehreren Ursachen. Abe hatte zwar den Verdacht, der Mann könnte an Aids gestorben sein, doch er zögerte, eine positive Diagnose zu stellen, da dies bedeutet hätte, daß die Krankheit jetzt
auch Japan erreicht hatte. Im Sommer traf Abe zwei Spezialisten der
CDC, die zufällig an einer Konferenz in Japan teilnahmen, und schilderte
ihnen die Einzelheiten. »Wir erklärten, es scheine dem, was wir beobachteten, ziemlich ähnlich zu sein«, erinnerte sich einer der beiden, Tom
Spira. »In unseren Augen gehörte beides in den gleichen Zusammenhang.«[69] Mit anderen Worten: Der Patient hatte Aids gehabt.

Konferenzen in Japan laufen nicht nach den gleichen gesellschaftlichen
Regeln ab wie in Amerika. Man tauscht weniger Memoranden aus, und
weniger formale Übereinkünfte gehen von Hand zu Hand. Der kulturell
geprägte Sinn für Verständigung ermöglicht es, Entscheidungen in Firmen oder in der Politik aufgrund stillschweigender Übereinkunft, eines
Nickens, eines Blicks oder aufgrund ausbleibender Einwände voranzu-
bringen. Aus diesem Grund werden die wörtlichen Einzelheiten des nun
ablaufenden Geschehens wohl für immer im dunkeln bleiben. Zeugen
der späteren Anhörungen vor dem japanischen Parlament sagten aus, Abe
habe der Diagnose ursprünglich zugestimmt. Doch als die Medien die
Geschichte aufgriffen, wonach Aids in Japan »gelandet« sei, plädierte die
Aids-Kommission dafür, die Story zurückzuziehen und eine Aids-Infektion des Patienten zu leugnen. Berichten zufolge war Abe nicht einver-

standen, doch um der Solidarität willen teilte er den Medien mit, der Patient sei an »Quasi-Aids« gestorben, das er sich möglicherweise durch Steroide zugezogen habe.[70]

In der Folge entwickelte diese Vertuschung ein Eigenleben. Da amerikanischen Wissenschaftlern mittlerweile ein experimenteller Aidstest zur Verfügung stand, schickte Abe im August 1984 achtundvierzig Blutproben von Patienten an Robert Gallo in den National Institutes of Health der USA.[71] Dreiundzwanzig der Blutproben waren HIV-positiv. Abe informierte zwar das Gesundheits- und Sozialministerium, sagte jedoch seinen Patienten und der Öffentlichkeit mehrere Monate lang nichts davon. Als eine spätere Stichprobe im gleichen Jahr ergab, daß ein großer Prozentsatz seiner Patienten Aids hatte, hielt Abe auch diese Information zurück.

Das Ausmaß der Verleugnung in der japanischen Medizin ist schwer zu begreifen. Als japanische Bluter 1983 das Gesundheitsministerium zum Gerinnungsfaktor befragten, erzählte man ihnen: »Blutkonzentrate sind sicher, deshalb besteht kein Anlaß, das Blutwesen zu ändern.« In einer »Sicherheitsdeklaration« für japanische Hämophile äußerte Abes Kommission folgendes: »Es besteht nur geringer Anlaß, sich wegen Aids Sorgen zu machen, so daß Befürchtungen über ein Ende der Importe aus den USA übertrieben sind. Die Importe werden ständig verbessert, und es wird keine Unterbrechung in der Behandlung der Hämophilie geben ... Ihnen allen wird mit Blutprodukten geholfen.«[72]

Für die japanische Öffentlichkeit war Aids noch nicht im Land angekommen. Und soweit die Bluter wußten, war ihr Gerinnungsfaktor sicher. Erst im März 1985 verkündete die Kommission des Gesundheitsministeriums, man habe den ersten Aidsfall entdeckt, einen Mann, der in New York gelebt hatte, aber nach Japan zurückgekehrt war, nachdem er krank geworden war. Sie griffen sich jemand heraus, der möglichst untypisch war. Der Soziologe Eric Feldman schrieb dazu: »[Er] war Homosexueller, kein Bluter; ein Künstler und kein Lohnabhängiger; ein Japaner, der in New York lebte und nicht in Japan, kurz: als ersten Aidspatienten des Landes suchte man sich einen von der Norm abweichenden und nicht einen durchschnittlichen Japaner aus.«[73]

Schließlich gaben Abe und das Gesundheitsministerium zu, daß der erste Bluter in Wirklichkeit an Aids gestorben war. Mittlerweile hatten sich natürlich Hunderte angesteckt. Bei Dutzenden war es diagnostiziert worden, doch den meisten von ihnen hatte man nichts von ihrem Zustand gesagt. Bis zum Jahr 1988 klärten Abe und zumindest einige andere Hämophiliespezialisten ihre Patienten nicht darüber auf, wenn sie HIV-positiv waren. Einer Zeitung gegenüber erklärte er: »Solange wir kein Ver-

fahren haben, Aids zu besiegen, ziehen wir es vor, die Ergebnisse des
HIV-Tests zu verschweigen ...«[74] In gewisser Hinsicht entsprach es einer
paternalistischen Tradition der japanischen Medizin, es den Patienten
nicht direkt zu sagen, wenn sie eine tödliche Krankheit hatten; statt dessen teilten die Ärzte dies normalerweise nahen Angehörigen mit. Doch in
diesem Fall verschwiegen die Mediziner es auch der Familie. Infolgedessen gaben mindestens dreißig HIV-positive Bluter die Infektion an Angehörige und Ehegatten weiter.

So hielten die japanischen Medizinbehörden die bloße Existenz von
Aids in Japan zwei entscheidende Jahre lang, von 1983 bis 1985, geheim.
Während dieser Zeit erreichten die Importe von Faktor VIII und Plasma
einen Höhepunkt.

Jean Péron-Garvanoff[75] war ein lebender Beweis für die Wunder der französischen Hämophilietherapie. Er war in Bulgarien zur Welt gekommen
und als Junge nach dem Krieg zusammen mit den Eltern und zwei Halb-
brüdern nach Frankreich ausgewandert. Das rettete ihm das Leben, denn
er war aus einem in der Blutertherapie rückständigsten Länder in eines
der fortschrittlichsten gereist. In Bulgarien hatte es für seine Blutungen
nichts als Eis, improvisierte Gipsverbände und Gebete gegeben. (Um
einen sich ausbreitenden Bluterguß zu stoppen, war seinen Eltern einmal
nichts anderes übriggeblieben, als ihn in den Schnee zu werfen.) In
Frankreich eröffnete sich ihm eine neue Welt. Hier erhielt er die mo-
dernste Behandlung. Er erinnert sich, wie er von Arnault Tzanck, dem
Vater der französischen Transfusionsmedizin, behandelt wurde, der sich
mit einem freundlichen Augenzwinkern zu dem Jungen setzte und an der
kleinen Kurbel der Transfusionspumpe für die Übertragung von Arm zu
Arm drehte. Nach Tzancks Tod wurde Péron-Garvanoff Patient von
Jean-Pierre Soulier, einer weiteren Koryphäe der französischen Transfusionsmedizin. Soulier führte ihn in die Wunder von Plasma und Kryopräzipitat ein.

Von allen Ärzten, die ihm halfen, blieb jedoch Jean-Pierre Allain seine
größte Zuneigung vorbehalten. Als Leiter einer Hämophilieschule für
Jungen hatte Allain die häusliche Blutertherapie in Frankreich eingeführt.
Allain hatte einen tadellosen Ruf.[76] Zusätzlich zu seiner Pionierarbeit an
der Schule hatte er zusammen mit Kenneth Brinkhous, der Faktor VIII
entwickelt hatte, Forschungen an der University of North Carolina durchgeführt. Später ging Allain zum CNTS, dem Nationalen Zentrum für
Blutübertragung, wo er Leiter der Forschungs- und Entwicklungsabtei-
lung für Antikoagulantien wurde. Péron-Garvanoff fand die Therapie
wunderbar – nicht nur für sich und seine zwei hämophilen Halbbrüder,

sondern auch für die Mutter, die aufgrund der Krankheit ihrer Söhne
ständig in Angst lebte. Die Therapie machte seine Gelenke so geschmei-
dig, daß er seine Karriere als Boogie-Woogie-Pianist fortsetzen konnte.
Außerdem hatte er Allain gern. Mit seiner zerzausten Erscheinung und
seiner jungenhaften Begeisterung für Jazz und Tennis stand Allain nicht
auf dem traditionellen Podest; von seinen Patienten ließ er sich sogar als
Jean-Pierre anreden. Bei den Soiréen, zu denen Allain und seine Frau
gerne einluden, gab Péron-Garvanoff oft Proben seines Könnens zum besten. Das Ausmaß seiner Loyalität offenbarte sich eines Abends, als zwischen Allain und einem aufsässigen Nachbarn ein Streit ausbrach. Der
Nachbar wurde gewalttätig. Als er sich auf den Doktor stürzen wollte,
warf sich Péron-Garvanoff, der eine Blutung befürchten mußte, wenn jemand ihn schlug, zwischen den Arzt und seinen Angreifer und rief:
»Rühren Sie den Mann nicht an! Er ist ein Heiliger!«[77]

Am 19. Juni 1983 hörte Péron-Garvanoff eine Radiosendung über eine
Krankheit namens Aids, die unter Homosexuellen und Blutern in New
York grassierte. »Ich erinnere mich an das Datum, weil ich es in meinem
Notizbuch vermerkt habe«,[78] erklärte er später. Er rief Jean-Pierre an und
stellte eine schlichte Frage: Lief er als Bluter Gefahr, sich die Krankheit
zuzuziehen?

Allain machte sich inzwischen ebenfalls Sorgen wegen Aids, das nun
allmählich auch in Frankreich auftauchte. In Paris mit seinem über-
schwenglichen Lebensstil und seiner gemischten Bevölkerung war die
Wahrscheinlichkeit recht hoch, daß sich auch Hämophile mit dieser
»Schwulen«-Krankheit ansteckten. Allain hatte bereits erste Hinweise auf
ihr Eindringen bemerkt: In einer Studie, die zweitausenddreihundert
Bluter erfaßte, zeigten sechs Personen aidsähnliche Symptome wie ge-
schwollene Lymphknoten und dramatische Gewichtsverluste.[79] Die Untersuchung zeigte zudem, daß kein Produkt frei von dem Risiko war, auch
wenn es ausschließlich aus dem Blut freiwilliger französischer Spender
hergestellt wurde. Die Ergebnisse beunruhigten Allain, und so gründete
er eine Studiengruppe Aids und Hämophilie, eine Auswahl von mehr als
vierhundert Blutern. An ihnen wollte er herauszufinden versuchen, welche Produkte die Krankheit zu übertragen schienen. Allerdings er sah
sich noch nicht in der Lage, seine Patienten zu warnen. Anstatt also seine
Ängste mitzuteilen, tat er all das Gerede um Aids als »Journalistenge-
schwätz« ab. Doch für Péron-Garvanoff klang etwas daran unecht. In
sein Tagebuch schrieb er: »Je ne suis pas rassuré du tout«, ich bin keineswegs beruhigt.[80]

Über die bekannte französische »Affäre verseuchtes Blut« ist viel geschrieben worden; vier Ärzte wurden verurteilt, weil sie die Hämophilen

des Landes nicht geschützt hatten. Doch der Skandal reicht tiefer und
weiter, als Gerichte und Medien darlegen konnten. Die Ignoranz der
französischen Ärzteschaft betraf bei weitem nicht nur Hämophile, sondern verurteilte Tausende französischer Bürger, Bluter und Nichtbluter
gleichermaßen, zu Aids. Das erreichten sie in einer zeitlupenhaften Aufeinanderfolge von Verleugnung und Täuschung, die nie öffentlich bekannt wurde.

Die Verleugnung in Frankreich ist angesichts der Geschichte der
Transfusion in diesem Land leicht zu verstehen. Wie wir gesehen haben,
hatte Frankreich nach dem Krieg sein Blut aufgrund einer tief veranker-
ten Philosophie gesammelt – *bénévolat, volontariat, anonymat* – das Blut
wurde kostenlos, freiwillig und anonym gespendet, und auf seinem
ganzen Weg (bis zum Verbraucher) wurden keine Gewinne erzielt.
Oberflächlich betrachtet schien diese Prämisse einwandfrei. Schließlich
war Blut von Freiwilligen infolge des sozialen und medizinischen Hin-
tergrunds der Spender tendenziell reiner als bezahltes Blut. Doch die
Franzosen erhoben diese praktische Einschätzung zu einem Dogma. Sie
glaubten tatsächlich, ihr Blut sei von Natur aus sicher, einfach kraft der
Tradition des *bénévolat*. Die angebliche Reinheit übertrug man auch auf
die Plasmaprodukte, da sie ebenfalls von freiwilligen Spendern stammten. Noch lange nachdem Paris zur europäischen Aids-Hauptstadt geworden war, fuhren ständig Blutmobile durch Beaubourg, das Quartier
Latin und durch Pigalle und sammelten Blut von den dort ansässigen
Risikogruppen.

Der erste, der diese Praktiken öffentlich in Frage stellte, war auch der
Qualifizierteste dafür im ganzen Land – Jean Pierre Soulier, der Generaldirektor der CNTS.[81] Er hatte nicht mehr lang bis zum Ruhestand und
konnte auf eine lange, ungemein erfolgreiche Karriere zurückblicken. In
den Anfangstagen der Transfusion war er von Tzanck geschult worden. Er
wurde Professor, Kliniker und ein international bekannter Forscher – der
Entdecker von Faktor IX, dem Protein, das bei Menschen mit Hämophilie B fehlte. Soulier hatte die Bemühungen des Gesundheitsministeriums
um die Selbstversorgung des Landes mit Faktor VIII unterstützt. Doch
jetzt, als das Gespenst von Aids am Horizont lauerte, machte er sich allmählich Sorgen wegen des Tempos, mit dem das Programm durchgeführt
wurde. Er wußte, auch unbezahlte Spenden konnten keine Reinheit garantieren, bei Plasmaprodukten aus größeren Chargen noch viel weniger
als bei Vollblut. Überdies war er stets ein wenig argwöhnisch gewesen,
was Konzentrate von Gerinnungsfaktoren anging, für die sich in Frankreich auch die Bezeichnung »Komfortprodukte« eingebürgert hatte. »Jede
Transfusion ist ein Risiko«, pflegte er zu sagen, und Hämophile verab-

reichten sich Mengen, die Tausenden entsprachen. Als er nun sah, wie sich die Epidemie in Amerika ausbreitete, erneuerte er seinen Aufruf, mit Faktor VIII vorsichtig umzugehen. Er ging sogar so weit, Kryopräzipitat statt der neuen Konzentrate einzusetzen. »Es war eine Frage der Vorsicht«, meinte er später. Er schlug keine Rückkehr in die Vergangenheit vor; nur ein »Zurückweichen« für einige Jahre, bis die Ärzte die neue Krankheit verstanden. Damit schloß er sich ähnlich gesinnten Ärzten wie Oscar Ratnoff in Cleveland, Bernard Noël von der Blutzentrale in Chambéry und dem größten Teil der belgischen Ärzteschaft an. (Das belgische Rote Kreuz, das die Gerinnungsfaktoren vertrieb, hatte vorsichtshalber die Finger von Faktor VIII gelassen und am Ort hergestelltes Kryopräzipitat bevorzugt.)

Fast niemand in Frankreich war mit seinem Vorschlag einverstanden. Das Gesundheitsministerium mißbilligte die Kryopräzipitate, weil sie Plasma aus dem Vorzeigeprogramm für Faktor VIII abgezogen hätten. Die Bluter widersetzten sich heftig. Sie erinnerten sich an alte Zeiten, als sie sich ans Krankenhaus gekettet fühlten und stundenlang warten mußten, bis die Infusion abgeschlossen war. Vorbei die Skiwochenenden und Fußball-nachmittage, vorbei das Versprechen eines Lebens ohne Verkrüppelung und Schmerzen. In einer wütenden Widerlegung von Souliers Vorschlag schrieb André Leroux, Präsident der französischen Hämophilievereini-gung, in der Zeitschrift des Verbands *L'Hémophile,* die Patienten sollten darauf bestehen, ihre Produkte zu erhalten. Wenn die Transfusionsdienste nicht in der Lage seien, genügend Gerinnungsfaktor herzustellen, solle man sie zwingen, ihn zu importieren. Falls sie sich weiterhin weigerten, sollten die Patienten »protestieren und eventuell die Kliniker sogar bedro-hen«.[82] Soulier brachte vor, die Hämophilen sollten »ihre Begeisterung zügeln«[83], da aus Amerika importierte »Söldner«-Produkte ein höheres Ri-siko darstellten, Viruserkrankungen zu übertragen. (Er konnte nicht ahnen, daß die französischen Produkte genauso verseucht sein würden.)

Unterdessen stellte Soulier auch die Selbstgefälligkeit hinsichtlich Voll-blut in Frage. Die französischen Betreiber von Blutbanken hatten sich im-mer auf den sogenannten »serologischen Schild« verlassen – eine Reihe von Labortests, mit denen Krankheiten wie Syphilis oder Hepatitis ausge-schlossen wurden –, doch sie vermieden es, persönliche Fragen zu stellen. »Spender waren so etwas wie Götter«,[84] erzählte Claudine Hossenlopp, lange Zeit Sekretärin des CNTS. »Keiner wollte sie beleidigen.« Da man Aids noch nicht mit Labortests aufspüren konnte, zog Soulier die einzige zu dieser Zeit verfügbare Technik vor – die gewissermaßen soziologische Überprüfung, die die Amerikaner mit ihren Merkblättern und Fragebö-gen eingeführt hatten. Wenn die Blutbanken den Erreger auch noch nicht identifizieren konnten, so konnten sie doch die Gruppen ausschließen, die ihn mit hoher Wahrscheinlichkeit übertrugen. Aus diesem Grund begannen Engländer, Schweden und viele andere, sich solcher Methoden zu bedienen. Im Mai 1983 stellte Soulier die ersten Spenderfragebögen für das CNTS in Paris vor, in denen die Spender aufgefordert wurden, offenzulegen, ob sie Blut intravenös injizierten oder wechselnde homosexuelle Partner hatten.

Dieses Vorgehen löste einen unmittelbaren Gegenschlag von Verfechtern der Menschenrechte und Schwulen aus. »Schwule – eine unerwünschte Blutgruppe?«[85] spottete ein Schlagzeile der linken *Libération*. Soulier versuchte zu erklären, Homosexuelle seien keine eigene Blutgruppe, sondern lediglich »eine Gruppe von Individuen, die ein Risiko darstellen«, doch sein Argument konnte den Sturm nicht beruhigen. Bürokraten klagten, die Formulierungen seines Fragebogens – mit ihrer Bezugnahme auf Tätowierungen, Drogen und häufig wechselnde homosexuelle Beziehungen – seien trotz der löblichen Absichten einfach zu »rüde« für die Allgemeinheit.

Einen Monat später versuchte das Gesundheitsministerium, die Angelegenheit »sanfter« anzugehen.[86] In einem »Rundschreiben« an die Leiter der nahezu hundertsiebzig regionalen und lokalen Blutzentren schlug der Generaldirektor des Gesundheitswesens Jacques Roux höflich vor, sie möchten doch bitte den Lebensstil ihrer Spender in Erwägung ziehen. Die Spender erhielten diese Mitteilung nicht selbst – sie ging lediglich an die Leiter der Blutzentren, wobei er sich größte Mühe gab, sie nicht zu beunruhigen, und die Risiken, sich Aids durch Transfusionen zuzuziehen, als »minimal« bezeichnete. Roux forderte nicht den Ausschluß von Risikospendern und nicht einmal das schlichte Ausfüllen von Fragebögen, sondern stellte die Angelegenheit den Leitern der Zentren anheim.

Roux wußte, wie wenig Macht er besaß, solch einen Erlaß durchzusetzen, unabhängig davon, wie taktvoll er ihn formulierte. Nach französischem Gesetz konnte Roux als Leiter der Generaldirektion des Gesundheitsministeriums Preise und die allgemeine Politik festlegen, hatte aber nicht die Macht, sie auch durchzusetzen. Allgemeine Grundsätze formulierte er weitgehend auf Ersuchen der Ratskommission, eines Beratergremiums, das sich hauptsächlich aus Betreibern von Blutbanken zusammensetzte. (Das Rundschreiben war in der Tat das Ergebnis einer Entscheidung der Ratskommission gewesen, die das Experiment Souliers positiv beurteilt hatte.) Eine spätere Regierungsstudie stellte fest, das Blutwesen des Landes ähnle weniger einem zentralisierten medizinischen Netzwerk als einem »Feudalsystem mit einer Vielzahl von Baronien.«[87]

So war es kein Wunder, daß das Rundschreiben von Roux nur von wenigen beachtet wurde. Die meisten Leiter von Blutzentren sahen Aids als etwas Fremdes an – als eine amerikanische oder allenfalls Pariser Krankheit. Der bloße Verdacht eines »minimalen« Risikos allein konnte sie nicht dazu bringen, ihre Spender zu verärgern, also sammelten sie wie zuvor ungeprüftes Blut. Zu einer Zeit, in der andere Länder angemessene Maßnahmen ergriffen, um die Epidemie einzudämmen, wurde die Überprüfung des Lebensstils »systematisch vergessen«[88], wie es der französische Soziologe Michel Setbon ausdrückte. Eineinhalb Jahre vergingen, in denen nur die Hälfte der Blutbanken Frankreichs entsprechende Verfahren einführte. Schließlich brachte Roux im Januar 1985 eine weitere Mitteilung heraus, in der er die »sofortige und strikte«[89] Durchführung der Überprüfung dringend anmahnte; die Leiter wurden darauf hingewiesen, daß sie bei einer Übertragung von Aids rechtlich zur Verantwortung gezogen werden könnten. Obwohl ihm nun weitere Blutzentralen gehorchten, wurden Spenderfragebögen niemals mit Nachdruck durchgesetzt.

Übertriebener Glaube an das behördliche Blutwesen und an die Reinheit »wohltätiger« Spenden hatte der Ausbreitung von Aids durch das französische Blutwesen den Weg bereitet. Nun sollte noch ein dritter Faktor hinzukommen, der eine Katastrophe des nationalen Gesundheitswesens unausweichlich machte.

Jahrelang hatten französische Blutbanker Sammelaktionen in Gefängnissen durchgeführt. Man glaubte, das im Überschwang des Nachkriegsidealismus geborene und während der Reformen der sechziger Jahre ausgeweitete Programm habe erzieherische Wirkung. Sozialwissenschaftler waren überzeugt, die Gefangenen würden humanisiert, wenn man sie zu einem Teil des größeren gesellschaftlichen Ganzen machte. Die Häftlinge fanden Vergnügen am Spenden, da es mit Wein, Sandwiches und einem kurzen Szenenwechsel die Eintönigkeit ihrer Haft unterbrach.[90] Die Aufseher waren überzeugt, es habe eine beruhigende Wirkung. Auch die Blutbankenbetreiber schätzten den Brauch, nicht so sehr wegen der entsprechenden Mengen (Blut aus dem Gefängnis erreichte nie mehr als 0,5 Prozent des Gesamtaufkommens im Land[91]), sondern weil sie so auch während der traditionell ruhigeren Ferien- und Urlaubszeiten Blut sammeln konnten.

Als in Frankreich die ersten Fälle von Aids auftraten, stellten einige Ärzte die Sammelaktionen allmählich in Frage. Im März 1983 untersuchte Luc Noël, Leiter des Versailler Transfusionszentrums, zweihundertundzwölf seiner freiwilligen Spender aus dem Gefängnis.[92] Er unterzog sie einer Reihe diagnostischer Verfahren, darunter auch dem Innenkörpertest auf Hepatitisantikörper, und erhielt bei 31,5 Prozent ein positives Testergebnis. Das machte sie zu Hauptkandidaten für eine Übertragung von Hepatitis und möglicherweise Aids. Der Anteil überraschte ihn, und er schrieb, es sei »ethisch wie ökonomisch« undenkbar, weiterhin Blut bei diesen Männern zu sammeln. Er alarmierte auch das Gesundheitsministerium. »Sie ignorierten mich«, erinnerte er sich später. Im Spätfrühling des gleichen Jahres stellte Michel Garretta vom Pariser CNTS die Sammelaktionen seines Zentrums in Gefängnissen ein. Im Anschluß daran fanden Ärzte an den regionalen Transfusionszentren in Straßburg und Toulouse bei Häftlingen, die sie untersuchten, hohe Werte von Virenmarkierungen.[93]

Obwohl sich beim Blut aus Gefängnissen die Frühwarnzeichen mehrten, verwendete man es weiterhin so freizügig wie zuvor. Abgesehen von einigen wenigen Blutzentren bezogen alle unverändert Gefängnisse mit ein. Während der beiden Jahre, in denen Aids in Frankreich Fuß faßte und zur Epidemie heranreifte, kam eine Auseinandersetzung über Blut aus dem Gefängnis tatsächlich nie auf die Tagesordnung. Bei Konferenzen der Minister und der Ratskommission blieb es in verdächtiger Weise ausgeklammert. Roux' berühmte »Rundschreiben« über Risikospender aus den Jahren 1983 und 1985 erwähnten die Gefangenen, die risikoreichste Gruppe von allen, mit keinem Wort.

Mittlerweile drohte ein bürokratischer Alleingang im Justizministerium die Situation noch zu verschlimmern.[94] Ende 1982 hatte das regionale Blutzentrum in Marseille, als das Blut knapp wurde, das Justizministerium ersucht, im örtlichen Gefängnis mehr Blut sammeln zu dürfen. Das Ministerium war für die Gesundheit der Gefangenen verantwortlich und hatte maximal drei jährliche Blutsammelaktionen bei männlichen (zwei bei weiblichen) Häftlingen genehmigt. Die Anfrage aus Marseille wanderte eine Weile durch die Ministerialbürokratie und landete schließlich auf dem Schreibtisch der Justizministerin Myriam Ezratty. Die Ministerin hatte keine Ahnung von den Risiken in Gefängnissen oder von Aids; auch als sich im Lauf der Monate die Beweise häuften, hatte niemand es für nötig gehalten, sie zu informieren. Sie wußte weder von dem Rundschreiben des Gesundheitsministeriums noch von der Entscheidung Garrettas und auch nichts von der beunruhigenden Studie Noëls. Als schließlich der Zeitpunkt gekommen war, an dem sie ihre Entscheidung treffen mußte, genehmigte sie nicht nur die Forderung aus Marseille, sondern weitete die Erlaubnis, jedem Gefangenen bis zu fünfmal jährlich Blut abzunehmen, auf alle französischen Gefängnisse aus. Ihr Erlaß trat am 13. Januar 1984 in Kraft. 1985, als die Welle der Aids-Epidemie ihren Höhepunkt erreichte und dann abbrach, wurde in Gefängnissen soviel Blut gesammelt wie nie zuvor.

In seinem Büro im Gefängniskrankenhaus, von dem aus er einen Blick auf den großen Zellentrakt des Gefängnisses von Fresnes, eines Vororts von Paris, hatte, machte Pierre Espinoza sich kaum Gedanken über die Lieferung von Blut aus dem Gefängnis, obwohl die Sammelaktionen fast unter seinem Fenster stattfanden. Im Zuge einer Reform der Medizin im Strafvollzug war Espinoza Leiter der Gefängnisklinik geworden. Er widmete sich ganz der Gesundheit der Gefangenen. Ihn überraschte, wie ähnlich all seine Patienten waren, die ausnahmslos ehemalige Drogensüchtige zu sein schienen. Tatsächlich waren die französischen Haftanstalten in den Jahren zuvor von Drogensüchtigen überschwemmt worden. Im Frühling 1984, als er von Aids und dessen Verbindung mit intravenöser Drogeneinnahme erfuhr, wurde seine Aufgabe noch schwieriger. Er beschloß, »ein wenig Forschung für die allgemeine Gesundheit«[95] zu betreiben und untersuchte die mehr als zweihundert Patienten der Gefängnisklinik. Nach seinen Befunden hatte sich ein Dutzend mit der Krankheit angesteckt, und er sprach die Warnung aus, die Gefängnisse würden zur nächsten Brutstätte von Aids.

Zu diesem Zeitpunkt machte Espinoza sich keine Gedanken über Blut. Seine einzige Sorge war es, seinen Patienten die angemessene Pflege zukommen zu lassen. Einige Monate später besuchte ihn Najib Duedari, Leiter des örtlichen Blutzentrums. Duedari teilte ihm mit, einer seiner Patienten habe sich Aids zugezogen. Daraufhin habe er die Transfusionsprotokolle des Patienten zurückverfolgt und herausgefunden, daß die ansteckende Einheit von einem Häftling in Fresnes stammte.

Die beiden Ärzte beschlossen, die Spender im Gefängnis zu überwachen und dazu alle verfügbaren Untersuchungsverfahren einschließlich medizinischer Untersuchungen, Fragebögen und Tests auf Hepatitis B einzusetzen. Sie würden Wochen dafür benötigen, doch zumindest hätten sie so eine Möglichkeit, das Problem ansatzweise in den Griff zu bekommen. Unterdessen teilten sie der Justizministerin Ezratty ihren Verdacht mit[96] und baten sie, die Sammelaktionen in Gefängnissen auszusetzen. Sie forderte den Generaldirektor des Gesundheitswesens Roux auf, an einem Treffen von Funktionären des Gesundheitsdienstes, der Transfusionszentralen und der Gefängnisse teilzunehmen. Roux weigerte sich und stellte statt dessen einige Untergebene dafür ab. Dazu übermittelte er handschriftlich ein paar herablassende Anweisungen mit dem Tenor, die Leiter der Transfusionszentren vor Ort seien »erwachsen« und sollten in der Lage sein, ihre Angelegenheiten selber zu regeln.

Doch genau das konnten sie nicht. Im Verlauf der Sitzung, die von Ezratty geleitet wurde, erklärte Espinoza, in den Strafanstalten grassiere Aids, und schilderte die Risiken, die bestanden, wenn man der Bevölke-

rung Blut aus Gefängnissen injizierte. Roux' Stellvertreter, Jean-Baptiste
Brunet, ein Epidemiologe, der später in Frankreich als »Mr. Aids« bekannt
wurde, war der gleichen Ansicht. Zwei weitere Vertreter des Gesundheitsministeriums waren eher besorgt, dies könnte zu einem »Einbruch«
bei der Blutversorgung führen. Ezratty beschränkte sich darauf, ihre Besorgnis kundzutun, ein plötzlicher Abbruch des Programms könnte bei
den Häftlingen Panik auslösen. Schließlich entschieden die Beamten, das
Programm so zu belassen, wie es war. Immerhin machten sie eine Konzession zugunsten der Sicherheit: Sie forderten das Büro des Generaldi-
rektors am Gesundheitsministerium auf, den regionalen Transfusionszentren telephonisch »angemessene Empfehlungen« zur Verwendung von
Spenderblut aus Haftanstalten zu übermitteln. Es wurde nie genau festgestellt, wie viele Zentren angerufen wurden, was man ihnen sagte oder wie
sie reagierten.

Zehn Tage nach der Entscheidung des Komitees schlossen Espinoza und
Duedari ihre Untersuchung ab.[97] Zweihundertvierundsechzig Insassen
hatten sich als freiwillige Spender gemeldet. Mehr als 40 Prozent dieser
Männer gehörten zu »Risikogruppen«, darunter Drogensüchtige, Männer
mit positivem Ergebnis bei dem Test auf Hepatitis B sowie diejenigen, die
bei detaillierten Fragebögen durchfielen, und jene, die verlegt worden
waren und nicht aufgespürt werden konnten. Diese Relation war überwältigend – siebenundsechzigmal höher als in den »heißesten« Vierteln
von Paris. Die Ärzte sandten ihre Befunde an Ezratty und Roux. Von diesem Augenblick an konnte keiner mehr behaupten, Blutspendeaktionen in
Gefängnissen seien vielleicht doch sicher. Unterdessen ging in ganz
Frankreich das »wohltätige« Sammeln von Blut in Haftanstalten weiter.

An der Stanford University in Kalifornien hatte Edgar G. Engleman[98] von
seinen amerikanischen Kollegen inzwischen die Nase voll. Als Leiter der
Blutbank der Universitätsklinik hatte er die Aids-Debatte von Anfang an
verfolgt. Mittlerweile hatte er die Geduld mit dem Blutbankenwesen,
seiner falschen Zuversicht und seiner Einstellung, erst einmal abzuwarten, bis ein perfekter Test zur Verfügung stünde, verloren. Die Zeit des
Handelns und nicht der Versprechungen war gekommen. Infolge der langen Inkubationszeit, der tödlichen Folgen und der zerstörerischen Wirkung auf das Vertrauen der Öffentlichkeit in die Blutversorgung konnte
man Aids nicht behandeln wie andere Krankheiten und abwarten, bis alle
Fakten vorlagen. Es war an der Zeit, etwas zu *unternehmen*, selbst wenn es
nur auf eine Teillösung hinauslief. Aufgrund seiner Arbeit in einem Forschungszentrum hatte Engleman Zugang zu einer Vielfalt von Reagenzien und Geräten. Er griff ein Verfahren, den T4/T8-Verhältnistest, her-

aus, mit dem man eine für das Frühstadium von Aidspatienten typische Abnormität bei den weißen Blutkörperchen aufspüren konnte. Der Test war nicht vollkommen – man entdeckte damit nicht alle Fälle und erhielt einen kleinen Prozentsatz fälschlich positiver Diagnosen –, aber er mußte seiner Überzeugung nach genügen. Jeder Test kostete sein Institut 10 Dollar. Um die Kosten teilweise abzuwälzen, berechnete er Krankenhäusern zusätzlich 6 Dollar pro halbem Liter.

Zu Englemans Überraschung wurde er von den Blutbankern heftig kritisiert. Wie könne er sich auf so einen Test verlassen, wenn doch eine Verseuchung von Vollblut nicht einmal erwiesen sei? Überdies war der Test teuer, zumindest nach den Maßstäben jener Zeit. Zehn Dollar mochten für eine kleine Blutbank wie die in Stanford erschwinglich sein, aber kaum für eine große wie die Irwin- oder die New Yorker Blutbank. Als Engleman für das Jahrestreffen der AABB im Jahre 1983 eine Kurzfassung seiner Ergebnisse einreichte, wurde sie von der Organisation abgelehnt.

Englemans Vorgehen und die damit verbundenen Auseinandersetzungen waren typisch für das zweite Jahr, in dem Amerika mit blutbedingtem Aids zu tun hatte. Im März 1983 hatte die Bekanntmachung des Public Health Service das Ende des ersten Aufzugs dieses Dramas markiert, in dem Ableugnen vorherrschte. Nun trat das Land in eine zweite Phase ein, die durch Verwirrung und halbherzige Schritte gekennzeichnet war. Das Aids-Virus war immer noch nicht identifiziert. Da die Wissenschaft weiterhin unzureichende Angaben lieferte, waren die Leute gezwungen, »Entscheidungen zu treffen, ohne über entsprechende Daten zu verfügen«[99], wie Suzanne Gaynor, die die Gesundheitspolitik analysierte, schrieb. In einer aufgeladenen Atmosphäre verstärkten Drucks von seiten des Marktes und öffentlicher Besorgtheit mußten sie begründete Vermutungen anstellen. Jedermann zerbrach sich den Kopf, was man der Öffentlichkeit sagen sollte, die aufgrund der Informationen vielleicht in Panik geriete. Leider stellte sich heraus, daß die Wahrheit, genau wie in Kriegszeiten, zu den ersten Opfern der Schlacht gegen Aids gehörte.

Nirgendwo wurde dies schmerzlicher sichtbar als bei der National Hemophilia Foundation. Hin und her gerissen zwischen ihrer Sorge für die Bluter und ihrer Loyalität der Arzneimittelindustrie gegenüber, stolperten die Leiter der Stiftung durch eine Reihe von Fehlentscheidungen und Kommunikationsschwierigkeiten. Einerseits drängten sie weiterhin auf sicherere Gerinnungsfaktoren. Zur Zeit forderten sie beispielsweise nicht nur, schwule Spender auszuschließen, sondern bestanden auch darauf, die Arzneimittelfirmen sollten den Innenkörpertest einsetzen, ein kostspieliger Vorschlag, dem sich die Firmen widersetzten. Andererseits drängten

sie die Hämophilen, trotz der steigenden Gewißheit, wie gefährlich die
Produkte waren, weiterhin Gerinnungsfaktoren zu benutzen.

Im Verlauf der nächsten Monate wurde es verantwortungslos, derlei
Versicherungen abzugeben. Im Mai 1983 beispielsweise rief Hyland eine
Charge von fast zweihundert Fläschchen mit Gerinnungsfaktoren zurück,
nachdem man festgestellt hatte, daß ein Spender an Aids erkrankt war.
Die Stiftung teilte den Rückruf in ihrem Bulletin mit, redete das Problem
aber klein, indem sie erklärte: »*Eine Rückrufaktion sollte keinen Anlaß zur
Sorge geben oder dazu, Therapieprogramme zu ändern*«[100] [Hervorhebung im
Original]. Im Juni 1983 stellte Aledort anläßlich einer Preisverleihung bei
Alpha fest: »Meine Einstellung ist, so weiterzumachen wie bisher. Es gibt
keinen Grund, die Behandlung abzubrechen. Es gibt keinen Hinweis,
wonach die Behandlung *per se* Ursache von Aids ist.«[101] Als Hyland und
das Rote Kreuz ein paar Monate später wiederum den Rückruf von Produkten mitteilten, forderte die Stiftung ihre Mitglieder erneut dringend
auf, weiterhin ihre Medikamente zu nehmen. Tatsächlich riet die Stiftung
ihren Mitgliedern selbst dann noch, ihre Gerinnungsfaktoren wie bisher
einzunehmen, als auch die Firma Cutter eine umfangreiche Rückrufaktion einleitete.

Wie ein schwerer Fall von Verseuchung bereits gezeigt hatte, war es
nun eine gefährliche Direktive, so weiterzumachen wie bisher. Im
Herbst 1983 war ein promiskuitiver Schwuler namens Christopher
Whitfield in Austin, Texas, an Aids gestorben.[102] Als erster Aids-Todesfall
in der Stadt machte die Geschichte Schlagzeilen. Einer Mitarbeiterin
eines örtlichen Plasmazentrums kam der Name bekannt vor. Sie überprüfte ihre Unterlagen und stellte fest, daß ihre Organisation im vergangenen Jahr achtundvierzigmal Plasma von Whitfield bezogen hatte. Als
man ihn untersuchte, hatte man keinerlei Anzeichen von Aids gefunden;
außerdem hatte er gelogen, als man ihn fragte, ob er einer Risikogruppe
angehöre.

Sie rief sofort die Cutter-Labors an, die einen langfristigen Abnahme-
vertrag für Plasma aus diesem Zentrum hatten. Cutter mußte feststellen,
daß der größte Teil der Produkte bereits verbraucht war, rief aber soviel
wie möglich zurück. Schließlich vernichtete Cutter vierundsechzigtau-
send Gläser mit Gerinnungsfaktoren – etwa 2 bis 3 Prozent des jährlichen
Gesamtbedarfs im Land. In einer Presseverlautbarung erklärte Bud Modersbach, der Sprecher der Cutter-Labors, auch wenn die Firma diese
Notmaßnahme ergriffen habe, »so gibt es doch keinen Beweis für eine
Übertragung von Aids auf diesem Weg«.[103] Unterdessen versicherte die
NHF den zwanzigtausend Blutern im Land weiterhin, die Gerinnungsfaktoren seien im wesentlichen sicher.

Es schien, als wolle keiner den Hämophilen die Wahrheit sagen – weder ihr eigener Verband noch die Pharmafirmen, zu denen sie seit jeher ein gutes Verhältnis hatten. Einmal gab Cutter eine Presseerklärung heraus, in der man versicherte, es seien »nicht die Cutter-Zentren in New York, San Francisco, Los Angeles oder Miami, wo die große Mehrheit der bisher berichteten Aids-Fälle aufgetreten ist«.[104] Doch das Unternehmen betrieb ein Zentrum in Berkeley auf der anderen Seite der San Francisco Bay, die bei Drogenkonsumenten und Schwulen nicht weniger beliebt war. Außerdem hatten sie Plasmazentren entlang der mexikanischen Grenze und in einem Gefängnis.

Alpha Therapeutic hatte mit ihrer rigorosen Fragebogenpolitik Reklame gemacht und warb jetzt auch damit, in Risikogebieten kein Plasma mehr zu sammeln. Was das Unternehmen allerdings nicht verriet: Als es zum Beispiel seine Sammelzentrale in San Francisco schloß, hatte es den Bestand an Plasma nicht vernichtet. Statt dessen verfrachtete man es teilweise in die Labors, wo es zu Faktor VIII verarbeitet wurde.[105]

Die Täuschung weitete sich auch auf den freiwilligen Sektor aus. Die gemeinsame Sonderabteilung der wichtigsten Blutbankenorganisationen gab mittlerweile offizielle Ratgeber heraus. Im Juni 1983 warf sie die Frage gezielter Spenden auf. Immer mehr Menschen, die wegen Aids in der kommunalen Blutversorgung beunruhigt waren, hatten vor chirurgischen Eingriffen angefragt, ob ihre Freunde und Familienmitglieder Blut für sie spenden könnten. Die Blutbankenbetreiber widersetzten sich dem mit der Begründung, ein Spender, der in eine solche Situation gerate, könne vielleicht versucht sein, bezüglich seines Risikostatus nicht die Wahrheit zu sagen, insbesondere wenn der Patient die sexuelle Orientierung seines Freundes nicht kannte. (Diese Haltung war nicht ganz uneigennützig – getrennte Spenden im Blick behalten zu wollen, hätte eine alptraumhafte Buchhaltung zur Folge gehabt.) Um diese Begründung zu unterstützen, veröffentlichten die Betreiber der Blutbanken eine beruhigende Erklärung zur Sicherheit der nationalen Blutversorgung und behaupteten, das Aidsrisiko bei Transfusionen liege irgendwo in der Größenordnung von »eins zu einer Million«.[106] Für die Blutbanker wurde diese Zahl zum Mantra, das sie jedesmal herunterbeteten, wenn die Frage nach der Sicherheit auftauchte. Als Grundlage dafür zogen sie eine Milchmädchenrechnung heran, bei der sie die Zahl der mutmaßlich transfusionsbedingten Aidsfälle jener Zeit – weniger als zwanzig – zu den mehr als dreißig Millionen Einheiten an Blut in Beziehung setzten, die seit dem Beginn der Epidemie gesammelt und vertrieben worden waren.[107]

Engleman, um nur einen zu nennen, war überzeugt, die Schätzung sei irreführend. Wie er dem Autor Randy Shilts später erläuterte,[108] zählte die

Sonderabteilung nur Transfusionsempfänger, die das Vollbild der Krankheit zeigten, nicht aber diejenigen mit ersten Anzeichen einer Infektion. Ebensowenig trug sie der Tatsache Rechnung, daß der durchschnittliche Empfänger nicht eine, sondern drei Einheiten Blut erhielt. Schließlich bezog sie sich auf das durchschnittliche Risiko im gesamten Land. Ehrlicher wäre es jedoch gewesen, regionale Schätzungen vorzunehmen, insbesondere für die heißen Zonen des Landes. Nach einer solchen Berechnung, so Engleman, hätte das Risiko in San Francisco eher bei eins zu zehntausend oder vielleicht sogar bei eins zu fünftausend gelegen.

Inzwischen hatte der Ersatztest Englemans seine Nützlichkeit bewiesen. Einmal wies er einen Mann ab, der keine erkennbaren Symptome zeigte, aber acht Monate darauf mit Aids in die Klinik eingeliefert wurde. Später erfuhr er, daß der Mann noch dreizehnmal bei anderen Blutbanken der Region gespendet hatte; bei keiner war er mit positivem Ergebnis getestet worden.

Im Sommer 1983, als Engleman gerade mit seinem Programm begann, führte Herbert Perkins von der Irwin-Blutbank einen Versuch mit dem Ersatztestverfahren durch.[109] Im Verlauf von drei Monaten testete er mehr als achttausend Spender mit dem Innenkörpertest auf Hepatitis B. Dann ordnete er seine Ergebnisse nach den Postleitzahlen der Spender. Die stärkste Korrelation ergab sich allerdings nicht bei den Postleitzahlen des Castro-Viertels, der Schwulengegend der Stadt, sondern für Chinatown. Das ergab einen Sinn, da Hepatitis B in Asien endemisch ist. Er zog daraus den Schluß, der Test sei für die Überprüfung auf Aids nutzlos, weil er eher mit ethnischen Gruppen als mit einer sexuellen Orientierung korreliert sei.

Wissenschaftler der CDC verhöhnten Perkins' Experiment als amateurhaft und ungenau.[110] Er hatte die Spender nicht gefragt, ob sie schwul waren, sondern hatte die Labortests schlicht nach der Postleitzahl geordnet, was bestenfalls ein grobes Raster war. Die Epidemologen drängten darauf, den Ersatztest als beste verfügbare Abwehrmaßnahme gegen Aids weiterhin einzusetzen. Bei einer Konferenz des FDA-Aufsichtskomitees für Blutprodukte im Dezember sprachen sie dieses Thema an.[111] Ein Regierungsvertreter schlug vor, die Branche solle mit der Durchführung des Testverfahrens beginnen. Die Vertreter der Arzneimittelfirmen, die sich vorher getroffen hatten, um ihre Strategie abzustimmen, sprachen sich statt dessen für eine vorläufige Arbeitsgruppe aus. »Die allgemeine Stoßrichtung der Arbeitsgruppe zielt auf eine Hinhaltetaktik ab ...«, schrieb Steven J. Ojala, der Vertreter von Cutter. »Dieser Vorschlag hatte am Vorabend die einmütige Zustimmung aller Fraktionierungsfirmen gefunden ... Man stimmte allgemein darin überein, der Innenkörpertest werde

letztlich erforderlich werden.«[112] Drei Monate später kam die Arbeitsgruppe in einem Zwischenbericht zu dem Schluß, der Innenkörpertest
auf Hepatitis B sei »nicht geeignet«, Personen mit hohem Risiko ausfindig zu machen.[113]

Doch der Druck zugunsten des Ersatztests verstärkte sich, vor allem in
Kalifornien, wo Leute, die von Englemans Testverfahren gehört hatten,
von ihren Blutbanken verlangten, ebenfalls etwas zu unternehmen. »Wir
hatten jetzt Patienten ... die vollkommen hysterisch wurden, weil wir
nicht alles uns Mögliche taten, um die Blutversorgung sicher zu machen«[114], bekundete Perkins später. Der Leiter des Veterans Administration Hospital in Palo Alto schrieb, er sei nicht mehr gewillt, Blut von der
Ortsgruppe des Roten Kreuzes in San José zu beziehen, die ihn traditionell beliefert hatte, da man dort den Ersatztest nicht durchführe. Kurz
darauf führte die Ortsgruppe von San José, die inzwischen überzeugt war,
schwule Spender würden durch das Netz schlüpfen, den Innenkörpertest
auf Hepatitis B ein; dies widersprach der landesweiten Politik des Roten
Kreuzes. Bei der Irwin hatte Perkins denselben Test eingeführt, obwohl
er ihn für ineffektiv hielt. Bald überprüfte die ganze Gegend um die San
Francisco Bay, insgesamt fünf Blutbanken, ihr Blut mit Ersatzverfahren.
Mit Ausnahme zwei weiterer in Louisiana und Oklahoma hatte sich keine
der anderen Blutbanken im ganzen Land dazu entschlossen. Inzwischen
machten auch die Firmen Cutter und Alpha Versuche mit Innenkörpertests,[115] doch die FDA erklärte ihnen, deswegen könnten sie auf ihren Etiketten keineswegs behaupten, der Test mache ihre Produkte sicherer. Also
stellten die beiden Firmen ihre Versuche ein.

Als später der Aids-Test zur Verfügung stand, machte sich Engleman
daran, aufbewahrte Proben von fast sechshundert Bluteinheiten erneut zu
testen, die er mit seinem damaligen Verfahren ausgeschlossen hatte. Lediglich bei 5 Prozent der zurückgewiesenen Spender ergab sich beim Aidstest
ein positiver Wert. Andererseits hatte er, wenn man die Menge des von
seiner Zentrale umgeschlagenen Blutes in Betracht zog, fünfunddreißig
Transfusionsempfänger davor bewahrt, sich mit Aids zu infizieren.[116]

Das Faktor-VIII-Molekül ist eine große, sperrige Einheit, ein riesiges
Glykoprotein mit einer ausgesprochenen Gerinnungsneigung, das sich
beim kleinsten Eingriff »in Leim verwandelt«[117], wie sich die Techniker
ausdrückten, die es isolierten. Natürlich macht diese Tendenz zu erstarren
seine medizinische Wirksamkeit aus. Sie erklärt auch, weshalb Chemiker
nicht einmal in Erwägung zogen, das Material zu pasteurisieren, als sie
mit der Produktion begannen, obwohl man eine Generation zuvor mit
Albumin so verfahren war.

Edward Shanbrom war der Leiter des Teams, das bei Hyland den Faktor VIII entwickelt hatte. Kurz nachdem sie angefangen hatten, die Substanz herzustellen, fiel ihm auf, die Beschäftigten im Labor bekamen Gelbsucht, wenn sie den Plasmanebel in den Kühlräumen einatmeten. Da er den Verdacht auf Hepatitis hatte, prüfte er die Leberenzymwerte von Versuchspatienten, die pathologische Veränderungen aufwiesen. »Offensichtlich war da eine Art Virus«, erklärte er später. Er dachte nicht daran, das Produkt zurückzuziehen; wie alle, die seine wunderbare Wirkung auf Hämophile erlebt hatten, hatte er keinen Zweifel, daß der Nutzen das Risiko überwog. Da das Erzeugnis eine chronische Krankheit übertragen konnte, war er jedoch der Ansicht, das Unternehmen sollte versuchen, das Risiko so weit wie möglich zu reduzieren. Er teilte seinen Vorgesetzten mit, man müsse vorbeugende Maßnahmen ergreifen, zum Beispiel Sammelzentren der Firma in heißen Zonen schließen. Doch man nahm seine Vorschläge nicht zur Kenntnis, und schließlich verließ er Hyland.

Inzwischen waren andere Verfahren entwickelt worden, um Hepatitis in den Griff zu bekommen. Wie wir gesehen haben, hatte die FDA Mitte der siebziger Jahre eine Reihe von zunehmend empfindlichen Bluttests auf Hepatitis in Auftrag gegeben. Für eine Weile gingen die Krankheitsquoten zurück, da mit den Tests gefährliche Spender ausfindig gemacht wurden. Sie stiegen aber wieder an, als eine neue Form des Virus auftrat. Das Virus mit der Bezeichnung Non-A-Non-B (später in Hepatitis C umbenannt) entzog sich auch den strengsten Laborverfahren. Zu diesem Zeitpunkt zogen einige Unternehmen erneut eine Hitzebehandlung in Betracht, obwohl ihnen dies nicht sonderlich dringlich erschien. Schließlich und endlich schienen sogar die Bluter, die sich mit dieser Krankheit infizierten, dennoch ein langes und aktives Leben zu führen. Einige Ärzte waren der Ansicht, wenn Patienten sich das Virus zuzögen, entwickelten sie Immunität oder Toleranz.

Ungefähr zu dieser Zeit erschien Shanbrom wieder auf der Bildfläche. Er war nun unabhängiger Wissenschaftler und hatte einen Weg gefunden, Hepatitisviren abzutöten, indem er der Fraktionierung ein Reinigungsmittel beimengte. Es knackt die aus Fettsäuren bestehende Lipidhülle des Virus, ohne die es nicht überleben kann. Als er sein Verfahren einem Unternehmen nach dem anderen vorstellte, »äußerte keines Interesse, kein einziges«, erinnerte er sich. Später stellte sich heraus, auch das Aids-Virus hat eine äußere Lipidhülle. Tatsächlich wurde Jahre darauf ein auf einem Detergens beruhendes Verfahren, das Shanbroms Methode ähnelte, zur bevorzugten Prozedur, um Viren auszuschalten. Hätte man damals schon auf Shanbrom gehört, wäre den Blutern möglicherweise die Geißel Aids erspart geblieben.

Die Fraktionierungsfirmen machten inzwischen bei ihren eigenen Arbeiten zur Hitzebehandlung des Faktors VIII, um den Erreger abzutöten, Fortschritte. Allerdings kamen sie erst hinter das Geheimnis, als die deutschen Behringwerke eine Methode entwickelten, das Protein von Faktor VIII vor dem Erhitzen mit bestimmten Verbindungen auf Zuckerbasis zu stabilisieren. Das Verfahren war jedoch unbrauchbar, da es die Ausbeute um ganze 90 Prozent verringerte, doch die Tatsache seiner Existenz allein genügte den Konkurrenten als Grund, ihre Anstrengungen zu verdoppeln. Im März 1983 erhielt Baxters Hyland Division das erste amerikanische Patent für eine Hitzebehandlung von Faktor VIII. Anfang 1984 hatten alle wichtigen Fraktionierer die Genehmigung der FDA erhalten und pasteurisierten nun zumindest einen Teil ihres Faktors VIII, um Hepatitis auszuschalten. Sie hatten keinen Beweis, daß das Verfahren auch Aids abtötete, da der verursachende Erreger noch immer nicht identifiziert worden war. Doch sie glaubten, schrieb Milton Mozen von den Cutter-Labors, »*falls* Aids von einem Virus verursacht würde und *falls* das Virus hitzeempfindlich wäre, *könnte* die Erhitzung des Produkts sich möglicherweise als nützlich für die Minderung des Infektionsrisikos erweisen«.[118]

Die National Hemophilia Foundation zögerte, die hitzebehandelten Produkte zu empfehlen. Schließlich hatte niemand klinische Untersuchungen durchgeführt. Die Wirksamkeit der Mittel war also nicht bewiesen. Zudem könnte eine Erhitzung die Proteine verändern und gefährliche allergische Reaktionen auslösen. Erst im Oktober 1984, als das Aids-Virus identifiziert war und ein Team von Wissenschaftlern der CDC und der Cutter Labors bewiesen hatte, daß Hitze es abtötet, ersuchte die Stiftung die Ärzte dringend, eine Umstellung auf die neuen Produkte »entschieden in Betracht zu ziehen«.[119] Doch selbst jetzt hatte man noch die alten, verseuchten Produkte. Anstatt einen allgemeinen Rückruf zu veranlassen, gestattete die FDA den Firmen, die neuen Gerinnungsfaktoren allmählich und entsprechend ihrer eigenen Planung einzuführen. Die alten, infizierten Produkte blieben bis weit ins nächste Jahr hinein im Handel.

Das Erhitzen versprach das Problem für Bluter zu lösen, doch den Empfängern von Vollblut nützte es nichts, da Pasteurisieren die roten Blutkörperchen zerstört. Die einzige Möglichkeit bestand darin, den Erreger auszuschalten, *ehe* er in die Blutversorgung geriet. Die Blutbanken versuchten das mit immer detaillierteren Fragebögen, doch was die Ersatztestverfahren anging, waren sie, wie wir gesehen haben, in einer Sackgasse gelandet.

Schließlich setzte die Wissenschaft der Unschlüssigkeit ein Ende. Am 23. April 1984 verkündete Robert Gallo von den National Institutes of Health auf einer weithin beachteten Pressekonferenz in Washington, er

habe das Virus entdeckt, das Aids verursache. Es gehöre zu einer Erreger-
familie, die man als »Retroviren« bezeichnet. Er erklärte, diese versteckten Mikroorganismen brächten ihre Wirtszellen nicht direkt um, sondern
schleusten ihren eigenen genetischen Bauplan in den der Zelle ein und
zwängen sie so, den Erreger zu reproduzieren, der sie infiziert hatte. Das
Aids-Virus befällt ausschließlich einen entscheidenden Bestandteil des Immunsystems, die sogenannten CD4-Helferzellen. Im Lauf der Zeit gewinnen die Viren die Oberhand über die Helferzellen und schalten das
Immunsystem aus. Dieser Mechanismus erklärte sowohl die Inkubationszeit als auch die opportunistischen Eigenschaften der Krankheit.

Die Gesundheitsministerin Margaret Heckler, die gemeinsam mit
Gallo auftrat, nutzte die Gelegenheit, denjenigen zu antworten, die die
Untätigkeit der Reagan-Regierung kritisiert hatten. »Heute darf die medizinische Wissenschaft in den Vereinigten Staaten mit einer wunderbaren Entdeckung ihrer ruhmreichen Geschichte ein neues Kapitel hinzufügen . . .«, verkündete sie. »Diejenigen, die nicht bereit waren, den Wert
unserer wissenschaftlichen Arbeit anzuerkennen, und behauptet haben,
wir täten nicht genug, haben nicht begriffen, wie vernünftig, wie solide
und wie zielstrebig die medizinische Forschung vorgeht.«[120] Dann sagte
sie voraus, binnen eines halben Jahres werde ein Test zur Verfügung stehen, um die Blutvorräte mit »hundertprozentiger Sicherheit« auf Aids zu
überprüfen.

Zu diesem Zeitpunkt waren neunundvierzig Amerikaner bei Bluttransfusionen und weitere neunundvierzig durch Gerinnungsfaktoren infiziert
worden.[121] Hecklers Ankündigung stellte die Argumente für Ersatztestverfahren in Frage, weil nun ein spezifischer Aids-Test im Kommen war.
Im Widerspruch zu Hecklers Voraussage sollte der Test allerdings noch ein
ganzes Jahr auf sich warten lassen.[122]

16 »Alle unsere Chargen sind verseucht«

Der Aids-Test ist technisch nicht besonders anspruchsvoll. Er wurde aus einem bereits praktizierten Laborverfahren, dem sogenannten ELISA-Test (*enzyme-linked immunosorbent assay* – enzymgebundener Immunanlagerungstest oder Enzym-Immunassay), abgeleitet: Man füllt ein Reagenzglas mit Kunststoffkügelchen, die mit deaktivierten HIV-Abschnitten überzogen sind. Um Blut oder Plasma auf HIV zu testen, gießt der Labortechniker eine Blutprobe über diese Kügelchen. Stammt sie von einer mit HIV infizierten Person, dann enthält sie Antikörper gegen die Krankheit, die sich auf spezifische Weise an die Virusabschnitte oder Antigene, die die Kügelchen überziehen, anlagern. Der Labortechniker läßt die Mischung ziehen, reinigt sie anschließend und fügt dann ein Enzym hinzu, das sich gelb verfärbt, wenn HIV-Antikörper vorhanden sind. Tiefgelb bedeutet, es haben sich genügend Antikörper an die Kügelchen angelagert, um auf das Vorhandensein von HIV in der Blutprobe zu schließen. Eine nicht ganz so massive enzymatische Reaktion – helles oder blasses Gelb – besagt, die Probe ist vermutlich HIV-negativ, da sich keine Antikörper an den Kügelchen festgesetzt haben. Der Labortechniker prüft die Lösung nicht nur nach Augenschein, sondern mißt die Farbdichte mit einem Spektrophotometer. Der Test ist billig und einfach durchzuführen, dauert etwa dreieinhalb Stunden und liefert hinreichend aussagekräftige Ergebnisse. Kurz, er ist das ideale Verfahren für eine schnelle Überprüfung des Blutes in flächendeckendem Maßstab.

Einige Besonderheiten schränken allerdings die Aussagekraft des Tests ein. Zum einen weist er nur auf das Vorhandensein oder die Abwesenheit von Antikörpern und nicht auf das Virus selbst hin. Eine Infektion im Frühstadium läßt sich daher nicht erkennen. Das Immunsystem benötigt eine gewisse Zeit, um Antikörper zu bilden. Dadurch entsteht eine problematische »Zeitlücke« von etwa einem Monat, während der die Krankheit nicht festzustellen ist. In diesen Fällen sorgten die immer härteren Richtlinien für den Ausschluß von Spendern für eine Begrenzung latenter Infektionen. Die zweite Einschränkung von ELISA[1] besteht darin, daß sich bei einigen Personen – zu dem Zeitpunkt, als der Test auf den Markt gebracht wurde, betrug der Anteil 3 Prozent – zwar ein positives Testergebnis ergab, die Betreffenden aber nicht mit dem Virus infiziert waren. Um Aids eindeutig nachzuweisen, wenden die Ärzte ein zeitraubenderes und teureres Verfahren, den sogenannten »Western«- oder »Immunoblot«-Test an, der gezielt Aidsantikörper nachweist, indem er jeweils ein Protein nach dem anderen aufspürt.

Sobald Gallo das Virus isoliert und den ersten Test entwickelt hatte, wurde das Verfahren von den National Institutes of Health mehreren Pharmafirmen zur Verfügung gestellt, um es für eine industrielle Nutzung zu modifizieren. Anschließend war es nur noch eine Frage von wenigen Monaten, bis man ausreichende Mengen des Virus kultiviert und abgetötet und Millionen Testsets hergestellt und verteilt hatte.

Die gesellschaftlichen Probleme waren nicht so einfach in den Griff zu bekommen. Die Betreiber der Blutbanken fürchteten, Patienten mit einem positiven ELISA-Test würden automatisch glauben, sie hätten Aids, obwohl es sich dabei nur um ein grobes Ausschlußverfahren handelte. Außerdem befürchteten sie, zuverlässige Spender würden aus Angst vor dem Test wegbleiben, oder aber Risikospender würden die Blutzentralen stürmen, um ihren HIV-Status zu erfahren. Sie fragten sich, was sie Spendern mit positivem Testergebnis sagen sollten – sollten ärztliche Diagnose und Beratung plötzlich Aufgabe der Blutbanken sein? Diese beunruhigenden Fragen mußten erst beantwortet werden, ehe die Sammelorganisationen den Test einführten. Daher setzten sich in den ersten Monaten des Jahres 1985, noch ehe der ELISA-Test überhaupt genehmigt worden war, Blutbanker und Gesundheitsbeamte zusammen und berieten, wie man das Ganze vorbereiten sollte. Selbstverständlich würden sie keine Bluteinheiten mehr verwenden, die auf ELISA positiv oder auch nur »unbestimmt« reagiert hatten. Ehe sie jedoch die Spender informierten, wollten sie jede Einheit noch einmal nach dem genaueren Immunoblot-Verfahren testen. Damit Blutbanken nicht zum Anziehungspunkt von Risikogruppen wurden, richtete die Regierung kostenlose Teststellen ein, in denen die Leute sich anonym untersuchen lassen konnten.

Am 2. März 1985 erteilte die Behörde dem ersten ELISA-Test, der von den Abbott-Labors hergestellt wurde, die Lizenz. Im Sommer standen bereits sechs verschiedene Versionen des ELISA-Tests zur Verfügung und wurden überall in den amerikanischen Blutbanken und Plasmazentren angewandt. Bei einer Besprechung im August zur Beurteilung der verschiedenen Tests bezeichnete Walter Dowdle, Leiter der CDC, ihre Ergebnisse als »einfach phantastisch«.[2] Die Begeisterung war verständlich – und angebracht. In den folgenden Jahren, als die Infizierten das Vollbild der Krankheit entwickelten und die tragischen Aspekte der Krankheit deutlich wurden, stieg zwar die Zahl der Fälle, aber im Augenblick konnten die Blutindustrie und die Gesundheitsbeamten ihren Sieg feiern.

Als die Ärzte in England sahen, daß die Amerikaner die Pasteurisierung einführten, zerbrachen sie sich den Kopf, welche Gerinnungsfaktoren sie verschreiben sollten. Ihre eigenen Erzeugnisse hatten sie, vor allem im Vergleich zu den amerikanischen Produkten, die von verdreckten Bewohnern der Elendsviertel stammten, immer als sauber angesehen, da diese ja von Freiwilligen aus der Mittelklasse gespendet wurden. Die Hitzebehandlung schuf neue Voraussetzungen. Amerikanische Gerinnungsfaktoren, einst als die gefährlichsten der Welt betrachtet, waren plötzlich die sichersten. Einer der Spezialisten drückte dies der Autorin Virginia Berridge gegenüber folgendermaßen aus: »Die Zeit zwischen Ende 1984 und Oktober 1985 [als man mit den routinemäßigen Aidstests begann] war schrecklich ... Hier wußten wir, die Epidemie war sehr begrenzt; außerdem hielten wir uns an den Grundsatz, die Leute aufzuklären und auch abzuweisen ... Man glaubte, die [britischen] Chargen seien sicher ... Unser Problem war, sollte man das Zeug aus den USA nehmen, wo die Chargen schrecklich waren, oder nichterhitztes Material aus England, das aus einem sicheren Spendenpool stammte. Mindestens zwei Personen haben von uns nichterhitzte britische Substanzen erhalten und sich infiziert. Wir wußten nicht, daß eine unsichere Charge durch Erhitzen sicher wurde.«[3]

Im Dezember 1984 traf sich die Britische Hämophiliegesellschaft zu einer dringenden Besprechung mit Glenarthur, dem Spitzenbeamten im Gesundheitsministerium. Man forderte, das Blutproduktelabor (BPL) in Elstree solle ungeachtet der Kosten die Hitzebehandlung einführen. Glenarthur versprach, sein Möglichstes zu tun. Unterdessen verstärkte die Hämophiliegesellschaft den Druck, indem sie die behandelnden Ärzte bedrängte. Die Gesellschaft verhandelte mit amerikanischen Fraktionierungsunternehmen, damit diese ihre Importe steigerten. David Watters, der Leiter der Hämophiliegesellschaft, berichtete: »Wir schrieben einen Brief an die Klinikärzte, in dem wir ihnen mitteilten, wir würden binnen zehn Tagen mit all unseren Mitgliedern Kontakt aufnehmen und sie auffordern, umgehend die Verwendung nichterhitzter Produkte einzustellen. Die Wirkung war durchschlagend. Die Aufträge an das BPL gingen über Nacht um 75 Prozent zurück. Die [amerikanischen] Pharmajungs machten ein Bombengeschäft.«[4]

Im Frühjahr 1985 führte das Blutproduktelabor die hitzebehandelten Gerinnungsfaktoren ein. Es dauerte dann noch bis Jahresende, um die Produktion vollständig auf die Pasteurisierung umzustellen – mehr als ein Jahr nach den Amerikanern. Inzwischen plagte sich die Regierung damit ab, in Elstree eine neue Fraktionierungsanlage zu bauen. Erst 1987, um Jahre hinter dem Zeitplan zurück, wurde der Bau fertig.[5] Doch selbst jetzt konnte man nur einen Teil der britischen Nachfrage decken, so daß die amerikanischen Erzeugnisse den Markt beherrschten.

Nicht ganz so bereitwillig erwiesen sich die Briten, als es darum ging, den ELISA-Test zuzulassen. Im März 1985, als die Abbott-Labors eine Lizenz für England beantragten, war ihr britischer Konkurrent, die Firma Burroughs-Wellcome, noch nicht soweit. Das macht die Reaktion der Behörde auf den Test von Abbott verdächtig. Das britische Gesundheits- und Sozialministerium wartete mit der Genehmigung für den ELISA-Test noch weitere fünf Monate, angeblich weil er eine unannehmbare Zahl falsch-positiver Ergebnisse lieferte. Als das Ministerium sich schließlich zum Handeln entschloß, erhielten eine holländische Firma und Wellcome eine Zulassung. Laut einem Bericht der *Financial Times* erhielt die englische Firma durch den Aufschub »die Chance, in das Geschäft mit der Herstellung von Diagnosesets für Aids einzusteigen, in einen Markt, der Ende der achtziger Jahre ein Volumen von 100 bis 200 Millionen Pfund erreichen dürfte und zur Zeit von amerikanischen Firmen, hauptsächlich den Abbott-Labors, beherrscht wird«.[6] Die englischen Gesundheitsbehörden beharrten darauf, es wäre »unverantwortlich« gewesen, nicht abzuwarten, wie der amerikanische Test sich bei britischen Ärzten und Spendern bewähre. Erst im Oktober 1985 begannen die Engländer, ihr Blut zu überprüfen.

In Kanada bestand für die Connaught-Labors mit ihrer veralteten Ausrüstung nicht die geringste Aussicht, sich auf eine Hitzebehandlung des Gerinnungsfaktors umzustellen. Daher beschloß das Rote Kreuz, vom Dezember 1984 an sein Plasma wieder an die Cutter-Labors in Amerika weiterzuleiten, die eine Lizenz für die Herstellung des hitzebehandelten Faktors VIII besaßen.[7] Außerdem willigte das Rote Kreuz ein, alle nicht behandelten Gerinnungsfaktoren aus dem noch laufenden Produktionsprozeß von Connaught zu kaufen. Es beugte sich damit wirtschaftlichen Erwägungen (das nichterhitzte Produkt war billiger) und politischem Druck (die Provinzregierung von Ontario wollte Connaught am Standort Toronto erhalten). Zudem verfügte das Rote Kreuz noch über eigene Bestände des nichterhitzten Gerinnungsfaktors, den es lieber unter die Leute brachte, als ihn zu vernichten. So kam es zu einer unnötigen Verzögerung. Cutter hatte zugesagt, die sicheren Gerinnungsfaktoren innerhalb von fünf Monaten nach dem Erhalt des kanadischen Rohplasmas zu liefern, doch das Rote Kreuz bestand auf einer zweimonatigen »Übergangsperiode«, während der es seine eigenen Vorräte aufbrauchen konnte. So vertrieb die Organisation mehr als elf Millionen Einheiten des nichterhitzten Gerinnungsfaktors,[8] obwohl reichlich sicheres Material zur Verfügung stand.

Auch bei Vollblut machten die Kanadier keine besonders gute Figur. Wie die Franzosen setzten sie erst allmählich Fragebögen ein, da sie die Rechte und die Privatsphäre ihrer Spender nicht verletzen wollten. Als später ELISA verfügbar wurde, dauerte es ebenfalls lange, bis der Test von den Kanadiern nach diversen bürokratischen und haushaltstechnischen Verzögerungen übernommen wurde. Obwohl Ende März 1985 praktisch alle Blutbanken der USA den Test verwendeten, fingen die Kanadier erst im folgenden November damit an. Laut einer Studie von Donald Francis und Jack McDonald, einem Professor für Sozialarbeit an der University of Calgary, wurden während der sieben Monate, die zwischen der Genehmigung des ELISA-Tests durch die amerikanische FDA und dessen Übernahme durch die Kanadier lagen, fünfundfünfzig Transfusionsempfänger mit Blut infiziert, das man hätte ausschließen können.[9] In einem ähnlichen Fall, der einen Skandal auslöste, steckten sich später Tausende von Kanadiern mit Hepatitis C an, da es beim Sammeln von Vollblut und Plasma zu unnötigen Verzögerungen bei der Überprüfung gekommen war.

In Deutschland stieß der ELISA-Test auf keine vergleichbaren Hemmnisse, und auch der Hitzebehandlung legten die Deutschen nichts in den Weg. Sie hatten sie schon seit mehr als einem Jahr in aller Stille eingeführt. Leider unterließen die Ärzte es, ihren Patienten die Gründe vollständig mitzuteilen. »Sie sagten, ›da gibt es ein neues, besseres Produkt‹«,[10] erinnerte sich Werner Kalnins. Doch die Ärzte sagten ihm nie, wie gefährlich die alten Mittel gewesen waren. »Inzwischen bewahrte ich die alten Flaschen bei mir zu Hause und in der Wohnung meiner Eltern auf. Die Leute nahmen das alte Zeug noch monatelang.«[11]

In der Schweiz herrschte unübertroffene Selbstgefälligkeit. Dieses reiche und fabelhaft saubere Land hatte ein international bewundertes Rotes Kreuz, dessen Zentrallabor ein Vorbild an Reinheit und technischen Neuerungen war. Die Verbindung von Professionalität und Unternehmertum war ja auch der Grund gewesen, weshalb Kellner sich an das Rote Kreuz gewandt hatte, als er einen Partner für sein New Yorker Euroblut-Programm gesucht hatte.

1985, wenige Wochen, nachdem das New York Blood Center begonnen hatte, den ELISA-Test einzusetzen, stellten Laboranten fest, ein kleiner Anteil des mit dem Euroblut-Programm hereinkommenden Schweizer Blutes reagierte positiv auf den Test.[12] Sie vernichteten die verdächtigen Einheiten und warnten per Telex ihre Schweizer Partner.

Die Manager des Schweizer Zentrallabors waren jedoch nicht bereit, ihre Einstellung, die Tatsachen schlicht nicht zur Kenntnis zu nehmen, zu ändern. In den letzten paar Jahren hatten sie die Ausgabe von Spenderfragebögen und die Öffnung ihrer Grenzen für hitzebehandelte Produkte verschleppt. Als sie nun die Warnung aus New York erhielten, fingen sie an, das Blut mit dem ELISA-Verfahren zu untersuchen – doch nur für den Export. Erst im Mai 1986 überprüfte das Zentrallabor auch alles im Land verwendete Blut. »Das wunderschöne Rote Kreuz hat das vollbracht, ein über jeden Verdacht erhabenes nationales Wahrzeichen«,[13] äußerte sich später Jacques Barillon, der Rechtsanwalt einiger infizierter Hämophiler, der *New York Times* gegenüber. »Dem Schweizer Roten Kreuz zu mißtrauen wäre auf dasselbe hinausgelaufen wie Mutter Teresa vorzuwerfen, sie lasse Kinder verhungern.« Später wurde Alfred Haessig, der umgängliche Gründervater des Zentrallabors des Schweizer Roten Kreuzes, von einem Genfer Gericht für schuldig befunden, verseuchte Gerinnungsfaktoren verteilt zu haben, ohne die Bluter über das Risiko zu informieren.

Im Frühjahr 1983 sah sich Takeshi Abes erlesenes Aidskomitee in Japan vor eine Entscheidung gestellt. Travenol, Baxters internationale Firma, hatte darum ersucht, ihre hitzebehandelten Gerinnungsfaktoren in Japan verkaufen zu dürfen. Im Grunde handelte es sich um das gleiche Produkt, das sie schon seit Jahren verkauften, nur jetzt durch Pasteurisierung modifiziert. Abes Komitee sollte entscheiden, ob die bestehende Lizenz der Firma »teilweise geändert« werden sollte – auf diese Weise hätten sie das Produkt binnen weniger Monate einführen können –, oder ob man auf einer völligen Neulizenzierung bestehen sollte, die sich über zwei Jahre hinziehen konnte.

Es handelte sich um eine Entscheidung von einiger Tragweite. Die Japaner verbrauchten mehr Plasmaprodukte als jedes andere Land: ein ganzes Drittel der Weltjahresproduktion, von Albumin über Gammaglobulin bis hin zu Gerinnungsfaktoren – und kaum eines dieser Produkte wurde im Land selber hergestellt.[14] Mehr als 90 Prozent kamen aus den Vereinigten Staaten – einige als Fertigerzeugnisse von Baxter oder Cutter, die meisten als eine Kombination von Rohplasma und Fertigprodukten, die von der kalifornischen Alpha Pharmaceuticals an ihre Muttergesellschaft Green Cross geliefert wurden, die sie verarbeitete und vertrieb. Obwohl die Japaner Aids als ausschließlich amerikanische Krankheit betrachteten, mußten sie damit rechnen, daß sie mit amerikanischem Plasma auch nach Japan gelangte. Der Gesundheitsminister Atsuaki Gunji brachte das zum Ausdruck, als er einem japanischen Reporter die Importe schilderte: »Aids macht uns wirklich Sorgen.«[15]

Die Entscheidung konnte auch schwerwiegende wirtschaftliche Folgen nach sich ziehen. Auf einem Markt, der von Green Cross beherrscht wurde, einem multinationalen Riesen mit größeren Vermögenswerten als der Autohersteller Toyota, besetzte Baxter nur eine Nische. Doch da

Baxter als einziges Unternehmen über das Antivirenverfahren verfügte, hätte es Green Cross hinsichtlich der Verkaufszahlen übertreffen können.

Das Traurige daran war, daß es nach Ansicht von Beobachtern der Branche nie so weit gekommen wäre, wenn Naito, die sagenumwobene »alte Lokomotive«, noch im Amt gewesen wäre. Keiner, so meinten sie, hatte je die innovatorischen Fähigkeiten Naitos übertroffen, der die Firma vorbildlich und beinahe kühn geführt hatte, so düster seine Vergangenheit auch gewesen sein mochte. Da er zahlreiche Ärzte einstellte, hatte er das Unternehmen auf dem neuesten Stand gehalten und dafür gesorgt, daß es sich in Übereinstimmung mit dem medizinischen Umfeld befand. Er war stets bereit gewesen, zurückzuweichen oder vorwärtszustürmen. Die Leute erinnerten sich, wie er sich klug aus dem Blutgeschäft zurückgezogen hatte, als vor etwa zwanzig Jahren der Hepatitisskandal aufgedeckt worden war. »Man sollte auch immer bereit sein, sich sofort aus irgendeinem Gebiet zurückzuziehen, das sich als potentiell gefährlich erweist«,[16] hatte er einmal bemerkt.

Als jedoch die Welt der Pharmakologie im Lauf der Zeit immer komplizierter wurde, trafen Naitos Vorstellungen auf Widerstand. Um seine Verhandlungen mit den Behörden zu erleichtern, setzte er einen ehemaligen Leiter der pharmazeutischen Abteilung des Gesundheitsministeriums, Renzo Matsushita, als Vizepräsidenten ein. Daß ehemalige Regierungsbürokraten Posten in der Industrie übernehmen – man nennt dies *Amakudari* (»Er steigt vom Himmel herab«) –,[17] ist in Japan allgemein üblich. Die Regelung ist für beide Seiten nützlich: Die Funktionäre dürfen sich auf einen lukrativen Ruhestand freuen und infolge ihrer Regierungserfahrung wissen sie, an wen man sich wenden, mit wem man reden muß und auf welche Leute, die einem verpflichtet sind, man sich berufen kann, wenn neue Medikamente zugelassen werden sollen.

Als Naito 1982 an Krebs starb, kam es zu einem Machtkampf zwischen Matsushita und den altgedienten Wissenschaftlern der Firma. Matsushita blieb Sieger, und das Unternehmen stagnierte. »Die Unternehmenskultur änderte sich einschneidend«,[18] erklärte ein ehemaliger leitender Angestellter von Alpha, der amerikanischen Filiale von Green Cross. »Naito war ein Renaissancemensch gewesen: stets seiner Zeit weit voraus. Matsushita konnte ihm einfach nicht das Wasser reichen. Als er den Laden übernahm, waren alle Visionen dahin.« Da das Unternehmen jetzt von Bürokraten ohne jegliche Phantasie geleitet wurde, verfiel es in Trägheit und verpaßte Gelegenheiten, die Naito ergriffen hätte. Als beispielsweise Wissenschaftler der Alpha ein eigenes Verfahren zur Hitzebehandlung entwickelten, setzten sie die Muttergesellschaft davon in Kenntnis und drängten sie, es zu übernehmen, doch man ignorierte sie einfach. »Bei

Green Cross herrschte das Syndrom ›nicht hier erfunden‹ in der n-ten Potenz vor«, erklärte der amerikanische Manager. »Sie haben uns einfach nichts zugetraut.«

Selbst als Aids bereits eine eindeutige, gegenwärtige Gefahr darstellte, schien das Führungspersonal von Green Cross immer noch größeres Interesse daran zu haben, Verwirrung zu stiften, als sich der neuen Herausforderung zu stellen. Laut einem internen Vermerk gab es »keine Garantie, daß die Produkte frei von [Aids] sind«,[19] da das Plasma von Green Cross aus Amerika importiert werde. Wenig später schrieb derselbe Angestellte in einem angeblich zur Beruhigung der Ärzte gedachten Memorandum, »das Risiko einer Ansteckung japanischer Patienten mit [Aids] durch Blutprodukte liegt fast bei Null«.[20]

Genau zu diesem Zeitpunkt stellte Baxter dem Komitee Abes ein Produkt vor, das den Spielraum von Green Cross beträchtlich eingeschränkt hätte. Abe war für das Unternehmen kein Unbekannter. Er war ihm lange Zeit freundschaftlich verbunden gewesen und hatte als ihr technischer Berater fungiert. Tatsächlich hatte im Jahre 1983 Green Cross 90 000 Dollar für eine Hämophiliestiftung gespendet, die Baxter gründen wollte. Im Verlauf der ersten Sitzung des Komitees im Juni 1983 drängte Gesundheitsminister Gunji Abe und seine Partner, Baxter rasch eine »teilweise Änderung« zu genehmigen. Er fügte hinzu, die Arbeitsgruppe solle so schnell wie möglich handeln, auch wenn japanischen Firmen dadurch »unvermeidlich« Schäden entstünden.

Eine Woche später verwarf eine unsignierte Stellungnahme den Beschluß. Sie führte »Verdachtsmomente hinsichtlich der Wirksamkeit und der Sicherheit jener Blutprodukte« an und warnte, eine Genehmigung für Hemofil T (der hitzebehandelte Gerinnungsfaktor von Travenol) »würde einen ungünstigen Präzedenzfall schaffen«.[21]

Schlagartig machte das Ganze eine Kehrtwendung. Abes Arbeitsgruppe, die nach wie vor leugnete, daß Aids mittlerweile auch Japan erreicht hatte, riet dem Ministerium, die Genehmigung zurückzuhalten und statt dessen das vollständige Lizenzierungsverfahren zu empfehlen. Das bedeutete, für mehr als ein Jahr, nach Verfügbarkeit sicherer Produkte wollten die Japaner nur den Import unsicherer, nichterhitzter Medikamente erlauben. Wenig später stellte Abe bei einer Zusammenkunft mit Blutern fest: »Im Unterkomitee ist mir zu Ohren gekommen, es gäbe einige Leute, die meinen, man müsse die Einfuhr [nichterhitzter] Blutprodukte einstellen. Doch derlei Äußerungen stammen von Ärzten, die wirklich nichts von Hämophilie verstehen.«[22]

Die Entscheidung erlegte Baxter eine Zwangspause auf, in der Green Cross sich auf Drängen von Abe bemühte, in aller Eile ein eigenes Verfahren zu entwickeln. Trotz der zeitlichen Differenz zwischen den Anträgen genehmigte das Ministerium beide Verfahren zur Hitzebehandlung am selben Tag, dem 1. Juli 1985. Unterdessen war, wie wir gesehen haben, der Verbrauch von Gerinnungsfaktoren in Japan stark angestiegen. In den zwei Jahren nach dem Antrag von Baxter infizierten sich mehr als eintausendachthundert japanische Bluter mit HIV.[23]

Noch beunruhigender war, daß Green Cross auch nach der Genehmigung des Ministeriums für ein eigenes hitzebehandeltes Konzentrat weiterhin unbehandelte Produkte vertrieb. Später legte das Unternehmen falsche Berichte über den Zeitpunkt vor, zu dem sie die nichterhitzten Gerinnungsfaktoren zurückgerufen hätte. Behördliche Untersuchungen ergaben schließlich, daß die Firma die gefährliche Substanz bis weit in das Jahr 1987 hinein verkauft hatte.[24]

Jean-Pierre Allain und Michel Garretta waren so unterschiedlich, wie zwei Kollegen nur sein konnten. Allain, zerknittert und professoral, kultivierte einen Anschein von Volkstümlichkeit. Garretta war elegant, hochgewachsen, modisch gekleidet und hatte einen Schnauzbart. Er bemühte sich um ein geschlossenes Erscheinungsbild des Transfusionszentrums CNTS, bei dem er im Jaguar zur Arbeit vorfuhr. Beide waren sie Schüler von Jean Pierre Soulier, und sie verkörperten die zwei Seiten der Transfusionsmedizin. Allain war der Forscher und Kliniker und hatte Jahre damit verbracht, hämophilen Jungen zu helfen. Garretta war eine Kombination aus Industriellem und Arzt, der sich innerhalb des CNTS hochgearbeitet hatte und für ein Studium der Wirtschaftswissenschaften beurlaubt gewesen war. Ihre Unterschiede schienen sich zunächst zu ergänzen wie die zwei Seiten einer Goldmünze. Doch unter dem Druck der Aids-Epidemie wurden sie infolge ihrer unterschiedlichen Ansätze zu Gegnern und verwickelten sich gemeinsam in ein Drama, das das Land erschüttern sollte.

Der »Skandal um verseuchtes Blut«, oder zumindest der Teil dieses Skandals, den die Franzosen mit diesem Etikett versahen, begann in gewisser Weise, als Soulier alles für seine Pensionierung vorbereitete. Er wußte, er konnte keinen neuen Leiter empfehlen, der so war wie er — einen gelehrsamen Forscher nach akademischem Vorbild. Das Zentrum war traditionell als Forschungsinstitut betrieben worden, in dem Verfahren geändert wurden, wenn die Forscher dazulernten. Doch nun lautete die zeitgemäße Losung: pharmazeutische *Produktion*. Die Organisation bräuchte jetzt einen *Manager*, jemanden, der sich gut in der Herstellung und Qualitätssicherung auskannte, einen *Boß* amerikanischen Zuschnitts. Gegen Ende 1983 verkündete Soulier, bei seiner Pensionierung im folgenden Oktober werde er Garretta empfehlen. Viele widersetzten sich dieser Entscheidung – der Mann sei zu arrogant, sagten sie, zu beherrschend.

Garretta erbte eine schwierige Situation. Für das CNTS waren die letzten Jahre nicht einfach gewesen. Unter dem Schutz des Regierungsmonopols war das Zentrum immer wie ein Handwerksbetrieb geführt worden, doch die Welt des Blutes um sie herum hatte sich verändert. Die multinationalen Plasmafirmen hatten die Franzosen überholt, was Qualität und Menge ihrer Gerinnungskonzentrate anging. Trotz des offiziellen Importverbots für kommerzielle Produkte mußten die Franzosen deshalb je nach Jahr zwischen 10 und 30 Prozent ihres Bedarfs an Faktor VIII einführen.[25] Das war auch der Grund, weshalb das Gesundheitsministerium dem CNTS die alleinige Autorität verlieh, Importe zu genehmigen, und zwar mit dem Ziel, sie auslaufen zu lassen. Gleichzeitig hatte das Ministerium aber auch begonnen, die regelmäßig wiederkehrenden Etatprobleme des CNTS kritischer zu betrachten. Garrettas Auftrag war daher einigermaßen dringlich: Er sollte so schnell wie möglich die französische Produktion ankurbeln, um die angestrebte Selbstversorgung zu verwirklichen, und er sollte in die Gewinnzone kommen. Er selbst steckte sich seine Ziele sogar noch höher: ein französisches Plasmagewerbe, gestützt auf unbezahlte Spender, das mit den kommerziellen Unternehmen konkurrieren konnte. Das französische Ethos von *bénévolat, volontariat, anonymat* sollte sich erfolgreich auf dem globalen Plasmamarkt behaupten und so zu einem leuchtenden Vorbild für die ganze Welt werden.

Die neue Fraktionierungsanlage im Pariser Vorort Les Ulis war die konkrete Verkörperung dieses grandiosen Plans. Man hatte die neue Einrichtung absichtlich überdimensioniert, da sie Plasma sowohl für ausländische Kunden als auch für die Franzosen bearbeiten sollte. Nur so konnte das CNTS zu einem Mitspieler auf der globalen Bühne werden. Es gab nur ein einziges Problem: Die Anlage war veraltet. Zu einer Zeit, als die anderen Firmen mit der Pasteurisierung ihrer Erzeugnisse begannen, hatten die Planer von Les Ulis keine Einrichtungen für dieses Verfahren vorgesehen.

Soulier hatte versucht, diesem Mangel abzuhelfen. Zwei Jahre lang probierte er mindestens zwanzig verschiedene Verfahren aus, Gerinnungsfaktoren zu pasteurisieren. In dieser Zeit trat Travenol, Baxters europäische Filiale, mit dem Angebot an das CNTS heran, ihnen Hemofil T zu verkaufen.[26] Schließlich kauften die Franzosen kleine Mengen für Forschungszwecke, schlossen aber nie einen umfassenden Vertrag. Letztendlich war es ihr Ziel, es selber herzustellen. Nachdem er es aufgegeben hatte, eine Lösung zu finden, handelte Soulier eine versuchsweise Vereinbarung mit der Firma Immuno in Wien aus, die ein Pasteurisierungsverfahren entwickelt hatte. Laut diesem Abkommen sollte Immuno seine Erhitzungstechnik gegen einige Verfahren des CNTS tauschen, mit deren Hilfe aus Plasma bestimmte andere Erzeugnisse hergestellt werden konnten. Die Vereinbarung sollte im Juli in München unter Dach und Fach gebracht werden, wo beide Seiten an der Konferenz der Internationalen Gesellschaft für Bluttransfusion teilnehmen wollten.

Soulier selber kam nicht zu der Konferenz. Statt dessen schickte er Garretta, der mittlerweile stellvertretender Direktor für den Bereich Herstellung geworden war. Nach der Konferenz setzten Garretta und Allain sich mit den Vertretern der Immuno zusammen. Allain hatte den Eindruck, er und Garretta seien in der schwächeren Position. »Für mich war es ganz einfach«, schrieb er später. »Wir brauchten diese Technik unbedingt... um mit Non-A-Non-B-Hepatitis und möglicherweise mit dem Aids-Virus zurechtzukommen...«[27] Andererseits war die Technik, die die Franzosen anzubieten hatten, zwar wünschenswert, aber nicht entscheidend. An diesem Punkt, so behauptete Allain später, sei die negative Seite von Garrettas Führungsstil deutlich geworden. Stolz und darauf bedacht, die Technik des CNTS zu verteidigen, und zudem nicht gewillt, Marktanteile aufzugeben, knüpfte er ständig weitere Bedingungen an den Tausch. Als der Direktor von Immuno, verärgert über die endlose Feilscherei, schließlich ausrief, zu Garrettas Bedingungen würde er die Technik der Hitzebehandlung *verschenken*, wurde Garretta blaß, stopfte hastig seine Unterlagen in die Aktenmappe und ging.

Garretta hatte die Technologie zwar ausgeschlagen, doch ironischerweise kam ein anderer französischer Fraktionierer mit völlig unterschiedlichem Ergebnis aus München zurück. Maurice Goudemand, der Leiter des Regionalzentrums in Lille, war der Ansicht, die in München bei der Konferenz vorgestellte Forschung sei »eine ernstzunehmende Warnung«.[28] Er schrieb an Soulier und schlug vor, die zwei Zentren sollten bei der Entwicklung der Hitzebehandlungstechnik zusammenarbeiten und sie dann kostenlos an alle Blutzentralen in Frankreich weitergeben. Soulier antwortete, er werde bald in Pension gehen, den Vorschlag aber an seinen Nachfolger weiterreichen. Garretta gab nie eine Antwort. Die beiden Zentren waren lange Zeit Konkurrenten gewesen, und anscheinend war er der Meinung, sie sollten unabhängig voneinander vorgehen. Lille setzte seine Anstrengungen als Dringlichkeitsprogramm fort und hatte Ende des Jahres ein entsprechendes Verfahren entwickelt.

Im Herbst 1984 hatte Garretta die Leitung übernommen und trieb den Ausstoß an Gerinnungsfaktoren, die allerdings nicht erhitzt worden waren, in die Höhe. Es gab Gründe, weshalb Garretta und seine Kollegen die Gefahren unterschätzten, denen sie sich gegenübersahen, denn seit der Ausbreitung von Aids in Amerika waren bei den Blutern Frankreichs nur zwei Fälle mit dem Vollbild der Krankheit bekanntgeworden. Sie gingen von der Annahme aus, schon allein der Übergang zu ausschließlich im Land gewonnenen Plasma werde die Gerinnungsfaktoren sicherer machen – schließlich glaubten sie noch immer an die Unantastbarkeit freiwilliger französischer Spender.

Doch mittlerweile hatte der Mythos von der »Wohltätigkeit« abzubröckeln begonnen. Im November berichtete beispielsweise Jean Brunet, trotz der geringen Fallzahlen in Frankreich breite die Epidemie sich »rapide« aus.[29] Der Forscher Jacques Leibowitch[30] am Cochin-Krankenhaus in Paris hatte einen experimentellen Test auf Aids entwickelt. Er testete mehr als dreitausend Spender in drei verschiedenen Blutzentren; achtzehn von ihnen erwiesen sich als seropositiv. (Der Begriff seropositiv bezieht sich auf den Punkt, ab dem das Immunsystem eines Infizierten allmählich Antikörper bildet und daher positiv auf den ELISA-Test reagiert.) Oberflächlich betrachtet mag ein Wert von 0,6 Prozent keinen großen Anteil darstellen. Doch unter der Voraussetzung, daß Leibowitchs Berechnungen der Relationen stimmten, mußte man, wie Brunet später schrieb, in Anbetracht des ungeheuren Umfangs der Plasmachargen davon ausgehen, daß alle Plasmaprodukte damals »verseucht« waren.[31]

Inzwischen pendelte sich eine internationale Übereinkunft ein, alle Gerinnungsfaktoren einer Hitzebehandlung zu unterziehen. Wie jedermann wußte, empfahl die amerikanische Hämophiliestiftung hitzebehandelte Erzeugnisse, und die CDC betrachteten sie als zwingende Notwendigkeit. Die britische Zeitschrift *Lancet* stellte in ihrem Leitartikel vom Dezember 1984 fest, die Zeit sei gekommen, »sich auf hitzebehandelte Faktor-VIII-Konzentrate umzustellen«.[32] Die Herausgeber räumten zwar ein, daß Blutungen noch immer die häufigste Todesursache bei Blutern seien, schrieben jedoch, »es wäre unvertretbar, eine Verschreibung und häusliche Anwendung von Produkten zu genehmigen, deren Risiko bekannt ist, wenn offenkundig sicherere Erzeugnisse zur Verfügung stehen«.

Allain brauchte nicht mehr überzeugt zu werden. Nach seinen eigenen Untersuchungen zeigten 45 Prozent der französischen Bluter immunologische Anzeichen einer HIV-Infektion, ob ihre Produkte nun aus Frankreich oder Amerika stammten. Im Bewußtsein dieser Tatsache hatte er weiterhin mit der Immuno verhandelt. Anfang 1985 schrieb er an Garretta, es habe sich erneut eine Möglichkeit ergeben, die Vereinbarung zu unterzeichnen.[33] Er ersuchte den Direktor, die Angelegenheit schnell durchzuziehen. Ein Scheitern würde eine weitere Verzögerung von sechs bis vielleicht achtzehn Monaten bedeuten, was das Zentrum in seinen ureigensten Zuständigkeitsbereichen »in Mißkredit« brächte. Garretta unterzeichnete. Kurz darauf schloß das Pasteur-Institut eine Untersuchung von achtzehn »jungfräulichen« Blutern ab, die ausschließlich Hemofil T verwendet hatten. Keiner von ihnen war HIV-positiv geworden.[34]

Allain wußte, es würde Monate dauern, die Technologie von Immuno einzuführen. Deshalb bearbeitete er Garretta, mehr hitzebehandelte amerikanische Produkte einzuführen. Doch Garretta sah sich noch anderen Zwängen ausgesetzt. Mit wachsendem Überblick über die chronisch zerrütteten Finanzen des Zentrums wurde ihm klar, er konnte die nichthitzebehandelten Bestände im Wert von mehreren Millionen Dollar nicht einfach wegwerfen. Außerdem konnte er den unablässigen Druck des Gesundheitsministeriums, eine Selbstversorgung zu erreichen, nicht ignorieren. »Importe erweisen sich als äußerst kostspielig...«, hatte ihn Roux Anfang 1985 in einem Schreiben erinnert.[35] »Es ist bedauerlich, daß ein entwickeltes Land wie Frankreich gezwungen ist, Blutprodukte zu importieren.« Auf Empfehlung einer Expertengruppe willigte Garretta ein, kleine Mengen der erhitzten Substanz zu importieren – gerade ausreichend für die etwa hundert Patienten, die an klinischen Studien teilnahmen. Alles Material, das übrigblieb, sollte dann an Kinder unter vier Jahren und »jungfräuliche« Bluter verteilt werden. Allain wurde die unerfreuliche Aufgabe zugewiesen, die Verteilerlisten zu erstellen und den Ärzten abzusagen, deren Patienten nicht auf der Liste standen.

Währenddessen sah Péron-Garvanoff, der hämophiliekranke Jazzpianist, seine Bemühungen vereitelt, sich mehr Informationen zu beschaffen.[36] Auf einer Party bei Allain hörte er, wie von »Verseuchung« und »Schwierigkeiten« die Rede war. Er vermeinte, jemanden murmeln zu hören: »Es ist eine Riesensauerei.« Doch er erhielt keine Antwort auf seine Fragen. Er fing an, Briefe zu schreiben – erst Dutzende, später Hunderte –, die jedoch niemand ernst nahm. Er teilte seinen Verdacht dem Französischen Hämophilenverband mit, dessen Vertreter ihn »vor die Tür setzte«, wie er sich später erinnerte. Wie ihr amerikanisches Gegenstück befand sich die Vereinigung in einem Loyalitätszwiespalt – ihre Büros lagen im gleichen Haus wie das CNTS und wurden von ihm ausgestattet. Zudem lieferte das CNTS den Gerinnungsfaktor. Jahre später, bei dem berühmt-berüchtigten Prozeß, griff Péron-Garvanoff den Arzt an. »Warum haben Sie mir nichts davon *gesagt*?« zischte er. Allain erwiderte, er habe in erster Linie seinen Vorgesetzten Loyalität geschuldet.

Auch wenn Allain, der brave Soldat, scheinbar solidarisch zu seinen Kollegen hielt, bekämpfte er sie hinter den verschlossenen Türen des Zentrums. Seine Beziehung zu Garretta verschlechterte sich zusehends. Diskussionen führten zu Streitereien, Streitereien zu heftigen Auseinan-

dersetzungen. Als sein Ärger immer größer wurde, vertraute er sich seiner Frau Helen Lee an, die ebenfalls am CNTS als Forscherin tätig war,
und zeigte ihr überschlägige Berechnungen des wachsenden Risikos. Auf
einer Konferenz der Nationalen Transfusionsgesellschaft im März 1985 erreichten die Spannungen in einer bemerkenswert peinlichen Szene ihren
Höhepunkt.[37] Unter Garrettas Vorsitz tagten mehr als zweihundert
führende Persönlichkeiten, um über die beginnende Epidemie zu beraten. Als Fragen aus dem Publikum zugelassen waren, hob Frau Lee die
Hand. »Michel«, fragte sie, »ist dir die Gefahr bewußt, daß sich jeden Monat zwischen zehn und fünfzig Bluter infizieren, wenn wir nicht endlich
hitzebehandelte Produkte einführen?« Absolute Stille. Nach der Sitzung
warf ihr Garretta vor, sich in der Öffentlichkeit unsolidarisch verhalten zu
haben. Jahre später gab sie zu, auch ihren Mann kritisiert zu haben, weil
er nicht an die Öffentlichkeit ging. »Er antwortete mir, er wolle weiter
darauf hinarbeiten, die Dinge von innen her zu verändern . . .«[38]

Die Funktionäre des Gesundheitsministeriums gefährdeten nicht nur
die Hämophilen. Darüber hinaus unterlief ihnen noch eine weitere Fehl-
einschätzung, die Tausende ganz gewöhnlicher französischer Bürger in
Gefahr brachte. Am 11. Februar 1985 beantragte die amerikanische Firma
Abbott eine Lizenz für die Vermarktung des ELISA-Tests in Frankreich.
Wie in England stellte der Antrag ein Problem für die Behörden dar, weil
das Pasteur-Institut, das teilweise in Staatsbesitz war, kurz davor stand, seinen eigenen Aids-Test herzustellen. Schon im Herbst 1983 hatte Luc Montagnier mitgeteilt, er könne einen solchen Test entwickeln, und zusätzliche staatliche Mittel angefordert. Doch die Minister ignorierten seine
Forderungen mehrere Monate lang. Als er endlich Zuschüsse erhielt und
seinen ELAVIA-Test, wie er ihn nannte, herstellen konnte, brachten die
Amerikaner ihr Erzeugnis bereits auf den Markt.

Es war schon das zweite Mal, daß die Franzosen im Aids-Rennen gegen
die Amerikaner verloren hatten, und das tat weh. Als erste Forschungseinrichtung hatte das Labor Montagniers das aids-ähnliche Virus bereits Anfang 1983 isoliert. Man hatte es in dem geschwollenen Lymphknoten am
Hals eines Pariser Aids-Patienten entdeckt und LAV (Lymphadenopathie-
Virus) getauft. Kurz darauf isolierte Robert Gallo aus einer Serumprobe,
die ihm die Franzosen geliefert hatten, ein Virus, das er HTLV III (*human
T-cell lymphotropic virus,* humanes lymphotropes Retrovirus) nannte. Es
folgte ein erbitterter Wettkampf um den Nachweis, welches Virus Aids
auslöste. Die Auseinandersetzung erreichte ihren unangenehmen Höhepunkt, als Gallo und Heckler ihre »Entdeckung« des Aids-Virus auf einer
Pressekonferenz verkündeten und, wie wir gesehen haben, den Franzosen
in herablassender Weise auch ein kleines Verdienst daran einräumten.

Inzwischen stand mehr auf dem Spiel als nur der Stolz. Der ELISA-Test stand für einen viele Millionen Dollar schweren weltweiten Markt, und wenn Abbott in Frankreich Fuß fassen konnte, gelänge es dem Pasteur-Institut nie, seinen gerechten Anteil zu bekommen. So verschleppte die französische Zulassungsbehörde den Antrag von Abbott und teilte der Firma mit, man benötige zusätzliche Daten.[39]

Wie ihre britischen Kollegen hatten auch die Franzosen triftige Gründe, vorsichtig vorzugehen, da der Test von Abbott einen kleinen Anteil falsch-positiver Ergebnisse lieferte, die bei der Ausarbeitung von Richtlinien berücksichtigt werden mußten. Anders als die Engländer hinterließen die Franzosen allerdings eine unmißverständliche Darlegung ihrer eigentlichen Gründe. Das Protokoll einer Kabinettssitzung am 9. Mai brachte ihre Sorgen zum Audruck: »Sobald die Tests in Frankreich zugelassen sind, wird die amerikanische Version den französischen Markt erobern ... [Daher] fordert das Kabinett des Premierministers ... daß die Registrierungsakte Abbott von der Zulassungsbehörde für einige Zeit zurückgehalten wird.«[40] Eine weitere vertrauliche Notiz der Regierung legte als Ziel fest, Pasteur müsse ein nationaler Marktanteil von etwa 35 Prozent zugesichert werden. Unterdessen hatte Robert Netter, Leiter der Zulassungsbehörde, eine Strategie vorgeschlagen: »Unter den gegebenen Umständen scheint es nicht mehr möglich, die Genehmigung noch länger hinauszuzögern, ohne sich [dem Vorwurf] des Machtmißbrauchs auszusetzen«, schrieb er. »Ich schlage daher vor, dem Pasteur-Institut sofort die Erlaubnis zu erteilen und die von Abbott weiter zu verzögern ...«[41]

Das Gesundheitsministerium stimmte zu und genehmigte den Aids-Test von Pasteur am 21. Juni 1985, einen Monat, bevor es Abbott die Lizenz erteilte. Pasteur erlangte in Frankreich die gewünschte Marktposition – um den Preis einer mehrmonatigen Verzögerung und Tausender ungetesteter Spenden.

Im April 1985 reisten Garretta und Allain nach Atlanta zur ersten Aids-Weltkonferenz. Mittlerweile waren in den Vereinigten Staaten und in Europa insgesamt mehr als elftausend Fälle bekanntgeworden. (Das volle Ausmaß der Epidemie in Asien und Afrika war noch nicht abzusehen.) Die Delegierten stimmten inzwischen endgültig darin überein, daß sich das Virus, das hauptsächlich durch sexuelle Kontakte übertragen wurde, auch über Blut und Blutprodukte verbreitete. Deshalb empfahlen sie ihren Ländern, sofort mit der Überprüfung von Blut und Plasma mit Hilfe des neuen Aids-Tests zu beginnen und ihre Plasmaprodukte durch Erhitzen viral zu deaktivieren.

Garretta, den das Gehörte ernüchtert hatte, schrieb dem Gesundheitsministerium, es bestehe »absolute Dringlichkeit«, die Ausbreitung der Krankheit unter Hämophilen und in ihren Familien zu verhüten.[42] Er teilte mit, etwa die Hälfte der viertausend Bluter des Landes sei möglicherweise mit dem Virus infiziert und sagte einen jährlichen Anstieg der Fälle um 10 bis 25 Prozent voraus. Es war vorgesehen, im Oktober mit der Hitzebehandlung zu beginnen. Jetzt schlug er vor, das Umstellungsdatum auf Juli vorzuziehen. Selbst dann, merkte er an, bedeute die dreimonatige Wartezeit »den Tod von fünf bis zehn Blutern und einer gewissen Zahl ihrer Angehörigen«. Garretta schlug vor, das CNTS solle in der Zwischenzeit wöchentliche Lieferungen von Faktor VIII per Luftfracht an die Immuno senden, um sie dort pasteurisieren zu lassen.

Nachdem er nun einen Plan für die Umstellung in die Wege geleitet hatte, stand Garretta noch immer vor der Frage, was er mit den vorhandenen Beständen anfangen sollte, von denen nur ein Teil in Wien behandelt werden konnte. Der Leiter des Liller Zentrums hatte alle alten, verseuchten Gerinnungsfaktoren zurückgerufen, eine Option, die für Garretta und seine Kollegen nicht in Frage kam. Einer Notiz vom 7. Mai zufolge gab es einen Plan, »den gesamten Vorrat ›verseuchter Produkte‹ [zu vertreiben] . . . ehe die erhitzten Substanzen angeboten werden«.[43]

Noch im selben Monat trafen sich mehrere Abteilungsleiter des CNTS und ihre Berater, um ihre Handlungsmöglichkeiten in aller Form zu überprüfen. Einer der Teilnehmer hatte ein Diagramm gezeichnet, auf dem er die Wahrscheinlichkeit abschätzte, daß irgendwelche Einheiten der verbliebenen Vorräte des Zentrums noch nicht verseucht waren. Er verrechnete die Häufigkeit der HIV-Fälle in Paris mit der Zahl der Spender und der Größe der Plasmachargen und kam zu dem Ergebnis, die Vorräte wären mit einer Wahrscheinlichkeit von weniger als eins zu zweitausend *nicht* infiziert. »Mit anderen Worten«, erklärte er, »alle unsere Chargen sind verseucht.«[44] Nachdenklich meinte Garretta, man stehe vor einem »dreifachen Problem« – einem verwaltungstechnischen, einem moralischen und einem finanziellen. Am Ende entschieden sie sich für eine Lösung in zwei Stufen. Das sichere Produkt stünde eine Zeitlang nur in beschränktem Umfang zur Verfügung, so daß nicht jeder Bluter es erhalten könnte. Alles hitzebehandelte Material, das das CNTS importieren konnte, würde deshalb zuerst an seronegative Bluter gehen – im allgemeinen Kinder und »jungfräuliche« Hämophile, die noch nie mit verseuchten Gerinnungsfaktoren in Berührung gekommen waren. In der Zwischenzeit würde man die alten Vorräte an Patienten ausgeben, die positiv auf Aids getestet worden waren.

Garretta beendete das Treffen mit den Worten: »Es ist Sache der Aufsichtsbehörden, ihre Verantwortung auf sich zu nehmen und uns, wenn es angemessen erscheint, zu untersagen, bestimmte Produkte zu verteilen, sowie die damit zusammenhängenden finanziellen Folgen zu tragen.«

Diese Aussage ist typisch für die damals in Behördenkreisen herrschende Art, den Schwarzen Peter weiterzureichen. Als Generaldirektor Roux den Bericht erhielt, beschloß er, dem Zentrum nichts zu »untersagen«. (Roux war, und das sollte man nicht vergessen, der Beamte, der zum Thema der Blutspendeaktionen in Gefängnissen erklärt hatte, die Funktionäre vor Ort seien »Erwachsene«, die selbst entscheiden könnten.) Später nahm Roux für sich in Anspruch, es habe nicht in seiner Macht gestanden, sich in Garrettas Angelegenheiten einzumischen, obwohl das nicht zutraf. Garretta wiederum behauptete, er habe innerhalb der Grenzen seiner Zuständigkeit gehandelt – er habe die Information vorgelegt und auf die Entscheidung seiner Vorgesetzten gewartet. Doch Garretta und seine Kollegen wären keineswegs auf das Eingreifen Roux' *angewiesen* gewesen, um die Weitergabe der Arzneimittel zu unterbinden. Sie hätten dem Beispiel von Lille folgen und sich in erster Linie ihren Patienten verpflichtet fühlen können. Schließlich waren sie Ärzte.

Andere Mediziner versuchten, sie an diese Tatsache zu erinnern. Professor M. Boneau in Toulouse wandte sich gegen das Vorgehen des CNTS, Produkte in Abhängigkeit von einem seropositiven Testergebnis zu verteilen. Falls angesteckte Patienten »mit bewundernswertem Mut und Solidaritätsgefühl« diese Produkte freiwillig akzeptierten, um ihre HIV-negativen Leidensgenossen zu verschonen, sei das etwas anderes, doch dies sei ja nicht der Fall. Im Gegenteil – keiner wollte die verseuchte Medizin. »Meine berufliche Erfahrung gebietet mir festzustellen, daß es unumgänglich ist, den Vertrieb [aller] nicht hitzebehandelten Produkte ab sofort einzustellen«, schrieb Boneau in einem Brief an Jean Ducos, den Präsidenten der Beratungskommission. Er setzte sich für den »massiven und vorübergehenden«[45] Import ausländischer Erzeugnisse ein, bis Frankreich eine entsprechende Versorgung aufgebaut habe. Später schrieb Ducos an Roux: »Wir wissen in der Tat, daß wir jeden Tag Blutprodukte spritzen, die eine Infektion mit HIV verursachen können ... Für wie viele Aids-Fälle werden wir deshalb die Verantwortung tragen?«[46]

Die Mandarine des Gerinnungsfaktors zogen es vor, nicht hinzuhören. Als allmählich die wöchentlichen Frachtflüge von Wien eintrafen, schrieb Garretta: »Der Vertrieb nichterhitzter Produkte sollte das normale Verfahren bleiben, solange sie vorrätig sind.«[47] Bahman Habibi, Leiter der Abteilung für klinische Anwendungen beim CNTS, schrieb den Verteilern, jede »beharrliche Forderung« HIV-positiver Hämophiler nach dem neuen hitzebehandelten Material müsse einzeln genehmigt werden. Überdies werde »als Vorsichtsmaßnahme« niemandem genehmigt, mehr als eine Monatsdosis auf einmal zu bestellen.[48]

Péron-Garvanoff war einer dieser Patienten. Im Juli 1985 fuhr er ins Hauptquartier des CNTS in Paris und verlangte, man solle ihm das hitzebehandelte Medikament geben. »Es ist nur wenig davon da«, erklärte die Frau im Büro entschuldigend, »und das ist für bestimmte Leute reserviert.«[49]

Inzwischen war die neue Technik fertiggestellt. Um den Übergang zu den neuen Produkten zu erleichtern, kündigte die Regierung an, die staatliche Krankenversicherung werde nicht hitzebehandelte Gerinnungsfaktoren nur noch bis Oktober erstatten. Das CNTS pasteurisierte nun 100 Prozent seiner Gerinnungsfaktoren. Außerdem hatte es das geschafft, ohne eine einzige verseuchte Einheit aus dem Verkehr ziehen zu müssen – sie waren alle von den Blutern des Landes injiziert worden.

Wie wir gesehen haben, hatten Pierre Espinoza und Najib Duedari im Mai 1985 eine Untersuchung bei Blutspendern im Gefängnis von Fresnes durchgeführt, bei der sie Fragebögen und Ersatztestverfahren eingesetzt hatten. Trotz ihrer beunruhigenden Befunde und der Forschungsergebnisse anderer hatten es das Gesundheits- und das Justizministerium versäumt, den Einsatz von Blut aus Gefängnissen zu unterbinden, da sie auf zusätzliche Beweise warteten. Jetzt konnten Espinoza und Najib auf das Aids-Virus testen und trugen die endgültigen Beweise zusammen. Zunächst versammelten sie zweihundertachtundneunzig freiwillige Spender im Gefängnis, schlossen allerdings Drogenabhängige, Homosexuelle und Leute mit »verschiedenen Krankheiten« aus. Dann überprüften sie die Spender mit dem Test auf Hepatitis B, dem Innenkörpertest auf Hepatitis B sowie auf Syphilis. Schließlich untersuchten sie sie auf Aids. Trotz der rigorosen Auslese war das Ergebnis bei fünfzehn Personen positiv – fast 7,5 Prozent der »geeigneten« Spender.[50] Anders ausgedrückt: In einer derart durchseuchten Gruppe, wie sie Gefangene darstellten, konnte keine Kombination von Auswahlverfahren und Labortests verhindern, daß eine große Anzahl von Aids-Trägern durchkam. Die Ergebnisse der kombinierten Ausschlußverfahren zeigten in der Tat, mehr als die Hälfte der potentiellen Spender kamen aus unterschiedlichen Gründen nicht in Betracht. »Ist es vernünftig«, schrieb Espinoza in einem Brief an die Justizministerin Ezratty und den Generaldirektor Roux, »weiterhin Blut spenden zu lassen, wenn 54 Prozent der Spender einer Risikogruppe angehören?« Da die Ausschlußverfahren in Gefängnissen niemals »zuverlässig« seien, drängte er sie, diese Sammelaktionen endlich einzustellen.

Die Untersuchung löste *beinahe* eine Reaktion aus. Nachdem Ezratty Espinozas Bericht erhalten hatte, telephonierte sie zumindest mit einigen

Gefängnisbehörden der Region und wies sie an, nicht an den Sammelaktionen teilzunehmen. Allerdings ließ sie ihnen nie eine formelle Mitteilung zukommen. Auch Roux nahm die Situation allmählich zur Kenntnis. »Im Grunde hat er recht«,[51] notierte er unter Espinozas Bericht. Im September ergänzte Roux' Büro ein Grundsatzpapier über Blutprüfverfahren um sechs Abschnitte, in denen die Gefahren von Blut aus Gefängnissen geschildert und die strengstmöglichen Maßnahmen zur Überprüfung von Häftlingen empfohlen wurden. Kaum hatte das Dokument das Büro von Roux verlassen, strichen andere Bürokraten des Gesundheitsministeriums bedauerlicherweise die anstößigen Abschnitte.[52]

Espinozas Kollegen stießen auf ähnliche Gleichgültigkeit. Duedari schickte seine Daten zusammen mit einigen leidenschaftlichen »Überlegungen« zu den Gefahren von Blut aus Gefängnissen an den Gesundheitsminister Edmond Hervé.[53] Luc Noël in Versailles schickte seine jüngste Untersuchung Hervés medizinischem Berater Claude Weisselberg. Weder Duedari noch Noël erhielten eine Antwort.

Für diejenigen, die die Gefahren der Sammelaktionen im Gefängnis erkannten, war die Gelassenheit des Ministeriums unverständlich. Späteren Ermittlungen zufolge schien es fast so, als hätten es die Gesundheitsfunktionäre nicht über sich gebracht, die Worte »Gefängnis« und »Aids« in einem Atemzug zu gebrauchen.[54]

Vielleicht lebten die Behörden ja in einer Traumwelt, in der kein Blut, auch kein Blut aus dem Gefängnis, jemals als unrein betrachtet werden durfte, solange es den mythischen Stempel *bénévolat* trug. Wenn ja, so lebten nur wenige in dieser Welt. Im Herbst 1985 verschickte Bahman Habibi, durch Espinozas Studien alarmiert, einen Fragebogen an etwa dreißig seiner Kollegen in anderen Ländern.[55] Die Antworten waren »lehrreich«, wie er sich später erinnerte. Fast niemand auf der Welt sammelte noch Blut bei Häftlingen. Aus Ungarn berichtete man, sie nähmen Gefängnisinsassen nie Blut ab; auch das Südafrikanische Rote Kreuz verfuhr so. Der Briefpartner aus China erklärte, Häftlinge seien seit vierzig Jahren ausgeschlossen, obwohl der Staat verpflichtet sei, Blut von »allen Bevölkerungsgruppen in Großstädten und Städten zu sammeln, von Arbeitern, Bauern, Geschäftsleuten, Studenten und Beamten«. Finnen, Australier, Kanadier und Amerikaner hatten schon in den siebziger Jahren, als man die Bedrohung durch Hepatitis erkannte, aufgehört, Blut aus Haftanstalten zu verwenden. 1983 hatten die Amerikaner auch das Sammeln von Gefängnisplasma zur Herstellung von Gerinnungsfaktoren eingestellt, obgleich einige Fraktionierungsunternehmen es noch auf Jahre hinaus für die Herstellung anderer Produkte verwendeten.[56] Die Israelis stoppten die Sammlung von Blut in Gefängnissen, sobald sie von Aids hörten. Ein Kollege vom National Blood Service in England schrieb, keine einzige britische Blutzentrale beschaffe sich Blut in Haftanstalten. Da er Verständnis für die Sorgen der Franzosen hatte, fügte er hinzu: »Viele Funktionäre des Gesundheits- und Gefängniswesens sind darüber nicht glücklich, da sie glauben, die Gefangenen würden der Gesellschaft entfremdet und es nütze ihnen, wenn sie auf diese Weise einen Beitrag für die Gemeinschaft leisten könnten. Das mag zutreffen, doch schließlich ist es nicht unsere Aufgabe, Psychotherapie zu betreiben.«

Im November des gleichen Jahres legte Habibi seine Studie auf einer Konferenz der Nationalen Transfusionsgesellschaft vor. Er hatte sie bereits in der Beratungskommission diskutiert, die angesichts von Ezrattys und Noëls Daten allen Blut sammelnden Organisationen »nachdrücklich« empfohlen hatte, kein Blut aus Haftanstalten mehr anzunehmen. Nun gab die Gesellschaft zusammen mit der Berufsorganisation der Leiter von Blutzentralen einen gemeinsamen Brief heraus, der eindringlich vor Gefängnisblut warnte.[57] Doch es folgte niemals ein offizielles Rundschreiben oder ein offizieller Ratgeber. Trotzdem stellte man diese Praxis ein. Als ihre Berufsverbände Alarm schlugen, gaben fast alle Blutbankenbetreiber gegen Ende 1985 oder Anfang 1986 die Gefängnisse auf, auch wenn 1990 zumindest noch drei von ihnen dort sammelten.[58]

1985 hätte für Amerika ein Jahr des Jubels sein müssen. Schließlich hatte es das Land drei Jahre nach dem Auftreten des ersten Falles von Aids bei einem Bluter geschafft, mit seiner neuartigen Technik zum Aufspüren und Deaktivieren den Vormarsch des Virus durch das Blutwesen aufzuhalten. Blut und seine Derivate würden teurer werden, doch das war ein nachvollziehbarer Preis für ein neues Zeitalter der Sicherheit.

»Ich weiß noch, daß die Wahl von Gorbatschow und der HIV-Test etwa in die gleiche Zeit fielen«, erinnerte sich Robert Westphal, der beim Amerikanischen wie beim Internationalen Roten Kreuz eine Reihe wichtiger Funktionen innehatte. »Und ich dachte mir: ›Mensch, die ganze Welt wird besser.‹ Und dann starb ein paar Monate später Rock Hudson, und alles ging schief.«[59]

Rock Hudsons Tod am 2. Oktober 1985 bezeichnete einen Wendepunkt in der Geschichte der Krankheit. Zunächst ein geheimnisvolles Leiden der Schwulen, hatte sie nun einen Menschen getroffen, den die Leute zu kennen glaubten. Doch obwohl Hudsons Tod der Epidemie eine menschliche Dimension verlieh, schien er gleichzeitig die irrationalen Ängste der Öffentlichkeit zu verstärken. Randy Shilts schrieb dazu: »Als jedoch im Sommer 1985 plötzlich bekannt wurde, daß sich ein Filmstar mit dieser Krankheit infiziert hatte, und die Zeitungsberichte darüber nicht abrissen, wurde man sich bewußt, daß diese Epidemie jedermann bedrohte. Auf einmal gab es Kinder mit Aids, die zur Schule gehen wollten, Arbeiter mit Aids, die arbeiten wollten ... und es gab eine Gefährdung der öffentlichen Gesundheit, die nicht länger ignoriert werden durfte.«[60]

Die späten achtziger Jahre waren eine Zeit der Angst und übertriebener Vorschläge – für umfassende Tests oder dafür, Promiskuitive ins Gefängnis zu stecken. Der Kommentator William F. Buckley schlug vor, die Regierung solle jeden einem HIV-Test unterziehen und diejenigem mit positivem Ergebnis auf Unterarmen und Gesäß tätowieren. »Unsere Gesellschaft als ganze ist bedroht«, behauptete er.[61]

Die Hysterie übertrug sich auch auf die »unschuldigen« Aids-Opfer – Transfusionspatienten und Kinder mit Hämophilie. In Kokomo, Indiana, versperrte die lokale Schulbehörde die Tore für Ryan White, einen vierzehnjährigen Bluter, der als HIV-positiv diagnostiziert worden war. Whites couragierter Kampf machte ihn zu einer internationalen Medienberühmtheit und zu einem der ersten »öffentlichen Gesichter« der »Unschuldigen« mit Aids. In Florida schloß die Schulbehörde des De Soto County die drei HIV-positiven hämophilen Brüder Ricky, Robert und Randy Ray vom Besuch der Grundschule aus. Als die Familie rechtliche Schritte unternahm, steckte jemand ihr Haus in Brand und vertrieb sie so aus der Stadt. Auch sie wurden stellvertretend für die Tausenden, die im stillen litten, zu Medienhelden.

Einige dieser Ängste wurden unvermeidlicherweise mit den Blutbanken in Verbindung gebracht. Bei jedem Aids-Fall, der bekannt wurde, stürzten sich lokale Fernsehreporter auf den nächsten Blutbanker und baten ihn um einen Kommentar. Zwar waren überall schon Maßnahmen gegen Aids ergriffen worden, doch die Betreiber der Blutbanken mußten erkennen, daß ihnen, nachdem ihre Glaubwürdigkeit nun einmal beschädigt war, keine Beteuerungen mehr halfen. Bei einer 1987 von der American Association of Blood Bankers durchgeführten Umfrage meinten 27 Prozent der Befragten, sie könnten sich Aids allein durch das *Spenden* von Blut zuziehen.[62] Westphal erinnerte sich, daß sein örtlicher Fernsehsender einen Tropfen Blut als Logo für Aids-Geschichten verwendete, selbst bei Fällen von sexueller Übertragung. »Sie vergraulen uns alle Spender«, sagte er dem Leiter des Senders, woraufhin man eine schmutzige Spritze als Logo wählte.

Doch die Betreiber der Blutbanken waren keineswegs unschuldig am Verlust ihrer Glaubwürdigkeit. Kein Mensch glaubte mehr an die Schätzungen von »eins zu einer Million.« Darüber hinaus reagierten sie zwar auf die dringliche Situation, jedoch nicht hinreichend. Als ein Jahrzehnt

zuvor die Hepatitis-B-Tests verfügbar geworden waren, hatten die Blutbanker die frischen Spenden überprüft, nicht aber das Blut und das Plasma
in ihren Beständen. Jetzt beeilten sie sich zwar, den ELISA-Test einzuführen, aber die meisten von ihnen untersuchten wiederum nur das neu
hereinkommende Blut, vertrieben jedoch weiterhin ihre nicht geprüften
Bestände. (Das New York Blood Center, eine rühmliche Ausnahme, untersuchte nicht nur seine Bestände, sondern schickte auch Leute in die
vierzig oder fünfzig Kliniken, die es belieferte, und ließ das alte Blut aus
den Regalen entfernen.)

So kam es zu einer kleinen Anzahl von Tragödien – man bezeichnete
sie gewöhnlich als »Bestandsfälle«. In Denver beispielsweise erhielt eine
junge Frau im Verlauf einer Hysterektomie im März 1985 einen Liter
Blut. Die Klinik hatte das örtliche Blutzentrum angerufen, das bereits seit
mehr als einer Woche testete und mehr als dreihundert überprüfte Einheiten zur Verfügung hatte. Doch nach dem alten Grundsatz: »Was zuerst
reinkommt, geht auch als erstes wieder raus« gab die Zentrale zwei nicht
getestete Einheiten aus; eine davon infizierte die Patientin.[63] »Unser Problem war die Angemessenheit«, meinte Peter Smith, Rechtsanwalt in
Denver, der die Blutbank im Namen der Patientin verklagte. »Ist es recht
und billig, getestete Einheiten auf Lager zu haben und gleichzeitig ungeprüfte auszuliefern?« Die Jury war nicht dieser Meinung und sprach der
Frau 5,5 Millionen Dollar zu.

Ein weiteres Relikt des alten Geschäftsgebarens war eine gewisse Nachlässigkeit hinsichtlich Buchführung und Verfahrensweisen. Die Reagan-
Regierung hatte die Mittel für behördliche Dienste und Inspektionsdienste
gekürzt, vor allem bei der FDA, der Food and Drug Administration.
Mitte der achtziger Jahre statteten Kontrolleure der FDA den Blutbanken
durchschnittlich nur alle zwei Jahre einmal einen Besuch ab. Diese Haltung des *Laissez-faire* führte zu Nachlässigkeiten. Als die FDA aufgrund
der Aids-Epidemie ihre Kontrollen verstärkte, entdeckten die Beamten
Hunderte von Verstößen,[64] insbesondere beim Roten Kreuz. Nahezu in
jedem Bezirk stellten die Inspektoren fest, daß Blutbanken des Roten
Kreuzes Blut freigegeben hatten, das den ELISA-Test nicht bestanden
hatte, oder daß man es unterlassen hatte, Empfänger von verseuchtem
Blut zu benachrichtigen. Einige der Verstöße waren wirklich ungeheuer-
lich. Beispielsweise trafen die Inspektoren beim Los Angeles Center auf
eine »planmäßige Unterlassung« der üblichen Testverfahren. In einigen
Fällen hatte man positiv auf Hepatitis oder Aids getestete Bluteinheiten
»anschließend zu Produkten verarbeitet, die man als negativ deklarierte,
freigab und zur Verwendung weiterverteilte«.[65] Unter der Belastung
durch die neuen Testverfahren und die neue Verantwortung schien das

Rote Kreuz ins Chaos zu taumeln. 1988 schloß die FDA eine besondere Vereinbarung, in der das Rote Kreuz versprach, seine lange Mängelliste zu korrigieren – eine Zusage, bei deren Einhaltung das Rote Kreuz vollkommen versagte.

Die Arzneimittelfirmen konnten es sich nicht leisten, so passiv zu bleiben, da die Gerinnungsfaktoren in größerem Umfang verseucht waren und von mehr Patienten verwendet wurden. Die meisten leiteten Umtauschaktionen – neue gegen alte Einheiten – ein. Ein Hämophiliepatient aus New Jersey erinnerte sich an einen unerfreulichen Besuch von seinem örtlichen Hämophiliezentrum, als man dort erfuhr, er verwende noch immer den nicht hitzebehandelten Gerinnungsfaktor. »Ein paar Jungs mit dreifach verstärkten Plastikbeuteln und Handschuhen haben sich über das Haus hergemacht und alles mitgenommen. Sie hatten mich angerufen und gesagt: ›*Machen Sie den Kühlschrank nicht auf.*‹ Als sie dann gekommen sind, haben sie mich gefragt: ›Haben Sie etwas von dem Zeug genommen?‹ Ich habe gesagt: ›Mein Gott, daran kann ich mich nicht erinnern!‹«

Die Arzneimittelfirmen pasteurisierten einen Teil des Rücklaufs, vernichteten einiges und verkauften einen Teil ins Ausland. Einige Länder wie Japan hatten die neuen, hitzebehandelten Produkte noch nicht genehmigt, also blieb den Firmen nichts anderes übrig, als ihnen unbehandelte Gerinnungsfaktoren zu verkaufen. Doch den Pharmafirmen war auch klar, mit dem Vertrieb von »Abfall« konnten sie Geld sparen. Bei Cutter wurde die Frage im März 1986 in einer Reihe von Memoranden behandelt. Eines davon trägt die Unterschrift eines Angestellten namens Terry Johnson, der erklärte: »Für den Umgang mit ungeprüften Beständen gilt derzeit der Grundsatz, den Umsatz durch normale Verkäufe zu sichern.[66] Dazu ist es auch erforderlich, bei all unseren Erzeugnissen mit Ausnahme von Koate [hitzebehandeltem Faktor VIII] nicht zwischen geprüften und ungeprüften Chargen zu unterscheiden ... Wir brauchen die ungeprüften Bestände, um unseren Verkaufsanforderungen für 1986 gerecht zu werden. Da jedoch von unseren Kunden und den Behörden erheblicher Druck ausgeübt wird, nur geprüfte Ware zu liefern, möchte ich darum ersuchen, unsere derzeitigen Grundsätze zu überprüfen – möglicherweise für jedes Produkt einzeln.« Tags darauf entschied die Geschäftsleitung, »vorhandene ungeprüfte Fertigprodukte zu vertreiben ... ehe wir geprüfte Ware verkaufen«. Andererseits »werden wir einwilligen, wenn eine ausländische Behörde nur geprüfte Fertigprodukte wünscht oder wenn es gesetzlich erforderlich ist«.

Mit dieser Politik geriet das Unternehmen in Costa Rica in eine mißliche Situation.[67] 1985 hatte Cutter zumindest eine Charge mit ungeprüftem Faktor IX an den nationalen Gesundheitsdienst Costa Ricas ge-

schickt, der ihn wiederum an die Bluter des Landes weitergab. Fünfzehn
bekamen Aids. Der Gesundheitsdienst behauptete, die Fälle bis zu diesen
Chargen zurückverfolgt zu haben. Im gleichen Jahr unterschlug das Pharmaunternehmen Armour den Bericht eines Wissenschaftlers, wonach bestimmte Chargen ihres hitzebehandelten Gerinnungsfaktors nicht vollständig neutralisiert worden waren, und ließ sie noch weitere zwei Jahre
auf dem Markt. Einige dieser Chargen gelangten nach Kanada, das große
Mengen Faktor VIII von Armour bezog. Das Medikament infizierte
sechs Hämophile in Vancouver, darunter fünf Kinder, deren Ärzte alle der
Ansicht gewesen waren, das Mittel sei frei von Viren.[68] (Der Zwischenfall
spielte sich im Rahmen einer längeren Episode ab, in deren Verlauf Armour entgegen der Empfehlung eines wissenschaftlichen Beraters ein un-
zulängliches Verfahren zur Hitzebehandlung eingesetzt hatte. Außer den
Opfern in Kanada wurden durch das Produkt mindestens sechs Bluter in
Großbritannien, den Niederlanden und in den Vereinigte Staaten mit
Aids infiziert, ehe die Firma das alte Erzeugnis vom Markt nahm.) Das
Unternehmen bezahlte jedem der kanadischen Patienten später eine Entschädigung von 1,55 Millionen Dollar.

Nicht nur die Amerikaner exportierten unsichere Produkte. Im zweiten
Halbjahr 1985 führte zum Beispiel das hochgeachtete Institut Mérieux in
Frankreich nichterhitzte Gerinnungsfaktoren in mehrere Länder Südeuro-
pas, des Mittleren Ostens und Südamerikas aus. (Zwar war das Blutge-
werbe in Frankreich ein Staatsmonopol, dennoch war es Mérieux aufgrund
einer Gesetzeslücke möglich, Rohplasma aus Amerika zu importieren und
die Endprodukte zu exportieren.) Mérieux entwickelte zwar eine Technik
der Hitzebehandlung, jedoch erst eine Weile später als die Konkurrenz.
Daher führte das Institut bis ins Frühjahr 1986 hinein weiterhin unsichere
Erzeugnisse aus. Als die französische Tageszeitung *Le Monde* Jahre später
öffentlich bekanntmachte, was man angerichtet hatte, räumte Alain
Mérieux, der Leiter der Firma, ein: »Das Unternehmen hat ein wenig lange
gebraucht, um sich zu entscheiden« und erklärte, er bedaure die Verzögerung zutiefst.[69]

Die österreichische Firma Plasma Pharm Sera verschickte verseuchte
Blutprodukte nach Portugal und Jordanien.[70] Dieser Vorfall war besonders
tragisch, da man ihn hätte vermeiden können. Der portugiesische Hämo-
philieverband hatte vom fragwürdigen Ruf des Unternehmens gehört und
versuchte, das Gesundheitsministerium zu warnen, über das alle Importe
liefen. Die Bürokraten nahmen dies nicht zur Kenntnis und importierten
im Sommer und im Herbst 1986 den österreichischen Gerinnungsfaktor.
Mittlerweile hatte sich der Verband einige Proben verschafft, die sich als
HIV-positiv erwiesen. Erneut bat man das Ministerium, der Einfuhr ein

Ende zu setzen. Diesmal hörten die Beamten zu, doch sie brauchten zweieinhalb Monate, um die Krankenhäuser zu benachrichtigen. Zu diesem Zeitpunkt war bereits ein großer Teil der Substanz injiziert worden und hatte mehr als hundertzwanzig Personen infiziert, von denen inzwischen mindestens vierundsechzig gestorben sind. Als der Skandal Jahre später von portugiesischen Zeitungen aufgedeckt wurde, machte das Gesundheitsministerium den »Gesundheitsbehörden im Ursprungsland« Vorwürfe, weil sie die entsprechenden Bescheinigungen ausgestellt hatten. Die österreichischen Gesundheitsbehörden hatten den Verdacht, die Genehmigungen seien gefälscht worden, und schloß das Unternehmen wegen ihres »mörderischen« Verhaltens.

Mitte der achtziger Jahre hatten Bruce Evatt und seine Kollegen bei den CDC in Atlanta schon einiges über Aids in der Blutversorgung herausgefunden. Als sie den Aids-Test auf Archivproben anwandten, stellten sie fest, der erste Fall von Aids bei einem Bluter war vermutlich 1978 aufgetreten. Seither war die Zahl der Erkrankungen steil angestiegen – sogar stärker, als nach den Fallzahlen anzunehmen war. Mit dem neuen Testverfahren, das ihnen nun zur Verfügung stand, mußten sie nicht mehr auf Fälle von Aids mit voll entwickeltem Krankheitsbild warten, sondern konnten seropositive Fälle aufspüren und so die Entwicklungskurve nachzeichnen. Hatte man 1985 bei achtundvierzig Blutern – etwa 0,25 Prozent aller amerikanischen Hämophilen – die Diagnose Aids gestellt, so fanden Evatt und seine Kollegen jetzt heraus, 74 Prozent einer Vergleichsgruppe von Verwendern des Faktors VIII waren seropositiv geworden. Dieser »eindrucksvolle und erschreckende« Befund,[71] wie er es nannte, vermittelte eine unheilvolle Botschaft: Innerhalb der nächsten Jahre würden Tausende von Hämophilen das Vollbild von Aids entwickeln.

Überall in der Welt erkannten die Menschen allmählich, wie die Kurve der Epidemie verlief. Es war, als hebe sich ein Nebelschleier vom Fuß eines Berges. Zu einer Zeit, als in England nur drei der 5200 Bluter des Landes an voll entwickeltem Aids litten, stellten die Wissenschaftler fest, bei 32 Prozent von ihnen lag ein seropositiver Befund vor. Man mußte also mit Tausenden von Aidsfällen rechnen.[72] In Kanada waren 76 Prozent der schweren Bluter positiv.[73] Französische Wissenschaftler schätzten den Anteil der seropositiven Bluter auf die Hälfte der Hämophilen,[74] in Dänemark waren es 64 Prozent.[75] Zugegeben, die Zahl der Fälle von Aids bei Hämophilen war im Vergleich zu den Opfern in anderen Risikogruppen, besonders unter Schwulen, gering. Doch den Menschen, die an Hämophilie litten, und ihren Ärzten war klar, vor ihnen lag ein Aids-Holocaust.

In Frankreich erfuhr Jean Péron-Garvanoff im Sommer 1985, daß er seropositiv war. Wann er genau getestet worden war, erfuhr er nie. Als einem
Teilnehmer der klinischen Studien Allains hatte man ihm regelmäßig Blut
abgenommen. Aber er verstand jetzt, weshalb man ihm den hitzebehandelten Faktor vorenthalten hatte, als er Anfang des Sommers darum gebeten hatte. Seiner Meinung nach hatte ihn der Arzt zu jenen gezählt, die
ohnehin verloren waren.

In Japan erfuhr Yasunori Akase im Jahr 1986, er war seropositiv.[76] Akase,
ein Kalligraph, der mit seiner Frau in der Nähe der Stadt Matsuyama
lebte, hatte selbst keine Kinder, doch er mochte Kinder sehr. Das war
auch der Grund gewesen, weshalb er sich so aktiv an der Arbeit mit hämophilen Kindern beteiligte. Als man Aids entdeckte, spürte er ihren
Widerwillen, sich auf die Krankheit testen zu lassen. Deshalb ließ er sich
selber testen, um mit gutem Beispiel voranzugehen. Anders als viele seiner Landsleute zog er sich nicht zurück, als er von seiner HIV-Infektion
erfuhr. Statt dessen wurde er zum Ratgeber für andere mit dem gleichen
Schicksal. Er versuchte, sie von dem Gefühl der Schande zu befreien.
Später sollte er der erste Japaner sein, der öffentlich zugab, an Aids erkrankt zu sein.

Corey Dubin wurde 1985 klar, daß er seropositiv war, obwohl er es
schon jahrelang befürchtet hatte.[77] Er war schwerer Bluter und einer der
ersten Empfänger von Faktor VIII gewesen, und er hatte vielleicht mehr
davon infundiert als sonst jemand auf der Welt. Doch »ich faßte den Beschluß, ich könnte es vielleicht überleben«, erklärte er. Er setzte sich für
einige Zeit nach Arizona ab.

Für Dana Kuhn war es schwierig, sich testen zu lassen.[78] Die Ärzte in
der Klinik zögerten, da er in seinem ganzen Leben nur eine einzige Dosis
Faktor VIII erhalten hatte und die Chancen einer Infektion bei ihm ver-
schwindend gering waren. Schließlich gaben sie seinem Wunsch nach.
Als das Ergebnis vorlag, waren sie »entsetzt«, wie er sich erinnerte. »Sie
konnten es einfach nicht fassen.« Sie wußten, er war verheiratet, und rieten ihm, ab sofort Kondome zu verwenden. Doch es war schon zu spät:
Auch seine Frau war inzwischen infiziert. Sie starb ein Jahr später und ließ
ihn mit zwei Kindern unter fünf Jahren zurück.

Susie Quintana wußte schon, daß sie krank war, als sie zu einer Aids-
Untersuchung ging. Etwa ein Jahr nach der chirurgischen Versorgung
ihrer Schußwunde hatte sie Schmerzen im Unterleib bekommen und
anschließend häufig unter Durchfällen gelitten. Geschwüre in der Spei-
seröhre plagten sie, und ihre Mundschleimhaut war von Candidapilzen
befallen. Etwa zwei Wochen vor Weihnachten 1985 stellte ihr Arzt endgültig die Diagnose Aids. Als sie es erfuhr, ging sie zu ihrem Sohn. Er

steckte sie in seinen Pickup und raste nach Cortez, Colorado, wo sein Vater bei der dortigen Gasgesellschaft arbeitete. Sie trafen ihn, als er auf dem
Weg zur Mittagspause gerade die East Main Street entlangfuhr. Susie
weinte, als sie zu ihm aufschlossen. »Short«, sie nannte ihn bei seinem
Spitznamen, »Short, die haben mir Aids gespritzt.«[79]

17 Das Urteil

Susie Quintana verklagte 1988 die United Blood Services, da sie ihr mit Aids-Viren verseuchtes Blut gegeben hatten. Die Transfusion hatte ihr Leben zerstört und sie nicht nur ihrer Gesundheit, sondern auch der meisten menschlichen Kontakte beraubt. Als Quintana an Aids erkrankte, wußten die Leute in Dolores, Colorado, wo sie zu Hause war, nicht viel über die Krankheit, die sie mit Perversion und »Schwulen« in Verbindung brachten. Als nun eine der ihren infiziert war, war es für die Menschen schwierig, tröstend auf sie zuzugehen; die meisten mieden sie. Ihr eigener Ehemann brachte es nicht über sich, sie zu berühren. Sie benutzten jetzt verschiedene Badezimmer und schliefen in getrennten Betten. Als schließlich ein Sozialarbeiter Frau Quintana besuchte, fand er sie, wie sie ganz allein dasaß: ausgezehrt, die Augen tief in den Höhlen. Die Vorhänge hatte sie zugezogen, um das Tageslicht auszusperren. Er erklärte, noch nie habe er eine Patientin gesehen, die so auf sich zurückgezogen und verängstigt gewesen sei – sie befand sich praktisch in einem Zustand von posttraumatischem Streß.[1]

Ein ortsansässiger Anwalt hatte ihr geraten, Klage einzureichen, und so übergab sie ihren Fall der Anwaltskanzlei Holland & Hart in Denver. Damit wurde sie Teil der »Explosion von Rechtsstreitigkeiten« im Zusammenhang mit Aids, seit die erste durch eine Transfusion übertragene Infektion im Jahre 1986 Gegenstand einer Klage geworden war. Als die Latenzzeit bei einer wachsenden Zahl von Fällen abgelaufen war und immer mehr Menschen erkrankten, beschlossen auch immer mehr, vor Gericht zu gehen. Gegen Ende des Jahrzehnts waren Dutzende von Schadenersatzverfahren anhängig; ihre Zahl wuchs schließlich auf fast tausend an. Die meisten waren mit derselben Grundvoraussetzung verbunden – in den Jahren, ehe der ELISA-Test zur Verfügung stand, seien der Blutbranche mehrere Möglichkeiten zur Verbesserung der Sicherheit vorgeschlagen worden, die sie jedoch nicht zur Kenntnis nahm. Diese Ansicht vertraten Experten wie Don Francis seit jener umstrittenen Sitzung der CDC am 4. Januar 1983, als er und seine Kollegen eine strengere Überprüfung der Spender und einen Ersatztest auf Aids vorgeschlagen hatten. Demgegenüber behauptete die Blutindustrie, zu den Infektionen sei es gekommen, ehe man den Erreger kannte, mit dem man es zu tun hatte. Sie hätten daher aus Sorge um die Sicherheit und *Angemessenheit* der Blutversorgung des Landes so gehandelt. Es sei einfach, brachten sie vor, sie im nachhinein zu beschuldigen – einfach, aber ungerecht. Duncan Barr, der führende Anwalt der Blutbanken, äußerte einmal: »Hier hat sich eine Tragödie abgespielt, an der niemand irgendwelche Schuld trägt.«[2]

Bruce Jones und Maureen Witt, den Anwälten von Frau Quintana, war klar, wie verwickelt die Angelegenheit war. Außerdem sahen sie sich gesetzlichen Hindernissen gegenüber. Sie kannten die »Absicherungsgesetze«, die die meisten Bundesstaaten zum Schutz der Blutbanken erlassen hatten. Diese Gesetze, die man in den sechziger Jahren nach dem Fiasko der Federal Trade Commission mit den Ärzten von Kansas City und den Basses eingeführt hatte, definierten Blut und seine Derivate als medizinische »Dienstleistung« und weniger als »Produkt«. In dieser Eigenschaft war mit Blut, anders als bei anderen Waren, keine automatische Garantie oder strikte Haftung verbunden. Das bedeutete, die Anwälte der Kläger mußten Fahrlässigkeit nachweisen, was höhere Anforderungen an die Beweisführung stellt als eine simple Schadensersatzklage. Noch eine weitere Komplikation brachte dies mit sich: Wenn die Anwälte Fahrlässigkeit beweisen wollten, mußten sie zeigen, daß die Blutbank sich nicht an ihre gesetzlich so genannte »übliche Sorgfaltspflicht« gehalten hatte – also die allgemein anerkannte Praxis jener Zeit. Diese gesetzliche Hürde hatte dazu geführt, daß fast alle vorhergehenden Klagen abgewiesen worden waren.

Wie Jones und Witt, um die Präzedenzfälle zu durchlöchern, zeigen wollten, war die übliche Sorgfaltspflicht allerdings selbst ein Beispiel für Fahrlässigkeit gewesen. Eigentlich hatten sie beabsichtigt, den gesamten Ablauf von Beginn der achtziger Jahre an wieder aufzurollen, als die Betreiber der Blutbanken mehrere Möglichkeiten wie den Innenkörpertest und die Ausmusterung von Homosexuellen geprüft und wieder verworfen hatten. Doch der Richter entschied gegen sie und zwang sie, sich auf die Besonderheiten des Falles Quintana zu beschränken. So waren ihnen von Anfang an die Hände gebunden. Dennoch versuchten sie nachzuweisen, daß das Sammeln selbst nach den geltenden Regeln der Blutbranche fehlerhaft abgelaufen war.

Sie bauten ihren Fall um ein Verhör auf, dem der Spender der Bluteinheit 12-308721 unterzogen worden war – jenes halben Liters, der Susie Quintana infiziert hatte. Der Spender war mittlerweile selbst Aids-Patient, daher hatte man ihm gestattet, seine Identität zu verheimlichen und drei Dutzend Seiten mit Fragen handschriftlich zu beantworten. Er zeichnete einen Plan des Klassenzimmers, in dem man ihm das Blut abgenommen hatte, und beschrieb jede Einzelheit des Verfahrens, an die er sich erinnern konnte. Zu seinem damaligen Wissen über die Krankheit schrieb er:

»Zu der Zeit, als ich Blut spendete, hatte ich keine Ahnung, daß ich auch ohne sichtbare Symptome aids-infiziert sein könnte. Ich glaube, das wußte niemand.«[3] Er war der Ansicht gewesen, Aids trete am ehesten »bei Haitianern, Leuten, die sich Drogen spritzen, und Homosexuellen mit mehr als tausend verschiedenen Sexualpartnern« auf. Und zur Wirkung der Flugblätter und Befragungen durch die Blutsammler meinte er: »Die Informationen, die man bei der Blutspendeaktion erhielt, trugen nichts Neues zu dem bei, was ich über die Krankheit wußte.«

Quintanas Anwälte trugen vor, das Blutzentrum habe trotz der Einhaltung branchenüblicher Normen ungeeignete Verfahren eingesetzt. Sie luden einen Kommunikationswissenschaftler als Zeugen, der feststellte, die Blutbank habe keine »geeigneten und bewährten Kommunikationsmittel« eingesetzt, um Schwule vom Blutspenden abzuhalten.[4] Ein Sozialwissenschaftler, der zugunsten der Blutbank aussagte, widersprach und erklärte, damals sei es »beleidigend und undenkbar« gewesen, bestimmte gezielte Fragen zur Sexualität zu stellen.[5] Tom Asher, ein Veteran der Plasmabranche, sagte aus, die Blutbanker hätten sehr wohl in der Lage sein müssen, schwule Spender auszuschließen, ob promiskuitiv oder nicht, da die Plasmasammler zu jener Zeit bereits so verfuhren.

Ehe die Jury sich zur Beratung zurückzog, bekam sie vom Richter besondere Anweisungen. Sie hätten nur zu beurteilen, ob die United Blood Services sich an die geltenden Normen der Branche gehalten hätten, erklärte er, und er beschränkte die Norm außerdem noch auf die Blutbanken und nicht auf die Plasmasammler. Angesichts derart restriktiver Anweisungen war die Entscheidung fast schon vorweggenommen. »Am Ende stimmten wir darin überein, daß sie sich an die Norm gehalten hatten«, erklärte einer der Juroren mit sichtlichem Bedauern. »Es war an der unteren Grenze, aber es war ausreichend.«[6]

Als Frau Quintana unter Tränen den Gerichtssaal verließ, erklärte sie, ihr sei bewußt, daß die Jury vor »einer schweren Entscheidung stand. Aber das bedeutet nur, die Aids-Patienten müssen einfach weiterkämpfen. Ich kämpfe darum, seit ich von meiner Krankheit weiß, und ich werde weiterkämpfen.«[7]

War es schon für Empfänger von Blutkonserven schwer, erfolgreich zu klagen, so erwies es sich für infizierte Bluter als noch schwieriger. Zusätzlich zu den Absicherungsgesetzen standen sie vor dem Problem, nachweisen zu müssen, welche Firma an ihrer Infektion schuld war, da die meisten von ihnen Produkte mehrerer Unternehmen verwendet hatten. Außerdem stellte es sich als fast unmöglich heraus, sachverständige Zeugen aufzutreiben. Die meisten Fachleute arbeiteten für die Einrichtungen, die von den Blutern beschuldigt wurden – die Fraktionierungsfirmen, die

Behandlungszentren, die Behörden –, so daß die Anwälte lange suchen mußten, um überhaupt Zeugen zu finden. Einmal trat J. Garrott Allen in den Zeugenstand. Allen hatte im Verlauf seiner Hepatitiskampagne in den fünfziger und sechziger Jahren davor gewarnt, daß Produkte aus zusammengerührten Plasmachargen automatisch eine Gefahr darstellten. Jetzt sprach er als ein Prophet, der mit ansehen mußte, wie seine schlimmsten Vorhersagen wahr wurden. Bei seiner Aussage in einem Verfahren in Kentucky im Jahre 1987 klagte er, die Arzneimittelfirmen hätten die ganze Zeit gewußt, daß »keine medizinischen, wirtschaftlichen oder gesellschaftlichen Gründe es je rechtfertigen können ... gepooltes Plasma oder dessen Konzentrate zu verwenden. Große Chargen sind sehr profitabel, aber vom Medizinischen her eine Bankrotterklärung.«[8] Allen war jedoch schon alt, und sein Gedächtnis für Daten und Einzelheiten setzte aus. Die Firmenanwälte nahmen ihn auseinander.

Damals gab es nur einen klaren Sieg für einen Bluter. Es handelte sich um Jason Christopher, einen elfjährigen Hämophilen, der an Aids starb. Seine Mutter Brenda Walls verklagte die Firma Armour wegen Fahrlässigkeit, da sie die Patienten nicht über die Risiken von Gerinnungskonzentraten aufgeklärt hatte. Jason hatte jahrelang Kryopräzipitat verwendet, 1983 aber fünf Einzeldosen »Factorate« von Armour genommen. Das Unternehmen argumentierte, er habe ein Gemisch von Erzeugnissen verwendet, deshalb sei nicht festzustellen, welches ihn krank gemacht habe. Seine Ärzte bezeugten, in Anbetracht des zeitlichen Verlaufs seiner Infektion und der ungeheuren Konzentration des Gerinnungsfaktors habe er sich die Infektion höchstwahrscheinlich durch das Factorate zugezogen. Ihre Argumente entsprachen der Klausel der »vernünftigen medizinischen Wahrscheinlichkeit« in den gesetzlichen Haftungsvorschriften in Florida, und die Jury sprach der Familie 12 Millionen Dollar zu. Die Firma legte Berufung ein, da sie das Urteil eher auf Mitleid als auf die Beweislage zurückführte. Später schloß man einen Vergleich über eine ungenannte Summe.[9]

Doch Christopher war die Ausnahme. In den meisten Fällen befand die Jury, die Arzneimittelfirmen hätten angemessene Vorkehrungen getroffen, vor allem, weil sie schneller reagiert hatten als die Blutbanken. Bei den Entscheidungen der Geschworenen fiel es kaum ins Gewicht, daß diese ihre Produkte in Vierteln mit hohem Risiko gesammelt hatten. Angesichts der gesetzlichen Hürden und da sie ohnehin bald sterben mußten, stimmten die Opfer meist rasch einem Vergleich zu oder gaben auf.

Zu jener Zeit radikalisierten die steigenden Opferzahlen viele Angehörige der Hämophilengemeinschaft. 1992 gründete Michael Rosenberg, ein an Aids erkrankter Hämophiler mittleren Alters, eine Splittergruppe mit dem Namen Hemophilia/HIV Peer Association, um die

Legitimation der Nationalen Hämophiliestiftung in Frage zu stellen.[10] Rosenberg hatte persönliche Gründe dafür; sein Vater war Anfang der sechziger Jahre Vizepräsident der Stiftung gewesen. Was ihn anging, waren die Hämophilen von der Stiftung systematisch belogen worden, als man ihnen versichert hatte, Faktor VIII sei ungefährlich. Die Peer Association lehnte sich an Strategien der militanten Aids-Aktivisten an, unterbrach Konferenzen oder veranstaltete Straßendemonstrationen. Einmal schlich er sich zusammen mit ein paar anderen bei einem Essen zu Ehren von Margaret Hillgartner ein, einer bekannten Hämophilieärztin in New York. Rosenberg schnappte sich das Mikrophon und beschimpfte die Teilnehmer, weil sie feierten, während Patienten starben, denen sie zu Aids verholfen hatten.

Mit seinen verschlossenen Zügen und seiner nervösen Intensität ähnelte Rosenberg dem Schauspieler Klaus Kinski. Er war in Berlin zur Welt gekommen und zu Beginn des Krieges als Baby herausgeschmuggelt worden. Zusammen mit einem hämophilen Bruder war er in New York großgeworden. Michael und sein Bruder wuchsen bei »verängstigten und überfürsorglichen« Eltern auf und reagierten wie die meisten kleinen Jungen mit Hämophilie: Sie wurden so grob und rücksichtslos, wie sie nur konnten. »Wir hatten alle Arten von Muskelblutungen, Gelenkblutungen, Eis, wir wurden im Bett festgebunden und bekamen Streckverbände«, erinnerte er sich später. Bis ins Erwachsenenalter hatte keiner der beiden Konzentrate genommen, was nach seiner Meinung das »blöde Geschwätz« ihrer Ärzte Mitte der achtziger Jahre als Lüge entlarvte, sie würden sterben, wenn sie den Gebrauch des neuen Faktors VIII einstellten.

Doch den schlimmsten Verrat hatten die Ärzte in Rosenbergs Augen erst nach Ausbruch der Epidemie begangen. In den Bluterprozessen hatten behandelnde Ärzte wie Louis Aledort und Peter Levine in ihren Aussagen den anfangs unzulänglichen Wissensstand bei Aids angesprochen und ihre damaligen Entscheidungen damit begründet. Rosenberg war überzeugt, ungeachtet der näheren Einzelheiten ihrer Ausführungen sagten die Ärzte *zugunsten* der Arzneimittelhersteller und *gegen* ihre eigenen Patienten aus. Seine Vereinigung veröffentlichte eine »schwarze Liste« der Ärzte, die sie »verraten« hatten, darunter Aledort, Levine, Shelby Dietrich und andere. Rosenberg verstieg sich sogar dazu, Aledort als den Josef Mengele des Hämophilen-Holocaust hinzustellen. Aledort, der sein Leben der Behandlung von Blutern gewidmet hatte, war empört und fassungslos. »Es kommt mir vor wie ein Auftritt des Pöbels bei der Französischen Revolution«, erklärte er einer Zeitung gegenüber. »Sie wollen Köpfe rollen sehen . . . ›Weg mit allen, die uns je behandelt haben!‹ Nun, damit ist gar nichts gelöst.«[11]

Mittlerweile hatte sich eine weitere Gruppierung gebildet. Sie nannte sich COTT, Committee of Ten Thousand, da die Organisatoren bei der Gründung 1992 glaubten, fast die Hälfte der annähernd zwanzigtausend Bluter des Landes habe Aids. Jonathan Wadleigh, ein beredter Bostoner, sowie Corey Dubin und Dana Kuhn waren die Gründer der Gruppe, die eine weniger theatralische Strategie verfolgte und sich für gesetzliche und gesetzgeberische Erleichterungen einsetzte. Auch für sie spielten familiäre Gesichtspunkte eine Rolle: Der Vater Dubins hatte das Büro der National Hämophilia Foundation in Los Angeles aufgebaut und war später enttäuscht zurückgetreten. Als nun Informationen aus den laufenden Prozessen bekannt wurden, erfuhren die Mitglieder des COTT von den Auseinandersetzungen, die sich hinter den Kulissen abgespielt hatten. Außerdem wurde klar, wie das Geld der Arzneimittelfirmen dafür gesorgt hatte, daß die Loyalität der Organisation sich zwischen ihren Wohltätern und ihren Patienten aufspaltete. Wütend stellten sie fest, praktisch jedes Land, in dem Bluter angesteckt worden waren, zahlte den Opfern Entschädigungen. Nur Amerika – mit dem höchsten Anteil an Infizierten – hatte sich dem verweigert. Mitglieder von COTT machten sich zum Capitol Hill auf, sagten wiederholt aus und setzten sich für eine Untersuchung der Ereignisse in den achtziger Jahren sowie für einen Plan ein, wie das Leiden der Opfer gelindert werden könnte. Schließlich erhob COTT als Teil seiner geplanten Aktivitäten Sammelklage gegen die fünf wichtigsten Fraktionierungsunternehmen und die Nationale Hämophiliestiftung. COTT warb Rechtsanwälte von zehn Kanzleien im ganzen Land und dazu fast neuntausend Patienten an, um das Verfahren vorzubereiten, das, so hofften sie, zum eindrucksvollsten Streitfall der amerikanischen Rechtsprechung werden sollte.

In Japan reichte als erster Yasunori Akase 1989 Klage in Zusammenhang mit Aids ein. Seine Entscheidung fiel in eine Phase zunehmenden Aufbegehrens der japanischen Hämophilen. Seit den Jahre zurückliegenden Versicherungen Abes hatten viele das Gefühl gehabt, belogen zu werden. Selbst in einem privat organisierten Gesundheitswesen wie dem japanischen verbreiteten sich Nachrichten über die hohen Aids-Raten bei Hämophilen. Ein weiteres Motiv war eine Reihe von Gesetzesentwürfen, in denen die öffentliche Nennung aller Aids-Patienten ohne Rücksicht auf ihre Privatsphäre gefordert wurde. Mitglieder der Hämophilenorganisationen beauftragten Anwaltskanzleien in Tokio und Osaka, doch sie hatten Mühe, Opfer zu finden, die sich an die Öffentlichkeit wagten: die doppelte Schande Hämophilie und Aids, das war einfach zuviel, um es öffentlich zur Schau zu stellen.

Zu diesem Zeitpunkt meldete sich der infizierte Akase freiwillig – um jenen eine Stimme zu verleihen, die schwiegen, weil sie eingeschüchtert waren, erklärte er. Im Juli, an seinem ersten Tag vor Gericht in Osaka, gab er eine eindringliche Erklärung zu seiner Situation ab: »Ich kann die Vorgehensweise des Gesundheits- und Sozialministeriums einfach nicht verstehen. Sie sagen, [wir] sollen in aller Stille sterben. Doch die Behörden sollten wissen, für uns ist selbst der Tod keine Erleichterung. Wir sollen sterben, ohne daß es irgendeiner Sache dient. Unsere Bestattung findet in aller Heimlichkeit statt, und in unseren Krankenakten stellt man falsche Diagnosen. Es ist das blanke Elend.«[12] Noch am gleichen Tag strengten sieben weitere Opfer eine Klage an. Im Oktober reichte ein Handvoll Opfer eine entsprechende Klage in Tokio ein. Da die Opfer sich ihres Zustands so sehr schämten, gestattete ihnen das Gericht, anonym Klage zu erheben, ein Präzedenzfall im japanischen Zivilrecht. Die Richter bezeichneten sie nur mit einer Nummer und erlaubten ihnen, hinter einer Sichtblende auszusagen.[13]

Der Anspruch der Opfer gründete sich wie bei den anderen in aller Welt auf den Vorwurf der Fahrlässigkeit. Sie machten geltend, die Arzneimittelfirmen und die für sie zuständigen Kontrollbehörden hätten von den Gefahren gewußt, jedoch beschlossen, nichts zu unternehmen und sie auch nicht zu warnen. Wie überall in der Welt hielten die Behörden und Arzneimittelfirmen dem entgegen, man habe keine Möglichkeit gehabt, das Virus einzudämmen, solange man es nicht identifizieren konnte. Auf die Frage, weshalb sie gezögert hatten, zu hitzebehandelten Erzeugnissen überzugehen, brachten sie vor, die Wirksamkeit der amerikanischen Hitzebehandlung sei noch nicht erwiesen gewesen. Die Prozesse in Tokio und Osaka wurden zu einem internationalen Tribunal, da die Anwälte aller Parteien Zeugen aus den Vereinigten Staaten, dem Epizentrum von blutbedingtem Aids und des entsprechenden Sachverstands, einfliegen ließen. Die Kläger warteten mit Bruce Evatt und Don Francis auf, um ihre Darstellung der frühzeitigen Kenntnis und der Fahrlässigkeit zu untermauern. Die Beklagten beriefen sich auf Shelby Dietrich und David Aronson, einen früheren Mitarbeiter der FDA, die den begrenzten Wissensstand zur fraglichen Zeit schildern sollten.

Die Verfahren zogen sich hin, da Behörden und Arzneimittelfirmen behaupteten, bestimmte entscheidende Dokumente seien verloren gegangen. Dutzende und später Hunderte neuer Kläger folgten nach, als die ursprünglichen Klageführer zu schwach wurden oder starben. »Ich will nicht sterben, ehe die Regierung und die Pharmafirmen ihre Verantwortung für diese Hölle übernehmen«, erklärte ein dreizehnjähriger Kläger.[14] Akase erlag seiner Krankheit 1991. Der sanfte Kalligraph, der Kinder liebte, hatte nie die Absicht gehabt, ein nationales Vorbild zu werden, über das Zeitungen und Fernsehdokumentationen berichteten. Alles, was er wolle, erklärte er Leidensgenossen und Freunden gegenüber, sei ein normales, unauffälliges Leben.

Nach Akases Tod wurde ein anderer Bluter zum öffentlichen »Gesicht« der aidsinfizierten Hämophilen. Yoshiaki Ishida war kein Kämpfer – er hatte einen Plattenladen in Kyoto und schrieb Witze für die Lokalzeitung. Ende der achtziger Jahre begann er jedoch, sich in aller Stille für die Rechte der Hämophilen einzusetzen. Später entschloß er sich, an die Öffentlichkeit zu gehen. Als er vor Gericht zu seinem Fall aussagte, erinnerte er sich an die falschen Beteuerungen Abes, selbst bei einer Injektion von aids-verseuchtem Konzentrat käme es nur bei einem von dreitausend Hämophilen zu einer Infektion. Er gab eine bewegende Schilderung seiner Lebensumstände, nachdem er erfahren hatte, daß er HIV-positiv war: »Ich habe das Gefühl, meine CD4-Helferzellen [ein Maß für die Stärke des Immunsystems eines Patienten] rinnen wie Sand durch eine Sanduhr. Regelmäßig teilen meine Ärzte mir mit, wieviel Sand noch übrig ist. Und jeden Tag kann ich zusehen, wie er weniger wird. Wenn nur noch ein paar Körnchen übrig sind, heißt das, ich bin dabei, mich dem Zustand des Todes zu nähern.«[15] Er bat das Gericht, so schnell wie möglich zu entscheiden, ehe der Sand in seinem Stundenglas durchgelaufen war. Er starb im April 1995.

In Tokio ging der Teenager Reyuhei Kawada an die Öffentlichkeit, um Ishidas Platz einzunehmen.[16] Im Sommer 1983 hatte Kawada als Siebenjähriger an einem Sommerlager für Hämophile teilgenommen. Dort hatte man ihm beigebracht, sich Faktor VIII in eine Vene am Handrücken zu injizieren – kurz nachdem Abes Arbeitsgruppe beschlossen hatte, Stillschweigen über Aids zu bewahren. Im Alter von neun Jahren wurde Kawada HIV-positiv, doch seine Mutter brachte es ein weiteres Jahr lang nicht übers Herz, es ihm zu sagen. Seine Eltern waren unterschiedlicher Meinung, ob er gerichtlich vorgehen solle oder nicht. Seine Mutter unterstützte ihn, doch der Vater meinte, ohne eine reelle Gewinnchance solle der Junge den Rest seiner Tage in Frieden leben. Seine Entscheidung, gerichtlich vorzugehen, entzweite seine Eltern so sehr, daß sie sich schließlich scheiden ließen. Und jetzt wurde Kawada an der Seite seiner Mutter zum Gesicht der »Unschuldigen« mit Aids. Er schrieb ein Buch über seine Erfahrungen und trat bei Pressekonferenzen und Demonstrationen auf. Anläßlich einer Protestveranstaltung vor dem Gesundheitsministerium wandte Kawada sich an die mehr als tausend Teilnehmer. »Wenn ihr Bürokraten wirklich für das Volk arbeitet«, forderte er rhetorisch, »dann steht zu eurer Verantwortung, entschuldigt euch, und ergreift wirksame Maßnahmen, um den Blutern zu helfen, die an einer HIV-Infektion leiden.«

Bis zu diesem Zeitpunkt hatte sich die Regierung allen Anläufen zu einem Vergleich mit der Behauptung widersetzt, weder sie noch die Arzneimittelfirmen hätten irgendwelche Fehler begangen. Doch Mitte der neunziger Jahre war in Japan Unruhe aufgekommen, als mehrere Ministerien in Skandale verwickelt waren. Als die regierende Liberale Partei ihre Mehrheit verlor, folgte ein neuer Gesundheitsminister dem anderen. Einer von ihnen, Churyo Mori, ließ erkennen, er sei geneigt, einen Vergleich mitzutragen, falls die Gerichte sich dazu in der Lage sähen. Im Herbst 1995 empfahlen die Gerichte in Tokio und Kyoto gemeinsam einen Vergleich, der jedem Kläger eine von der Regierung und den Arzneimittelfirmen aufzubringende pauschale Abfindung in Höhe von 450 000 Dollar zubilligte. Mori förderte diese friedensstiftenden Bemühungen, doch einer der Hauptforderungen der Kläger wich er aus – einer formellen Entschuldigung der Regierung. So schleppten sich die Verfahren weiter hin.

Die Ernennung eines neuen Gesundheitsministers, Naoto Kan, brachte den Skandal schließlich zu einem Abschluß. Kan, energisch und charismatisch, hatte sein Amt mit dem Schwur angetreten, das Ministerium zu reformieren und »die Mauern um die Bürokraten niederzureißen«.[17] Als eine seiner ersten Amtshandlungen ordnete er an, alle zuvor »verlorengegangenen« Dokumente des Ministeriums freizugeben. Plötzlich kam die ganze Wahrheit ans Tageslicht – Einzelheiten der Besprechungen, die Offensichtlichkeit der Gefahren und die Weigerung der Verantwortlichen in Behörden und Industrie, sie zur Kenntnis zu nehmen – fast all das hatte man vor den Opfern, ihren Anwälten und der Öffentlichkeit geheimgehalten. »Nach Einsicht in diese Dokumente ist es klar, daß die Regierung ihre Verantwortung« in weitem Umfang anerkennen wird«, stellte Kan auf einer Pressekonferenz im Februar 1996 fest. »Dies wird sich auf die Vergleichsverhandlungen auswirken.«

Eine Woche darauf traf er sich mit zweihundert Klägern und ihren Familien und gab die Entschuldigung ab, die sie so lange gefordert hatten: »Im Namen des Ministeriums entschuldige ich mich aus tiefster Seele dafür, daß unschuldigen Patienten schwerwiegende Schäden zugefügt worden sind. Außerdem entschuldige ich mich dafür, daß das Ministerium seine Verantwortung für den Fall erst so spät anerkannt hat. Ich verstehe, daß diese Verzögerung für die Opfer eine Qual gewesen sein muß.«[18]

Im folgenden Monat schlugen die Gerichte in Tokio und Osaka einen neuen, großzügigeren Vergleich vor, der auch Mittel für eine ständige Pflege vorsah. In der emotionsgeladenen Fernsehübertragung einer Pres-

sekonferenz verbeugten sich nun leitende Angestellte der Arzneimittel-
unternehmen beschämt vor den Klägern.[19] »Wir möchten uns aus tiefstem
Herzen für die Leiden der hämophilen Patienten und ihrer Angehörigen
entschuldigen, die unwissentlich Opfer einer schrecklichen Tragödie wurden«, erklärte der Bayer-Vorstand Wolfgang Plischke. Bob Hurley, Präsident der japanischen Filiale von Baxter, brachte eine »aufrichtige und
tiefempfundene« Entschuldigung im Namen der Baxter-Angestellten in
aller Welt vor. Der Präsident von Green Cross, Takehiko Kawano, erklärte: »Wir bedauern zutiefst, daß unsere Erzeugnisse eine ernste Situation heraufbeschworen haben, die zu Schmerz und Kummer führte.«
Seine Minimalerklärung erboste die Opfer. »Es standen Menschenleben
auf dem Spiel!« beschimpfte ihn eine Frau. »Würden Sie eine so beiläufige
Entschuldigung für ausreichend halten, wenn es Ihr Kind wäre?« Sichtlich
erschüttert ging Kawano zu der Frau, fiel auf Hände und Knie nieder und
beugte sich so weit vor, daß seine Stirn den Boden berührte.

Endlich war den Opfern Gerechtigkeit zuteil geworden, allerdings erst,
als bereits ein Drittel der Kläger gestorben war. Im folgenden Herbst
durchsuchten die Behörden die Büros von Green Cross und von Abe und
beschlagnahmten kistenweise Dokumente. Später nahmen sie den acht-
zigjährigen Hämophiliespezialisten zusammen mit Renzo Matsushita und
zwei weiteren Führungskräften von Green Cross in Untersuchungshaft;
ihnen stand eine Anklage wegen beruflicher Fahrlässigkeit mit Todesfolge
bevor.

Während ihres Prozesses im Jahre 1992 empfanden Jean-Pierre Allain und
Michel Garretta so viel Verachtung füreinander, daß sie kein Wort miteinander sprachen, obwohl sie Seite an Seite saßen. Auch zuvor hatten sie
schon seit einiger Zeit nicht mehr miteinander geredet. Allain war 1986
aus dem CNTS ausgeschieden. Er arbeitete einige Jahre als Forscher für
die Abbott-Labors in Chicago und nahm dann eine Stelle als Professor für
Transfusionsmedizin an der University of Cambridge in England an. Garretta war beim CNTS geblieben, bis das öffentliche Aufsehen, das seine
Rolle in dieser Affaire erregte, es ihm unmöglich machte weiterzuarbei-
ten. Nachdem 1989 eine Gruppe, die sich als »Die Ehre Frankreichs« bezeichnete, mitten in der Nacht seinen Jaguar in die Luft gejagt hatte, hielt
er es für nötig, einen Leibwächter einzustellen.[20] Dann waren Anspielungen in der Presse erschienen – ab und zu sickerten Memoranden des
CNTS durch –, die 1991 in einem scharfen Artikel der Ärztin und Jour-
nalistin Anne-Marie Casteret gipfelten. Ihre Enthüllungen erzwangen
eine Regierungsanfrage, die ihrerseits die negative Publicity weiter an-
heizte.

In all diesen Jahren hatte Jean Péron-Garvanoff entsetzlich gelitten.[21] Sein Halbbruder Gabriel, ebenfalls Jazzpianist, erkrankte 1987 und starb im Jahr darauf an Aids. Sein zweiter Halbbruder Christian erkrankte 1985. Als »heldenhafter Kämpfer«, wie Jean ihn beschrieb, hatte er erklärt, sein einziger Wunsch sei es, lange genug zu leben, um die Ärzte vor Gericht zu bringen. Christian hatte eine Klage angestrengt, die der Staatsanwalt in Paris jedoch pauschal abgewiesen hatte. Jean gab nicht auf, sondern machte weiter und suchte einen Anwalt, der seinen Fall übernehmen würde. Keiner wollte das verehrte französische Transfusionswesen angreifen. Er suchte im gesamten politischen Spektrum und traf einen Anwalt nach dem anderen, bis er auf den Anwalt stieß, der die rechtsextreme Partei von Jean-Marie Le Pen vertrat. In seinem Wunsch, die regierenden Sozialisten in Schwierigkeiten zu bringen, erhob der Anwalt Klage wegen des schwersten Vorwurfs, den das französische Gesetz in diesem Fall zuließ: »Unterlassene Hilfeleistung für eine gefährdete Person.« Mittlerweile erhob eine Gruppe von Blutern Klage gegen Allain und Garretta und berief sich auf ein undurchsichtiges Statut, demzufolge »Täuschung hinsichtlich der Produktqualität« verboten war. Sabine Paugam, deren Absicht es gewesen war, die Ärzte wegen Mordes anzuklagen, bemerkte, dies sei ein absurd milder Vorwurf – etwa so wie die Beschuldigung, verdorbenen Senf verkauft zu haben.

Der Prozeß fand Ende Juni 1992 vor einer erstinstanzlichen Zivilkammer im Palais de Justice statt. In dem engen Gerichtssaal von der Größe eines Klassenzimmers saßen, von ihren Anwälten flankiert, die vier Beklagten: Garretta und Allain vom CNTS, Roux, Direktor der Gesundheitsbehörde, sowie Robert Netter, Leiter des Labors für öffentliche Gesundheit. In den Pausen verteilten Aktivisten Flugblätter, in denen die Ärzte angeprangert wurden. Péron-Garvanoff erschien jeden Tag; dafür legte er die neunzig Kilometer aus der fernen Vorstadt Nemours zurück. Er war der Überzeugung, für Christian Zeugnis ablegen zu müssen, der vier Monate zuvor gestorben war. Er trug Anzug und Krawatte, folgte konzentriert der Verhandlung und machte sich Notizen. Gelegentlich, wenn die Aussagen kaum mehr zu ertragen waren, rief er heiser: »*Assassins!*«[22], ehe er seine Fassung wiedererlangte.

Die Zeugenvernehmung selbst wurde zu einem allgemeinen Wettbewerb in wechselseitigen Schuldzuschreibungen.[23] Garretta schob die Schuld auf Roux, der ihn seiner Meinung nach daran hätte hindern müssen, die verdorbene Substanz zu vertreiben. Er beschrieb seine Rolle als die eines Fachmanns und nicht eines Entscheidungsträgers. Damit sagte er genau dasselbe wie bei dem schändlichen Treffen am 29. Mai 1985, als er und seine Kollegen beschlossen hatten, den nichterhitzten Gerinnungsfaktor zu verteilen. Der Zweck des Treffens, brachte er im Rückblick vor, sei nicht so sehr gewesen, eine Entscheidung zu treffen, als vielmehr alle möglichen Optionen aufzuzeigen. Eine dieser Optionen – die alten Bestände zu vernichten – hätte so schwerwiegende finanzielle Folgen gehabt, daß er dazu die Billigung seiner Oberen benötigt hätte. Aus diesem Grund hatte er am Ende der Sitzung gemeint, es sei an den »Aufsichtsbehörden ... uns davon abzuhalten ...« Da niemand eingriff, gab er die Vorräte frei.

Roux brachte vor, Garretta habe ihm mehr Macht zugeschrieben, als er tatsächlich hatte. Laut seiner Darstellung war der inzwischen pensionierte Direktor der Gesundheitsbehörde kaum mehr gewesen als ein Vermittler zwischen den Blutzentren und seinem Vorgesetzten, dem Vizegesundheitsminister Edmond Hervé. Er gab Informationen nach oben weiter, die er mit seinen Empfehlungen versah, konnte aber angeblich kaum mehr bewirken. (Nach dieser Theorie konnten Entscheidungen nur oberhalb oder unterhalb von Roux getroffen werden, keinesfalls aber *von* ihm.) Roux sagte aus, er habe zum Ausdruck gebracht, daß er über die Verzögerungen bei der Beschaffung sicherer Erzeugnisse nicht glücklich gewesen sei. Tatsächlich hatte Roux Hervé bereits im Februar 1985 gebeten, eine wissenschaftliche Kommission einzurichten, die das Verhalten des CNTS untersuchen sollte, doch der Minister hatte abgelehnt. Auf die Frage, ob er auf Garretta Druck ausgeübt habe, dieser solle keine hitzebehandelten Produkte einführen, gab Roux eine klassische Bürokratenantwort: »Ich habe niemals den Import abgelehnt, aber ich habe auch nicht auf Importen bestanden. Unser Ziel war Selbstversorgung.«

Allain zeigte auf alle, nur nicht auf sich selber. Er war erstaunt, der Beihilfe beschuldigt zu werden, denn mehr als jeder andere hatte er darauf gedrängt, das Zentrum solle entweder sichere Gerinnungsfaktoren importieren oder die entsprechenden technischen Voraussetzungen schaffen. Sein Brief vom Januar 1985, in dem er Garretta ersuchte, den Vertrag mit der Immuno zu unterzeichnen, sprach für diese Tatsache. (Ironischerweise betrachtete das Gericht den Brief als Beweis, daß er von den Gefahren gewußt, aber versäumt hatte, angemessen darauf zu reagieren.) Um sich gegen die Vorwürfe zu wehren, er habe es unterlassen, die Bluter zu informieren, als seine Untersuchungen auf Aidsinfektionen hinwiesen, gab er an, über den seropositiven Befund sei zu der Zeit noch zuwenig bekannt gewesen. Man hätte die Patienten nur unnötig geängstigt, wenn man sie benachrichtigt hätte.

Alle Beklagten versuchten mehr oder weniger, die französische Hämophilenvereinigung anzugreifen, die angeblich mit der Entscheidung einverstanden gewesen sei, einigen Patienten hitzebehandelte Gerinnungsfaktoren zu geben, sie anderen jedoch vorzuenthalten. Die Vereinigung hielt dagegen, sie sei von Anfang an von den Ärzten getäuscht worden. Alle Beklagten zogen sich auf das weite Feld der Zweifel zurück, wonach man in den ersten Jahren kaum etwas über Aids gewußt habe. Man habe wirklich alles getan, was möglich gewesen sei. Doch gerade dieser allgemeine Punkt wurde angegriffen. Beispielsweise hatten die Ärzte angeführt, bei der Entscheidung, HIV-positiven Patienten nichterhitzte Gerinnungsfaktoren zu geben, sei man von der Überzeugung ausgegangen, ein einmal infizierter Patient könne kein zweites Mal angesteckt werden. Luc Montagnier, der als Zeuge befragt wurde, widersprach dem. Ihm zufolge hätte diese Theorie damals zwar ein gewisses Gewicht gehabt, aber nicht die allgemeine Einstellung wiedergegeben. Eigentlich, erinnerte er sich, seien sich die Wissenschaftler über die Wirkung wiederholter Ansteckungen nicht sicher gewesen – »doch in Anbetracht dieses Zweifels hätte ein erneuter Kontakt vermieden werden müssen«, da Mehrfachkontakte den Tod des Patienten hätten beschleunigen können.

Wie der laufende Prozeß gegen die japanischen Spezialisten zog auch dieses Verfahren die internationale Aufmerksamkeit auf sich. Es kam zu einer Flut von Briefen von Blutbankern und Hämophiliespezialisten aus den Vereinigten Staaten, aus Kanada, der Schweiz und aus Osteuropa. Nach dem Prozeß veröffentlichte die medizinische Zeitschrift *Lancet* einen von siebenunddreißig Wissenschaftlern unterzeichneten Leitartikel, in dem der Gerichtssaal als »Palais d' Injustice« [Palast der Ungerechtigkeit] verhöhnt wurde.[24] In England gab das Royal College of Pathologists eine Erklärung zur Unterstützung Allains heraus, in der es hieß, er habe »jederzeit mit einem hohen Maß an beruflicher Kompetenz und ethischem Anstand« gehandelt.[25]

Man verglich das Verfahren mit anderen unrühmlichen französischen Prozessen des Jahrhunderts, etwa dem Dreyfus-Prozeß oder den Verfahren gegen die Vichy-Kollaborateure, je nach dem Standort des Kommentators. Aktivisten schmähten den Prozeß als Schönfärberei, mit der die Günstlinge der sozialistischen Partei geschützt werden sollten. Einige Monate zuvor hatten sich auf einer Hämatologenkonferenz in Paris einige Aktivisten auf Bahman Habibi gestürzt,[26] ihn mit Handschellen an einen Tisch gefesselt, einen Blutbeutel über ihm zum Platzen gebracht und ihn mit dem Inhalt besudelt. Erst später erfuhr er, daß es sich nicht um echtes Blut und schon gar nicht um HIV-infiziertes Blut gehandelt hatte. Als sie nun im Justizpalast demonstrierten, verlangten sie zu erfahren, weshalb der Vorgesetzte von Roux, Hervé, oder dessen Vorgesetzte Georgina Dufoix, die Ministerin für soziale Angelegenheiten, oder gar deren Chef, der Premierminister Laurent Fabius selbst, nicht angeklagt worden seien.

Hervé hatte in einer großspurigen Geste angeboten, sich dem Verfahren zu stellen, doch das französische Gesetz verbietet es, Kabinettsmitglieder für Handlungen in der Ausübung ihrer Pflichten zu belangen. Unterdessen brachte Ministerin Dufoix es fertig, die Stimmung noch weiter aufzuheizen, als sie ungeschickterweise erklärte, sie fühle sich »schuldig, aber nicht verantwortlich«[27] für das Leiden der Opfer.

Schließlich befand das Gericht drei der vier Beklagten für schuldig.[28] Garretta als der für die Ausführung der Verteilungsrichtlinien Zuständige wurde der »Täuschung hinsichtlich der Produktqualität« für schuldig erachtet und erhielt vier Jahre Gefängnis. Allain, den die Richter als »Erfüllungsgehilfen« Garrettas betrachteten und dem sie vorwarfen, seine Patienten nicht umfassend informiert zu haben, wurde zu vier Jahren Gefängnis, zwei davon auf Bewährung, verurteilt. Roux erhielt eine Bewährungsstrafe von zwei Jahren wegen »unterlassener Hilfeleistung«. »Wer aus Gleichgültigkeit oder Nachlässigkeit nicht eingreift, macht sich ebenso strafbar wie derjenige, der vorsätzlich handelt«, befanden die Richter.[29] Netter wurde freigesprochen.

Allain legte sofort Berufung ein. Das tat auch die Staatsanwaltschaft, die nach französischem Recht ein Urteil anfechten kann, das ihr nicht hinreichend streng erscheint. Im darauffolgenden Sommer wurde alles von vorn aufgerollt, mit annähernd dem gleichen Ergebnis: Garretta mußte für vier Jahre ins Gefängnis, Allain für zwei Jahre. Netter wurde diesmal im Zusammenhang mit der Verzögerung des ELISA-Tests der »unterlassenen Hilfeleistung« für schuldig befunden und erhielt ein Jahr mit Bewährung. Roux, dessen Gesundheit angeschlagen war, erhielt eine vierjährige Bewährungsstrafe.

Zwar mag das Verfahren für das Land eine gewisse kathartische Wirkung gehabt haben, doch der Prozeß war ein Fiasko, kaum mehr als eine Übung in nationalen Schuldbekenntnissen. Einerseits hatte das Gericht den Beginn des »Betrugs« willkürlich auf den 21. März 1985 festgelegt. Damit wollten die Richter sicherstellen, daß die Vorwürfe in die Dreijahresfrist fielen, die für den speziellen Anklagepunkt der »falschen Produktangaben« galten. Ohne diese Einschränkung hätte das Gericht die Schuld der Ärzte ebensogut vom Januar 1985 an feststellen können, als Allain seinen warnenden Brief geschrieben hatte. Auch der Herbst 1984 wäre dafür in Frage gekommen, als man weltweit begriffen hatte, daß die Hitzebehandlung wünschenswert war, und den Franzosen bewußt wurde, daß ihre Vorräte möglicherweise infiziert waren. Oder auch der Sommer davor, als sie die Verhandlungen mit der Immuno abgebrochen hatten. Dann wäre das ganze Ausmaß ihrer Nachlässigkeit ans Licht gekommen. Andererseits hatten die Ärzte weit weniger zu verantworten, als die fran-

zösische Presse wiederholt behauptete. Zur Zeit des Verfahrens hatten
sich fast zwölfhundert Hämophile Aids zugezogen, und die Presse schrieb
alle diese Fälle den Versäumnissen der Mediziner zu. In Wahrheit jedoch
waren die meisten Opfer bereits Jahre vor der Zeit seropositiv geworden,
als die Ärzte auf die Gefahren aufmerksam gemacht wurden, vermutlich
schon in den frühen achtziger Jahren. Ihre Einschätzung führte möglicherweise zur unnötigen Ansteckung einer zusätzlichen Anzahl von Blutern,
die irgendwo zwischen 70 und 350 liegt[30] – auch dies unverzeihlich, aber
doch nicht der Holocaust, den viele unterstellten.

Doch das Verfahren ließ, und dies ist von grundsätzlicher Bedeutung,
auch massive Fehlentscheidungen außer acht, die zur Ansteckung Tausender von Menschen führten – zwei Kategorien von Versäumnissen, die
in den Verfahren nicht einmal erwähnt wurden: die Verwendung von
Blut aus Gefängnissen und die fehlende Überprüfung von Spendern.

Blutspendeaktionen in Haftanstalten wurden, wie wir gesehen haben,
bis weit in die Mitte der achtziger Jahre durchgeführt, trotz aller Hinweise, daß es besser wäre, sie zu beenden. Als 1992 der Ärzteprozeß die
Nachrichten beherrschte, veröffentliche eine gemeinsame Ermittlungs-
gruppe der Generalinspektionen des Justiz- und des Sozialministeriums
einen Bericht, in dem sie die Zahl der Infektionen abzuschätzen versuchte, die auf Blut von Gefängnisinsassen zurückzuführen war. Laut
ihrer Befunde war es unmöglich, die Zahl genau zu ermitteln, da dieses
Blut gründlich mit Blut aus dem zivilen Bereich vermischt worden war.
Daher stellten sie Schätzungen anhand bestimmter Proportionen an. Sie
verrechneten die Mengen an zivilem und Gefängnisblut mit den relati-
ven Ansteckungsraten und anderen komplexen Koeffizienten und stellten
fest, der Schaden war beträchtlich. Allein 1985 zum Beispiel – in diesem
Jahr trugen die Gefängnisse nur mit 0,37 Prozent zur Blutversorgung des
Landes bei – waren die Strafanstalten Ursache für 25 Prozent des verseuchten Blutes in Frankreich.[31] Wie viele Aidsfälle tatsächlich dadurch
verursacht wurden, läßt sich ebenfalls nur schätzen. Es wurde jedoch niemand dafür belangt, diese Politik trotz eindringlicher Warnungen fortgesetzt zu haben. Derlei Enthüllungen wären, wie Espinoza später meinte,
»unpassend« gewesen[32] – sowohl für das geschockte Publikum als auch für
die Spitzenleute aus Medizin und Politik, von denen Dutzende ins Gefängnis gewandert wären.

Ebensowenig sah sich irgend jemand Vorwürfen ausgesetzt, weil man
jahrelang Blut gesammelt hatte, ohne die Spender zu überprüfen –
Thema jener beiden Rundschreiben von Roux in den Jahren 1983 und
1985. In den Jahren vor dem ELISA-Test galt das soziologische Auswahlverfahren als beste Abwehrmaßnahme gegen die Krankheit, weil damit

die wahrscheinlichsten Virusträger ausgeschlossen wurden. Viele der entwickelten Länder wendeten das Verfahren mit eindrucksvollen Ergebnissen an. Bei einer Nachuntersuchung in San Francisco stellten Ärzte der
Irwin Blood Bank beispielsweise fest, bei ihrem freiwilligen Selbstaus-
schlußverfahren in den Jahren vor dem ELISA-Test waren 86 Prozent der
Risikospender ausgemustert worden.[33] Kurz, dieses Vorgehen verhütete
Tausende transfusionsbedingter Aids-Fälle.

Diese Auswahlverfahren hätten auch in Frankreich die Zahl der blutbedingten Aids-Fälle beträchtlich vermindert. 1993 fertigte Michel Setbon, Medizinsoziologe an der Pariser Universität, eine vergleichende Studie der transfusionsbedingten Aids-Raten in Frankreich, England und
Schweden an.[34] Bei den Hämophilen war die Rate überall gleich – ein
eindeutiger Hinweis darauf, daß es sich bei der Verseuchung der Gerinnungsfaktoren um ein weltweites Phänomen handelte. Im Gegensatz
dazu war Aids aufgrund von Transfusionen roter Blutzellen in Frankreich
weit häufiger. Sowohl Schweden als auch England hatten vor Einführung
des Aids-Tests 1985 Auswahlverfahren für Spender durchgeführt. Als man
schließlich den Aids-Test einsetzte, wurde in beiden Ländern etwa einer
von fünfzigtausend Spendern positiv getestet. Daraus konnte man zwei-
erlei schließen: Anfangs waren die Aids-Raten wahrscheinlich niedrig
gewesen, und ihre soziologischen Prüfverfahren hatten gewirkt. Bei den
Franzosen hingegen war einer von *sechzehnhundert* Spendern seropositiv.
Selbst wenn man unterschiedliche Aids-Raten in der Gesamtbevölkerung
in Betracht zieht, lief Setbons Untersuchung darauf hinaus, daß die Überprüfung von Spendern in Frankreich nur ein Dreißigstel der Effizienz erreichte wie die in England mit seiner vergleichbaren Bevölkerung. Seiner
daraus abgeleiteten Hochrechnung zufolge waren Tausende Franzosen
bei Transfusionen infiziert worden: wahrhaft ein erschreckendes Beispiel
für Verleugnung und Fahrlässigkeit, doch im Lärm des Prozesses, schrieb
Setbon, wurde dieses brisante Thema »systematisch vergessen«.

1992 kam der Fall Susie Quintanas erneut zur Verhandlung. Ihre Anwälte
hatten die erste Entscheidung mit der Begründung angefochten, der
Richter habe einen Fehler begangen, als er ihnen nicht gestattete, die
Normen der Branche in Frage zu stellen. Das Appellationsgericht stimmte
dem zu und gab grünes Licht für eine Wiederaufnahme des Falls.

Diesmal traten sie bestens gerüstet an. Tom Asher, der beim ersten Pro-
zeß zu den Standards in der Plasmaindustrie ausgesagt hatte, durfte seine
Analyse jetzt auch auf die Blutbanken ausweiten. Der Aids-Spezialist
Marcus Conant aus San Francisco konnte als jemand, der die Epidemie von
Anfang an miterlebt hatte, sagen: »Die ganze Blutbranche verhielt sich

fahrlässig... Wenn sie Blut und Spender richtig geprüft hätten, wäre diese Frau nicht mit dem Aids-Virus infiziert worden...«[35] Der erstaunlichste Zeuge war jedoch Don Francis. Er hatte vorher noch nie ausgesagt (obwohl er dies später in Japan tat), da die CDC ihren Mitarbeitern grundsätzlich nicht genehmigte, als Zeugen aufzutreten, wahrscheinlich weil es zuviel Zeit kostete. Doch Francis war ausgeschieden, um sich der Forschung nach einem Impfstoff gegen Aids widmen zu können, und durfte somit aussagen.

Seine Erklärung war verheerend. Er erinnerte sich an die umstrittene Sitzung der CDC im Januar 1983 und erzählte, wie er mit der Faust auf den Tisch geschlagen habe, da ihn die »Unfähigkeit« der Blutbankenbetreiber, »der Wirklichkeit ins Auge zu blicken«,[36] erboste. Er sprach über die Anfänge der Aids-Epidemiologie, als man bereits wußte, »ein paar Fälle in der Gegenwart würden später zu einer großen Zahl von Fällen führen«. Er beschrieb die bildliche Vorstellung, an der Kurve einer Eisenbahnlinie zu sitzen und ein Rumpeln zu spüren, während die Betreiber der Blutbanken leugneten, daß ein Zug unterwegs sei.

> Ich war verärgert, denn ich habe gesehen, wir hätten etwas tun können, um einer Krankheit vorzubeugen, doch die entsprechenden Leute, die auf dem Gebiet eigentlich etwas hätten unternehmen sollen, wollten dies nicht wahrhaben... Man hätte nur drei Dinge mit relativ niedrigen Kosten und großem Nutzen einführen müssen, nämlich die Aufklärung der Spender, die direkte vertrauliche Befragung der Spender in Hinblick auf Risikoverhalten sowie die Verwendung eines Ersatztests... damit hätte man ein doppeltes Sicherheitssystem eingebaut, durch das nur noch sehr wenige infektiöse Einheiten geschlüpft wären...
>
> Das gehört mit zu den traurigsten Dingen bei den Blutbanken: Wir haben ihnen nicht nur die Daten präsentiert, sondern wir haben ihnen wirklich auf dem Silbertablett serviert, was zu tun wäre, und das zu sehr geringen Kosten.

Francis' Schlußfolgerung lautete, der Vorwurf bleibe am Lieferanten des infizierten Blutes, den United Blood Services, und an der Blutbranche insgesamt hängen. Wenn eine der beiden Parteien wachsam gewesen wäre, meinte er, »wäre das Blut nicht transfundiert worden, und Frau Quintana wäre heute gesund«.

Zeugen, die zugunsten der Blutbank aussagten, brachten vor, Francis' Ansicht gebe nicht den damaligen Standpunkt der Bundesbehörden oder gar der CDC wieder. In einer erneuten detaillierten Aufzählung der Ungewißheiten jener Zeit legten sie ihre legitimen Zweifel am Innenkörpertest auf Hepatitis B dar. Was den Ausschluß von Homosexuellen anging, so hätten sie damals geglaubt, die Krankheit befalle nur Schwule, die auf »schnellen Sex« aus waren und von denen sie annahmen, sie hätten sie durch Fragen ausgeschlossen. Ihre Aussagen machten kaum Eindruck auf die Geschworenen, da sie nur ihren Blick von Francis zu Frau Quintana wandern lassen mußten, um die Warnung und die Folgen ihrer Mißachtung in Person vor sich zu sehen.

Mit Quintanas Gesundheit ging es von da an schnell bergab. Die Jury konnte sehen, wie sie von Tag zu Tag zusehends verfiel. »Ich kann nur sagen, es ist schrecklich«, erklärte sie während ihrer kurzen Aussage. »Ich würde es meinem schlimmsten Feind nicht wünschen.«[37]

Am Schlußtag ihres Verfahrens konnte Quintana nicht anwesend sein, da sie mittlerweile so krank geworden war, daß sie in die Klinik eingeliefert werden mußte. Einer ihrer Anwälte, Maureen Witt, besuchte sie an jenem Morgen und beschrieb ihren Zustand als »schlimmer, als ich es je zuvor erlebt habe«.[38] Dann trug Witt ein leidenschaftliches Plädoyer vor. Sie schilderte der Jury, wie Frau Quintana, deren sehnlichster Wunsch es gewesen war, eine dicke Oma zu werden, auf deren Schoß drei Enkel Platz hatten, selbst dieser schlichte Wunsch durch die Nachlässigkeit einer Branche verwehrt worden war. »Eine einfache Frage, ein Tropfen Blut, ein Augenblick der Achtsamkeit, mehr hätte es nicht gebraucht ...«[39]

Noch während Witt ihr Plädoyer hielt, starb Susie Quintana. Als die Nachricht in den Gerichtssaal gebracht wurde, schloß der Richter die Jury aus, damit diese nicht beeinflußt würde. Bei einer Besprechung im Richterzimmer versuchten die Anwälte der Blutbank, eine Einstellung wegen Verfahrensmängeln zu erwirken, was der Richter ablehnte. Am nächsten Tag wurde Susie Quintana von der Jury eine Entschädigung von 8,1 Millionen Dollar zugesprochen. Erst da erfuhren die Geschworenen von ihrem Tod.

Die Anwälte der Blutbank legten sofort Berufung mit der Begründung ein, im Augenblick von Frau Quintanas Tod sei der Fall zu einer Klage wegen »Todes infolge eines nicht vorsätzlichen falschen Verhaltens« geworden. Der Schadenersatz dafür sei nach dem Recht des Staates Colorado auf 250000 Dollar beschränkt.[40] Möglicherweise kam ihnen zu Bewußtsein, wie makaber dieser Standpunkt war. Sie ließen ihn schnell fallen und stimmten einem Vergleich zu.

Man sollte meinen, ein solches Verfahren würde, wie die Schauprozesse in Frankreich und Japan, einen Schlußpunkt setzen. In diesen Ländern wurden, ob zu Recht oder zu Unrecht, konkret oder symbolisch, Fehler eingestanden und Täter abgeurteilt. Doch in Amerika kam es nicht dazu. Der Fall Quintana wurde zwar zu einem Präzedenzfall, doch er war

nur eine von vielen Zivilklagen. Die Urteilsbegründung konstatierte, die
Betreiber der Blutbanken hätten fahrlässig gehandelt, doch später kam
eine Jury in Washington (D.C.) in einem anderen zentralen Verfahren zu
dem Schluß, dies sei nicht der Fall gewesen. In einem weiteren Fall gab
eine Jury ihre erstaunliche Entscheidung bekannt, die Branche insgesamt
habe sich zwar hinsichtlich der Standards fahrlässig verhalten, das Rote
Kreuz jedoch, das sich daran orientiert habe, sei sorgfältig und korrekt
vorgegangen. Die Urteile in Hämophiliefällen waren ähnlich unterschiedlich.

1995 veröffentliche das Medizinische Institut der National Academy of
Sciences eine Analyse der Ereignisse im Zusammenhang mit der Verseuchung von Blutprodukten.[41] Laut den Zahlen der CDC hatten sich
annähernd zwanzigtausend Amerikaner Aids durch Blut und seine Derivate zugezogen – mehr als achttausend Bluter und zwölftausend Transfusionsempfänger. (Zum Vergleich: Die Fälle mit Blutprodukten machten
etwa 3,4 Prozent der gesamten Aids-Fälle in Amerika aus, deren Zahl
1996 bei 581 4 29 lag.) Infolge der unablässigen Bemühungen von COTT
hatte das Personal des Instituts zwei Jahre damit zugebracht, Unmengen
von Leuten – aus Industrie, Medizin und Behörden – zu befragen, die
Anfang der achtziger Jahre mit dem Thema zu tun gehabt hatten, und
Tausende Dokumente gesichtet. Entsprechend der Version des Instituts
kam dabei kein eindeutiger Bösewicht zum Vorschein. Vielmehr stellten
sie ein Versagen in allen Bereichen, eine nicht präzise eingrenzbare Aufeinanderfolge verpaßter Gelegenheiten und unzureichender Führung
fest. Beispielsweise stimmten sie mit Evatt und Francis darin überein, daß
die Blutbranche nach der Sitzung der CDC im Januar 1983 schwule
Spender ausschließen und mit Ersatztests hätte beginnen müssen. Auch
wenn niemand mit Gewißheit hatte absehen können, welche Ergebnisse
derlei Änderungen gehabt hätten, die schließlich von beiden übernommen wurden, hätte man die Zahl der Aids-Fälle reduzieren können,
wenn man sie früher eingeführt hätte. In dieser Hinsicht lastete das Komitee den Bundesbehörden an, nicht die Führung übernommen und der
Industrie gegenüber deutlich und mit einer Stimme gesprochen zu haben.

Doch die Behörden waren nicht die einzigen, die Fehler gemacht hatten. Das Institut warf den Betreibern der Blutbanken vor, sie hätten sich
zu sehr zurückgehalten, andererseits aber der Öffentlichkeit übertrieben
beruhigende Botschaften vermittelt. Den Fraktionierungsunternehmen
hielt es vor, mit ihren Forschungen zur Hitzebehandlung nicht früher begonnen zu haben. Auch die Nationale Hämophiliestiftung kam nicht un-
geschoren davon, deren finanzielle Verbindungen mit den Fraktionierern
zu einem unvermeidlichen Interessenkonflikt führten. Deshalb hatten sie

die Risiken der Gerinnungsfaktoren heruntergespielt. Zugegeben, es war eine Zeit der Ungewißheit gewesen, doch auch in unsicheren Zeiten, so die Schlußfolgerung des Instituts, mußten die Leute, die mit einem so gefährlichen Rohstoff wie Blut umgingen, immer bereit sein, die Gefahr zu verringern. Niemals dürften sie sich mit dem *Status quo* abfinden. Donna Shalala, die Ministerin für Gesundheit und Soziales, drückte das später einmal so aus: »Meiner Meinung nach zeigt uns der Bericht des IOM, daß unser gesamtes öffentliches Gesundheitssystem Gelegenheiten verpaßt hat, einzugreifen und Leben zu retten.«[42]

Der Bericht hätte einen Schlußstrich ziehen können, wenn er in der Öffentlichkeit hinreichend bekanntgeworden wäre. Doch die amerikanischen Nachrichtenmedien schenkten ihm kaum Beachtung. Die Blutbranche protestierte unterdessen. James Reilly, Präsident der Handelsorganisation der Plasmaindustrie ABRA, beklagte sich bei einer Anhörung vor dem Senat im Herbst dieses Jahres, »viele der Befunde und Schlußfolgerungen des IOM entbehren jeder Grundlage und sind unrichtig...« Er erklärte, es hätte an »fehlenden Informationen« gelegen, daß die Fraktionierungsfirmen keine vorausschauenden Entscheidungen treffen konnten, das sei alles.[43] Thomas Zuck, ehemaliger Präsident der AABB, war Mitverfasser einer Abhandlung, die viele der »irrigen Annahmen« über Blutbanken richtigstellen sollten. Er betonte, die Betreiber der Blutbanken hätten, in Anbetracht der vorliegenden Informationen, alles getan, was in ihrer Macht stand. »In Wirklichkeit war es weniger ein Mangel an Führung... der es so schwer machte, Entscheidungen zu treffen, sondern ein Mangel an soliden Daten hinsichtlich der Risiken für die Blutversorgung in den Anfangsjahren der Epidemie.«[44]

Im internationalen Rahmen ergibt Zucks Argument einen Sinn. In jeder Phase der Aids-Epidemie – vom offenen Hinweis auf die Verbindung zur Blutversorgung über die Einführung von Ausschlußverfahren für Spender bis hin zur viralen Deaktivierung von Blutprodukten und dem Einsatz des ELISA-Tests – hatten die Amerikaner schneller gehandelt als andere. Man könnte einwenden, das frühere Auftreten der Epidemie in den USA habe selbstverständlich auch eine schnellere Reaktion hervorgerufen. Doch man muß auch zugestehen, daß die Amerikaner bei jedem Mehr an Wissen die Anforderungen für eine angemessene Reaktion definierten. Doch angesichts des Ausmaßes der Tragödie – mindestens zehntausend seropositive Bluter und zwölftausend Transfusionsempfänger, die erkrankten – muß man sich fragen, ob das Blutwesen in Amerika nicht wirkungsvoller hätte handeln können.

Aids veränderte die gesamten Grundvoraussetzungen des Blutbankengeschäfts und teilweise auch des öffentlichen Gesundheitswesens, das war ein Teil des Problems. War es früher zu irgendwelchen Schwierigkeiten gekommen, konnten die Ärzte abwarten, bis schlüssige Angaben darüber vorlagen. Wenn dann entsprechende Verfahren zur Verfügung standen, konnten sie etwas unternehmen; in der Zwischenzeit konnten sie beruhigende Botschaften für die Öffentlichkeit verbreiten. So hatte man es bei Hepatitis gehalten. Doch anders als Hepatitis war Aids kein Virus, mit dem die Menschen leben konnten. Jede Aids-Infektion war tödlich. Außerdem stellte das Virus wegen seiner langen Inkubationszeit eine größere Gefahr dar, als man angenommen hatte, und war den Forschern immer einen Schritt voraus. Die erhöhte Gefahr verlangte nach neuen Bestimmungen, die es den Blutbankenbetreibern erlaubten, auch aufgrund geschätzter Daten zu handeln und ihre Zweifel der Öffentlichkeit ehrlicher mitzuteilen. Es gibt verblüffend viele Belege dafür, wie oft die Leute in dieser Zeit privat schwere Bedenken äußerten, der Öffentlichkeit gegenüber jedoch wie üblich Zuversicht zum Ausdruck brachten, zum Beispiel mit der »Eins-zu-einer-Million-Statistik«. Als man den ELISA-Test einführte, ergab eine landesweite Studie einen Anteil von einem positiven unter vierhundert Spendern[45] – man sollte das zwar nicht mit den Aids-Fällen als solchen gleichsetzen, doch es war ein deutlicher Hinweis auf eine erkennbar höhere Rate von Virusträgern. Jahre später sollte James McPherson, Leiter des Rates der Gemeindeblutbanken (kürzlich in Amerikas Blutzentralen umbenannt) und für die damaligen Durchführungsbestimmungen des Roten Kreuzes zuständig, reuevoll zugeben, daß man einen Fehler gemacht hatte: »Als wir mit dem Risiko von eins zu einer Million hausieren gingen, hatten wir keine Ahnung. Es war ziemlich töricht, derlei zu behaupten, doch wir hatten Angst. Wir hatten nur den Wunsch, die Öffentlichkeit zu beruhigen. Wir hätten einfach ehrlich sein und zugeben sollen: ›Wir wissen nicht genau, was da abläuft.‹ Wenn das zu einer Panik geführt hätte, na ja, dann wäre das eben passiert.« Als Ergebnis, so McPherson, sei die Glaubwürdigkeit der Blutbanken »einen Kilometer in die Breite und einen Zentimeter in die Tiefe« gegangen«.[46]

Francis, der Alarm geschlagen hatte, vertrat die Ansicht, ein gewisses Maß an vernünftig gesteuerter Panik wäre vielleicht gar nicht schlecht gewesen. Was, wenn die Blutbanker zum Beispiel einen Notruf nach Spenderinnen verbreitet hätten, der Gruppe mit dem geringsten Aids-Risiko? Das wisse der Himmel, meinte er, die Medien seien bereit gewesen: Hätten sie die Information direkt verbreitet, hätte dies möglicherweise zu einer ähnlichen Mobilisierung wie bei den großen Blutkampagnen während des Krieges geführt. Kein Mensch weiß, ob das funktioniert hätte, doch damals versuchte niemand, es zumindest zu probieren. Die Betreiber der Blutbanken hatten, aus Angst vor Intoleranz und Panikmache sowie aus der üblichen Sorge um einen ausreichenden Blutvorrat, zurückhaltender gehandelt, als angebracht gewesen wäre.

Wie wir gesehen haben, reagierten die Arzneimittelfirmen rasch, was den Ausschluß von Risikospendern anging. Doch in ihren Äußerungen waren sie häufig alles andere als ehrlich. 1982 schrieb beispielsweise ein Anwalt der Cutter Laboratories, »es erscheint mir angeraten, unserem Informationsmaterial eine Warnung vor Aids beizulegen ... Es wird unvermeidlich zu Rechtsstreitigkeiten kommen, und wir müssen zeigen, daß wir darauf bedacht sind, alle unsere Informationen an die Ärzte weiterzugeben, die das Produkt verschreiben.«[47] Doch zumindest für ein weiteres Jahr legte keine der Firmen ihren Produkten Zettel mit Warnhinweisen bei. Außerdem versicherten die Arzneimittelfirmen bei jeder Rückrufaktion der Öffentlichkeit, das Aidsrisiko sei minimal, obwohl diese Behauptung jeglicher Grundlage entbehrte. Schließlich führten die Firmen die Öffentlichkeit in die Irre, indem sie alle ihre positiven Maßnahmen übertrieben. Zum Beispiel verkündeten sie die Schließung von Plasmazentren in Risikogebieten, behielten jedoch deren Bestände oder betrieben nach wie vor andere Zentren in der Gegend. Infolgedessen verwendeten Bluter und ihre Ärzte weiterhin ein gefährliches Produkt.

Als man Aids endlich als Realität anerkannte, entwickelten die Arzneimittelfirmen schnell Auswahlverfahren und Techniken zur Abtötung des Virus. Dafür haben sie Lob verdient: Sie kamen nicht nur den Blutbankern zuvor, sondern praktisch auch allen anderen auf der Welt. Doch sie hätten nicht so lange zu warten brauchen, ehe sie reagierten. Hätten sie auf Ed Shanbrom, den Pionier von Faktor VIII, und andere gehört, die schon früh vor Viren gewarnt hatten, hätten sie die Sammelzentren mit hohem Risiko schon früher geschlossen und intensiver an Verfahren zum Abtöten des Virus gearbeitet. Sie wußten, praktisch alle Hämophilen hatten sich mit Hepatitis angesteckt. Wenn aus der Hepatitisepidemie irgendwelche Lehren zu ziehen waren, dann die, daß sie einem *allgemeinen* Problem mit Viren gegenüberstanden und nicht nur dem Hepatitisvirus allein.

Schon Anfang der vierziger Jahre hatte Erwin Cohn, als er das Albumin für die Militärs aufbereitet hatte, sich ungeachtet der kriegsbedingten Dringlichkeit geweigert, die Substanz freizugeben, ehe seine Mitarbeiter eine Möglichkeit gefunden hatten, das Produkt zu pasteurisieren. Zwanzig Jahre später, als Shanbrom und seine Kollegen den Faktor VIII isolierten, hielten sie es für unmöglich, das Konzentrat zu erhitzen. Sie wogen die möglichen Vorteile gegen die Risiken ab und kamen (wie die Regierung, die das Produkt genehmigte) zu dem Schluß, das gefährliche Konzentrat freizugeben. Man fragt sich unwillkürlich, wie der Perfektionist Cohn reagiert hätte.

Shanbrom selber brachte dieses Thema im Jahre 1992 auf einer Konferenz von Aids-Opfern in Japan zur Sprache. Er hatte sich nicht zu Wort gemeldet, um sich zu verteidigen, doch der Moderator stellte ihn als den Mann vor, dessen Rat die Industrie hätte befolgen sollen. Dennoch senkte Shanbrom den Kopf zu einer langen, zeremoniellen Verbeugung. »Ich möchte mich offiziell und öffentlich bei allen Blutern und ihren Familien für die Schmerzen und das Leid entschuldigen«, erklärte er. »Während wir versucht haben, Gutes zu tun, haben wir auch Leiden verursacht. Dafür entschuldige ich mich.«[48]

Tragödien äußern sich in vielerlei Wirklichkeiten. Da gibt es einmal die Wirklichkeit der Tatsachen mit ihren Zahlen und Daten; die gesetzliche Wirklichkeit von Paragraphen und Präzedenzfällen; die wissenschaftliche Wirklichkeit der Mikroben und ihrer Kontrolle. Doch da ist auch die Wirklichkeit der Gefühle, die ebenso real, doch viel schwieriger zu definieren und zu begreifen ist. Diese, die schmerzlichste und dauerhafteste aller Wirklichkeiten, widersteht möglicherweise allen Versuchen einer Linderung. Sie hat ihre eigene Sprache, in der Worte wie »Betrug« und sogar »Mord« geläufig werden können; Worte, die einem Außenstehenden als zu hart oder als unangebracht erscheinen mögen.

Immer wieder – während eines Gerichtsverfahrens oder bei einer Demonstration – kam diese Wirklichkeit zum Vorschein. Eine dieser Gelegenheiten war das Jahrestreffen der Nationalen Hämophiliestiftung 1993 in Indianapolis. Bei früheren Treffen dieser Art hatte meist eine Atmosphäre herzlicher Kameradschaft – fast wie bei einem großen Familientreffen – zwischen der Stiftung, den Ortsgruppen, den Patienten und den Ärzten geherrscht. Selbst die Arzneimittelfirmen nahmen teil und richteten »Infusions-Suiten« ein. Patienten, die den Gerinnungsfaktor brauchten, konnten sich dort selbst behandeln, Eltern konnten ihn ihren Kindern spritzen. Bei dieser Konferenz jedoch war die Stimmung anders, sie war vergiftet von der steigenden Zahl der Erkrankungen und von Mißtrauen. Vertreter der Arzneimittelfirmen waren nirgends zu sehen, und auch keiner der prominenten Ärzte ließ sich blicken.

Während der Konferenzen wurden üblicherweise Funktionäre gewählt, Haushalte abgesegnet, Seminare abgehalten und die neuesten Entwicklungen hinsichtlich der Therapie vorgetragen. Diesmal beherrschte Aids die Tagesordnung. Einer der Räume war zum Gedenksaal umfunktioniert worden, in dem Reihe für Reihe Bahnen des »Aids-Quilts« [einer Art Patchwork-Arbeit] hingen. Da nur Männer an Hämophilie leiden und da diese Generation zu früh sterben mußte, wurde der Raum zu einem Mosaik des versagten Erwachsenwerdens, einem Bild der Jungen, die niemals Männer werden durften. Die Stoffbahnen trugen Bilder von Basketbällen und Hunden, Computern und Autos. »Du bist von lauter Liebe umgeben«,[49] las man auf einer der Fahnen, zusammen mit einem Kreis von Fingern, die auf einen jungen Mann zeigten. Auf einer anderen war zu lesen: »Geliebt, vermißt, doch nie vergessen.« Auf einer stand das Gedicht eines unbekannten Dichters:

> *An meinem Grab sollst du nicht weinen.*
> *Ich bin nicht dort, mag dir es auch so scheinen.*
> *Ich bin in allen Winden, bin der Schall,*
> *Ich bin in jedem Schneekristall,*
> *Ich bin das Sonnenlicht auf reifem Korn,*
> *Ich bin der sanfte Regen nach der Hitze Zorn.*
> *An meinem Grab sollst du nicht klagen,*
> *Ich bin nicht tot. Das wollte ich dir sagen.*

Die Atmosphäre in dem Konferenzzentrum war mit Groll aufgeladen. Überall waren Anzeichen bevorstehender Rebellion wahrzunehmen. In den Fluren saßen Kinder und beschrifteten unter den wohlwollenden Blicken ihrer Eltern Plakate. »Die NHF hat mich betrogen« – und das auf einer Tagung der NHF. Während eines »Städtetreffens«, bei dem man über ein Kompensationspaket diskutieren wollte, das die NHF auszuhandeln versucht hatte, explodierten schließlich die Spannungen. Einige Fraktionierungsunternehmen hatten ein Angebot gemacht, das von vielen als beleidigend gering angesehen wurde. Für die Teilnehmer war es nur ein weiteres Beispiel für die gleichgültige Haltung, die ihre Organisation bei den Verhandlungen mit den Arzneimittelfirmen eingenommen hatte. Als sich die Mitglieder nun mit ihren Kommentaren zu Wort meldeten, verwandelte sich das Treffen von einer Grundsatzdiskussion in einen Vortrag verschiedener Stellungnahmen, der etwas von einer Erweckungsveranstaltung hatte.

»Es schmerzt mich, das zu sagen, denn mein Vater war Vizepräsident der NHF«, rief Rosenberg. »Doch die NHF ist zur Handlangerin der Industrie geworden!« Dann kündigte er an, in der von den Rebellen eingereichten Sammelklage werde die Stiftung als eine der Beklagten aufgeführt.

Die Leute klatschten Beifall. »Ihr Jungs seid Helden – richtige Helden!« rief eine Frau.

Im Publikum stand Jean White, Ryan Whites Mutter, auf und erklärte, sie habe keine Unterstützung von der Stiftung erfahren – »nicht die geringste Hilfe« –, als die Schulbehörde ihren Sohn so rücksichtslos und ungerecht behandelt hatte.

Ein kräftiger Mann stand auf und brüllte:« Die ganze Kompensationzahlung ist mir scheißegal. Wie stehen die Chancen, diese Kriminellen in den Knast zu stecken? Von mir kriegt ihr alles, was ich habe. Ich verkaufe mein Haus, ich verkaufe mein Geschäft – wenn ihr dafür diese Hurensöhne am Wickel kriegt!«

Rosenberg erwiderte: »Glaubt ihr wirklich, nur die Ärzte in Frankreich gehören ins Gefängnis?« Schreie und leidenschaftliche Hochrufe.

Katherine Royer trat aufs Podium. Ihr Fall war einer der ersten Todesfälle aufgrund eines nicht vorsätzlichen falschen Verhaltens gewesen. Sie hatte ihren Sohn infolge multipler Infektionen und später auch den Prozeß verloren. Sie sprach davon, wie sie es als Verrat empfunden hatte, als einer der Ärzte aus dem medizinischen Beratergremium der Stiftung als Sachverständiger für die Arzneimittelindustrie ausgesagt hatte. »Nach dem Prozeß hielt ich ihm vor, was er getan hatte. Und wissen Sie, was er gesagt hat? Er meinte: ›Regen Sie sich nicht auf, Mrs. Royer, ich habe mein Honorar für wohltätige Zwecke gespendet.‹ Darauf sagte ich: ›Ich bin der wohltätige Zweck! Ihr sollt alle verdammt sein, wißt ihr denn nicht, was da abläuft?‹«

Als Frau Royer zusammenzubrechen drohte, hasteten Leute aus dem Publikum aufs Podium, um sie aufzufangen; sie umringten sie, umarmten sie und führten sie hinaus. »Sie brauchen sich wegen nichts zu schämen«, erklärte Michael Druck, ein Aktivist aus New York. »Es sind die *anderen*, die sich schämen sollten.«

Später veranstaltete eine Gruppe von Aktivisten außerhalb des Kongreßzentrums eine Demonstration, zu der sofort die Fernsehteams eilten, um über alles zu berichten. Einige der Demonstranten trugen schwarze Umhänge und Totenmasken. Bei anderen, wie Rosenberg, war das überflüssig: Jeder sah ihm an, daß er nur noch wenige Monate zu leben hatte. Zu dieser Zeit hielt ihn nur noch die Wut am Leben. Sie schwenkten Plakate mit der Aufschrift »HÄMOPHILIE-HOLOCAUST«. Sie skandierten: »Mein Verlust ist ihr Profit!« und »Schande! Schande! Schande! Schande!«

Rosenberg hinkte zwischen den Marschierenden und den Medienvertretern, Teilnehmer und Kommentator zugleich. »Das hier ist das ›Auch du, mein Sohn Brutus‹«, verkündete er. »Es ist die Geschichte von Schande und Verrat. Das waren die Leute, die uns *beschützen* sollten.«

Auch Corey Dubin war dabei; seine mächtige Erscheinung strafte seine HIV-Infektion Lügen. Nach dem Tod Rosenbergs übernahm er die Rolle des Sprechers. Die Mütter von Ricky Ray und Ryan White beteiligten sich an dem Marsch, zwei ganz normale Frauen, die durch das Martyrium ihrer Söhne so etwas wie Heilige geworden waren. »Ich habe noch zwei Söhne, die HIV-positiv sind«, erklärte Mrs. Ray. »Ich habe ihnen versprochen, mich bis zu meinem Tod für ihre Sache einzusetzen.« Brenda Walls zog im Gedenken an ihren Sohn Jason Christopher mit den Marschierenden umher. Obwohl sie ihren Prozeß gewonnen hatte, erzählte sie jedem, der in Hörweite geriet, sie werde weiterkämpfen. Als sie in den Sprechchor einstimmte – »Was wußten sie, wann haben sie's gewußt?« –, mußte sie die Tränen unterdrücken. Abwechselnd skandierte sie und biß sich auf die Lippen. Plötzlich brach es aus ihr heraus: »*Diese Leute haben meinen Sohn umgebracht!*«[50]

Es entstand eine Pause, als alle, schockiert von dieser Anklage, beinahe körperlich in sich aufnahmen, was sie gesagt hatte. Für Außenstehende mag es nicht leicht zu verstehen gewesen sein, da die Logik etwas anderes besagt, doch diese Eltern und Tausende anderer fühlten sich unmittelbar verantwortlich für das, was ihren Kindern zugestoßen war, weil sie ihnen die tödlichen Injektionen verabreicht hatten. Sie wurden von ihren Schuldgefühlen aufgefressen. Eine Mutter formulierte es Jahre nach diesem Ereignis so: »Heute bin ich aufgestanden, habe geduscht, mich angezogen, und als ich beim Haarebürsten in den Spiegel geschaut habe, sah ich wie schon so oft den Menschen, der die tödliche Dosis in die Vene meines hämophilen Sohnes injiziert hat … Das geht mir immer wieder im Kopf herum, und ich versuche herauszufinden, bei welcher Behandlung es passiert ist.«[51]

Was könnte für Eltern verheerender sein? Deshalb war der Aufschrei von Brenda Walls so überwältigend gewesen – für einen kurzen Augenblick hatte sie dem Schuldvorwurf eine neue Richtung gegeben und die Anwesenden von ihrer Schuld als Überlebende entlastet. Plötzlich spielten die Einzelheiten keine Rolle mehr. Im Licht der blendenden Wahrnehmung, daß diese Eltern ebenso unschuldig waren wie ihre Kinder, hatten die Details – die Daten, die Memoranden, die Grundsätze, die Ratgeber – plötzlich keine Bedeutung mehr. Künftig würde es keine Schattierungen mehr geben. Nun standen sie, die in ihrer Opferrolle vereinten Mütter mit ihren Söhnen, gegen die Arzneimittelfirmen und ihre Lakaien.

Dieser Augenblick verkörperte sowohl eine emotionale als auch eine symbolische Wirklichkeit. Denn bei dieser Technologie, beim jahrhundertealten Traum von der Beherrschung des Blutes, war irgend etwas fürchterlich schiefgelaufen. In dem Traum war es immer um eine Heilung gegangen. Das war bei den makabren Experimenten von Denis und Yudin nicht anders gewesen als bei den glänzenden Fortschritten, die Landsteiner, Lewisohn und Cohn erzielt hatten. Im Lauf der Jahre hatte diese Technik Millionen Menschen ein neues Leben ermöglicht. Die weltweite Blutindustrie hatte mit einer kleinen Menge des Stoffes begon-

nen (nur 5 Prozent der Amerikaner spendeten regelmäßig) und dann
einen Punkt erreicht, wo sie fast ein Dutzend injizierbarer Substanzen
herstellen und abfüllen konnte, die überall in der Welt Leben retteten –
eine moderne Version der Fische und Brotlaibe des Neuen Testaments.
Konnte man denn ein größeres Geschenk machen? Konnte ein Arzt
einem blutenden Patienten etwas Besseres zur Wiederherstellung verabreichen als Plasma oder rote Blutkörperchen? Konnte eine Mutter ihrem
hämophilen Kind etwas Besseres zuteil werden lassen, als ihm den Gerinnungsfaktor zu spritzen? Doch auch wenn das Blut eines anderen ein Geschenk war, so war es zweifelsohne auch ein weltweites Handelsgut und
verkörperte in sich die Eigenschaften und Widersprüche beider. »Schenken Sie Leben«, flehte das Rote Kreuz, und als die Menschen dies taten,
wurde die Organisation reich. Mütter hatten ihren Söhnen das Geschenk
des Lebens injiziert, mußten aber erkennen, statt dessen Krankheit gespritzt zu haben. Man hatte so viel versprochen; kein Wunder also, daß
die in aller Welt aufflammenden Blutskandale ein lautes Echo, Schreie
von zerstörtem Vertrauen und Verrat, auslösten.

Solche Überlegungen stellten die Demonstranten wahrscheinlich nicht
an. Wie andere Protestierer an anderen Orten wußten sie, bestimmte
Menschen hatten versagt, hatten sie nicht beschützt, und deshalb waren
ihre Lieben krank oder tot. Und so nahm die Gruppe ihren Schrei auf, fast
wie ein Mantra, einen hypnotisierenden Sprechgesang. Frau Walls hielt
ihr Schluchzen nicht länger zurück und stolperte vorwärts; skandierend,
singend bestand sie mit den anderen Trauernden darauf: »Sie haben unsere Söhne umgebracht! Sie haben unsere Söhne umgebracht! Sie haben
unsere Söhne umgebracht! *Sie haben unsere Söhne umgebracht!*«[52]

Nachwort
Blut nach Aids

Mittlerweile ist die Blutversorgung sicherer. Die Blutbranche, durch die Erfahrungen mit Aids ernüchtert, führte Testreihen und eine lange Liste eindringlicher Fragen zur Aussonderung von Spendern ein. Die American Association of Blood Banks beispielsweise gibt einen einheitlichen Spenderfragebogen heraus, in dem Männer unter anderem gefragt werden, ob sie seit 1977 jemals Sex (»auch nur einmal«) mit einem anderen Mann hatten. Frauen fragt man dort, ob sie Sex mit einem Mann gehabt hätten, der Sex mit einem anderen Mann gehabt habe. Ein sechsundsechzigjähriger Spender, der im Lauf der Jahre über fünfzig Liter Blut gespendet hatte, beschwerte sich in einem Schreiben an das Blutbankenmitteilungsblatt: »Der Vorgang des Blutspendens ist von meiner Blutzentrale in den letzten Jahren so häßlich und abstoßend gestaltet worden, daß ich mit dem Spenden aufhöre.«[1] Die Branche verlor in der Tat Spender und hat daher ständig mit Versorgungsproblemen zu kämpfen. Doch das Blut ist jetzt sicherer, als es je zuvor gewesen ist, sicherer sogar als vor Aids. In den meisten Schätzungen wird das Risiko, sich bei einer Transfusion HIV zuzuziehen, mit eins zu 450 000 angegeben. Da die meisten Patienten mehrere Einheiten erhalten, ergibt das ein reales Risiko von eins zu 90 000. Auch auf andere Krankheiten wird sorgfältig geprüft. Dadurch wird das Risiko transfusionsbedingter Hepatitis B auf eins zu 63 000 und das für Hepatitis C auf eins zu 100 000 pro Einheit begrenzt – all das weist zumindest derzeit auf eine hinreichend sichere Versorgung hin.[2]

Bluter sehen sich heute geringeren Gefahren ausgesetzt als je zuvor, da Plasmakonzentrate einer Vielzahl von Behandlungen unterzogen werden. Zusätzlich zur Hitzebehandlung können die Fraktionierer auch die »Lösungsmittel-Detergens-Methode« einsetzen, die Wissenschaftler des New York Blood Center entwickelten. Dabei wird, ähnlich wie bei dem Modell Shanbroms, das Virus abgetötet, indem man seine äußere Hülle zerstört. Einige Fraktionierungsfirmen arbeiten mit der »monoklonalen« Reinigung. In diesem Fall werden aus Mäusezellen gewonnene Antikörper mit einer Affinität für Faktor VIII als »Angelhaken« verwendet, der dieses Molekül selektiv herausfischt und Giftstoffe sowie Viren im Rückstand

beläßt. Das Ergebnis ist ein außerordentlich reines Konzentrat. In jüngster
Zeit begannen Arzneimittelfirmen mit der Herstellung künstlicher Gerinnungsfaktoren aus genetisch veränderten Tierzellen, denen man die
Gensequenz zur Produzierung des menschlichen Faktors VIII ein-
pflanzte. Infolge dieser Techniken ist die Ansteckungsrate bei »jungfräulichen« Blutern praktisch auf Null gesunken. Die Hämophilen, die heutzutage an Aids sterben, werden wahrscheinlich die letzten sein, die auf so
tragische Weise betroffen waren.

Für dieses Wissen war ein schrecklicher Preis zu entrichten. Im Verlauf
der blutbedingten Aids-Epidemie zogen sich mindestens die Hälfte der
amerikanischen Bluter[3] – fast zehntausend – und zwölftausend andere
Transfusionsempfänger das Virus zu. Weitere Hunderttausende erkrankten an Hepatitis C. Weltweit wurden mehr als vierzigtausend Menschen
positiv auf HIV getestet.[4] Eine neue, auf Statistiken der Weltgesundheitsorganisation beruhende Studie beleuchtet die blutbedingten Aids-Fälle in
Europa genauer. Hier zogen sich mehr als fünftausend Personen die
Krankheit zu. Diesen Zahlen zufolge liegen die höchsten Raten bei Hämophilen in den Ländern (mit Ausnahme Frankreichs) vor, die von importierten Erzeugnissen abhängig sind – etwa in Deutschland, wo fast die
Hälfte der Bluter des Landes an Aids erkrankte. Im Gegensatz dazu waren
es in Belgien, wo man hauptsächlich Kryopräzipitat von einheimischen
Spendern verwendete, nur 7 Prozent. Während der Zeit der Ungewißheit
über Aids hätte ein umsichtigerer Einsatz von Faktor VIII unbestreitbar
Leben retten können. Indessen ragten zwei Länder heraus, in denen die
höchsten Raten bei Empfängern roter Blutkörperchen auftraten: Rumänien, dessen Gesundheitswesen in der achtziger Jahren ein gefährlicher
Trümmerhaufen war, und Frankreich mit seiner Geschichte von An-
maßung und Verleugnung.[5]

Die meisten Einschätzungen von Viren in Blutprodukten lassen Afrika
und Teile der dritten Welt außer acht, wo Daten nur selten und unzuver-
lässig erhoben werden. Laut Berichten von Blutbankenberatern, die aus
Afrika zurückkommen, fehlt es an der einfachsten Grundausstattung wie
Kühlgeräten und Einwegspritzen. Viele Blutzentren, die den ELISA-Test
einsetzen, können sich das nur selten leisten, so daß sie Blutproben beispielsweise immer nur freitags testen. Auf diese Weise wird infiziertes
Blut, das an anderen Wochentagen angeliefert wird, von den Kontrollen
nicht erfaßt. Viele Blutbanken in der dritten Welt fordern Patienten auf,
Blut zu ersetzen, indem sie Angehörige und Freunde anwerben. »Doch
die meisten von ihnen nehmen natürlich Blut von bezahlten Spendern,
die um die Klinik herumlungern«,[6] bemerkte ein Berater des Roten
Kreuzes, der Lateinamerika bereist hatte. Nach Aussagen desselben Bera-

ters wird in Pakistan »wenig getestet, wenn es denn überhaupt geschieht, und Bluttransfusionen ... können in Apotheken an der nächsten Ecke bestellt und abgeholt werden.«[7] »In einigen Teilen Südasiens«, schrieb ein anderer Funktionär des Internationalen Roten Kreuzes, »[sind] nicht nur Spender auf dem Marktplatz ... bereit, ihre Dienste zu verkaufen, sondern man entdeckt auch Blutbeutel, die auf der schmalen Ladentheke in der Sonne liegen; jeder kann so eine ›Sofortblutbank‹ einrichten.«[8] Unter derlei Umständen ist es kein Wunder, wenn mehr als 40 Prozent der Aids-Fälle in Pakistan[9] und mehr als 10 Prozent in Afrika[10] auf Transfusionen zurückzuführen sind und wenn Ärzte in Indien schätzen, 95 Prozent ihres Blutes seien nicht sicher[11].

In armen Ländern ist die Lage alarmierend, doch die wohlhabenderen Länder, soviel ist klar, haben aus ihren Erfahrungen mit Aids gelernt. Die meisten haben die Infrastrukturen ihres Blutbankenwesens völlig neu gestaltet, um sie zuverlässiger zu machen.

Die Franzosen unterstellten ihre verstreuten Transfusionszentren der Kontrolle einer französischen Transfusionsbehörde, die unmittelbar dem Gesundheitsminister untersteht, die Leitlinien der Politik beschließt und über Importe entscheidet– es gibt keine »Vielfalt von Baronien« mehr.[12] Erschüttert von der früheren Nachlässigkeit, unternahmen die Franzosen mittlerweile die weltweit ehrgeizigsten Anstrengungen, Opfer verseuchter Blutprodukte ausfindig zu machen und zu entschädigen. Die im Verlauf des berüchtigten Aids-Skandals verurteilten Ärzte saßen ihre Strafen ab und kehrten ins Zivilleben zurück – Allain als bescheidener Professor in Cambridge (er war der einzige der Angeklagten, dessen Verfahrenskosten nicht von der Regierung übernommen wurden); Garretta als telephonischer Jobvermittler – seine Karriere war ruiniert und er selbst in Ungnade gefallen. Unterdessen setzten französische Staatsanwälte, die mit den ersten Urteilssprüchen nicht zufrieden waren, ein weiteres Ermittlungsverfahren in Gang, in dessen Verlauf sie Anschuldigungen gegen die Ärzte wegen Vergiftung erhoben und einige ihnen damals übergeordnete Minister der Körperverletzung mit Todesfolge bezichtigten.

Die Engländer richteten eine Nationale Blutbehörde ein, um die Ressourcen der unterschiedlichen Regionen aufeinander abzustimmen. Außerdem stellten sie eine neue Fraktionierungsanlage fertig, die heute 70 Prozent des Bedarfs im Land abdeckt.[13]

Die Kanadier, die sich über die Fehler wunderten, die man in den Spitzenjahren von Aids begangen hatte, beriefen eine Kommission, die einen endgültigen Bericht erstellen sollte. Unter dem Vorsitz des Juristen Horace Krever traf man sich über vier Jahre hinweg und nahm Zeugenaussagen auf, doch der Abschlußbericht lag mehrere Monate lang auf Eis, da das

Rote Kreuz versuchte, seine Veröffentlichung zu verhindern. (Connaught spielte zu dieser Zeit keine Rolle mehr, da die Firma ihr Geschäft mit den Gerinnungsfaktoren 1987 eingestellt hatte.) Am Ende entzog die Regierung dem Roten Kreuz das Blutprogramm. Man erlaubte der Organisation zwar, Spender anzuwerben, mehr aber nicht.[14] Die Führung des Roten Kreuzes war wegen dieser Degradierung beleidigt und beschloß, sich ganz aus dem Blutwesen zurückzuziehen.

In Japan setzte sich die Regierung das Ziel, alle importierten Blutprodukte auszuschalten. Für Faktor VIII gelang dies dem Land; allerdings führt es nach wie vor Albumin und Gammaglobulin ein. Zu den dramatischsten Veränderungen im Japan der Zeit nach Aids kam es mit dem Sturz der einst mächtigen Firma Green Cross.[15] Das Verhalten des Unternehmens hatte sich als so skandalös erwiesen, daß Anteilseigner Klage erhoben und Kliniken seine Erzeugnisse boykottierten, was wiederholt Entlassungen und Produktionseinschränkungen erzwang. 1998 wurde das Unternehmen von einer kleineren Arzneimittelfirma, Yoshimoto Pharmaceutical Industries, übernommen. Die neue Gesellschaft trug weder den Namen, noch verwandte sie das Firmenzeichen von Green Cross – ein trauriges Ende von Naitos Traum. Mit dem Verschwinden von Green Cross schwand glücklicherweise auch die Stigmatisierung der Hämophilen und der Aids-Kranken in Japan: Im Herbst 1996 wurde der HIV-positive Bluter Satoru Ienishi ins japanische Parlament gewählt.

Auch die Fraktionierungsunternehmen hatten ihre Lehren aus der Krise gezogen. Sie gingen zu strengeren Prüf- und Desinfizierungsverfahren über und willigten, unter dem Druck des Kongresses, ein, die Chargengröße von 100 000 Spendern auf höchstens 60 000 zu beschränken, um die Ansteckungsgefahr zu reduzieren.[16]

Zweiundzwanzig Länder, darunter die meisten europäischen Nationen, Kanada und sogar Thailand richteten Fonds für die Entschädigung ihrer infizierten Bluter ein. Nicht so die Vereinigten Staaten, wo sich der schlimmste Teil des »Hämophilen-Holocaust« abgespielt hatte. Die amerikanischen Bluter hatten gehofft, die Angelegenheit mit ihrer Sammelklage zum Abschluß zu bringen und vielleicht sogar ein wenig Gerechtigkeit zu erlangen. Doch ein Richtergremium entschied, eine Fortsetzung der Klage richte möglicherweise so große Schäden an, daß dadurch »die ganze Branche in den Bankrott getrieben« würde.[17] Mit der Begründung, keine einzelne zivile Jury dürfe »das Schicksal einer ganzen Industrie in der Hand haben«, erklärten die Richter die Sammelklage für unzulässig. Sie entschieden, die Hämophilen müßten jeder für sich vorgehen, wenn sie klagen wollten – ein Urteil, das zu Hunderten neuer Verfahren führte, die die amerikanischen Gerichte noch auf Jahre hinaus beschäftigen werden.

Mittlerweile spürten mehrere Bluter und ihre Anwälte genügend Beweise für frühzeitige Erkenntnisse und Fahrlässigkeit auf, um einen Vergleich mit der Industrie aushandeln zu können. Die Übereinkunft im Wert von 640 Millionen Dollar würde jedem Bluter der Gruppe schätzungsweise 100 000 Dollar zubilligen – oberflächlich betrachtet mag dieser Betrag großzügig erscheinen, doch er würde schon allein durch die Beschaffung von Faktor VIII in wenigen Jahren dahinschwinden. Die Regierung erwog ein Entschädigungspaket für infizierte Bluter und Transfusionsempfänger (nach dem jungen Märtyrer aus Florida »Ricky-Ray-Gesetz« genannt), doch der Gesetzesentwurf schleppt sich seit 1995 durch den Kongreß. Schätzungen zufolge sterben in Amerika unterdessen jeden Tag zwei HIV-infizierte Bluter.

Die Amerikaner reagierten zwar langsam, was die Entschädigungen anging, doch sie sorgten für neue Verfahren, die verhindern sollen, daß sich eine Krise wie bei Aids wiederholt. Die Behörden richteten nicht nur zusätzliche Überwachungszentren ein, sondern faßten die gesamten Verantwortlichkeiten für Bluterzeugnisse in einem neuen zentralen Komitee für die Sicherheit des Blutes zusammen. »Die Sicherheit von Blut darf nie mehr eine zweitrangige Frage sein«,[18] erklärte Donna Shalala, die Ministerin für Gesundheit und Soziales 1995 bei einer Anhörung vor dem Kongreß. »Ich werde sie ganz oben in der Abteilung ansiedeln.« Die FDA, durch Kritik wegen ihrer übertrieben freundlichen Beziehungen zu Blutbankern und Fraktionierungsunternehmen aufgescheucht, legte strenge Richtlinien für ihr Beratungskomitee für Blutprodukte fest, um potentielle Interessenkonflikte auszuschließen. Außerdem verfügte sie, die Kommission dürfe nur mehr in Fragen der Sicherheit und der Wirksamkeit beraten – nicht aber, wie in der Vergangenheit, über das Kosten-Nutzen-Verhältnis. Das Komitee sollte nun auch Verbraucher mit einbeziehen. Der erklärte Hämophilenaktivist Corey Dubin war einer der ersten. Auch das Risikobewußtsein der Blutbanker nahm zu: Als 1990 der Hepatitis-C-Test eingeführt wurde, hielten die Betreiber der Blutbanken ihre Bestände so lange zurück, bis alles getestet war.

Hier und da überdauern einige der alten Verhaltensweisen. Trotz der neuen Testmethoden und Herstellungsverfahren macht die Branche noch immer Fehler. Menschliches Versagen und Fahrlässigkeit erzwangen gerichtliche Vergleiche und Rückrufe von Blutprodukten bei so angesehenen Blutbanken wie dem New York Blood Center, dem Roten Kreuz in Los Angeles, den United Blood Services in Tucson, Arizona), und auch bei führenden Industrieunternehmen wie Centeon (vormals Armour) und der Alpha Pharmaceutical Corporation. Überdies waren die Funktionäre gelegentlich noch immer unsicher, welche Werte sie bei der Formulie-

rung neuer Grundsätze beachten mußten. Im Sommer 1995 diskutierte
zum Beispiel das der Regierung unterstellte Beratungskomitee für die
Blutprodukte darüber, ob ein neues Verfahren mit der Bezeichnung
»p24-Antigentest«[19] eingesetzt werden sollte, um das Fenster im Aidstests
zu schließen (der Zeitraum nach der HIV-Infizierung, in dem das Immunsystem noch keine nachweisbaren Antikörper produziert). Obwohl zunehmend empfindlichere Versionen des ELISA-Tests dieses Fenster bereits auf
weniger als einen Monat verkleinert haben, könnte es mit dem neuen
Test auf nur noch zehn Tage reduziert werden und so direkt oder indirekt
schätzungsweise achtundsechzig Neuinfektionen pro Jahr vermeiden. Bei
Kosten von 2 bis 4 Dollar pro Test müßte das Land für das Verfahren etwa
30 Millionen Dollar oder fast 500 000 Dollar für jede vermiedene Ansteckung aufwenden. Auf der Grundlage dieser Analyse stimmte das Komitee ungeachtet der Einwände Dubins und einiger anderer gegen eine
Einführung des Verfahrens. »Das Abstimmungsergebnis hat mich umge-
hauen; ich hatte wirklich das Gefühl, die Geschichte wiederholt sich«,[20]
erklärte Dubin während einer Anhörung vor dem Kongreß. Der Kongreßabgeordnete Christopher Shays, entsetzt über die Aktionen des
Komitees, schrieb dem Beauftragten der FDA, David A. Kessler, und erinnerte ihn daran, daß »Zögerlichkeit angesichts der Aids-Gefahr bereits
einen tragischen Blutzoll gefordert hat«. Er forderte ihn auf, die in sich
»unlogische« Entscheidung des Komitees zu revidieren.[21] Kessler forderte
nicht nur den neuen Test, sondern verlangte auch den Rücktritt der meisten Komiteemitglieder.

Aids brachte nicht ein neues Zeitalter der Wachsamkeit mit sich, sondern
stand auch am Beginn einer neuen Phase, was den wirtschaftlichen Umgang mit Blut betrifft. Die neuen Testreihen ließen den Preis pro Einheit
um 25 bis 35 Dollar steigen – ein beträchtlicher Anteil an den derzeitigen
Kosten von ungefähr 150 bis 200 Dollar pro Einheit. Neben gesundheit-
lichen Erwägungen veranlaßte dieser Preis die Ärzte, weniger Blut zu
verwenden, wann immer dies möglich war, oder den Patienten zu gestat-
ten, einen Blutvorrat für den Eigenbedarf anzulegen. Außerdem wurden
Blutbanken durch gründliche Inspektionen der Bundesbehörden gezwungen, mehr Geld für die Ausbildung ihrer Beschäftigten und die
Qualitätskontrolle auszugeben.

   Keine Organisation litt mehr unter dieser neuen wirtschaftlichen Ordnung als das Nationale Rote Kreuz Amerikas. Nach Jahrzehnten des
Wohlstands und des Ruhms brach der Apparat zusammen, sowohl in Hinblick auf die Bilanzen als auch auf die öffentliche Meinung. Nachdem die
Organisation ihren Abmachungen mit der FDA aus dem Jahre 1988 nicht

gerecht geworden war, wurde ihr nun eine gerichtlich angeordnete Be-
willigungsverfügung serviert, die sie zu einer Reihe von Verbesserungen
unter einem verschärften Zeitplan zwang. Das Rote Kreuz hatte eine
neue, prominente Präsidentin angeworben – die ehemalige Arbeitsmini-
sterin Elizabeth Hanford Dole –, um sein Geschick wieder zum Guten zu
wenden. Kurz nach Amtsübernahme kündigte sie eine Reihe grundlegen-
der Veränderungen an, um Personal abzubauen, Labors zusammenzulegen
und das Computersystem auf den neuesten Stand zu bringen, ein Sieben-
jahresprogramm, dessen Kosten sich auf 287 Millionen Dollar beliefen.[22]
Ausgerechnet zu der Zeit, als sich die Finanzen der Vereinigung ver-
schlechterten, sah sie sich einer unerwarteten Krise des Gesundheitswesens gegenüber. 1994 starb ein langjähriger Spender des Roten Kreuzes an
der seltenen Creutzfeldt-Jacob-Krankheit, abgekürzt CJK.[23] Dieses noch
kaum verstandene Leiden, auch unter der Bezeichnung BSE (*Bovine Spon-
giforme Encephalopathy* oder Rinderhirnschwamm) bekannt, kann latent
jahrelang vorliegen, ehe es Löcher im Gehirn verursacht, das das Aussehen
eines Schwammes annimmt; sie führen schließlich zu Demenz und Tod.
(In Europa brach eine regelrechte Panik aus, als britisches Rindfleisch als
möglicher Krankheitsüberträger genannt wurde.) Bisher wurden keinerlei
Fälle von transfusionsbedingter CJK dokumentiert, doch im Gefolge der
weiter anhaltenden Aids-Epidemie stellte das Rote Kreuz alle Plasmachargen unter Quarantäne, die Blut des Mannes enthielten. Als die FDA
nach monatelangen Verhandlungen die Vernichtung des Materials anordnete, verlor das Rote Kreuz dadurch mehrere Millionen Dollar. Anschließende Rückrufe kosteten das Rote Kreuz insgesamt 130 Millionen Dollar.[24]
Diese Verluste ließen die Sparte der biomedizinischen Dienste der Organisation, die allein 1995 113 Millionen Dollar einbüßte,[25] finanziell ausbluten. Zum Ausgleich versuchte das Rote Kreuz, seine Geschäfte auszuweiten. Es bot Kliniken in Gebieten, wo es zuvor kein Blut verkauft
hatte, verlockende Preisnachlässe, während es die Preise in den bisher belieferten Gebieten erhöhte. Die taktischen Manöver und die Entlassungen höhlten die Moral aus; etliche Angestellte des Roten Kreuzes in
Springfield, Arizona, trennten sich enttäuscht von der Organisation und
bauten ihre eigene Gemeindeblutbank auf. Das Rote Kreuz reagierte mit
einer Klage, die ehemaligen Angestellten hätten angeblich seine Spender-
listen gestohlen. Dieser wie auch andere Vorfälle machten deutlich, daß
die Allianz der Blutbankenbetreiber ohne den gemeinsamen Gegner Aids
zusammengebrochen war. Die Wettbewerber fielen in ihr altes Geschäfts-
gebaren zurück – Fehden, Verleumdungen, halsabschneiderische Konkurrenz – und trugen so zu regelmäßigen Verknappungen bei der Blutversorgung in mehreren Regionen bei.

In Europa, wo die Märkte sich dramatisch veränderten, begann für die Wirtschaft ein neues Zeitalter. Europa wurde zu einer wirtschaftlichen Einheit, und damit änderten sich auch die Regelungen für Blutprodukte. Sie galten nun offiziell als pharmazeutische Produkte und konnten die europäischen Grenzen trotz überkommener Bemühungen, sie draußen zu halten, ungehindert passieren. Das französische Monopol für Gerinnungsfaktoren beispielsweise zerbröckelte, als deutsche und amerikanische Erzeugnisse nach Frankreich vordrangen: Von den ursprünglich sieben Fraktionierungsfirmen in Frankreich blieben nur zwei im Geschäft.[26] Für andere kleine Fraktionierer wie die schwedische Kabi oder die dänische Novo Nordisk wurde es zunehmend schwierig, sich über Wasser zu halten. Selbst zwei der Branchenriesen – die in französischem Besitz befindliche Armour und die deutschen Behringwerke – vereinigten ihr Anlagevermögen in einer neuen Firma, der Centeon in Pennsylvania. So wurden allmählich weltweit immer mehr Plasmaerzeugnisse von einer schrumpfenden Zahl global operierender Firmen kontrolliert.

Die Blutwirtschaft in den ehemals kommunistischen Ländern sah sich einschneidenden Veränderungen ausgesetzt, da mit dem Fall der Regierungen auch das System der »Zwangsrekrutierung« fiel. In ganz Osteuropa gingen die Spenden drastisch zurück, und verarmte Einwohner strömten in die gewerblichen Plasmapheresezentren, die von findigen westlichen Unternehmern eingerichtet wurden. In Rumänien baute beispielsweise die deutsche Firma UB Plasma ein Zentrum in einem Industrieviertel bei Bukarest auf.[27] Sie bezahlte 12 Mark pro Spende und hielt sich nicht mit Auswahltests auf. Man hatte schon eineinhalb Tonnen Plasma gesammelt, ehe das Ganze vom Gesundheitsministerium gestoppt wurde. Ein halbes Jahr lang lagerte das Plasma in einem Kühlhaus, doch als dann eine rückschrittliche Regierung an die Macht kam und den deutschen Geschäftsleuten die Ausfuhr genehmigte, wurde es schließlich nach Deutschland gebracht. Dort spielte es im Rahmen eines größeren Skandals eine Rolle, als bekannt wurde, daß UB Plasma selbst bei ihren Sammlungen in Deutschland nur gelegentlich auf Aids getestet hatte. Das Unternehmen hatte Tausende Einheiten von Blutprodukten an Krankenhäuser in Deutschland (darunter auch ein amerikanisches Militärhospital) und in mindestens einem halben Dutzend anderer Länder geliefert. 1995 wurde die Firma von den Behörden geschlossen und ihre Führungskräfte zu Gefängnisstrafen verurteilt.

1979 führte Ryoichi Naito im Alter von dreiundsiebzig Jahren sein gewagtestes Experiment durch.[28] Als er einige Jahre zuvor im Ausland gewesen war, hatte er einen Zeitungsartikel über eine ungewöhnliche Flüssigkeit, genannt Fluosol, gelesen. Sie gehört zu einer Klasse von Substanzen, die man als Perfluorkohlenstoffe bezeichnet – auch Teflon gehört dazu –, und kann große Mengen gelösten Sauerstoffs aufnehmen. Naito hatte von einem Versuch gelesen, bei dem Leland Clark an der University of Cincinnati eine Maus in einen Behälter mit Fluosol gesetzt und gleichzeitig Sauerstoff in die Flüssigkeit gepumpt hatte. Der Nager blieb mehr als eine Stunde am Leben. Naito war von den Möglichkeiten dieser Flüssigkeit fasziniert, da er glaubte, sie vielleicht als Ersatz für rote Blutkörperchen verwenden zu können.[29]

Die »Alte Lokomotive« machte sich sofort an die Arbeit. Er fuhr nach Amerika, um mehr über die Substanz zu erfahren, besuchte zahlreiche Symposien und verstärkte seine eigene Forschung in Japan. Innerhalb weniger Jahre entwickelte er eine Formel mit der Bezeichnung Fluosol-DA, die er Katzen, Kaninchen, Affen und Hunden injizierte. Im allgemeinen vertrugen es die Tiere gut, obwohl die Hunde einen schnellen, aber vorübergehenden Blutdruckabfall zeigten – Hinweise auf eine allergische Reaktion. Dann schickte er eine kleine Menge der Flüssigkeit nach Deutschland, wo Forscher jeweils mehr als einen Liter in sieben Unfallopfer injizierten, deren Gehirntod festgestellt worden war und die man künstlich am Leben gehalten hatte. Die Flüssigkeit zirkulierte ungehindert in ihren Körpern; anschließende Autopsien ergaben keine Anzeichen organischer Schädigungen. Der nächste Schritt, das war Naito klar, bestand darin, einem gesunden Menschen Fluosol zu injizieren. Er diskutierte die Frage mit einem befreundeten Chirurgen an der Medizinischen Hochschule der Universität Kobe, der ihn warnte, die Art des bei den Hunden beobachteten Blutdruckabfalls könnte einen Menschen umbringen. Monatelang debattierten sie, wer als erstes menschliches Versuchskaninchen in Frage käme.

»Ich war zutiefst beunruhigt«, schrieb Naito in seinen Memoiren. »Wenn ich einen anderen als mich selbst auffordern würde, sich die Infusion geben zu lassen, und er stürbe ... wäre ich der Mörder. Ungeheure Mühen und große Summen, die ich für diese Untersuchungen ausgegeben hatte, wären auf einen Schlag zunichte gemacht und ich als Präsident der Firma allein verantwortlich dafür.«

Schließlich setzten sich Naitos Argumente durch – seiner Überzeugung nach war er der einzige, an dem das Experiment durchgeführt werden sollte. Diese Entscheidung hielt er bis zum Abend vor dem Versuch, an dem er es seiner Frau sagte und sein Testament machte, geheim.

Am 8. Februar 1979 fand das Experiment statt. Naito lag in einem Krankenhausbett, aus dem überall Katheter und Elektroden ragten, umgeben von besorgten Ärzten und Kollegen. Die Ärzte infundierten

zunächst einen Milliliter Fluosol und warteten eine halbe Stunde lang auf
eine Reaktion. Als die Instrumente keine abnormen Werte zeigten, gaben
sie einige Milliliter mehr dazu, bis sie insgesamt 20 ml infundiert hatten.
Nach vierundzwanzig Stunden ohne Reaktion schickten die Ärzte Naito
vollkommen gesund nach Hause. Später meldete sich noch ein weiteres
Dutzend Führungskräfte freiwillig, und bei keinem traten ungewöhnliche
Reaktionen auf.

Naitos Versuch bahnte einer Fülle von Forschungsvorhaben den Weg,
die einen alten Traum wahr machen sollten – einen Ersatz für rote Blutkörperchen ohne deren Nachteile zu finden. Ein synthetischer Sauerstoffträger wie Fluosol müßte nie auf übereinstimmende Blutgruppen oder
auf Krankheiten getestet werden. Auch eine Kühlung wäre nicht mehr
notwendig. Militäreinheiten und Krankenwagen hätten stets einen ge-
brauchsfertigen Vorrat zur Hand. Krankenhäusern stünde immer genügend Nachschub zur Verfügung. Vorbei die Zeiten saisonbedingter Verknappungen und öffentlicher Aufrufe – Blut und alle seine Bestandteile
würden endlich bloße Arzneimittel. Naito und seine Kollegen machten
voller Begeisterung weiter, ebenso einige seiner amerikanischen Zunft-
genossen. Doch obwohl die Flüssigkeit sicher schien, stellte sich heraus,
daß Patienten nach umfangreichen, langfristigen Infusionen (wie schon
die Langzeit-Plasmaempfänger im Zweiten Weltkrieg) unter Sauerstoffmangel litten. Es hatte den Anschein, als könne Fluosol unter normalen
atmosphärischen Bedingungen nicht genug Sauerstoff transportieren, um
die Patienten ausreichend damit zu versorgen.

Im nächsten Stadium der Forschung begaben die Wissenschaftler sich
mitten ins Zentrum des Systems, in das sauerstofftragende Pigment der
roten Blutzellen. Hämoglobin ist ein Proteinkomplex, eine vierteilige, in
Form einer dreidimensionalen Brezel verschränkte Struktur, in der jeder
der vier Teile in seinem Kern ein Eisenatom enthält. Dieser in der Zelle
eingeschlossene Proteinkomplex kann ohne weiteres Sauerstoff abgeben
und aufnehmen. Mit der Zeit entartet die rote Blutzelle jedoch. Das Hä-
moglobinpigment tritt aus und zerfällt in seine Bestandteile – Bruchstücke, die nicht nur keinen Sauerstoff mehr transportieren, sondern sich
auch als schädlich erweisen können, wenn sie sich in den Nieren ansam-
meln. Das Problem war also, diese Bestandteile intakt zu halten.

In den letzten fünfzehn Jahren versuchten Wissenschaftler unter weit-
gehender Finanzierung durch das Militär, das Hämoglobin zurückzuge-
winnen, zu reparieren oder es synthetisch herzustellen. Die Firma
Biopure zum Beispiel entzog dem Blut von Kühen Hämoglobin und rei-
nigte es ausreichend, um allergische Reaktionen zu vermeiden. Biopure
hatte vor dem Golfkrieg einige Versuche in kleinerem Maßstab durchge-

führt und wollte die Militärs dazu überreden, ihr Produkt nach Saudi-Arabien zu schicken.[30] Dort hatten die Militärs mit Verwundeten wie bei der Invasion in der Normandie gerechnet und große Mengen Blutprodukte bereitgestellt. (Diesmal waren ihre Vorausberechnungen jedoch falsch. Sie hatten einen täglichen Bedarf von sechstausend Einheiten roter Blutkörperchen geschätzt, um etwa fünfzehnhundert Verwundete versorgen zu können, doch sie verbrauchten insgesamt nur tausend Liter, von denen das meiste für verwundete Iraker verwendet wurde.)[31] Die Militärs lehnten ab, da sie befürchteten, das fremde Protein könne bei den ohnehin schon an Dehydrierung leidenden GIs Nierenschäden verursachen.

Die Zurückhaltung des Pentagon erwies sich als nicht allzu entmutigend, denn mittlerweile entwickelten mehrere Unternehmen Ersatzstoffe für Hämoglobin, die für einen Test am Menschen sicher genug sind. Der den meisten von ihnen zugrundeliegende Prozeß stabilisiert das Pigment, so daß es auch außerhalb der schützenden Zellmembran der roten Blutkörperchen intakt bleibt. Baxter beispielsweise entwickelte ein Verfahren, bei dem Blut mit abgelaufenem Haltbarkeitsdatum aus Blutbanken abgeholt wird. Man bricht die roten Blutkörperchen auf und fügt mittels einer chemischen »Naht« die Bestandteile des Hämoglobins wieder zusammen. Bei der Firma Somatogen dachte man sich eine andere Methode aus, bei der man den genetischen Code von Bakterien verändert.[32] Das veranlaßt sie, ein für diesen Zweck geeignetes Hämoglobin zu produzieren, dessen Vernetzungen stark genug sind, daß es auch außerhalb der schützenden roten Blutzelle überleben kann. Mit diesen und anderen Produkten, die derzeit noch getestet werden, stehen die Chancen nicht schlecht, innerhalb der nächsten paar Jahre einen Ersatz für Hämoglobin zu bekommen.

An diesem Tag wird dann ein weiteres Geheimnis des Blutes gelöst sein. Die Geschichte des Blutes ist immer eine Geschichte der Zerlegung gewesen, von Plasma zu Albumin und weiter zu Antikörpern und Gerinnungsfaktoren – und künstliches Hämoglobin wäre ein weiterer Schritt in dieser Richtung. Doch es wäre noch immer nicht der letzte Schritt. Denn trotz des Optimismus dieser Unternehmen und ihrer Geldgeber haben die Ersatzstoffe für Hämoglobin eine weit kürzere Lebensdauer als rote Blutkörperchen – statt mehrerer Wochen halten sie sich nur zwei oder drei Tage –, so daß sie allenfalls als kurzfristiger Ersatz in Frage kommen, ehe man mit Infusionen von roten Blutkörperchen weitermacht. Außerdem dürften die Erzeugnisse für den größten Teil der Welt zu teuer werden.

Es wird also weiterhin notwendig sein, Blut zu sammeln. Aus diesem Grund wird es zunehmend wichtig, rechtzeitig auf mögliche Gefahren zu

reagieren – denn Blut als menschlichstes aller Handelsgüter ist so verletz-
lich wie die Menschen, in denen es zirkuliert. Auch wenn das Blutwesen
einige Krankheiten unter Kontrolle brachte, so stehen doch andere auf
dem Sprung, die jederzeit dort eindringen können.

Die schon erwähnte CJK stellt eine neue Bedrohung dar. Obwohl
man nie beweisen konnte, daß die Krankheit durch menschliches Blut
übertragen wird, überprüfen die Blutspendedienste einiger Länder ihre
Spender mittlerweile darauf, ob in ihrer Familie solche Krankheitsfälle
auftraten oder ob sie durch bestimmte Gewebetransplantationen damit
in Kontakt kamen. Die »hypothetische« Möglichkeit einer Übertragung
auf dem Blutweg veranlaßte die englischen Behörden, heimisches
Plasma von der Arzneimittelherstellung auszuschließen und statt dessen
wieder auf Importe zurückzugreifen. Das war eine paradoxe Kehrtwendung für einen Staat, der sich während der Aids-Jahre so sehr für Unabhängigkeit von fremder Hilfe eingesetzt hatte. In Amerika wurde schon
so viel Plasma zurückgerufen, daß der Branche ein Schaden in Höhe von
Hunderten Millionen Dollar entstand. Die massive Zurückhaltung
möglicherweise CJK-verseuchter Substanzen führte zu massiven Verknappungen von Immunglobulin, das für Tausende lebensnotwendig ist.
Das Problem nahm solche Ausmaße an, daß der Kongreßabgeordnete
Christopher Shays im Frühjahr 1988 Anhörungen anberaumte, um festzustellen, ob die Industrie die Substanz hortete oder zu große Mengen
ins Ausland exportierte. Die Verknappung hatte jedoch vielfältige
Gründe – eine zunehmende Nachfrage, die Schließung von Fabriken,
die Überholung veralteter Anlagen, um den erforderlichen Standards zu
entsprechen, die Nachfrage auf anderen Märkten sowie die Notwendigkeit, das – möglicherweise rein theoretische – Risiko der Ausbreitung
einer Krankheit zu vermeiden. Kurz gesagt: Die Krise war eine Folge der
Schwierigkeiten bei der Vermarktung von Blutprodukten in einer Gesellschaft nach Aids.

Mit ökologischen Störfällen, Wanderungsbewegungen der Menschen
und dem globalen Flugverkehr, die fremde Krankheitserreger näher an
uns heranbringen, drohen weitere exotische Krankheiten. Als nach dem
Golfkrieg sieben heimkehrende Soldaten von dem Leishmania-Erreger,
einem Parasiten aus dem Mittleren Osten[33], befallen waren, schlossen die
Blutbanken zeitweilig eine Million Army-Veteranen vom Blutspenden
aus. Die Chagas-Krankheit, die von einem in Lateinamerika heimischen
Parasiten der roten Blutkörperchen hervorgerufen wird[34], ist infolge des
Reiseverkehrs und der Einwanderung auch in den Vereinigten Staaten
aufgetaucht. Die Krankheit kann jahrzehntelang unentdeckt bleiben –
einigen Blutzentren bereitet das solche Sorgen, daß sie Spender aus-

schließen, die nach Südamerika gereist waren, ob sie nun Anzeichen einer Infektion aufweisen oder nicht.

Selbst eine Krankheit, die durch Prüfverfahren aus der Blutversorgung ausgeschlossen wurde, kann anscheinend zurückkommen und eine stille Epidemie auslösen. 1990 und 1992 führten amerikanische Blutbanken eine Reihe rigoroser Testverfahren ein, um Träger von Hepatitis C auszuschließen; die Krankheit wurde anschließend kaum mehr durch Blutprodukte übertragen. Doch erst jetzt, Jahrzehnte später, wird die Häufigkeit der Krankheit erkennbar. Man nimmt an, daß mehr als vier Millionen Amerikaner infiziert wurden, einige hunderttausend davon bei Bluttransfusionen. Die Zahl der blutbedingten Todesfälle könnte so die von Aids übertreffen. Wie gut die Wissenschaftler das Blut auch zu kennen glauben, sie können tatsächlich niemals für die Sicherheit all seiner Bestandteile einstehen. Selbst die Immunglobuline, von denen man immer annahm, sie könnten keine Erreger transportieren, übertrugen in einigen Fällen Hepatitis C.[35] Daraus läßt sich nur ein Schluß ziehen: Wie sicher wir unsere Blutvorräte in gemeinsamen Anstrengungen auch immer machen, es werden neue Gefahren auftauchen – und man wird sie oft erst nachträglich erkennen und verstehen.

Der Rohstoff und seine Risiken werden uns immer begleiten, und der Menschheit bleibt nichts anderes übrig, als sie realistisch zu betrachten. Der Versuch wäre verlockend, ein umfassendes System für den Umgang mit Blut zu entwickeln, eine einzige Infrastruktur, die besser funktioniert als alle anderen. Doch wenn man die Tragödien mit verseuchtem Blut in den achtziger Jahren untersucht, wird deutlich, daß kein System gegen Fehler immun war, sei es nun kapitalistisch, kommunistisch, monolithisch oder dezentralisiert gewesen. Ländern, die mit relativ geringen Erkrankungsraten aus der Krise hervorgingen, waren einige schlichte Faktoren gemeinsam: Die jeweils Zuständigen arbeiteten gewissenhaft und förderten ein schnelles Reagieren, freimütige Kommunikation und genaue Kontrolle der Versorgungsquellen. Sicherheit ist eine Frage der Praxis, nicht der Ideologie.

Als ich mit den Nachforschungen für dieses Buch begann, baten mich einige der befragten Blutbankenbetreiber dringend, Blut nicht als Handelsgut, sondern als kostenloses Geschenk von Spendern darzustellen. Die dahinter verborgene Botschaft lautete, Blutprodukte aus bezahlten Plasmapheresespenden seien nicht nur riskant, sondern auch von Natur aus unmoralisch. Genau dieses Denken brachte die Betreiber von Blutbanken allerdings in vielen Ländern in Schwierigkeiten: Da sie Blut als Gegenstand nationalen Stolzes betrachteten, reagierten sie nicht schnell genug, als Blutprodukte verseucht wurden. Andererseits führte die Betrachtung des Blutes als bloßer Handelsware zu den Mißbräuchen der siebziger Jahre, als sich die »Vampir«-Sammler in der dritten Welt etablierten.

Piet Hagen, der das globale Blutwesen in seinem Buch *Blood: Gift or Merchandise* beschrieben hat, hebt mit dem Titel die vorherrschende zwiespältige Betrachtungsweise hervor. Für ihn und für Gelehrte wie Titmuss und viele gemeinnützige Blutbankenbetreiber kann Blut sowohl ein Handelsgut als auch ein Geschenk sein – moralisch verderbt oder einwandfrei, verseucht oder rein. Tatsächlich ist Blut Geschenk *und* Ware zugleich, und die Menschheit wird Blutprodukte nur dann mit ausreichender Sorgfalt und Intelligenz nutzen können, wenn sie sich auf die doppelte Natur von Blut einläßt. Blut ist eine kostbare und gefährliche Medizin. Wir müssen sorgfältig darauf achten, wie wir damit umgehen.

Anmerkungen

Die Recherchen für dieses Buch erforderten Reisen in neun Länder über einen Zeitraum von fünf Jahren und das Zusammentragen Tausender Dokumente und Interviews. Aus Gründen der Klarheit und Kürze habe ich nur die Referenzen angegeben, die sich direkt auf das zitierte Material beziehen. Wo immer es möglich war, habe ich um der Nachvollziehbarkeit willen dem Leser alle Referenzen und Archive genannt. In einigen Fällen stammen Unterlagen jedoch von Einzelpersonen, die anonym bleiben müssen. Obwohl diese Dokumente echt und als solche bestätigt sind, sind sie somit nicht in öffentlichen Archiven zu finden.

Vorwort

1 Preisangaben freundlicherweise zur Verfügung gestellt vom American Petroleum Institute, ca. März 1998.
2 Dieser annähernde Wert basiert auf Kosten von rund 120 Dollar pro Liter für das Sammeln von Vollblut (einschließlich Labor, Ausrüstung und anderer Kosten) vor Überprüfung und Trennung der einzelnen Bestandteile. Unter Blutbankern sind die genauen Werte höchst umstritten und Gegenstand zahlreicher Untersuchungen. Interviews mit James P. AuBuchon, Walter Dzik und Robert Westphal.
3 Bei dieser groben Schätzung wurden die Wertangaben für Plasmaprodukte und Vollblut zusammengefaßt. Bei Plasmaprodukten beläuft sich der Ertrag auf rund fünf Milliarden Dollar pro Jahr (American Blood Resources Association). Vollblut wird gewöhnlich kein Geldwert beigemessen, da es auf einer nichtkommerziellen Basis gehandhabt wird. Dennoch ist es aufschlußreich, dafür einen Geldwert anzusetzen. Weltweit werden jährlich etwa 45,8 Millionen Liter gesammelt (Ennio C. Rossi, Toby L. Simon, Gerald S. Moss, *Principles of Transfusion Medicine*, 2. Aufl. Baltimore: Williams and Wilkins, 1995, S. 918), was bei einem derzeitigen Wiederverkaufswert von (laut Industrieberichten) 300 Dollar aufwärts pro Liter einem Wert von ungefähr 13,5 Milliarden Dollar entspricht. Nimmt man den Wert von Plasmaprodukten hinzu, so kommt man bei vorsichtiger Schätzung auf 18,5 Milliarden.

1 Das Blut eines sanftmütigen Kalbes

1 J. Denis, »An extract of a letter . . .«. In: *Philosophical Transactions 2* vom 10. November 1667, S. 617–24.
2 Ibid., S. 620.
3 Fielding H. Garrison, *An Introduction to the History of Medicine*. Philadelphia, London: W. B. Saunders, 1929, S. 236–309; Will und Ariel Durant, *The Story of Civilization: The Age of Louis XIV*. New York: MJF Books, 1963, S. 522–30. Dt.: Will und Ariel Durant, *Kulturgeschichte der Menschheit*. Frankfurt/Main: Ullstein, 1982.

4 Persönliche Beobachtung, Porträt von Denis in der Fakultät für Medizin in Paris.

5 Jean-Jacques Peuméry, »Les origines de la transfusion sanguine: II«. In: *Clio Medica* 9, Nr. 3, 1974, S. 215–18.

6 Denis, »Extract«, a. a. O., S. 617–24.

7 Ibid., S. 621.

8 Durant, *Civilization*, a. a. O., S. 495–98.

9 Garrison, *History of Medicine*, a. a. O., S. 220.

10 Earle Hackett, *Blood*. New York: Saturday Review Press, 1973, S. 91.

11 Jahre später zog der Experimental Philosophy Club nach London um und wurde zur Royal Society. Beide Organisationen veröffentlichten *Philosophical Transactions*, eine Zeitschrift, die die erste wissenschaftliche Chronik ihrer Zeit war und noch heute publiziert wird.

12 John H. Talbott, *A Biographical History of Medicine*. New York, London: Grune & Stratton, 1970, S. 151–53.

13 Merril W. Hollingsworth, »Blood transfusion by Richard Lower in 1665«. In: *Annals of Medical History 10*, 1928, S. 213–25; Geoffrey Keynes, Hrsg., *Blood Transfusion*. Bristol: John Wright & Sons, 1941; London: Simpkin Marshall, 1949, S. 9.

14 Hollingsworth, »Blood transfusion«, a. a. O., Diese Stelle ist die Übersetzung eines Abschnitts aus Lowers grundlegendem, in Latein geschriebenem Werk *Tractatus de Corde* (Richard Lower, *Tractatus de Corde*. Amstelodamum, 1669). Darin bezieht sich Lower bei seinen Experimenten auf den alten Julianischen Kalender, obwohl fast ganz Europa sich dem modernen Gregorianischen Kalender zugewandt hatte. So stimmen die von ihm im Text angegebenen Daten nicht mit denen überein, die Wissenschaftler als die jeweiligen aktuellen Jahre eingestuft haben.

15 [Robert] Boyle, »Trials proposed by Mr. Boyle to Dr. Lower...«. In: *Philosophical Transactions 1* vom 11. Februar 1666, S. 385–88.

16 Samuel Pepys, *Diary of Samuel Pepys*, Nov. 14, 1666, zitiert bei Hollingsworth, »Blood transfusion«, a. a. O., S. 224; Dt.: Samuel Pepys, *Das geheime Tagebuch*. Leipzig: Insel, 1980.

17 Peuméry, »Origines«, a. a. O., S. 152.

18 J. Denis, »Concerning a new way of curing...«. In: *Philosophical Transactions 2* vom 22. Juli 1667, S. 489–504.

19 Ibid., S. 501–3.

20 Ibid., S. 503–4.

21 Hollingsworth, »Blood transfusion«, a. a. O.

22 Samuel Pepys, *Diary of Samuel Pepys*, 21. Nov. 1666, zitiert bei Hollingsworth, »Blood Transfusion«, a. a. O., S. 225.

23 Bernard J. Ficarra, »The evolution of blood transfusion«. In: *Annals of Medical History*, 3. Folge, Nr. 4, 1942, S. 305–6; Peuméry, »Origines«, a. a. O., S. 227–32.

24 Peuméry, »Origines«, a. a. O. S. 215–50; Francis R. Packard, »The physicians of Paris versus those of Montpellier«. In: *Annals of Medical History 4*, 1922, S. 357–75.

25 Peuméry, »Origines«, a. a. O., S. 225–50.

26 J. Denis, »An extract of a printed letter...«. In: *Philosophical Transactions 3* vom 15. Juni 1668, S. 710–13.

27 Ibid., S. 711.

28 Ibid., S. 710–13.

29 »An extract of the sentence, given at the Châtelet...«. In: *Philosophical Transactions 3* vom 15. Juni 1668, S. 713–15.

30 Antoine wäre auf jeden Fall gestorben. Wenn seine Frau ihn nicht vergiftet hätte und

es Denis gelungen wäre, dem Patienten Blut zu infundieren, so hätte Antoines Immunsystem darauf, daß es zum dritten Mal fremdem Blutprotein ausgesetzt gewesen wäre, so heftig reagiert, daß er dies nie überlebt hätte.

31 Ibid., S. 715.

32 »A letter written by an intelligent and worthy English man from Paris . . .«. In: *Philosophical Transactions 4* vom 13. Dezember 1669, S. 1075–77. Byron Myhre, Chef der Klinischen Pathologie am UCLA-Harbor Medical Center, brachte die Malariafieber-Erklärung vor und lieferte die geschichtlichen Daten zur Behandlung des bei Syphilis auftretenden hohen Fiebers mit Malariaerregern (persönliches Gespräch).

2 »Kein wundersamer Mittel denn Aderlaß«

1 Gilbert R. Siegworth, »Bloodletting over the centuries«. In: *New York State Journal of Medicine*, Dezember 1980, S. 2024.

2 Fielding H. Garrison, »The history of bloodletting«. In: *New York Medical Journal 97*, 1913, S. 432–37, 498–501.

3 Ibid., S. 434.

4 Ibid., S. 435.

5 O. Cameron Gruner, *A Treatise of the Canon of Medicine of Avicenna*. London: Luzac, 1930, S. 501–8; John H. Talbott, *A Biographical History of Medicine*. New York, London: Grune & Shatton, 1970, S. 20–21.

6 Garrison, *»History«*, a. a. O., S. 435.

7 Peter Bowron, »Bloodstained mementos of medieval medicine«. In: *History Today*, Oktober 1988, S. 4–5.

8 »Bloodletting in talmudic times«. In: *Bulletin of the New York Academy of Medicine 62*, 1986, S. 935–46.

9 Garrison, *History*, a. a. O., S. 498.

10 Francis R. Packard, »Guy Patin and the medical profession in Paris in the seventeenth century«. In: *Annals of Medical History 14*, 1922, S. 366; Garrison, *History*, a. a. O., S. 499.

11 Packard, »Guy Patin«, a. a. O., S. 363.

12 Packard, »Guy Patin«, a. a. O., S. 232.

13 Es gibt einige Ausnahmen von dieser Regel, auch in der heutigen Zeit. Ein Umstand, der den Aderlaß rechtfertigt, ist Erythrozytose, ein Übermaß an roten Blutkörperchen; ein weiterer eine »Hämochromatose« genannte metabolische Fehlfunktion, bei der der Körper zuviel Eisen aufnimmt.

14 Packard, »Guy Patin«, a. a. O., S. 232.

15 Garrison, *History*, a. a. O., S. 499.

16 Will und Ariel Durant, *The Story of Civilization: The Age of Louis XIV*, a. a. O., S. 121.

17 Audrey Davis und Tony Appel, *Bloodletting Instruments in the National Museum of History and Technology*. Washington, D.C.: Smithsonian Institution Press, 1979.

18 Ibid., S. 35; Gilbert R. Siegworth, »Bloodletting over the centuries«, a. a. O., S. 2022–28.

19 Siegworth, »Bloodletting over the centuries«, a. a. O., S. 2026–27.

20 Paul J. Schmidt, »Transfusion in the eighteenth and nineteenth centuries«. In: *New England Journal of Medicine 279* vom 12. Dezember 1968, S. 1319.

21 Eine bemerkenswerte Ausnahme waren die Pocken. Zur Revolutionszeit hatten die Ärzte diese nicht nur als Krankheit identifiziert, sondern auch eine Impfung dagegen gefunden. Dadurch, daß mit der Nadel, mit der vorher die Pustel eines Infizierten

aufgestochen worden war, ein anderer Patient gestochen wurde, wurde wirksam Immunität übertragen. George Washington ließ seine Truppen auf diese Art behandeln – die erste Massenimpfung in der Geschichte des Militärs.

22 J. Worth Estes, »Patterns of drug usage in colonial America«. In: *New York State Journal of Medicine 87*, Januar 1987, S. 37–45; weitere Informationen über die Medizin in der Kolonialzeit aus einem Gespräch mit J. Worth Estes.

23 Paul J. Schmidt und James E. Changus, »The bloodletters of Florida«. In: *Journal of the Florida Medical Association,* August 1980, S. 743–47.

24 William Pepper, »Benjamin Rush: an address delivered before the American Medical Association at its annual meeting, June 1889«. In: *Journal of the American Medical Association* (im folgenden als *JAMA* bezeichnet) *14* vom 26. April 1890, S. 593–601.

25 Ausführliche Darstellung der Seuche und der Rolle Rushs bei John H. Powell, *Bring Out Your Dead: The Great Plague of Yellow Fever in Philadelphia in 1793.* New York: Time, Inc., 1965; J. Worth Estes, »Introduction: The yellow fever syndrome and its treatment in Piladelphia, 1793«. In: J. Worth Estes and Billy G. Smith, Hrsg., *A Melancholy Scene of Devastation.* Canton, Mass.: Science History Publications, 1997, S. 1–17; Gespräch mit J. Worth Estes.

26 L. H. Butterfield, Hrsg., *Letters of Benjamin Rush,* Bd. 2, 1793–1813. Princeton, N.J.: Princeton University Press, 1951, S. 663.

27 Butterfield, *Rush Letters,* a. a. O., S. 695.

28 Powell, *Bring Out Your Dead,* a. a. O., S. 22.

29 a. a. O., S. 130.

30 Pepper, »Benjamin Rush«, a. a. O., S. 599.

31 Paul F. Lambert, »Benjamin Rush: physician in politics«. In: *Oklahoma State Medical Association 65,* 1972, S. 218–24.

32 Nicholas E. Davies, Garland H. Davies und Elizabeth D. Sanders, »William Cobbett, Benjamin Rush, and the death of General Washington«. In: *JAMA 249* vom 18. Februar 1983, S. 914.

33 a. a. O., S. 913.

34 a. a. O., S. 914.

35 Ibid.

36 Ibid.

37 Ibid.

38 Ibid.; siehe auch »The medical history of George Washington (1732–1799)«. In: *Mayo Clinic Proceedings Staff Meetings 17,* 1942.

39 Worthington C. Ford, *The Writings of George Washington,* Bd. 14. New York: G. Putnam's Sons, 1893, S. 246–49.

40 Davies u. a., »Cobbett, Rush«, a. a. O., S. 914; zur ausführlicheren Diskussion siehe auch John P. Carroll and Mary W. Ashworth, *George Washington,* Bd. 7. New York: Charles Scribner's Sons, 1957, S. 617–47.

41 Davies u. a., »Cobbett, Rush«, a. a. O., S. 914.

42 Butterfield, *Rush Letters,* a. a. O., S. 1211.

43 J. Henry Clark, »Bloodletting in view of the peculiarities of the present age«. In: *Medical and Surgical Reporter 9,* April 1958, S. 231.

44 Garrison, »*History*«, a. a. O., S. 500.

45 Ibid.

46 Ibid.

47 Zitiert bei A. L. Pahor, »Charles Dickens and the ear, nose, and throat«. In: *Archives of Otolaryngology 105,* Nr. 1, Januar 1979, S. 1–5.

48 John H. Warner, »Therapeutic and the Edinburgh bloodletting controversy: two per-spectives on the medical of science in the mid-nineteenth century«. In: *Medical History 24*, 1980, S. 241–58.

49 Walter R. Steiner, »Dr. Pierre-Charles Louis, a distinguished Parisian teacher of American medical students«. In: *Annals of Medical History 2*, 1940, S. 451–60; siehe auch Garrison, »*History*«, a. a. O., S. 500–501.

50 J. Worth Estes, »George Washington and the doctors: Treating America's first super-hero«. In: *Medical Heritage*, Januar/Februar 1985, S. 43–57.

3 Eine seltsame Verklumpung

1 T. W. Clarke, »The birth of transfusion«. In: *Journal of History of Medicine*, Sommer 1948, S. 337–38.

2 Carrel erzählte den Vorfall seinem Mitbewohner, einem anderen Arzt, der die Ge-schichte später zu Papier brachte. Diese Aufzeichnung und Carrels anschließende Briefe geben eine ausführliche Beschreibung der Episode.

3 J. Hirsh und B. Doherty, *The First Hundred Years of the Mount Sinai Hospital of New York*. New York: Random House, 1952, S. 92–103.

4 R. J. Bing, »Carrel: a personal reminiscence«. In: *JAMA 250* vom 23./30. Dezember 1983, S. 3297–98; W. S. Edwards und P. D. Edwards, *Alexis Carrel: Visionary Surgeon*. Springfield, Ill.: Charles C. Thomas, 1974.

5 Zur frühen Geschichte der Rockefeller University siehe Edwards und Edwards, *Alexis Carrel*, a. a. O., S. 38–42. (Sie war bis 1954 unter dem Namen Rockefeller Institute bekannt.)

6 Clarke, »Birth of transfusion«, a. a. O., S. 338.

7 L. G. Walker, »Carrel's direct transfusion of a five day old infant«. In: *Surgery, Gyneco-logy & Obstetrics 137*, September 1973, S. 494–96.

8 Ibid., S. 496. Mary Robinson Lambert, das Mädchen, bei dem Carrel eine Transfusion vornahm, wuchs zu einer glücklichen und leistungsfähigen jungen Frau heran. Jahre später, als sie einundzwanzig wurde, gaben die Lamberts eine Dinnerparty mit Carrel als Ehrengast. Mary beschäftigte sich am Neurologischen Institut in New York mit So-zialarbeit; sie starb im Alter von vierunddreißig an einer plötzlichen Gehirnblutung.

9 Ibid., S. 496.

10 Ibid., S. 495.

11 Edwards und Edwards, *Alexis Carrel*, a. a. O., S. 61.

12 Harold W. Jones und G. Mackmull, »The influence of James Blundell on the devel-opment of blood transfusion«. In: *Annals of Medical History 10*, 1928, S. 242–48; Geoffrey Keynes, *Blood Transfusion*, a. a. O., S. 21.

13 Ibid., S. 245.

14 V. Mueller & Co., Chicago, »Blood transfusion outfits« (Anzeige); B. J. Ficarra, »The evolution of blood transfusion«, a. a. O., S. 302–23; J. H. Aveling, »On immediate transfusion«. In: *Transactions of the Obstetrical Society of London 6*, 1865, S. 130.

15 Aveling, »On immediate transfusion«, a. a. O., S. 132.

16 J. H. Aveling, »A successful case of immediate transfusion«. In: *Lancet* vom 3. August 1872, S. 147–48.

17 A. Higginson, »Report of seven cases of transfusion of blood, with a description of the instrument invented by the author«. In: *Liverpool Medical and Chirurgical Journal 1*, 1857, S. 102–10.

18 W. J. Kuhns, »Historical milestones: blood transfusion in the Civil War«. In: *Transfusion 5*, Januar/Februar 1965, S. 92–94.

19 C. E. J. Jennings, *On Transfusion of Blood and Saline Fluids*. London: Baillière, Tindall, and Cox, 1888, S. 106–15.

20 Fritz Schiff, *Selected Contributions to the Literature of Blood Groups and Immunology*, Bd. 4, Teil 2, *Blood Groups and Their Areas of Application*. Fort Knox, Ky.: United States Army Medical Research Laboratory, 1971. Übersetzung von Fritz Schiff, *Die Blutgruppen und ihre Anwendungsgebiete*. Berlin: Springer, 1933.

21 Ibid., S. 180.

22 Biographische Angaben aus P. Speiser, F. Smekal und G. Smekal, *Karl Landsteiner*. Wien: Hollinke, 1961, ²1975, S. 58ff; M. W. Chase, »Notes about Dr. Karl Landsteiner«, unveröffentlichte Aufzeichnung, freundlicherweise zur Verfügung gestellt vom Rockefeller Archive Center; P. Rous, »Karl Landsteiner«, *Obituary Notices of Fellows of the Royal Society 5*, März 1957, S. 71–124.

23 Karl Landsteiner, »Über Agglutinationserscheinungen normalen menschlichen Blutes«. In: *Wiener Klinische Wochenschrift 14*, 1901, S. 1132–34.

24 Mehrere Jahre nach Landsteiners Entdeckung »entdeckten« ein amerikanischer und ein tschechischer Forscher die vier Blutgruppen, ohne voneinander oder von Landsteiner zu wissen. 1907 benannte der Tscheche J. Jansky die Gruppen mit I, II, III und IV, in der Reihenfolge ihrer Häufigkeit. Das System der Mehrfachbenennung verursachte beträchtliche Verwirrung, bis sich die Ärzteschaft 1937 bei einem internationalen Blut-Kongreß auf die Bezeichnungen A, B, AB und 0 einigte.

25 G. Crile, »The technique of direct transfusion of blood«. In: *Annals of Surgery 46*, September 1907, S. 329–32.

26 Gespräch mit Richard E. Rosenfield, Mount Sinai Hospital, New York.

27 Crile, »Technique«, a. a. O., S. 330.

28 Bertram M. Bernheim, *Adventure in Blood Transfusion*. New York: Smith & Durrell, 1942, S. 83.

29 A. a. O., S. 15–16.

30 Reuben Ottenburg, »Reminiscences of the history of blood transfusion«. In: *Journal of the Mount Sinai Hospital 4*, 1938, S. 268.

31 Bernheim, *Adventure*, a. a. O., S. 73–74.

32 L. J. Unger, »Blood Transfusion – 1914 model«. In: *Haematologia 6*, 1972, S. 47–57; Richard E. Rosenfield, »Early twentieth century origins of modern blood transfusion therapy«. In: *Mount Sinai Journal of Medicine*, 1974, S. 626–35; Gespräch mit Richard E. Rosenfield.

33 Reuben Ottenberg und David J. Kaliski, »Accidents in transfusion«. In: *JAMA 61* vom 13. Dezember 1913, S. 2138–40.

34 Robert K. Massie, *Nicholas and Alexandra*. New York: Bantam Books, 1967. Dt.: Robert K. Massie, *Nikolaus und Alexandra*. Frankfurt/Main: Fischer, 1968, S. 144.

35 Ibid., S. 185ff.

36 Ibid., S. 226.

37 Ärzte behandeln Hämophilie mit Substanzen, die die Blutgerinnung begünstigen und die es zur Zarenzeit noch nicht gab. Es könnte jedoch trotzdem stimmen, daß das Beruhigen des aufgeregten Patienten während eines Anfalls helfen kann, die Blutung abklingen zu lassen.

38 Massie, *Nikolaus und Alexandra*, S. 390f.

39 Ibid., S. 407.

40 Ibid., S. 416.

41 Ibid., S. 417.

42 Ibid., S. X.

43 Brief von Turner an Miss Benedict vom 3. November 1939. In: Archiv des Mount Sinai Medical Center.

44 Gespräch mit Richard E. Rosenfield.

45 Gespräch mit Richard E. Rosenfield; »Dr. Richard Lewisohn, 86, dies; discovered blood preservative«, Nachruf in der *New York Times* vom 13. August 1961.

46 R. Lewisohn, »The development of the technique of blood transfusion since 1907«. In: *Journal of the Mount Sinai Hospital 10*, Januar/Februar 1944, S. 605–22.

47 Ibid., S. 612.

48 Archiv des Mount Sinai Medical Center, historische Büroakten, Akte Lewisohn.

49 Lewisohn, »Development«, a. a. O., S. 612. Fast gleichzeitig stießen zwei andere Forscher auf das Natriumcitrat – Albert Hustin aus Belgien und Luis Agote aus Brasilien. Lewisohn kommt das größte Verdienst zu, da er die sicherste Konzentration präzise definierte.

50 Bernheim, *Adventure*, a. a. O., S. 139–40.

4 Lebende Blutkonserven

 1 British Red Cross Society, *Report of the Blood Transfusion Service for the Year Ended Dec. 31st, 1926*. London: Petley & Co. Printers, ohne Datum, S. 5–9. Zur vollständigen Darstellung der frühen Jahre des Dienstes siehe ibid., S. 5–21; Geoffrey Keynes, *Blood Transfusion*, a. a. O., S. 347–60). Zusätzliche Informationen über Olivers Blutdienst aus einem Gespräch mit Allen Waters.

 2 British Red Cross, *Report*, S. 4.

 3 Ibid., S. 18.

 4 Ibid., S. 13.

 5 Geoffrey Keynes, *The Gates of Memory*. Oxford: Clarendon Press, 1981, S. 144.

 6 Ibid., S. 189.

 7 British Red Cross Society, *Blood Transfusion Service Quarterly Circular*, Nr. 13, Oktober 1936, S. 8.

 8 British Red Cross Society, *Blood Transfusion Service Quaterly Circular*, Nr. 1, Oktober 1933, S. 3.

 9 British Red Cross Society, *Blood Transfusion Service Quarterly Circular*, Nr. 4, Juli 1934, S. 3.

10 Ibid.

11 British Red Cross Society, *Blood Transfusion Service Quarterly Circular*, Nr. 16, Juli 1937, S. 5, 8.

12 Brief von H. Ijima an P. L. Oliver vom 8. September 1936, abgedruckt in: British Red Cross Society, *Blood Transfusion Service Quarterly Circular*, Nr. 13, Oktober 1936.

13 *New York Times* vom 11. Februar 1923.

14 Die wachsende Popularität des Blutverkaufs ist aus folgenden Artikeln der *New York Times* zu ersehen: »Ask set price for blood« vom 22. Oktober 1933; »150 students at Michigan give blood to pay their way« vom 15. April 1925; »Sold blood for education« vom 28. Januar 1924; »Sells his blood to wed« vom 20. September 1923; »Yale lists blood selling« vom 17. Oktober 1925; »Blood donors establish new and lucrative trade« vom 10. August 1924.

15 »Giver of blood dies on way to find work«. In: *New York Times* vom 14. Dezember

1924. Percy Oliver betrachtete die Situation in New York mit Geringschätzung. 1929 sagte er in einer Ansprache am Londoner Institute of Hygiene: »Unser Dienst erhebt nicht den Anspruch auf den Titel einer Heldentruppe, doch zumindest können wir für uns beanspruchen, daß wir London vor Skandalen bewahrt haben, wie es sie in New York heutzutage offenkundig gibt.«

16 P. Speiser, F. Smekal und G. Smekal, *Karl Landsteiner*, a. a. O., S. 60.

17 Brief von Storm Van Leeuwen, Pharmaco-Therapeutische Instituut, an Flexner vom 7. Mai 1921, freundlicherweie zur Verfügung gestellt vom Rockefeller Archive Center.

18 Speiser u. a., *Landsteiner*, a. a. O., S. 64.

19 Ibid., S. 72.

20 E. Bendiner, »Karl Landsteiner: dissector of the blood«. In: *Hospital Practice* vom 30. März 1991, S. 102.

21 D. Stetten, »The Blood Transfusion Betterment Association of New York City«. In: *JAMA* 110, 1938, S. 1248–52.

22 Blood Transfusion Betterment Association Incorporated, »Information and instructions to blood donors of the Blood Transfusion Betterment Association Incorporated«, 1929, freundlicherweise zur Verfügung gestellt vom Rockefeller Archive Center.

23 Blood Transfusion Betterment Association, Protokollnotiz vom 26. März 1937, S. 3, freundlicherweise zur Verfügung gestellt vom Rockefeller Archive Center.

24 Stetten, »Betterment Association«, a. a. O., S. 1251. Ein Überblick über die Prinzipien, nach denen das Büro geführt wurde, findet sich auf den Seiten 1248–52.

25 Blood Transfusion Betterment Association, Protokollnotiz vom 17. November 1931, S. 1 f.; Betterment Association, »Information and instructions«, a. a. O. Beide Informationen wurden mir freundlicherweise vom Rockefeller-Archiv geliefert.

26 J. Thorwald, *Crime and Science: The New Frontier in Criminology*, trans. R. and C. Winston. New York: Harcourt, Brace & World, 1967.

27 W. Schneider, »Chance and social setting in the application of the discovery of blood groups«. In: *Bulletin of the History of Medicine 57*, 1983, S. 553.

28 Ibid.

29 Der Vorfall wird beschrieben in der *Chicago Daily Tribune*, vom 19. bis 26. Juli, vom 28. bis 31. Juli, vom 1., 9., 12., 19. August 1930 und vom 9. Juni 1931; Schneider, »Chance and social setting«, a. a. O., S. 552–53; A. Weiner, »On the usefulness of blood grouping in medicolegal cases involving blood relationship«. In: *Journal of Immunology 24*, 1933, S. 450.

30 »Shuffled babies howl as science toils on puzzle«. In: *Chicago Daily Tribune* vom 23. Juli 1930.

31 Ibid.

32 Ibid.

33 »Doctors decide infants are in right homes«. In: *Chicago Daily Tribune* vom 25. Juli 1930.

34 Ibid.

35 »Bambergers steal March by baptism«. In: *New York Times* vom 28. Juli 1930.

36 Ibid.

37 »Baby mixup is still a mixup to Mr. Watkins«. In: *Chicago Daily Tribune* vom 26. Juli 1930.

38 »Bambergers Steal March«, a. a. O.

39 »Bambergers to clinch claim of baby by baptism«. In: *Chicago Daily Tribune* vom 28. Juli 1930.

40 Ibid.

41 T. Huff, *Charlie Chaplin*. New York: Henry Schuman, 1951, S. 283–85; David Robinson, *Chaplin: His Life and Art*. New York: McGraw-Hill, 1985. Dt. David Robinson, *Chaplin*. Zürich: Diogenes, 1989, S. 603ff.

42 Robinson, *Chaplin*, S. 528.

43 Serge Yudin, »Transfusion of stored cadaver blood«. In: *Lancet* vom 14. August, 1937, S. 361–66; Serge Judine, *La Transfusion du sang de cadavre à l'homme*. Paris: Editeurs Masson, 1933. (Yudin und Judine sind alternative Schreibweisen.)

44 Gespräch mit Vitalij Korotich.

45 Biographische Angaben aus Fritz Schiff, *Selected Contributions to the Literature of Blood Groups and Immunology*, Bd. 4, Teil 2, *Blood Groups and Their Areas of Application*, a. a. O., S. 224ff; Y. N. Tokarev, I. Y. Maltseva und G. D. Gloveli, »A. A. Bogdanov k 115-letiju so dnia rozhdenia«. In: *Gematologiia i transfuziologiia*, Dezember 1988, S. 51–55.

46 A. Bogdanov, *Red Star: The First Bolshevik Utopia*, übersetzt von C. Rougle. Bloomington: Indiana University Press, 1984, S. 85–86.

47 Schiff, *Selected Contributions*, S. 224.

48 Ibid.; Gespräch mit Steven Tahan, Harvard Medical School.

49 Tokarev u. a., »A. A. Bogdanov«, a. a. O., S. 51–55.

50 W. N. Shamov, »The transfusion of stored cadaver blood«. In: *Lancet* vom 7. August 1937, S. 306–9.

51 Judine, *Transfusion*, a. a. O., S. 7–10.

52 Yudin, »Transfusion«, a. a. O., S. 361. Vollständige Darstellung von Yudins Experimenten bei Judine, *Transfusion*.

53 C. R. Drew, »The role of Soviet investigators in the development of the blood bank«. In: *American Review of Soviet Medicine 1*, April 1944, S. 360–69.

54 Schiff, *Selected Contributions*, S. 194.

55 British Red Cross Society, *Blood Transfusion Service Quarterly Circular*, Nr. 20, Juli 1938, S. 5.

56 Donald F. Farmer, »Transfusions of cadaver blood: a contribution to the history of blood transfusions«. In: *Bulletin of the American Association of Blood Banks*, Juni 1960, S. 229–34. Zu Experimenten in Indien siehe auch G. N. Vyas, U. L. Munver, D. S. Salgaonkar und N. M. Purandare, »Human cadaver blood for transfusion«. In: *Transfusion 8*, Juli/August 1968, S. 250–53.

57 Jack Kevorkian und Glenn W. Bylsma, »Transfusion of postmortem human blood«. In: *American Journal of Clinical Pathology 35*, Mai 1961, S. 413–19; Jack Kevorkian und John J. Marra, »Transfusion of human corpse blood without additives«. In: *Transfusion 4*, März/April 1964, S. 112–17.

58 Kevorkian and Bylsma, »Transfusion of Postmortem Human Blood«, a. a. O., S. 418.

59 »›Canned blood‹ adds transfusion values«. In: *New York Times* vom 28. November 1937.

60 Ibid.

61 Bernard Fantus, »The therapy of the Cook County Hospital«. In: *JAMA* 109, 1937, S. 128–31; M. Telischi, »Evolution of Cook Country Hospital Blood Bank«. In: *Transfusion 14*, November/Dezember 1974, S. 623–28.

5 Vorspiel zu einem Blutbad

1 »Says transfusion can't alter race«. In: *New York Times* vom 20. Oktober 1935.

2 R. Proctor, *Racial Hygiene: Medicine Under the Nazis*. Cambridge, Mass.: Harvard University Press, 1988, S. 150.

3 Ibid., S. 95; Pauline M. H. Mazumdar, »Blood and soil: The serology of the Aryan Racial State«. In: *Bulletin of the History of Medicine* 64, 1990, S. 209.

4 Proctor, *Racial Hygiene*, a. a. O., S. 150–51.

5 Zu biographischen Angaben siehe Frank R. Camp, Jr., Ellis A. Fuller und Kenneth I. Tobias, »Ludwig Hirszfeld: Physician, scientist, teacher (1884–1954): relevancy of his studies to Karl Landsteiner, military medicine, and other areas«. In: *Military Medicine*, Februar 1978, S. 115–19; William H. Schneider, »Chance and social setting in the application of the discovery of blood groups«. In: *Bulletin of the History of Medicine* 57, 1983, S. 545–62.

6 Ludwig Hirschfeld und Hanka Hirschfeld (alternative Schreibweise: Hirszfeld), »Serological differences between the blood of different races«. In: *Lancet* vom 18. Oktober 1919, S. 675–79.

7 Ibid., S. 678.

8 Eine gründliche Darstellung von Reches serologischen Forschungen findet sich bei Mazumdar, »Blood and soil«, a. a. O., S. 187–219, und bei Schneider, »Chance and social setting«, a. a. O., S. 558–62.

9 Ludwig Hirszfeld, übersetzt, *Constitutional Serology and Blood Group Research*. Fort Knox, Ky.: U. S. Army Medical Research Laboratory, ohne Datum, S. 154.

10 Schneider, »Chance and social setting«, a. a. O., S. 556.

11 Ibid., S. 561.

12 Mazumdar, »Blood and soil«, a. a. O., S. 190.

13 So verlockend die Blutgruppenforschung auch zu sein schien, so setzten die Nazis sie bei der Verfolgung ihrer politischen Ziele doch nie ein: Sie war einfach zu umständlich, um sie bei Einzelpersonen zu verwenden, da alle Bluttypen bei allen Rassen auftreten können. Nachdem die Deutschen Polen erobert hatten, wollten sie es im Zuge des sogenannten Blut-und-Boden-Programms mit »reinen« Deutschen neu besiedeln. In den Neubesiedlungszentren des Reichs, in denen mehr als eine Million Bewerber für die Kolonisierung Polens überprüft wurden, setzte man veraltete Methoden wie die Überprüfung des Familienstammbaums und der physischen Merkmale ein, um zu bestimmen, wer ein echter Arier war. Dennoch illustriert Reches serographisches Werk, bis zu welchem Grad die Nazis Lehre und Wissenschaft pervertierten.

14 Eine Darstellung über die Gesetze und die Mittäterschaft der deutschen Mediziner findet sich bei Proctor, *Racial Hygiene*, S. 65–94, und bei Robert Jay Lifton, *The Nazi Doctors: Medical Killing and the Psychology of Genocide*. New York: Basic Books, 1986.

15 Brief von Herman Nielsen an Karl Landsteiner vom 15. April 1933, freundlicherweise zur Verfügung gestellt vom Rockefeller Archive Center.

16 Brief von Wilhelm Dressler an Karl Landsteiner vom 27. Dezember 1938, freundlicherweise zur Verfügung gestellt vom Rockefeller Archive Center.

17 William Coleman, »The physician in Nazi Germany«. In: *Bulletin of the History of Medicine* 60, 1986, S. 236.

18 Proctor, *Racial Hygiene*, a. a. O., S. 91.

19 Coleman, »Physician«, a. a. O., S. 236–37.

20 Zu Informationen über Bethunes Leben und Schriften siehe Roderick Stewart, *The Mind of Norman Bethune*. Westport, Conn.: Lawrence Hill, 1977, das eine umfangreiche Sammlung seiner Briefe enthält; *New York Times* vom 25. Dezember 1936; *New York Times* vom 7. März 1937.

21 Stewart, *Norman Bethune*, a. a. O., S. 51.

22 Ibid., S. 57.

23 Ibid., S. 56.

24 Ibid., S. 52.

25 Ibid., S. 58.

26 Ibid.

27 Ibid., S. 57.

28 Ibid., S. 63–64.

29 John Gerasi, *The Premature Antifascists*. New York: Praeger, 1986, S. 105.

30 Stewart, *Norman Bethune*, a. a. O., S. 62.

31 Ibid., S. 63.

32 R. S. Saxton, »The Madrid Blood Transfusion Institute«. In: *Lancet* vom 4. September, 1937, S. 606–7.

33 J. W. Cortada, Hrsg., *A City in War: American Views on Barcelona and the Civil War, 1936–39*. Wilmington, Del.: Scholarly Resources, 1985, S. 132.

34 F. D. Jorda, »The Barcelona Blood-Transfusion Service«. In: *Lancet* vom 1. April 1939, S. 773–76. Siehe auch »Spain bottles blood«. In: *New York Times* vom 20. Juni 1937; P. H. Mitchiner und E. M. Cowell, »The air-raid: a series of articles on medical organisation and surgical practice in air attack«. In: *Lancet* vom 28. Januar 1939, S. 228–31.

35 »Stored blood«. In: *Lancet* vom 1. April, 1939, S. 231.

36 Jorda, »Barcelona Service«, a. a. O., S. 773.

37 Alastair H. B. Masson, *History of the Blood Transfusion Service in Edinburgh*. Edinburgh and South East Scotland Blood Transfusion Association, ohne Datum, S. 24.

38 Ibid.

39 Evelyn Irons, »The undergraduate«. In: Pauline Adams, Hrsg., *Janet Maria Vaughan, 1899–1993: A Memorial Tribute*. Dame Janet Vaughan Memorial Fund, ohne Datum; siehe auch Max Blythe, »Dame Janet Vaughan DBE FRS in Interview with Max Blythe«, Wheatley, Oxon, Oktober 1987. Royal College of Physicians and Oxford Polytechnic Medical Sciences Videoarchive, Interviewer-Kopie; Gespräche mit Patrick Mollison und Helen Dodsworth.

40 Helen Dodsworth, »Dame Janet Vaughan«, unveröffentlichtes Manuskript, S. 31.

41 Max Blythe, »Interview« a. a. O.; G. A. Elliott, R. G. Macfarlane und J. M. Vaughan, »The use of stored blood for transfusion«. In: *Lancet* vom 18. Februar 1939, S. 384–87.

42 J. M. Vaughan, »War wounds and air raid casualties«. In: *British Medical Journal* vom 6. Mai 1939, S. 933–36.

43 Max Blythe, »Interview«, a. a. O.

44 Ibid.

45 Masson, *History*, a. a. O., S. 26.

46 Max Blythe, »Interview«, a. a. O.

6 Der Krieg beginnt

1 Gespräch mit Patrick L. Mollison; Committee of Privy Council for Medical Research, *Medical Research in War*. London: His Majesty's Stationery Office, 1947, S. 184–87.

2 Max Blythe, »Interview«, a. a. O.

3 Ibid.

4 Gespräch mit Patrick L. Mollison.

5 Committee of Privy Council, *Medical Research*, a. a. O., S. 184.

6 W. d'A. Maycock, »Blood transfusion in the B.E.F.«. In: *British Medical Journal* vom 5. Oktober 1940, S. 467.

7 Constantine FitzGibbon, *The Winter of the Bombs*. New York: W. W. Norton, 1958, S. 45.

8 Committee of Privy Council, *Medical Research*, S. 187.

9 J. M. Vaughan, »The transfusion of blood and blood derivatives under emergency conditions«. In: *JAMA* 123 vom 18. Dezember 1943, S. 1020–25.

10 Ibid., S. 1021.

11 Max Blythe, »Interview«, a. a. O.

12 Committee of Privy Council, *Medical Research*, a. a. O., S. 188.

13 W. S. Edwards und P. D. Edwards, *Alexis Carrel: Visionary Surgeon*, a. a. O., S. 100. Zu Carrels Freundschaft mit Lindbergh siehe »Paying tribute to Dr. Carrel, Lindbergh recalls his days in the lab«. In: *American Medical News* vom 20. August 1973; J. D. Newton, *Uncommon Friend*. San Diego, New York, London: Harcourt Brace Jovanovich, 1987.

14 Biographische Angaben aus William DeKleine, *The History of the American National Red Cross*, Bd. 33-B, *Early History of Red Cross Participation in Civilian Blood Donor Services and in the Blood Procurement Program for the Army and Navy*, interne Monographie des Red Cross. Washington, D. C.: American National Red Cross, 1950, S. 9–28, freundlicherweise zur Verfügung gestellt vom American Red Cross; Gespräch mit Paul Schmidt.

15 W. L. Tatum, J. Elliott, and N. Nesset, »A technique for the preparation of a substitute for whole blood adaptable for use during war conditions«. In: *Military Surgeon*, Dezember 1939, S. 481–89. Weitere Bezüge auf die frühe Arbeit mit Plasma bei M. M. Strumia and J. J. McGraw, »The development of plasma preparations for transfusions«, vorgetragen bei der Zusammenkunft des American College of Physicians in Boston am 24. April 1941; J. Elliott, »A preliminary report of a new method of blood transfusion«. In: *Southern Medicine and Surgery*, Dezember 1936, S. 643–45; J. Elliott, Walter L. Tatum und George F. Bubsy, »Blood Plasma«. In: *Military Surgeon*, Februar 1941, S. 118–28; DeKleine, *History of American Red Cross*, a. a. O.

16 DeWitt Stetten, »The blood plasma for Great Britain project«. In: *Bulletin of the New York Academy of Medicine* 17, Jan. 1941, S. 27–38.

17 Biographische Angaben aus Patrick P. Craft, »Charles Drew: Dispelling the Myth«. In: *Southern Medical Journal* 85, Dezember 1992, S. 1236–40, 1246; C. E. Wynes, *Charles Richard Drew: The Man and the Myth*. Urbana and Chicago: University of Illinois Press, 1988; W. Montague Cobb, »Charles Richard Drew, M. D., 1904–1950«. In: *Journal of the National Medical Association* 42, Juli 1950, S. 238–46.

18 Craft, »Charles Drew«, a. a. O., S. 1238.

19 Stetten, »Blood plasma project«, a. a. O.

20 Zusammenkunft der Plasma Committee Blood Transfusion Betterment Association »A report on the contaminated plasma discovered in England« am 27. November 1940; Brief an George C. Smith von M. M. Davidson, Leiter der Blood Transfusion Betterment Association – Blood Plasma Division vom 12. Dezember 1940. Beide Dokumente freundlicherweise zur Verfügung gestellt vom Rockefeller Archive Center.

21 Stetten, »Blood plasma project«, a. a. O., S. 33.

22 Ibid., S. 37.

23 Bericht der Blood Transfusion Betterment Association vom 31. Januar 1941, S. 11, freundlicherweise zur Verfügung gestellt vom Rockefeller Archive Center.

24 Stetten, »Blood plasma project«, a. a. O., S. 34.

25 »American National Red Cross chronology of the development of blood donor service«, internes Dokument des American Red Cross, S. 3; Robert H. Fletcher, *The His-*

tory of the American National Red Cross, Bd. 32A, *An Administrative History of the Blood Donor Service, American Red Cross during the Second World War*, interne Monographie des Red Cross. Washington, D. C.: American National Red Cross, 1950, S. 134–36, freundlicherweise zur Verfügung gestellt vom American National Red Cross.

26 Wynes, *Charles Richard Drew*, a. a. O., S. 1–3, 103–5; Craft, »Charles Drew«, a. a. O., S. 1239–40.

27 Wynes, *Charles Richard Drew*, a. a. O., S. 104.

28 Text der Ansprache des Präsidenten zu den Bürgerrechten. In: *New York Times* vom 14. Juni 1952.

29 Wynes, *Charles Richard Drew*, a. a. O., S. 107.

30 Ibid., S. 106.

7 Blut läßt sich spalten wie Öl

1 Biographische Angaben über Cohn, sein Werk und seine Zeit aus Gesprächen mit John Ashworth, John T. Edsall, Henry Isliker, Douglas Surgenor; Louis K. Diamond, »Erwin J. Cohn memorial lecture: the fulfillment of his prophecy«. In: *Vox Sanguinis* 20, 1971, S. 433–40; John T. Edsall, »Erwin Joseph Cohn, 1892–1953: a biographical memoir«, Nachdruck aus *Biographical Memoirs*, Bd. 35. New York: Columbia University Press, 1961, S. 47–82; John Tilletson Edsall, »Transcripts of interviews sponsored by the Oral History Committee, Harvard Medical School, 1990–1991«, Boston, 1992; G. Scatchard, »Erwin J. Cohn Lecture: Erwin J. Cohn and protein chemistry«. In: *Vox Sanguinis* 17, 1969, S. 37–44; James Tullis, »Erwin Cohn: the man and his science«, Transkription einer Vorlesung vom 1. November 1990.

2 Ausführliches zur Geschichte der amerikanischen Wissenschaft während des Krieges und zum Office of Scientific Research and Development findet sich bei J. P. Baxter 3rd, *Scientists Against Time*. Boston: Little, Brown, 1946.

3 »Abstract of Minutes of Meeting, December 2, 1940, Office of Scientific Research and Development, Subcommittee of Blood Substitutes«. In: Subcommittee of Blood Substitutes and Subcommittee of Blood Procurement, Committee on Transfusions, *Bulletin on Blood Substitutes*. Washington, D. C.: National Research Council Division of Medical Sciences, Bd. 1, 31. Mai 1940 bis 6. Dezember 1945, S. 12.

4 E. J. Cohn, »The history of plasma fractionation«. In: *Advances in Military Medicine 1*, 1948, S. 368. Dieser Artikel auf S. 364–443 dient als definitive Referenz zur Entwicklung der Fraktionierung.

5 Gespräch mit Sam Gibson.

6 »Conference on Albumin. Minutes of the Meeting January 5th, 1942«. In: *Committee on Medical Research Bulletin on Blood Substitutes*, Bd. 1, S. 151. Eine vollständige Beschreibung von Ravdins Experimenten mit Albumin in Pearl Harbor findet sich bei Isidor S. Ravdin, »The reminiscences of Isidor Ravdin«, Transkript von Interviews, die S. Benson 1955–62 für das Oral History Research Office der Columbia University führte. Informationen über die Bedingungen für die Verwundeten in Pearl Harbor in »Report on air raid attack by Japanese . . .« Mitteilung des U. S. Naval Hospital, Pearl Harbor, vom 19. Dezember 1941, National Archives.

7 »Conference on Albumin: Minutes January 5th, 1942«, a. a. O., S. 154.

8 Gespräch mit James Lesh.

9 »As we go to press«. In: *Red Cross Courier*, Februar 1943, freundlicherweise zur Verfügung gestellt vom American Red Cross.

10 »Plasma paragraphs«. In: *Red Cross Courier*, Januar 1944, freundlicherweise zur Verfügung gestellt vom American Red Cross.

11 P. J. Schmidt, »Tampa chartered first blood bank«. In: *Sunland Tribune: Journal of the Tampa Historical Society* 16, November 1990, S. 54–60.

12 D. B. Kendrick, *Memoirs of a Twentieth-Century Army Surgeon*. Manhattan, Kans: Sunflower University Press, 1992, S. 86.

13 R. Fletcher, *The History of the American National Red Cross*, Bd. 33, a. a. O., S. 134. Zum Thema »Negro donors« siehe auch S. 135–37.

14 »Blood and prejudice«. In: *New York Times* vom 14. Juni 1942.

15 Fletcher, *History of the American National Red Cross*, a. a. O., S. 136.

16 Ibid., S. 135.

17 »Tapping America's vein-power«. In: *Red Cross Courier*, April 1944, freundlicherweise zur Verfügung gestellt vom American Red Cross.

18 »Plasma paragraphs«. In: *Red Cross Courier*, April 1944, freundlicherweise zur Verfügung gestellt vom American Red Cross.

19 Ibid.

20 »Plasma Paragraphs«. In: *Red Cross Courier*, November 1943, freundlicherweise zur Verfügung gestellt vom American Red Cross.

21 »Partnership with the wounded: the blood donor service in wartime«, internes Dokument Nr. 494.2 vom 4. Dezember 1946 des American Red Cross, freundlicherweise zur Verfügung gestellt vom American Red Cross.

22 Die steigende Nachfrage führte im Laufe des Jahres 1943 zu kontinuierlichen Planänderungen. Im März 1942 bat das Militär um 450 000 Liter bis spätestens Juli 1943. Im Januar 1943 hatte das Militär die Anfrage bereits auf über 1,5 Millionen Liter bis Juli aufgestockt, danach auf zwei Millionen Liter bis Jahresende. Zu seinem großen Verdienst hatte das Red Cross bis zum Ende des Jahres 1943 gut 2,5 Millionen Liter zur Verarbeitung gesammelt. Siehe Fletcher, *History of the American National Red Cross*, a. a. O., S. 51–100.

23 »Wartime blood program«, internes Dokument Nr. 81834 des American Red Cross, S. 62.

24 William DeKleine, *The History of the American National Red Cross*, Bd. 33-B, a. a. O., S. 38, freundlicherweise zur Verfügung gestellt vom American National Red Cross.

25 Douglas B. Kendrick, *Blood Program in World War II*. Washington, D. C.: Office of the Surgeon General, Department of the Army, 1989, S. 168. Dieses Buch schildert die tatsächliche Geschichte des Blutprogramms in der Kriegszeit.

26 Gespräche mit Sam Gibson, William Crosby, John Ashworth.

27 Edsall, »Erwin Joseph Cohn«, a. a. O., S. 66.

28 Gespräch mit John Ashworth.

29 Diamond, »Erwin J. Cohn memorial lecture«, a. a. O., S. 435.

30 John Lear, »You may be drafted to give blood«. In: *Collier's* vom 10. März 1951, S. 58.

31 Ibid., S. 12.

32 Committee on Transfusions, *Bulletin on Blood Substitutes*, Bd. 1–3.

33 »Conference on the preparation of normal human serum albumin: Department of Chemistry, Harvard Medical School, June 6, 1942«. In: Ibid., Bd. 1, S. 258–72.

34 Committee on Medical Research, *Bulletin on Blood Substitutes* vom 19. Juli 1943, S. 758.

35 Ibid., S. 784.

36 G. Brock, »German blood substitutes«, Brief. In: *Lancet* vom 6. Dezember 1941, S. 716.

37 »Conference of the Albumin and by-products group of the Sub-Committee of Blood Substitutes of the National Research Council, July 28, 1943«. In: Sub-Committee on

Blood Substitutes, *Bulletin on Blood Substitutes*, Bd. 2, S. 785; »Meeting of the Sub-committee on Blood Substitutes, Appendix C and D«. In: Committee on Medical Research, *Bulletin on Blood Substitutes*, S. 871–75.

38 *Trials of War Criminals Before the Nuremberg Military Tribunals Under Control Council Law No. 10.* Washington, D. C.: U. S. Government Printing Office 1952, Bd. 1, S. 167.

39 Zum Verständnis des Stands der Transfusion in Deutschland während des Krieges siehe Howard E. Snyder, »Inspections of German Hospitals«. In: Medical Department, United States Army, *Surgery in World War II: Activities of the Surgical Consultants.* Washington, D. C.: Office of the Surgeon General, Department of the Army, 1962, Bd. 1, S. 457–60; »Organization of blood donors in Germany«, Brief. In: *JAMA* 105 vom 24. August 1935, S. 610–11; »German Views on Blood Transfusion«. In: *Lancet* vom 1. November 1941, S. 533; F. Holle, »Die Technik der Bluttransfusion im Felde« In: *Zentralblatt für Chirurgie* 69 vom 13. Juni 1942, S. 984–91; F. Nöller, »Die Blut-transfusion unter besonderer Berücksichtigung der Blutkonservierung des Trocken-blutes«. In: *Bruns Beiträge zur klinischen Chirurgie* 173, Nr. 1 vom 18. Mai 1942, S. 73–128; K. Lang und H. Schweigk, »Erfahrungen mit . . . Serumkonserve und mit Plasma als Blutersatzmittel«. In: *Deutscher Militärarzt* 7, Juni 1942, S. 379–84.

40 »Aryan blood demand handicaps Nazi wounded«. In: *Associated Press* vom 1. März 1942.

41 E. R. Churchill, *Surgeon to Soldiers*. Philadelphia, Toronto: J. B. Lippincott, 1972, S. 379.

42 G. Daws, *Prisoners of the Japanese: POWS of World War II in the Pacific*. New York: William Morrow, 1994, S. 258–59.

43 Gespräche mit J. A. Loos, Leiter der Transfusionsabteilung, und Johannes J. van Loghem, ehemaligem Leiter des Transfusionsdienstes beim Dutch Red Cross; J. Spaander, »Dutch blood-transfusion service during the German occupation«. In: *Lancet* vom 12. April 1947, S. 494–95; G. G. A. Mastenbroek, *Hoe van het Een het Ander kwam.* Amsterdam: Nederlands Produktielaboratorium voor Bloedtransfusie-apparatuur en Infusievloeistoffen BV Emmercompascuum, 1985, Broschüre des Labors für Blutverarbeitung des niederländischen Roten Kreuzes.

44 Gespräch mit van Loghem.

45 Elmer L. DeGowin, »Report on proposal to use cadaver blood as a source of serum albumin for the Armed Forces«, Anhang C von »Meeting of the Subcommittee on Blood Substitutes«, Februar 24, 1943. In: Subcommittee on Blood Substitutes, *Bulletin on Blood and Substitutes*, Bd. 2, S. 608–9.

46 Ibid., S. 609.

47 A. Bagdasarov, »Blood transfusion in the U. S. S. R.«.In: *British Medical Journal* vom 17. Oktober 1942, S. 445.

48 L. T. Blum, »Transfusion of blood and blood substitutes in the USSR«. In: *American Review of Soviet Medicine 2*, Februar 1945, S. 276–77; I. P. Petrov, P. N. Veselkin, M. L. Dernovzkaya u. a., »The comparative value of three blood substitutes«, Überset-zung. In: *American Review of Soviet Medicine 1*, Juni 1944, S. 450–55.

49 Bagdasarov, »Blood Transfusion«, a. a. O., S. 446.

50 W. Pennfield, »The British-American-Canadian Mission to the U.S.S.R.« In: *Canadian Medical Association Journal 49*, 1943, S. 455–61.

51 »Abstract of minutes of meeting, April 19th, 1941«. In: *Subcommittee on Blood Substitutes, Bulletin on Blood Substitutes*, Bd. 1, S. 15.

52 »Abstract of minutes of meeting, March 10, 1942, Office of Scientific Research and Development, Committee on Blood Substitutes«. ibid., S. 183.

53 »Conference on bovine albumin, minutes of the meeting, July 16, 1942«. ibid., S. 308–14.

54 »Conference on albumin testing: minutes of the meeting, October 19, 1942«. ibid.,
   S. 373–79.

55 Ibid.

56 Zahlenangaben Albumin aus »Conference of the albumin and by-products group,
   meeting of November 17, 1943«. In: Subcommittee on Blood Substitutes, *Bulletin on
   Blood Substitutes*, Bd. 2, S. 942. Zahlenangaben Plasma aus »Production Report of
   Bleedings from Blood Centers, December 31, 1943«, American Red Cross. In:
   Fletcher, *History of the American National Red Cross*, a. a. O., S. 219.

8 Blut an der Front

 1 Biographische Angaben aus Edward D. Churchill, *Surgeon to Soldiers*. Philadelphia,
   Toronto: J. B. Lippincott, 1972; »Edward Delos Churchill«, Nachruf. In: *Harvard Uni-
   versity Gazette* 69, Nr. 37 vom 7. Juni 1974; Gespräch mit Richard Wolf, Francis A.
   Countway Library of Medicine, Harvard University Medical School, Boston.

 2 Vollständiger Bericht über die Aktivitäten der Berater siehe Medical Department,
   United States Army, *Surgery in World War II: Activities of the Surgical Consultants*.
   Washington, D. C.: Office of the Surgeon General, Department of the Army, 1962,
   Bd. 1.

 3 Churchill, *Surgeon*, a. a. O., S. 180.

 4 Ibid., S. 40.

 5 Ibid., S. 37.

 6 Ibid., S. 113–14.

 7 L. E. H. Whitby, »The British Army Blood Transfusion Service«. In: *JAMA* 124 vom
   12. Januar 1944, S. 421–24; L. E. H. Whitby, »Transfusion in Peace and War«. In: *Lancet* vom 6. Januar 1945, S. 6332–34.

 8 Churchill, *Surgeon*, a. a. O., S. 49–51.

 9 Churchill, Headquarters North African Theatre of Operations, United States Army,
   Office of the Surgeon, »Memorandum on whole blood transfusions« vom 24. März
   1943, freundlicherweise zur Verfügung gestellt von der Countway Library of Medicine.

10 Churchill, Headquarters North African Theatre of Operations, United States Army,
   Office of the Surgeon, »Memorandum on whole blood transfusions« vom 16. April
   1943, freundlicherweise zur Verfügung gestellt von der Countway Library of Medicine.

11 Biographische Angaben aus Gesprächen mit General Douglas M. Kendrick, M.D.,
   und William Crosby; »Norman Thomas Kirk«, biographisches Update des U. S. War
   Department vom 25. Oktober 1946.

12 Churchill, *Surgeon*, a. a. O., S. 47.

13 Biographische Angaben aus Douglas B. Kendrick, *Memoirs of a Twentieth-Century
   Army Surgeon*. Manhattan, Kans.: Sunflower University Press, 1992; W. Crosby, »World
   War II's war within a war: what delayed the delivery of whole blood to overseas com-
   bat troops?« In: *MD*, Dezember 1991, S. 35–37.

14 Gespräch mit General Douglas M. Kendrick.

15 Churchill, Headquarters North African Theatre of Operations, United States Army,
   Office of the Surgeon, »Whole blood transfusion«, 16. April 1943, freundlicherweise
   zur Verfügung gestellt von der Countway Library of Medicine.

16 Churchill, *Surgeon*, a. a. O., S. 51.

17 Gespräch mit William Crosby.

18 Brief von Douglas B. Kendrick, War Department, Office of the Surgeon General, an Edward D. Churchill vom 1. November 1943, freundlicherweise zur Verfügung gestellt von der Countway Library of Medicine.

19 Gespräch mit General Kendrick; siehe auch Crosby, »War Within a War«, a. a. O.

20 Kendrick, *Blood Program in World War II*, a. a. O., S. 431–32.

21 Für eine ausführlichere Beschreibung der Operation Anzio siehe Howard E. Snyder, »Fifth U. S. Army«. In: Medical Department, United States Army, *Surgery in World War II: Activities of the Surgical Consultants*. Washington, D. C.: Office of the Surgeon General, Department of the Army, 1962, Bd. 1, S. 345–49, 417–19; R. L. Bauchspies, »The Courageous Medics of Anzio«. In: *Military Medicine 122*, Januar 1958, S. 53–65; Mitteilung von Lt. Col. Samuel A. Hanser, Medical Corps, zum Thema »Blood Bank«, 4. Februar 1944, freundlicherweise zur Verfügung gestellt von der Countway Library of Medicine.

22 Kendrick, *Blood Program in World War II*, a. a. O., S. 417–20.

23 Kendrick, *Memoirs*, a. a. O., S. 131.

24 E. Benhamou, »Allocution de Monsieur le Professeur Benhamou de l'Académie de Médicine, Président de la Société de Transfusion Sanguine«. In: *Médécin-Général Jean Julliard 1902–1960: Allocutions et Notices*. Paris: Masson, 1961, S. 17.

25 Eine Schilderung der Bemühungen des Freien Frankreich, in Nordafrika Blut zu sammeln, findet sich bei E. Benhamou, »Notes pour servir à l'histoire de la transfusion sanguine dans l'armée française de 1942 à 1945 à partir de l'Afrique du Nord«. In: *Revue des corps de santé*, Nr. 7 (Sonderausgabe), 1966, S. 859–62; Y. Burguet, »Le centre de transfusion sanguine de Fés (Maroc) (1943–1958)«. In: *Revue des corps de santé*, Nr. 7 (Sonderausgabe), 1966, S. 863–73; J. Blomet, »La transfusion-réanimation aux armées (O. R. T. 1 et 2). In: *Revue des corps de santé*, Nr. 7 (Sonderausgabe), 1966, S. 875–85.

26 Benhamou, »Notes pour servir«, a. a. O., S. 860.

27 Sogar als sein Freund Charles Lindbergh in den späten dreißiger Jahren eindringlich um Nichteinmischung bat, prangerte Carrel an, die Nazis würden »die klassische Kultur, das Christentum und die Heiligkeit der menschlichen Persönlichkeit und Freiheit negieren …«. Er bezeichnete Hitler als ein »außerordentliches Phänomen in der Geschichte der Menschheit – eine unheimliche, gewaltige Kraft, kühner als Tamerlane und Dschingis Khan … einen Hellseher, der die Zukunft vorausahnt und der sein Ziel mit schlafwandlerischer Grausamkeit und Gerissenheit, Verbrechen und Blutvergießen erreicht.« W. S. Edwards, *Alexis Carrel: Visionary Surgeon,* a. a. O., S. 112.

28 Ibid., S. 121. Details zu Carrels Lebensende siehe auch S. 110–22.

29 Medical Department, United States Army, *Medical Supply in World War II*. Washington, D. C.: Office of the Surgeon General, Department of the Army, 1968), S. 265–304; Medical Department, United States Army, *Surgery in World War II: Ophthalmology and Otolaryngology*. Washington, D.C.: Office of the Surgeon General, Department of the Army, 1957, S. 34.

30 Medical Department, United States Army, *Medical Supply*, S. 274.

31 Ausführlicher Bericht über die blutbankbezogene Planung für den D-Day bei Elliott Cutler, »Chapter II: The chief consultant in surgery«. In: Medical Department, United States Army, *Surgery in World War II*, Bd. 2, S. 19–298; J. B. Mason, »Planning for the ETO Blood Bank«. In: *Military Surgeon*, Juni 1948, S. 460–68; Kendrick, *Blood Program in World War II*, a. a. O., S. 485–568.

32 Gespräch mit William Crosby.

33 Mason, »Planning«, a. a. O., S. 465.

34 Cutler, »Chapter II«, a. a. O., S. 151.

35 Ibid., S. 181.

36 Ibid., S. 154–55.

37 Mason, »Planning«, a. a. O., S. 200.

38 Kendrick, *Blood Program in World War II*, a. a. O., S. 548–49.

39 Cutler, »Chapter II«, a. a. O., S. 202.

40 Ibid., S. 485.

41 Ibid., S. 207.

42 Ibid., S. 234.

43 Ibid.

44 Ibid., S. 239.

45 Ibid., S. 240; siehe auch Crosby, »War Within a War«, a. a. O., S. 36.

46 Ibid.

47 Cutler, »Chapter II«, a. a. O., S. 244; Crosby, »War Within a War«, a. a. O., S. 36.

48 Cutler, »Chapter II«, a. a. O., S. 244.

49 J.-P. Cagnard, *La Transfusion sanguine française*. Paris: Ministre de la Santé, 1987.

50 W. N. B. Watson, *The Scottish National Blood Transfusion Association 1940–1965*. Edinburgh and London: E. & S. Livingstone, 1965, S. 17, 31.

51 Robert H. Fletcher, *The History of the American National Red Cross*, Bd. 32-A, a. a. O., S. 115–17, freundlicherweise zur Verfügung gestellt vom American Red Cross.

52 Kendrick, *Blood Program in World War II*, a. a. O., S. 602–5.

53 »How your blood saves soldiers' lives«. In: *San Francisco Chronicle* vom 15. Dezember 1944.

54 Kendrick, *Blood Program in World War II*, a. a. O., S. 634–35.

55 *The History of the Medical Department of the United States Navy in World War II*. Washington, D.C.: U.S. Government Printing Office, 1950, Bd. 1, S. 89–104; B. D. Ross, *Iwo Jima: Legacy of Valor*. New York: Vintage Books, 1985.

56 *History of Medical Department*, a. a. O., S. 92–93, 105.

57 R. W. Myers, »Lifesaving blood flows on Iwo, thanks to last month's donors«. In: *New York Times* vom 2. März 1945.

58 Ross, *Iwo Jima*, a. a. O., S. 241–42.

59 Kendrick, *Blood Program in World War II*, a. a. O., S. 59.

60 »Plasma Paragraphs«. In: *Red Cross Courier*, April 1945, freundlicherweise zur Verfügung gestellt vom American Red Cross.

61 Kendrick, *Memoirs*, a. a. O., S. 637.

62 *New York Times* vom 12. Februar 1945.

63 »Gets his own blood«. In: *Red Cross Courier*, November 1943, freundlicherweise zur Verfügung gestellt vom American Red Cross.

9 Dr. Naito

1 P. Williams und D. Wallace, *Unit 731: Japan's Secret Biological Warfare in World War II*. New York: Free Press, 1989. Die definitive Bilanz von Japans Menschenexperimenten und die Versuche von Sanders und anderen, diese aufzudecken.

2 Biographische Angaben zu Naito siehe ibid.; Midori Juji, *Midori Juji Sanjyu-nenshi* [*Dreißig Jahre Green Cross*]. Tokio: Toppan Insatsu Kabushiki Gaisha, 1980; Fusao Ikeda, *Shiroi Ketsueki* [*Weißes Blut*]. Tokio, Ushio Shuppansha, 1995.

3 Williams und Wallace, *Unit 731*, a. a. O.

4 Ikeda, *Shiroi Ketsueki*, S. 101–2.

5 Ibid., S. 107.

6 Ryoichi Naito, *Rou SL no Souon* [*Schnaufer einer alten Lokomotive*]. Tokio: Daiwa Toppan Kougei Insatsu Kabushiki Gaisha, 1980.

7 Ibid., S. 7.

8 A. Spaeth, »A demanding boss«. In: *Forbes* vom 29. Oktober 1979, S. 156.

9 Gespräch mit einem ehemaligen Mitglied der Geschäftsleitung der Alpha Therapeutic Corporation.

10 Williams und Wallace, *Unit 731*, a. a. O., S. 84–85.

11 Ikeda, *Shiroi Ketsueki*, a. a. O., S. 109–10. Naito hielt sein Versprechen. Er überredete ein großes japanisches Unternehmen mit einer Chemieabteilung, in Nigata eine Zweigstelle zu eröffnen, wo die meisten Arbeiter blieben.

12 Naito, »Private (Secret Information) to Colonel Sanders«, nachgedruckt bei Williams and Wallace, *Unit 731*, a. a. O., Anhang A., S. 257–61.

13 Ibid., S. 133.

14 Ikeda, *Shiro Ketsueki*, S. 114–15.

15 Ein Bericht über das Wachstum der japanischen Nachkriegs-Blutindustrie und der Rolle Amerikas ist zu finden bei Naito, »Experiences in the development of plasma derivatives in Japan«. In: *Vox Sanguinis* 23, 1972, S. 35–37; Gespräch mit Chiaki Myoshi, Bureau of International Cooperation, International Medical Center of Japan, Ministry of Health and Welfare; Naito, *Rou SL no Souon,* a. a. O.; Midori Juji, *Midori Juji,* a. a. O.; C. F. Sams, »Medic«, unveröffentlichtes Manuskript, Uniform Services, University of Health Science, ohne Datum, S. 498–558.

16 Naito, *Rou SL no Souon,* a. a. O., S. 10; Gespräch mit Myoshi.

17 Z. S. Hantchef, »The Red Cross and blood transfusion«. In: *Vox Sanguinis* 2, 1957, S. 138.

18 Für eine detaillierte internationale Übersicht über die Blutsituation in der Nachkriegszeit siehe die Informationsbroschüre von J. Julliard und Y. Menasché, *Organisation de la transfusion sanguine dans divers pays: Une Enquête internationale.* Bordeaux: Union Française d'Impression, ohne Datum.

19 O. Sifrin, »Die Entwicklung der Transfusionsmedizin in der Bundesrepublik Deutschland nach dem Zweiten Weltkrieg am Beispiel von Marburg«, unveröffentlichte Dissertation; Volkmar Sachs, »Bluttransfusionswesen heute und in Zukunft«. In: *Soziale Medizin und Hygiene 110,* 1968, S. 218–24; Gespräche mit Karen Buchner, Alfred Haessig, Ursula Lassen, Heinz Schmitt.

20 W. Scheffler and K. Thomas, »Organization of the blood donor service in the German Democratic Republic and its present problems«. In: *Bibliotheca Haematologica,* Nr. 38, Teil 2, 1971, S. 13–14.

21 Gespräch mit Alfred Haessig.

22 Gespräche mit J. A. Loos und Johannes J. van Loghem.

23 Julliard and Menasché, *Organisation,* a. a. O., S. 7–9; G. A. McVicar, »The Development of plasma derivatives in Canada«. In: *Vox Sanguinis* 23, 1972, S. 33–34.

24 Julliard und Menasché, *Organisation,* a. a. O., S. 11–12; F. Peyretti, »Un anno di esperienza alla ›Banca del Sangue e del Plasma della Città di Torino‹«. In: *Giornale Italiano di Anestesidegia* 15, Juli/September 1949, S. 181–88; »Rome has blood black market«. In: *New York Times* vom 27. Oktober 1951.

25 W. S. Lu, T. Fan, Y. L. Howe, »The stored blood transfusion service of the Peking Union Medical College Hospital«. In: *Chinese Medical Journal* 66, Oktober 1949, S. 555–67.

26 R. N. Fraser, »Hong Kong«. In: *How to Recruit Voluntary Blood Donors in the Third World?* Genf: League of Red Cross and Red Crescent Societies, 1984, S. 14.

27 »Thai Royalty to give blood«. In: *New York Times* vom 27. September 1952.

28 G. W. Bird, »Observations . . . 1944–1964«. In: *How to Recruit Donors,* a. a. O., S. 4.

29 Ibid., S. 6.

30 S. Baba, »Ivory Coast«. In: *IIIrd Red Cross International Seminar on Blood Transfusion,* Stockholm, 1964, S. 7.

31 G. Bolton, »Tanganyika«. In: *IIIrd Red Cross International Seminar on Blood Transfusion,* a. a. O., S. 9.

32 H. Gunson und H. Dodsworth, »Fifty years of blood transfusion«. In: *Transfusion Medicine* 6, suppl. 1, 1996, S. 15–24.

33 J. P. Cagnard, *La Transfusion sanguine française.* Paris: Ministre de la Santé, Imprimerie Martinenq-Ivry, 1987, S. 4–6; M. Aujaleu und Laporte, »Le développement de la transfusion sanguine en France au cours des dix dernières années«. In: *Bulletin de l'Académie Nationale de Médecine,* 8. – 15. November 1955, S. 495–97.

34 Naito, *Rou SL no Souon,* a. a. O., S. 15.

35 Ikeda, *Shiroi Ketsueki,* a. a. O., S. 125.

36 Ibid., S. 39ff.

37 Naito, *Rou SL no Souon,* S. 13–14.

38 Midori Juji, *Midori Juji,* a. a. O., S. 28.

39 Ibid., S. 40.

10 Dr. Cohn

1 J. L. Tullis, »Cellular preservation and interaction of cells and coagulation proteins«. In: D. H. Bing, Hrsg., *The Chemistry and Physiology of the Human Plasma Proteins: Proceedings of a Conference Held 19–21 November 1978 in Boston, Massachusetts, Sponsored by the Center for Blood Research.* New York: Pergamon Press, 1979, S. 11.

2 W. Laurence, »›Life elixirs‹ seen in blood advances«. In: *New York Times* vom 12. Juli 1950.

3 Gespräch mit Sam Gibson.

4 G. F. McGinnes, »National blood program inaugurated«. In: *Red Cross Courier* 27, Nr. 1, Juli 1947, S. 3, freundlicherweise zur Verfügung gestellt vom American Red Cross.

5 Landsteiner glaubte, daß schließlich so viele Antigene im Blut entdeckt würden, daß für jeden einzelnen ein einmaliger Bluttyp definiert werden könnte. Es stellte sich heraus, daß das nicht stimmte, obwohl man mehr als zweihundert Bluttypen und -untertypen fand.

6 Zwei Landsteiner-Schüler am Rockefeller-Institute, Philip Levine und Alexander Weiner, entdeckten Rh. Es fiel ihnen so schwer, die Anerkennung für ihre Entdeckung zu teilen, daß sie den größten Teil ihres Lebens erbitterte Feinde blieben.

7 L. K. Diamond, »The Reminiscences of Louis K. Diamond«, unveröffentlichtes Manuskript, Columbia University Oral History Project, S. 61–62. Mehr zu Diamonds Arbeit über fötale Erythroblastose bei L. K. Diamond, »Erythroblastosis fetalis, VII, treatment with exchange transfusion«. In: *New England Journal of Medicine 244* vom 11. Januar 1951, S. 39–49; L. K. Diamond, »Historic perspective of ›exchange transfusion‹«. In: *Vox Sanguinis 45,* 1983, S. 333–35.

8 »Surplus Plasma«. In: *Red Cross Courier,* April 1946, freundlicherweise zur Verfügung gestellt vom American Red Cross.

9 G. Korson, »Rochester makes history«. In: *Red Cross Courier 27*, Nr. 9, März 1948, S. 3–6; G. Korson: »Attica does its part«, a. a. O., S. 8–10, beide freundlicherweise zur Verfügung gestellt vom American Red Cross; internationale Dokumente, freundlicherweise zur Verfügung gestellt vom Rochester-Monroe County Chapter of the American Red Cross.

10 Korson, »Rochester makes history«, a. a. O., S. 6.

11 S. Gibson, »Racial designation of blood donors in the Red Cross Blood Program«, interne Mitteilung des American Red Cross vom 18. Juli 1958; siehe auch »Red Cross plans big blood supply«. In: *New York Times* vom 10. Juni 1947.

12 P. Maas, »The Red Cross answers its critics«. In: *Look* vom 28. März 1961, S. 86.

13 Ibid.

14 »Other regional blood centers opened«. In: *Red Cross Courier*, März 1948, S. 13, freundlicherweise zur Verfügung gestellt vom American Red Cross.

15 Ibid.

16 »ARC prepares to go forward«. In: *Red Cross Courier 27*, Nr. 1, Juli 1947, S. 5, freundlicherweise zur Verfügung gestellt vom American Red Cross.

17 J. Scudder, »The Blood Bank controversy«, Brief, *New York Times* vom 23. Februar 1948.

18 Gespräch mit Bernice Hemphill.

19 Ibid.

20 J. R. Upton, »An integrated system of community blood banks in California«. In: *Western Journal of Surgery 58*, 1950, S. 380–85.

21 Ibid., S. 385.

22 Ben Pearse, »What's wrong with our blood banks?«. In: *Saturday Evening Post* vom 24. März 1959, S. 96.

23 »National Blood Bank is voted by doctors«. In: *New York Times* vom 18. November 1947.

24 Pearse, »What's wrong«, a. a. O., S. 96.

25 »Summary of Business Session, Wednesday, Nov. 19, 1947«. In: Blood Bank Institute Sponsored by Wm. Buchanan Blood Center of Baylor Hospital: Baker Hotel, Dallas, 17. – 19. November 1947, Sitzungsprotokoll, S. 176. Für einen definitiven Bericht über den Konflikt zwischen dem American Red Cross und der AABB siehe Louanne Kennedy, »Community blood banking in the United States from 1937–1975: organizational transformation and reform in a climate of competing«, unveröffentlichte Dissertation, New York University, Februar 1978.

26 B. Pearse, »What's wrong«, a. a. O., S. 37ff.

27 Gespräch mit Bernice Hemphill.

28 Gespräch mit John Ashworth; E. Cohn, »Facts about blood and the Red Cross program«, Zusammenfassung der Ansprache im Massachusetts Regional Blood Center des American National Red Cross am 5. August 1950; Brief von Norman T. Kirk, Surgeon General, an Basil O'Connor, Chairman, American Red Cross, vom 13. Februar 1946, freundlicherweise zur Verfügung gestellt von der Francis A. Countway Library of Medicine; *Parker v. State*, Court of Claims of New York, 105 N. Y. S. 2d 735, 1951 (Gerichtsbefunde im Falle eines Patienten, der sich durch Surplus-Plasma mit Hepatitis infizierte).

29 C. Janeway, »Clinical and immunological control of biologic products«, vorgelegt bei einem gemeinsamen Treffen der Protein Foundation, Inc., der Commission on Plasma Fractionation and Related Processes und dem University Laboratory of Physical Chemistry Related to Medicine and Public Health am 11. Dezember 1953, freundlicherweise zur Verfügung gestellt vom Center of Blood Research.

30 E. J. Cohn, »History of the development of the scientific policies of the University Laboratory of Physical Chemistry and Public Health, Harvard University«, 1951, S. 13, freundlicherweise zur Verfügung gestellt vom Center of Blood Research.

31 Gespräch mit Douglas Surgenor; *The Preservation of the Formed Elements and the Proteins of the Blood*, Konferenz, die auf Wunsch des Committee on Medical Sciences of the Research and Development Board of the National Military Establishment vom Committee on Blood and Blood Derivatives of the National Research Council am 6., 7. und 8. Januar 1949 einberufen wurde. Boston: Harvard Medical School, 1949; Cohn, »History of the development«, a. a. O., S. 13.

32 Biographische Angaben aus einem Gespräch mit Surgenor; J. R. Brooks, »Carl W. Walter, MD: surgeon, inventor and industrialist«. In: *American Journal of Surgery 148*, November 1984, S. 555–58. Ausführlichere Informationen über die Entwicklung des Blutbeutels bei C. W. Walter, »Invention and development of the blood bag«. In: *Vox Sanguinis 47*, 1984, S. 318–24.

33 »There must be a better way!«. In: *Focus: News of the Harvard Medical Area* vom 18. Juni 1981, S. 5.

34 Gespräch mit Surgenor; Lamar Souter und Douglas M. Surgenor, »Reflections on blood transfusion«. In: *American Journal of Surgery 148*, Nov. 1984, S. 563. Das Werfen von Blutbeuteln wurde zu einer reichhaltigen Quelle medizinischer Überlieferungen, zu der verschiedene Leute ihre Mißgeschicke beigetragen haben. Einmal demonstrierte Lloyd Newhouser, der für das Blutwesen zuständige Marineoffizier, den Beutel einem Besucher, einem Admiral, indem er ihm ein volles Exemplar vor die Füße warf. Unglücklicherweise hatte gerade dieser Beutel einen Defekt, und Blut spritzte überall auf die weiße Hose des Generals.

35 Baxter hatte frühzeitig ein Zeichen bei der Ausrüstung für Bluttransfusionen gesetzt. Sein Transfuso Vac Container, die erste vakuumversiegelte Blut- und Plasmaflasche, wurde während des Krieges Standardausrüstung.

36 W. L. Laurence, »Mobile blood unit held defense aid«. In: *New York Times* vom 12. Oktober 1950; siehe auch »Vital fractions«. In: *Time* vom 23. Oktober 1950, S. 95.

37 Die Maschine kam jedoch nie weitläufig in Gebrauch. Es stellte sich heraus, daß die von Cohn entwickelte Technik praktischer und die Übertragungswahrscheinlichkeit von Hepatitis geringer war.

38 John Lear, »You may be drafted to give blood«, a. a. O., S. 59.

39 Gespräch mit Sam Gibson.

40 Gespräche mit Henry Isliker und John Edsall.

41 G. Scatchard, »Erwin J. Cohn lecture: Erwin J. Cohn and protein chemistry«. In: *Vox Sanguinis 17*, 1969, S. 39.

42 Gespräch mit John Edsall.

43 Scatchard, »Cohn lecture«, a. a. O., S. 39.

44 »What blood told Dr. Cohn«. In: *New York Times* vom 6. Oktober 1953.

11 Der Blutboom

1 Obwohl Margaret Bass sich als Krankenschwester ausgab und in der Firmenliteratur als Krankenschwester geführt wird, durfte sie in Missouri gar nicht praktizieren. Mehreren Zeitungsreportern gelang es, einen Abschluß wie den ihren als Krankenschwester/-pfleger zu bekommen, indem sie einfach Schecks an eine Versandadresse schickten. Klageschrift *Community Blood Bank of the Kansas City Area, Inc. v. Federal*

Trade Commission, 8th Cir., 1969, Nr. 18645, S. 17. Weitere Einzelheiten über die Blutbank der Basses und die von ihr ausgelöste Kontroverse auch in *In the Matter of Community Blood Bank of the Kansas City Area, Inc. et al.*, 70 FTC 728, 744, 1966; *Petitioner's Brief, Community Blood Bank of the Kansas City Area, Inc. v. Federal Trade Commission*, 8th Cir., 1969, Nr. 18645; Gespräche mit Dick H. Woods und Ross D. Eckert.

2   *In the Matter of...*, S. 919.

3   A. H. Groeschel, »Statement«, U. S. Congress, Senate Committee on the Judiciary, Subcommittee on Antitrust and Monopoly, *A Bill to Amend the Antitrust Laws to Provide That the Refusal of Nonprofit Blood Banks and Hospitals and Physicians to Obtain Blood and Blood Plasma from Other Blood Banks Shall Not Be Deemed to Be Acts in Restraint of Trade and For Other Purposes*, 88th Congress, 2nd session. Washington, D.C.: U.S. Government Printing Office, 1964, S. 98–108.

4   »City blood program is termed chaotic«. In: *New York Journal-American* vom 3. Mai 1963, zitiert ibid., S. 183.

5   Es gibt reichhaltige Literatur zur Haftung und anderen rechtlichen Fragen im Blutbankwesen. Eine nützliche Quelle ist z. B. G. Clark, Hrsg., *Legal Issues in Transfusion Medicine*. Arlington, Va.: American Association of Blood Banks, 1986; »Medicine and the law«. In: *JAMA* 163, 1957, S. 283–89; Gespräche mit Dick H. Woods und Ross D. Eckert.

6   M. Goldman, »Letter to Dr. Dreskin«. In: *Transfusion* 5, 1964, S. 207–8.

7   »Threat to community blood bank posed by FTC ruling is termed ›monstrous‹«. In: *Newport News Press* vom 14. Juni 1964, zitiert in U. S. Congress, *Bill to Amend*, 1964, S. 208–9.

8   B. A. Myhre, »Letter to Hon. Edward V. Long«, 3. August 1964, zitiert ibid., S. 227.

9   C. M. Poser, »Letter to Hon. Edward V. Long«, 7. August 1964, zitiert ibid., S. 228.

10 M. A. Meservey, »Letter to Hon. Edward V. Long«, 21. Juli, 1964, zitiert ibid.

11 Ibid., S. 223.

12 Thomas O'Donnell, »Keynote Address, 16th Annual Meeting of the American Association of Blood Banks«, 5. November 1963, zitiert ibid., S. 198–201.

13 Zitiert ibid.

14 T. Greenwalt, , »Letter to Hon. Edward V. Long«, 24. Juli 1964, zitiert ibid., S. 231–32 und S. 4.

15 Fusao Ikeda, *Shiroi Ketsueki*, a. a. O., S. 127–30.

16 Ibid., S. 128.

17 Ibid., S. 129.

18 Ibid., S. 135–36. Zu Tako siehe »Tokyo is talking about ›the blood sellers‹«. In: *San Francisco Chronicle* vom 5. Dezember 1962.

19 Ikeda, *Shiroi Ketsueki*, a. a. O., S. 160.

20 Ibid. S. 133.

21 E. O. Reischauer, *My Life Between Japan and America*. New York: Harper & Row, 1986, S. 262. Ein vollständiger Bericht über den Überfall und seine Folgen findet sich auf S. 262–75; ab 24. März 1964 auch mehrere Monate Berichterstattung in der *Japan Times*.

22 Der Angreifer war ein geistesgestörter Neunzehnjähriger namens Norikazu Shioya.

23 Ikeda, *Shiroi Ketsueki*, a. a. O., S. 134.

24 Obwohl er nach Japan zurückkehrte und eine lange, herausragende Karriere machte, erholte sich der Botschafter nie ganz von der Hepatitis. Er starb schließlich im Alter von 79 Jahren an den Komplikationen.

25 Ikeda, *Shiroi Ketsueki*, a. a. O., S. 164.

26 Ibid., S. 186.

27 U. S. Congress, *Bill to Amend*, a. a. O., S. 4.

28 Gespräch mit S. Jerry Cohen.

29 U. S. Congress, *Bill to Amend*, a. a. O., S. 5–25, 33–49.

30 *In the Matter of Community Blood Bank*, a. a. O., S. 958.

31 »Jury convicts pair of blood mislabelling«. In: *Dallas Morning News* vom 19. April 1966, zitiert in U. S. Congress, Senate, Committee on the Judiciary, Subcommittee on Antitrust and Monopoly, *A Bill to Amend The Antitrust Laws . . .*, 90th Congress, 1st session. Washington, D. C.: U. S. Government Printing Office, 1968, S. 89.

32 »Private blood bank surrenders license«. In: *Patterson News* vom 15. Januar 1963, zitiert ibid., S. 186.

33 *Community Blood Bank of the Kansas City Area, Inc. v. FTC*, 405 F. 2d 1011, 1969.

34 Gespräche mit James McPherson, Jane Starkey und Ross D. Eckert.

12 »Böses Blut«

1 National Academy of Sciences – National Research Council, *An Evaluation of the Utilization of Human Blood Resources in the United States*. Washington, D. C.: 1971, Component Therapy Institute, S. 13.

2 J. Palmer, »Large scale application of plasmapheresis«. In: *Vox Sanguinis* 8, 1963, S. 96.

3 Tibor J. Greenwalt, »Plasmapheresis as a source of humans protein«. In: *Conference on Plasmapheresis*, »XXth Scientific Meeting of Protein Foundation, Inc.«, Boston, 7. April 1966, S. 2.

4 Hyland Laboratories, einer der ursprünglichen Fraktionierer in Erwin Cohns Projekt, wurde 1952 von Baxter Laboratories gekauft und zu deren Hyland-Filiale. In den darauffolgenden Jahren wechselte die Firma Baxter selbst auch einige Male den Namen: 1976 wurde sie zu Baxter Travenol Laboratories und 1987 zu Baxter International. Diese Namenswechsel spiegeln sich im Text wider.

5 Gespräch mit Tom Asher.

6 Stuart Bauer, »Blood farming«. In: *New York Times* vom 19. Mai 1975, S. 62.

7 *U. S. v. Garber*, 589 F. 2d 843, 845, 5th Cir. 1979.

8 Brief von G. Laub, Medical Director of the Columbia, S. C., Plasmacenter an Mary Rae und William Tarleton, Cutter Biological Labs, Berkeley, Calif.

9 W. Rugaber, »Prison drug and plasma projects leave fatal trail«. In: *New York Times* vom 29. Juli 1969; siehe auch J. Farmer, »Inmate's death linked to Cummins prison injections?«. In: *Pine Bluff Commercial* vom 15. Januar 1969.

10 Es gibt ungeheuere Mengen an Literatur über posttransfusionelle Hepatitis und ihre Geschichte. Drei nützliche allgemeine Werke dazu: R. H. Purcell, »Hepatitis B: a scientific success story (almost)«. In: R. Y. Dodd und L. F. Barker, Hrsg., *Infection, Immunity, and Blood Transfusion*. Proceedings of the XVIth Annual Scientific Symposium of the American Red Cross, Washington, D. C., 9. – 11. Mai 1984. New York: Alan R. Liss, 1985, S. 11–43; L. B. Seeff, »Transfusion-associated Hepatitis B.: past and present«. In: *Transfusion Medicine Reviews* 2, Dezember 1988, S. 204–14; A. J. Zuckerman, »Twenty-five centuries of viral hepatitis«. In: *Rush-Presbyterian Medical Bulletin* 15, 1976, S. 57–82; Gespräch mit Alan Kliman.

11 A. Lürman, »Eine Icterusepidemie«. In: *Berliner klinische Wochenschrift* 22 vom 12. Januar 1885, S. 20ff.

12 Eine Dokumentation über diesen Vorfall findet sich u. a. bei W. A. Sawyer, K. F. Meyer, M. D. Eaton, »Jaundice in army personnel in the western region of the United States and its relation to vaccination against yellow fever«. In: *American Journal of Hygiene 39*, Januar 1944, S. 337–432; 40, Juli 1944, S. 35–105; »Jaundice following yellow fever vaccination«, Leitartikel in: *JAMA* 119 vom 1. August 1942, S. 1110; »Yellow fever vaccination«. In: ibid., S. 1114.

13 E. Standlee, Headquarters, Mediterranean Theater of Operations, United States Army, »Hepatitis and transfusions«, Mitteilung, ohne Datum, freundlicherweise zur Verfügung gestellt von der Francis A. Countway Library of Medicine.

14 Douglas B. Kendrick, *Blood Program in World War II*, a. a. O., S. 678–79.

15 Ibid., S. 675–77.

16 Ibid., S. 674.

17 L. Hogben, »Risk of jaundice following transfusion with pooled plasma or serum«. In: *British Journal of Social Medicine* 1, 1947, S. 209.

18 Kendrick, *Blood Program in World War II*, a. a. O., S. 677.

19 Norman T. Kirk, Brief an Hon. Basil O'Connor, Chairman, American Red Cross, vom 13. Februar 1946, freundlicherweise zur Verfügung gestellt von der Countway Library of Medicine.

20 Gespräch mit John Ashworth; E. J. Cohn, »Facts about blood and the Red Cross blood program«, Zusammenfassung der Ansprache im Massachusetts Blood Center of the American Red Cross am 9. August 1950, freundlicherweise zur Verfügung gestellt von der Countway Library of Medicine.

21 Kendrick, *Blood Program in World War II*, a. a. O., S. 781.

22 Ibid.

23 Ibid., S. 782.

24 Biographische Angaben aus den Gesprächen mit Barry Allen und Edward Stemmer.

25 J. G. Allen u. a., »Homologous serum jaundice and its relation to plasma storage«. In: *JAMA* 144 vom 25. November 1950, S. 1069; J. G. Allen u. a., »Homologous serum jaundice and pooled plasma: attenuating effect of room temperature storage on its virus agent«. In: *Annals of Surgery 138*, September 1953, S. 476–86.

26 R. Murray, »Effect of storage at room temperature on infectivity of icterogenic plasma«. In: *JAMA* 155 vom 1. Mai 1954, S. 13–15.

27 A. G. Redeker u. a., »A controlled study of the safety of pooled plasma stored in the liquid state at 30–32 °C for six months«. In: *Transfusion* 8, März/April 1968, S. 60–64.

28 J. G. Allen, »Importance of requirements to produce minimal risk plasma«. In: *Archives of Surgery* 98, Mai 1969, S. 558–65 (umfassende Kritik).

29 Committee on Plasma and Plasma Substitutes, Division of Medical Sciences, National Research Council, »Statement on normal (whole, pooled) human plasma«. In: *Transfusion* 8, März/April 1968, S. 57–59.

30 Gespräch mit Edward Stemmer.

31 Allen, *Epidemiology of Posttransfusion Hepatitis*, a. a. O.

32 Ibid.

33 E. R. Jennings and J. J. Palmer, »Control of post-transfusion hepatitis«, Brief. In: California Medical Association, August 1966, S. 3.

34 C. Holden, »Blood banking: tangled system resists swift change«. In: *Science* 175, 31. März 1972, S. 1444.

35 Brief von R. Murray, Director, Division of Biologics Standards, National Institutes of Health, an J. Garrott Allen vom 23. Juli 1971.

36 Brief von J. G. Allen an James W. Mosley vom 9. September 1975.

37 L. K. Altman, »Use of commercial blood increases with shortages in U. S.«. In: *New York Times* vom 5. September 1970.

38 P. Caputo, »Blood banks: pay stations«. In: *Chicago Tribune* vom 14. September 1971. Caputo wurde später landesweit als Autor seiner Vietnam-Memoiren *A Rumor of War* bekannt.

39 »Chronolog«, Transkript von NBC-TV, S. 20.

40 Seit einiger Zeit zieht die Hämophilengemeinschaft die Umschreibung »Jemand, der an Hämophilie leidet« vor, da dies eher auf einen Menschen als auf ein Syndrom verweist. Ich entschuldige mich für die veraltete Ausdrucksweise, behalte sie jedoch aus sprachlichen Erwägungen bei, um die Umständlichkeit des empfohlenen Begriffs zu vermeiden.

41 R. und S. Massie, *Journey*. New York: Ballantine Books, 1975, S. 69.

42 J. G. Pool und A. E. Shannon, »Production of high-potency concentrates of antihemophilic globulin in a closed-bag system«. In: *New England Journal of Medicine* 273 vom 30. Dezember 1965, S. 1443–47.

43 Massie, *Journey*, a. a. O., S. 227.

44 K. M. Brinkhous, E. Shanbrom u. a., »A new high-potency glycine-precipitated antihemophilic factor (Ahf) concentrate«. In: *JAMA* 205 vom 26. August 1968, S. 613–17.

45 Massie, *Journey*, a. a. O., S. 255.

46 Brief von J. Garrott Allen, Professor of Surgery, Stanford University School of Medicine, an Elliott L. Richardson, Secretary of Department of Health, Education and Welfare vom 21. Juni 1971, freundlicherweise zur Verfügung gestellt von Barry Allen.

47 Brief von J. Garrott Allen, Professor of Surgery, Stanford University School of Medicine, an Elliott L. Richardson, Secretary of Department of Health, Education and Welfare vom 26. Juli 1971, freundlicherweise zur Verfügung gestellt von Barry Allen.

48 Brief von J. Garrott Allen, Professor of Surgery, Stanford University School of Medicine, an Elliott L. Richardson, Secretary of Department of Health, Education and Welfare vom 27. Juli 1971, freundlicherweise zur Verfügung gestellt von Barry Allen.

49 Brief von J. Garrott Allen, Professor of Surgery, Stanford University School of Medicine, an Elliott L. Richardson, Secretary of Department of Health, Education and Welfare vom 23. September 1971, freundlicherweise zur Verfügung gestellt von Barry Allen.

50 Brief von I. Mitchell, Department of Health, Education and Welfare, an J. Garrott Allen vom 1. November 1971.

51 Gespräch mit Barry Allen.

52 R. M. Titmuss, *The Gift Relationship: From Human Blood to Social Policy*. New York: Pantheon, 1971.

53 Ibid., S. 245.

54 Bei einer Klassifizierung der Spender nach der Art ihrer Entlohnung sortierte Titmuss viele aus, die wir für Freiwillige halten würden. Er behauptete, die meisten Spender würden das Blutspenden an den Erhalt von Policen oder die Einrichtung eines Familienkreditkontos binden. Er teilte diese Personen in die Gruppen »Verantwortungshonorar«-Spender und »Familienkredit«-Spender ein. Indem er sich solcher Kategorien bediente, behauptete er, daß von den 1965 bis 1967 jährlich in Amerika gesammelten sechs Millionen Einheiten ungefähr 62 Prozent gezwungenermaßen gespendet worden waren, für 29 Prozent wurde Geld bezahlt, und nur 9 Prozent waren wirklich freiwillig. Im Gegensatz dazu schätzte die National Academy of Sciences, daß nur 15 Prozent der amerikanischen Blutvorräte von professionellen Spendern

stammten, der große Rest hingegen von Freiwilligen. Titmuss, *The Gift Relationship*, a. a. O., S. 94; National Academy of Sciences, *An Evaluation of the Utilization of Human Blood Resources in the United States*, S. 37.

55 F. Kent, »The blood business«. In: *Miami Herald* vom 11. November 1973.

56 P. Caputo, »Find blood of paid donors polluted with hepatitis«. In: *Chicago Tribune* vom 12. September 1971.

57 Die Angaben über diesen Vorfall und die Zeit vor der National Blood Policy stammen aus P. J. Schmitdt, »National Blood Policy, 1977: a study in the politics of health«. In: *Progress in Hematology* 10, 1977, S. 151–72; D. Surgenor, »Progress toward a national blood system«. In: *New England Journal of Medicine* 291 vom 4. Juli 1974, S. 17–22; J. Mitchell, »Developments leading to a National Blood Policy«, Memorandum des Department of Health, Education and Welfare vom 15. März 1978 (National Blood Policy Papers, MS C 393, in der Abteilung für Medizingeschichte der National Library of Medicine).

58 U. S. Congress, Senate Subcommittee on Executive Reorganization and Government Research of the Committee on Government Operations, Testimony of Elliot Richardson. *Consumer Safety Act of 1972*, 92d Congress, 2nd. sess, 1972, S. 172–201.

59 *NHLI's Blood Resource Studies*, Bd. 1 und 2. Bethesda, Md.: U. S. Department of Health, Education and Welfare, 1972.

60 I. Mitchell u. a., »Blood banking: major findings by HEW task force«, Memorandum des Department of Health, Education and Welfare vom 12. Juli 1973 (National Blood Policy Papers, MS C 393, in der Abteilung für Medizingeschichte der National Library of Medicine).

61 Comptroller General of the United States, 13. Februar 1976, *Hepatitis From Blood Transfusions: Evaluation of Methods to Reduce the Problem*, Bericht an den Kongreß.

13 Außer Kontrolle

1 L. und P. Pezullo, *At the Fall of Somoza*. Pittsburgh: University of Pittsburgh Press, 1993; »Nicaragua: how the local boys make good«. In: *Latin America Economic Report* vom 27. Januar 1978, S. 27.

2 Peter Davis, »Mirror of our midlife crisis: United States and Nicaragua«. In: *Nation* 238 vom 28. Januar 1984, S. 76.

3 Ibid.

4 Division of Blood Diseases and Resources, National Heart, Lung and Blood Institute, *Study to Evaluate the Supply-Demand Relationships for AHF and PTC Through 1980*, DHEW publication Nr. (NIH) 77-1274, S. 51.

5 Gespräch mit Fred Marquart.

6 »Foreign establishments that provide materials under the short supply provisions of sec. 73.240 of the PHS Regulations«, Anlage zu einem Brief von Sam T. Gibson, Acting Director, Division of Biologics Standards, National Institutes of Health, an Hon. Victor V. Veysey, U.S. House of Representatives, vom 10. November 1971 (Dieser Brief listet als Antwort auf eine Kongreßanfrage neun Länder in der dritten Welt als Quellen für Blutkomponenten auf); Gespräche mit Tom Asher, John Ashworth, Jean C. Emmanuel, B. G. Grobbelaar, Alfred Haessig, Tom Hecht und Fred Marquart.

7 »Impoverished Haitians sell plasma for use in the U.S.«. In: *New York Times* vom 28. Januar 1972.

8 S. Gibson, »Foreign establishments«, Briefe an Hon. Christopher Shays. Antwort auf die Subcommittee Inquiry vom 18. Dezember 1995 von der Bayer Healthcare Corporation, der Armour Pharmaceutical Company und der Alpha Therapeutic Corporation. In: U. S. Congress, House of Representatives, Committee on Government Reform and Oversight, Subcommittee on Human Resources and Intergovernmental Affairs, *Protecting the Nation's Blood Supply from Infectious Agents: New Standards to Meet New Threats*, 104th Cong., 1st. sess., 12. Oktober und 2. November 1995. Washington, D. C.: U. S. Government Printing Office, 1996, S. 202–15.

9 Gespräch mit Fred Marquart.

10 P. J. Hagen, *Blood: Gift or Merchandise*, a. a. O., S. 17. G. M. Gaul, »America: OPEC of Global plasma industry«. In: *Philadelphia Inquirer*, 5. Folge einer Artikelserie vom 24. bis 28. September 1989.

11 Gespräch mit Tom Asher.

12 Gespräch mit Ben. G. Grobbelaar.

13 Grobbelaar mußte mit einem Problem fertig werden: Da gerade ein Anti-Apartheid-Boykott angesagt war, konnte er das Plasma nicht direkt an seine Kunden senden. Statt dessen schickte er es an Importfirmen in England und der Schweiz, wo der Boykott weniger streng eingehalten wurde. Diese Firmen brachten andere Etiketten an, damit der Ursprungshafen nicht mehr ersichtlich war, und schickten das Plasma dann an den Endempfänger. »Es gibt tausendundeine Möglichkeiten, einen Boykott zu umgehen«, sagte er in einem Gespräch mit dem Autor.

14 Brief von B. G. Grobbelaar an den Autor vom 15. April 1996.

15 C. Mérieux, *Le Virus de la découverte*. Paris: Robert Laffont, 1988, S. 124.

16 Das Institut Mérieux stellte 1992 die Produktion von Gammaglobulin ein.

17 Mérieux, *Virus*, a. a. O., S. 183.

18 E. Harriman, »Blood money«. In: *New Scientist* vom 13. März 1980, S. 858–59.

19 Gespräch mit Tom Hecht.

20 A. Picard, »Canada still lacks control on plasma trade, inquiry told«. In: *Globe and Mail* vom 14. Dezember 1995.

21 »Desapaeció: Iba a plasmaféresis«. In: *Prensa* vom 26. September 1977; »El ›donante‹ no aparece . . .«. In: *Prensa* vom 27. September 1977.

22 »Quiénes están detrás de este ›negocio‹?«. In: *Prensa* vom 28. September 1977.

23 Schlagzeilen in *Prensa* vom 17. November, 13. September und 19. November 1977.

24 »Incidente en plasmaféresis por la ›ayuda‹«. In: *Prensa* vom 7. Oktober 1977.

25 »›Donantes‹ cuestan miles a hospitales«. In: *Prensa* vom 11. Oktober 1977.

26 »World in action: blood money«. In: Granada Television Limited, 1975, Transkript, S. 7–16.

27 Brief von A. Z. Zuckerman an Prof. J. Garrott Allen vom 6. September 1976, freundlicherweise zur Verfügung gestellt von Barry Allen.

28 »World in Action«, a. a. O., S. 15.

29 Gespräch mit Tom Hecht.

30 P. J. Chamorro, »Detràs de la sangre«. In: *Prensa* vom 18. November 1977.

31 »Más repudio a tráfico de plasma«. In: *Prensa* vom 6. Oktober 1977.

32 L. Aledort und S. H. Goodnight, »Hemophilia treatment: its relationship to blood products«. In: *Progress in Hematology* 12, 1981, S. 134.

33 J. Cash, »The Blood Transfusion Service and the National Health Service«. In: *British Medical Journal* vom 12. September, 1987, S. 617. Allgemeine Informationen zur Entwicklungsgeschichte des British Transfusion Service aus Gesprächen mit J. H. Cash und H. H. Gunson.

34 Daß der National Health Service die Ausweitung seiner Fraktionierungskapazitäten immer wieder verzögerte, wurde zu einem wichtigen Thema in medizinischen Kreisen und in den Medien. Zum besseren Verständnis der Ausmaße und der Leidenschaftlichkeit, mit der diese Kontroverse geführt wurde, siehe A. King, »Lives too expensive for Britain to save«. In: *Yorkshire Post* vom 17. Januar 1975; A. King, »Now MP's take up the blood-disease scandal«. In: *Yorkshire Post* vom 19. Februar 1975; P. Jones, »Factor VIII supply and demand«, Brief. In: *British Medical Journal* vom 21. Juni 1980, S. 1531–32.

35 Kommerzielle Plasmakonzentrate, die erstmals 1972 nach England und Wales importiert wurden (Schottland hat ein autonomes System), hielten 1974 einen Marktanteil von etwa einem Drittel, während es 1985 bereits geschätzte zwei Drittel waren. (Cash, »Blood Transfusion Service«, a. a. O.; R. Biggs, »Haemophilia treatment in the United Kingdom from 1969 to 1974«. in: *British Journal of Haematology* 35, 1977, S. 487–504; Jones, »Supply and demand«, a. a. O.

36 J. P. Allain, »Production of antihemophilic factor in France«. In: *Scandinavian Journal of Haematology* 33, suppl. 40, 1984, S. 502.

37 »America the blood bank«. In: *Economist* vom 17. Oktober 1981, S. 87.

38 T. Drees, »Examination of international plasma resources«, Ansprache beim American Blood Resources Association Plasma Forum III am 25. Februar 1980.

39 Brief von Grobbelaar an den Autor.

40 Bundeskartellamt, »Beschluß in dem Kartellverwaltungsverfahren B3-43 21 90-T-42/81«. Bei diesem Dokument handelt es sich um eine 1981 vom Bundeskartellamt, dem Äquivalent der American Federal Trade Commission, herausgegebene gerichtliche Anweisung an deutsche Lieferanten von Gerinnungsfaktoren wegen angeblicher Verstöße gegen deutsche Pharmaziehandelsgesetze. Das Dokument besteht aus zwei Abschnitten. Im ersten werden von den Lieferanten detaillierte Informationen über ihre Geschäftspraktiken verlangt, der zweite ist ein »Gutachten«, das die Ergebnisse der Regierungsermittlungen bis dato schildert. Dort wird ausführlich über viele der im Text erwähnten fragwürdigen Praktiken berichtet.

41 Die Schätzungen für die Verwendung in Deutschland variieren von zwei- bis viermal soviel wie bei ihren amerikanischen Pendants. (Jones, »Supply and demand«, a. a. O.; Egmont R. Koch, *Böses Blut,* a. a. O., 1990, S. 183.

42 Ausführlichere Informationen zu Egli, den Aktivitäten des Bonner Hämophiliezentrums und den damit zusammenhängenden Finanzskandal bei Koch, *Böses Blut.*

43 Andere Ärzte stimmten im Prinzip mit Brackmann überein, schlossen sich jedoch nicht notwendigerweise seiner Methode an, so große Mengen an Faktor VIII zu verwenden, da Ungewißheit über dessen Langzeitwirkung auf das Immunsystem der Patienten bestand.

44 Gespräch mit Werner Kalnins.

45 Frank Schnabel, »Report on Schnabel's visit ot the Bonn Hemophilia Centre«, Memorandum vom 8. November 1977 der World Federation of Hemophilia.

46 Koch, *Böses Blut*, a. a. O., S. 184.

47 Die Frage eines prophylaktischen Einsatzes der Faktor-VIII-Konzentrate bleibt weiterhin offen, obwohl viele Bluter sie gut vertragen. Selbst die eifrigsten Befürworter empfehlen jedoch nur ein knappes Drittel der von Eglis Gruppe verabreichten Dosierungen.

48 Koch, *Böses Blut*, a. a. O., S. 193.

49 G. I. C. Ingram u. a., »Different plans of treatment«, unveröffentlichtes Memorandum der World Federation of Hemophilia vom Oktober 1977.

50 Koch, *Böses Blut*, a. a. O., S. 205; siehe auch *Preparation and Use of Coagulation Factors VIII and IX for Transfusion*. Straßburg: Europarat, 1980.

51 H. H. Brackmann u. a., »Home care of hemophilia in West Germany«. In: *Thrombosis and Haemostasis* 35, 1976, S. 544–51; H. Egli, »The situation of the haemophiliac: yesterday and today«. In: *Haemostasis* 10, suppl. 1, 1981, S. 1–10.

52 Koch, *Böses Blut*, a. a. O., S. 236.

53 Bundeskartellamt, »Beschluß«, a. a. O.

54 Gespräch mit Sheila Brading, WFH.

55 Eidesstattliche Aussage von Alan P. Brownstein, *Wadleigh v. Rhone-Poulenc Rover, Inc., et al.* vom 28. Juli 1994.

56 Die finanziellen Verbindungen der medizinischen Direktoren zur Industrie sind ein umstrittenes, kontroverses Thema. Ein ehemaliger medizinischer Direktor des NHF, Louis M. Aledort, sagte aus, er habe von der Industrie Zuschüsse von 10 000 – 12 000 Dollar pro Jahr erhalten, doch Tom Drees, ehemaliger Präsident von Alpha Therapeutics, gibt an, daß allein seine Firma weit über 25 000 Dollar jährlich an Aledort bezahlte. Eidesstattliche Aussage von Louis M. Aledort vom 9. Juli 1986 vor dem Superior Court, State of California, County of Santa Clara, *Michele Gallagher et al. v. Cutter Laboratories et al.*, Nr. 548947; Gespräch mit Tom Drees.

57 Koch, *Böses Blut*, a. a. O., S. 236.

58 Bundeskartellamt, »Beschluß«, a. a. O.

59 Gespräch mit Werner Kalnins.

60 H. Egli, »The situation of the haemophiliac: yesterday and today«, a. a. O., S. 9.

61 F. Schnabel, »Dear Professor Egli«. In: *World Federation of Hemophilia*, Sonderausgabe zum 25. Jahrestag, 1980.

62 Koch, *Böses Blut*, a. a. O., S. 246.

63 Brief von J. G. Allen an René J. Dubos vom 31. Januar 1972, freundlicherweise zur Verfügung gestellt von Barry Allen.

64 Serocenter of America, Inc., »Proposal«, ohne Datum, Maurice Shapiro vom South African Blood Transfusion Service überreicht.

65 Hagen, *Blood*, a. a. O., S. 165.

66 World Health Organization, »Utilization and supply of human blood and blood products: information provided by the Director-General«, internes Rundschreiben vom 1. Mai 1975.

67 Z. S. Hantchef, »Red gold – or the blood trade«. In: *Transfusion Today*, März 1989, S. 10.

68 Chamorro, »Detrás«, a. a. O.

69 C. W. Flynn and R. E. Wilson, »An interview with Somoza's foe, now dead«. In: *New York Times* vom 13. Januar 1978.

70 »Incidente en Plasmaféresis«, a. a. O.

71 Flynn and Wilson, »Interview«, a. a. O.; »Salud decide investigar a plasmaféresis«. In: *Prensa* vom 1. November 1977.

72 Berichte über Chamorros Ermordung und die anschließenden Aufstände in *Prensa* vom 10., 13., 18. Januar 1978; »Protesting Nicaraguans riot«. In: *Washington Post* vom 13. Januar 1978. »New rioting erupts in Nicaraguan capital«. In: *New York Times* vom 13. Januar 1978.

73 *Prensa* vom 18. Januar 1978.

74 A. Somoza, *Nicaragua Betrayed*. Boston: Western Islands, 1980, S. 115.

75 »Jury convicts 9 in murder of Nicaraguan publisher«. In: *Miami Herald* vom 11. Juni 1981.

76 »Belize: The enemy may have a foot in the door«. In: *Latin America Regional Reports* vom 9. Januar 1981; Harriman, »Blood money«, a. a. O.

77 Gespräch mit Tom Hecht.

78 J. Reasor, »Reasor on demand«. In: *Plasma Quarterly*, März 1981, S. 9.

14 Das Blutspendesyndikat

1 P. Schmidt, »National blood policy, 1977: a study in the politics of health«. In: *Progress in Hematology*, 10, S. 165.

2 Ad-Hoc-Komitee zur Gründung der American Blood Commission, Pressemitteilung vom 28. März 1975.

3 Transkript des Protokolls der American Blood Commission (unveröffentlicht) vom 4. April 1975, S. 10–12. National Blood Policy Papers, MS C 393, in der Abteilung für Medizingeschichte der National Library of Medicine.

4 Gespräch mit Byron Myhre.

5 J. Cook, »Blood and money«, a. a. O. In: *Forbes* vom 11. Dezember 1978, S. 37.

6 Andrea Rock, »Inside the billion dollar business of blood«. In: *Money*, März 1986, S. 158.

7 G. Gaul, »Red Cross: from disaster relief to blood«. In: *Philadelphia Inquirer* vom 27. September 1989. Im Laufe der Jahre spielten Journalisten die Tatsache hoch, daß das American Red Cross als Nonprofit-Institution enorme Einkünfte aus seinem Blutprogramm bezog. In Wirklichkeit jedoch schwankten die Vermögenswerte des Red Cross, abhängig von den jeweiligen Vorschriften und Marktbedingungen, erheblich.

8 Gespräch mit Bernice Hemphill.

9 Gespräche mit Suzanne Gaynor, James McPherson und Jane Starkey; L. Kennedy, A. W. Drake, S. N. Finkelstein und H. M. Sapolsky, »Community blood banking in the United States from 1937–1975: organizational transformation and reform in a climate of competing«. Unveröffentlichte Dissertation, New York University, Februar 1978; *The American Blood Supply*. Cambridge, Mass.: M. I. T. Press, 1982.

10 American Blood Commission, »Recommendation for unified donor recruitment« vom 26. Juli 1977.

11 Protokoll der Vorstandssitzung der American Blood Commission vom 28. September 1977, S. 25. National Blood Policy papers, MS C 393, in der Abteilung für Medizingeschichte der National Library of Medicine.

12 R. Eckert and E. L. Wallace, *Securing a Safer Blood Supply: Two Views*. Washington, D. C.: American Enterprise Institute, 1985, S. 41.

13 »Statement of Col. Melvin W. Ormes . . .«, U. S. Congress, Senate, Committee on Labor and Human Resources, Subcommittee on Health and Scientific Research, *Oversight on Implementation of National Blood Policy, 1979*, 96th Cong., 1st sess. Washington, D. C.: U. S. Government Printing Office, 1979, S. 11.

14 Brief von B. Hemphill, American Association of Blood Banks, an George M. Elsey, President, American National Red Cross, vom 4. Oktober 1976.

15 B. Hemphill, AABB, »Memo re: important guidelines and announcement of special meeting on termination of AABB-ANRC interorganizational meeting« vom 4. Oktober 1976. National Blood Policy Papers, MS C 393, in der Abteilung für Medizingeschichte der National Library of Medicine.

16 Brief von R. G. Wick, Vice-President, American National Red Cross, an John J. Corson, President, American Blood Commission, vom 28. Oktober 1976.

17 D. Zimmerman, »Happy birthday Red Cross...«. In: *Investigator*, September 1981, S. 62.

18 Informationen zu diesem Vorfall aus einem Gespräch mit Bernice Hemphill; »State sues Irwin Blood Bank«, Pressemitteilung des California Department of Consumer Affairs vom 1. Juni 1977; Irwin Memorial Blood Bank of San Francisco Medical Society, Statement vom 1. Juni 1977; J. Lynch, »Blood bank wins fight over fees«. In: *San Francisco Chronicle* vom 5. Januar 1979; R. Coglan, Kommentar im KGO-TV vom 2. Februar 1979.

19 »Statement of... Dr. Alvin Drake, Massachusetts Institute of Technology«. In: U. S. Congress, *Oversight*, a. a. O., S. 24.

20 General Accounting Office, *Problems in Carrying Out the National Blood Policy*, HRD-77-150. Washington D. C.: U. S. Government Printing Office, 1978.

21 U. S. Congress, *Oversight*, a. a. O.

22 Blumberg u. a., »A ›new‹ antigen in leukemia sera«. In: *JAMA* 191 vom 15. Februar 1965, S. 541–46.

23 Comptroller General of the United States, Feb. 13, 1976, *Hepatitis from Blood Transfusion: Evaluation of Methods to Reduce the Problem*. Bericht an den Kongreß, S. 40–42.

24 Gespräch mit Howard Taswell.

25 »Transfusion blood soon must indicate volunteer donors«. In: *New York Times* vom 14. Januar 1978.

26 »Disease Burden from Viral Hepatitis A, B, and C in the United States«. In: Centers for Disease Control and Prevention. Website (http://www.cdc.gov/ncidod/diseases/hepatitis/heptab3.htm).

27 »Danny Kaye, 74, dies...« In: *Los Angeles Times* vom 3. März 1987.

28 Gespräche mit Tom Asher, John Ashworth, Tom Hecht, John McCray, Robert Reilly; IFPMA Working Group, *A Study of Commercial and Non-Commercial Plasma Procurement and Plasma Fractionation*. Zürich: IFPMA, 1980. J. Reasor, »Reasor on Demand«, a. a. O.

29 »The Red Cross: drawing blood from its rivals«. In: *Business Week* vom 11. September 1978, S. 113.

30 Gespräch mit Tom Hecht.

31 Gespräch mit John Ashworth.

32 Diese und weitere Hintergrundinformationen zum Blutbankenwesen in den siebziger und achtziger Jahren aus Gesprächen mit James McPherson, Robert Westphal und Tom Zuck.

33 U. S. Congress, House of Representatives, Committee on Energy and Commerce, Subcommittee on Oversight and Investigations, *Blood Supply Safety*, 102nd Cong., 1st sess. Washington, D. C.: Government Printing Office, 1990, S. 168–74.

34 G. Gaul, »The blood brokers«. In: *Philadelphia Inquirer*, Artikelreihe vom 24. bis 28. September 1989.

35 U. S. Congress, *Blood Supply Safety*, a. a. O.

36 A. Kellner, »Self-sufficiency: lessons from the Euroblood experience«. In: J. L. McPherson, Hrsg., *Adequacy of the Nation's Blood Supply*. Washington, D. C.: Council of Community Blood Centers, 1990, S. 60.

37 P. . Hagen, *Blood: Gift or Merchandise*, a. a. O., S. 143.

38 Kellner, »Self-sufficiency«, a. a. O.

39 Ibid.

40 »Red Cross«. In: *Business Week*.

41 A. Picard, *The Gift of Death: Confronting Canada's Tainted Blood Tragedy*. Toronto: Harper Collins, 1995, S. 34–35, 84–91.

42 Ibid., S. 98.

43 Die Arzneimittelfirmen hätten die Risiken bei Plasma von homosexuellen Spendern sorgfältiger abwägen müssen. Schon 1975 schrieb Wolf Szmuness, einer der angesehensten Hepatitisforscher Amerikas, in den *Annals of Internal Medicine*, daß wegen des Risikos, die Krankheit zu verbreiten, Homosexuelle »dazu angehalten werden sollten, das Blutspenden zu unterlassen«.

15 Die Katastrophe

1 Von 1967 an waren die CDC der einzige Pentamidinhändler landesweit. Nachdem das Medikament allgemein für die Behandlung der aidsbedingten Lungenentzündung eingesetzt wurde, gab die Regierung es 1985 für den allgemeinen Verkauf frei. So konnte von nun an jede Apotheke Pentamidin-Rezepte einlösen, und die CDC stellten die Verteilung des Medikaments ein. Heute verwendet man wirksamere Medikamente, speziell Bactrim (Markenname für die Sulfonamid-Kombination Sulfamethoxazol-Trimotheprim). Pentamidin wird bei der Minderheit der Patienten unter den PCP-Fällen verwendet, die allergisch gegen Sulfonamide sind.

2 Gespräch mit Bruce Evatt.

3 E. W. Etheridge, *Sentinel for Health: A History of the Centers for Disease Control*. Berkeley: University of California Press, 1992, S. 331.

4 »*Pneumocystis Carinii* Pneumonia among persons with hemophilia A«. In: *Morbidity and Mortality Weekly Reports* (nachstehend als *MMWR* bezeichnet) *31.* vom 16. Juli 1982, S. 365–67.

5 Ibid.

6 Gespräch mit Bruce Evatt, Institute of Medicine, *HIV and the Blood Supply: An Analysis of Critical Decisionmaking.* Washington, D. C.: National Academy Press, 1995, S. III-9.

7 Brief von W. H. Foege, Centers for Disease Control, an L. G. Hershberger, Cutter Laboratories, vom 9. Juli 1982, mit freundlicher Genehmigung des Institute of Medicine.

8 Über die Frage, wieviel Blut Homosexuelle tatsächlich lieferten, herrscht beträchtliche Uneinigkeit. 1983 und 1984 ging die Geschäftsleitung bei Irwin von der Arbeitshypothese aus, daß 20 Prozent des Bluts von Homosexuellen stammte. Jahre später überprüfte sie nochmals die Aufzeichnungen über die Spender und revidierte ihre Schätzung auf nur 4 Prozent. In einer Mitteilung vom Februar 1983 schätzte P. Cumming, Betriebswirt beim Red Cross, den Anteil der homo- oder bisexuellen Spender auf 25 Prozent.

9 Institute of Medicine, »Fact finding interview summary: Louis M. Aledort« vom 9. Januar 1995, freundlicherweise zur Verfügung gestellt vom Institute of Medicine.

10 Medical and Scientific Advisory Council: Resolution to National Hemophilia Foundation Board of Directors vom 2. Oktober 1982, freundlicherweise zur Verfügung gestellt vom Institute of Medicine.

11 Diese Gruppen waren, zusammen mit den Blutern, die ersten, bei denen sich in Amerika erhöhte Aidsraten zeigten und die als Risikogruppen für diese Krankheit eingestuft wurden. 1984 z. B. waren von den knapp 7000 Aidsfällen in Amerika 5038 Homosexuelle, 1190 Drogenkonsumenten, 145 Bluter oder Transfusionsempfänger und 249 Haitianer (der Rest waren heterosexuelle Frauen oder »Unbekannte«). Die hohe Rate unter den Haitianern gab Rätsel auf, denn niemand verstand, warum sie

eine Risikogruppe sein sollten. Einige Wissenschaftler stellten die These auf, daß Haiti als Kreuzfahrtzentrum für homosexuelle Touristen schon früh zum Inkubationsherd wurde. Andere glaubten, daß HIV durch Arbeiter, die im Kongo (auch dieser schon früh ein Zentrum der Krankheit) gelebt hatten, nach Haiti gelangte. Wieder andere meinten, daß bereits die Klassifizierung selbst irreführend sei, da diejenigen Haitianer, die gelegentlich homosexuelle Begegnungen hatten, sich gar nicht als Homosexuelle ausgegeben hatten. Wie auch immer, die Konzentration auf Haiti wurde schließlich politisch und wissenschaftlich unpopulär, und die CDC strichen die Kategorie »Haitianer« aus ihren Aids-Unterlagen.

12 National Hemophilia Foundation, »Medical Bulletin 5«, vom 17. Januar 1983, »Medical Bulletin 7« vom 11. Mai 1983, freundlicherweise zur Verfügung gestellt vom Institute of Medicine.

13 Gespräch mit Tom Drees.

14 J. Hink, Cutter Biological, »Immunodeficient syndrome«, Mitteilung vom 30. August 1982.

15 »Possible transfusion-associated acquired immune deficiency syndrome (AIDS) – California«. In: *MMWR* 31 vom 10. Dezember 1982, S. 652ff; A. J. Amman u. a., »Acquired immunodeficiency in an infant: possible transmission by means of blood product«. In: *Lancet* vom 30. April 1983. S. 956–58.

16 Diese Sitzung verlief so kontrovers, daß es wichtig war, Einzelheiten und Zahlenangaben aus unterschiedlichen Quellen zu bekommen und bestätigen zu lassen, u. a. »Summary report on workgroup to identify opportunities for prevention of acquired immune deficiency syndrome«, internes CDC-Dokument vom 4. Januar 1983, freundlicherweise zur Verfügung gestellt vom Institute of Medicine; B. D. Colon (*Newsday*-Reporter), unveröffentlichte Aufzeichnungen, die dem Autor zur Verfügung gestellt wurden; W. E. Check, »Preventing AIDS transmission: should blood donors be screened?«. In: *JAMA* 249 vom 4. Februar 1983, S. 567–70; J. L. Marx, »Health officials seek ways to halt AIDS«. In: *Science* 219 vom 21. Januar 1983, S. 271–72; Stellungnahmen von Sitzungsteilnehmern gegenüber dem Institute of Medicine, freundlicherweise zur Verfügung gestellt vom Institute of Medicine.

17 Gespräch mit Bruce Evatt.

18 Marx, »Health Officials«, a. a. O., S. 569.

19 Colon, Reporter-Aufzeichnungen.

20 Marx, »Health Officials«, a. a. O., S. 569.

21 Ibid.

22 Ibid.

23 J. Hink, Cutter Biological, Memorandum, »AIDS Meeting Jan. 4th at CDC Atlanta« vom 6. Januar 1983.

24 Ibid.

25 Colon, Reporter-Aufzeichnungen.

26 Ibid.

27 Eidesstattliche Aussage von Joseph R. Bove vom 17. Februar 1994, *Jane Doe and John Doe v. Belle Bonfils Memorial Blood Center*, District Court, City and County of Denver, Col. case Nr. 93CV393, S. 155–56.

28 Marx, »Health Officials«, a. a. O., S. 568.

29 Ibid.

30 Colon, Reporter-Aufzeichnungen.

31 Gespräch mit Donald Francis.

32 Ibid.

33 Videoaufzeichnung der eidesstattlichen Aussage von Donald R. Francis vom 3. Juli 1992, District Court, Denver, Col., *Chris and Susie Quintana v. United Blood Services*, case Nr. 86CV11750, S. 45.

34 Gespräch mit Bruce Evatt.

35 P. Cumming, American Red Cross, »Dr. Katz's 1/26/83 AIDS memo«, vom 5. Februar 1983, freundlicherweise zur Verfügung gestellt vom Institute of Medicine.

36 D. Francis, Department of Health and Human Services, »Opportunities for eliminating blood donors at risk for AIDS«, Mitteilung vom 6. Januar 1983, freundlicherweise zur Verfügung gestellt vom Institute of Medicine.

37 American Red Cross, American Association of Blood Banks, Council of Community Blood Banks, »Joint statement on immune deficiency syndrome (AIDS) related to transfusion« vom 13. Januar 1983, freundlicherweise zur Verfügung gestellt vom Institute of Medicine.

38 J. Bove, »Report to the Board, Committee on transfusion transmitted diseases« vom 24. Januar 1983.

39 Gespräch mit Tom Asher.

40 Angaben aus S. M. I. Gaynor, »Decisions without data: an analysis of decision making concerning the U. S. blood supply during the AIDS crisis«. Unveröffentlichte Dissertation, University of Michigan, 1991, S. 68.

41 Randy Shilts, *And the Band Played On: Politics, People and the AIDS Epidemic*. New York: Viking Penguin, 1988, S. 456. Dt.: *AIDS – and the band played on*. München: Goldmann, 1987.

42 Gaynor, »Decisions without data«, a. a. O., S. 78.

43 Ibid., a. a. O., S. 187.

44 D. Perlman, »Blood bank rebuffs UC on test for AIDS«. In: *San Francisco Chronicle* vom 4. Februar 1983.

45 U. S. Public Health Service, »Prevention of acquired immune deficiency syndrome (AIDS): report of inter-agency recommendations«. In: *MMWR 32* vom 4. März 1983, S. 101–3.

46 Einzelheiten zum Fall Quintana aus Gesprächen mit Bruce Jones und Maureen Witts; *Chris and Susie Quintana v. United Blood Services*. In: *Denver Post* vom 5. Januar 1988 und vom 16. Juli bis 6. August 1992.

47 Aussage von Ron Quintana vom 6. Mai 1988. In: *Chris and Susie Quintana v. United Blood Services*, a. a. O., S. 19.

48 Schriftliche Befragung, »To the Donor of Blood Unit No. 12-308721«. In: Ibid., S. 25.

49 Biographische Angaben von D. Kuhn, Ansprache bei der jährlichen Zusammenkunft der National Hemophilia Foundation, Indianapolis, Ind., im November 1992, Aufzeichnungen des Autors.

50 Biographische Angaben aus Gesprächen mit Corey Dubin.

51 Gespräch mit David Watters.

52 V. Berridge, *AIDS in the UK: The Making of Policy, 1981–1994*. Oxford: Oxford University Press, 1996, S. 42.

53 Department of Health and Social Security, »AIDS – and blood donation«, Pressemitteilung vom 1. September 1983, Alexander Fleming House.

54 J. Craske u. a., »An outbreak of hepatitis associated with intravenous injection of factor-VIII concentrate«. In: *Lancet* vom 2. August 1975, S. 221–23; J. Craske u. a., »Commercial factor VIII associated hepatitis, 1974–75, in the United Kingdom: a retrospective survey«. In: *Journal of Hygiene* 80, 1978, S. 327–36.

55 »AIDS poses threat to haemophiliacs«. In: *Hospital Doctor C3* vom 12. Mai 1983, S. 19.

56 E. R. Koch, *Böses Blut*, a. a. O., S. 21.

57 Horace Krever, *Commission of Inquiry of the Blood System in Canada*. Ottawa: Canadian Government Publishing, 1997, Bd. 3, S. 848.

58 Koch, *Böses Blut*, a. a. O., S. 65.

59 Ibid., S. 70. Die Einfuhrbeschränkung war nicht das einzige, was bei der Zusammenkunft abgelehnt wurde. Joanna L'Age Stehr, Epidemiologin am Robert-Koch-Institut, hatte die Vereinigten Staaten besucht, um mehr über die AIDS-Epidemie zu erfahren. Überzeugt davon, daß das Blutbankenwesen vor einer Katastrophe stand, unterbreiteten sie und andere verschiedene Vorschläge, so die Surrogatüberprüfung, die Verwendung von Cryopräzipitaten und die Reduzierung der Plasmapools. Nach langer Diskussion wurde keiner dieser Vorschläge unterstützt.

60 Ibid., S. 53.

61 Gespräch mit Werner Kalnins.

62 Koch, *Böses Blut*, a. a. O., S. 125.

63 Gespräch mit Bruce Evatt.

64 J. M. Jason, B. L. Evatt u. a., »Aquired immunodeficiency syndrome (AIDS) in hemophiliacs«. In: *Scandinavian Journal of Haematology* 33, suppl. 40, 1984, S. 355.

65 Institute of Medicine, »Fact finding interview summary: Dr. Shelby Dietrich (January 11, 1995)«, freundlicherweise zur Verfügung gestellt vom Institute of Medicine.

66 »WFH General Assembly: Karolinska Institute – Stockholm, Sweden«. In: *World Federation of Hemophilia* vom 29. Juni 1983, S. 11.

67 Gespräch mit Cees Smit.

68 Einen guten Überblick über den Vorfall in englischer Sprache geben u. a. E. Feldman, »Blood and bureaucracy in Japan: law, conflict and compromise«, unveröffentlichtes Manuskript; D. P. Hamilton, »Japan AIDS scandal raises fear that safety came second to trade«. In: *Wall Street Journal* vom 9. Oktober 1996; E. H. Updike, »Anatomy of a tragedy«. In: *Business Week* vom 11. März 1996, S. 44–45. Gesprächsquellen zu den Hintergründen der Situation in Japan waren u. a. Eric Feldman, Shinichi Tokunaga und Mitarbeiter von *Asahi Shimbun*, *Yomiuri Shimbun* und *Mainichi Daily News*.

69 Gespräch mit Tom Spira.

70 Hamilton, »Japan AIDS scandal«, a. a. O.

71 »Green Cross knew danger of unheated products«. In: *Yomiuri Shimbun* vom 25. August 1996.

72 Feldman, »Blood and Bureaucracy«, a. a. O., S. 29.

73 Ibid., S. 2.

74 Ibid., S. 41.

75 Biographische Angaben aus dem Gespräch mit Jean Péron-Garvanoff.

76 J.-P. Allain, *Le SIDA des hémophiles: Mon témoignage*. Paris: Editions Frison-Roche, 1993.

77 Ibid., S. 126.

78 Gespräch mit Jean Péron-Garvanoff.

79 Commission Consultative de la Transfusion Sanguine, »Séance du 9 juin 1983: procès verbal«. In: J. Géronimi und M. Lucas, *Rapport d'Enquête Sur Les Collectes de Sang en Milieu Pénitentiaire*. Paris: Inspection Générale des Services Judiciaires, Inspection Générale des Affaires Sociales, 1992, annexe 56.

80 Gespräch mit Jean Péron-Garvanoff.

81 Gespräch mit Jean Pierre Soulier; J. P. Soulier, *Transfusion et SIDA: le droit à la vérité*. Paris: Editions Frison-Roche, 1992.

82 A. M. Casteret, *L'Affaire du sang*. Paris: Editions la Découverte, 1992, S. 68.

83 Soulier, *Transfusion et SIDA*, a. a. O., S. 40.

84 Gespräch mit Claudine Hossenlopp, CNTS.

85 Angaben bei Soulier, *Transfusion*, a. a. O., S. 173−74.

86 Ministère des Affaires Sociales et de la Solidarité Nationale, »Circulaire DGS/3B No. 569 du 20 juin 1983«, Korrespondenz des Autors mit einem CNTS-Funktionär vom 24. Dezember 1996.

87 J. Géronimi und M. Lucas, *Collectes*, a. a. O., S. 94.

88 M. Setbon, »Politique de santé et information: L'Affaire du sang contaminé«. In: *Recherche* 24, Mai 1993, S. 624−27.

89 Ministère des Affaires Sociales et de la Solidarité Nationale, in: Géronimi und Lucas, *Collectes*, a. a. O., amend 97; »Lettre-Circulaire DGS/3B/80 du 16 janvier 1985«.

90 Géronimi und Lucas, *Collectes*, a. a. O., S. 11−20.

91 Ibid., S. 24.

92 Gespräch mit Luc Noël; Noël u. a., »Marqueurs du VHB, Bêta 2 microglobuline et anti HTLV dans une population de donneurs de sang en milieu carcéral«. In: *Revue française de transfusion et immuno-hématologie* 27, 1984, S. 537−41.

93 A. Falkenrodt, »Explorations biologiques et recherches de déficits immunitaires chez les donneurs de sang en milieu carcéral«. In: *Revue française de transfusion et immuno-hématologie* 27, 1984, S. 525−29; J. Ducos, »Etudes des marqueurs de l'HBV et des populations lymphocytaires chez le polytoxicomane asymptomatique«. In: *Revue française de transfusion et immuno-hématologie* 27, 1984, S. 549−53.

94 Géronimi u. a., *Collectes*, a. a. O., S. 133−37.

95 Gespräch mit Pierre Espinoza.

96 Espinozas wiederholte Versuche, Roux und Ezratty zum Handeln zu bewegen, sind dokumentiert und bebildert bei Géronimi und Lucas, *Collectes*, a. a. O., S. 150−62.

97 P. Espinoza, »Don du sang au grand quartier du Centre Pénitentiaire de Fresnes«, Brief vom 20. Juni 1985. In: Géronimi und Lucas, *Collectes*, a. a. O., Anhang 112.

98 Englemans Erfahrungen und Eindrücke, wiedergegeben in der Aussage von Edgar Engleman, *Chris and Susie Quintana v. United Blood Services*; Aussage von Edgar G. Engleman vom 13. Juli 1990, U. S. Congress, *Blood Supply Safety*, a. a. O., S. 33−37.

99 Gaynor, »Decisions without data«, a. a. O.

100 »Medical Bulletin 7«, National Hemophilia Foundation, vom 11. Mai 1983.

101 »Highlights of the June 1983 Plasma Forum Program«. In: *Plasma Quarterly*, Winter 1983, S. 106.

102 Einzelheiten über die Whitfield-Episode aus J. F. Huxsoll, »Recall on Koate and Konyne with AIDS donor − status report Nr. 1«, Mitteilung von Cutter Biological vom 4. November 1983; J. F. Huxsoll, »Recommendation for corrective action − Koate and Konyne with AIDS donor«, Mitteilung von Cutter Biological vom 11. November 1983; R. J. Modersbach, »Inquiry from Austin American Statesman«, Mitteilung von Cutter Biological vom 13. Januar 1984; *Austin American-Statesman* vom 25. und 30. Oktober 1983, vom 4. Januar 1984 und vom 2. November 1988, freundlicherweise zur Verfügung gestellt vom Austin History Center.

103 R. Sullivan, »Blood plasma is withdrawn as AIDS link«. In: *New York Times* vom 2. November 1983.

104 Cutter Biological, »Cutter Laboratories announces plasma donor screening program«, Pressemitteilung vom 23. Februar 1983.

105 »Plasma shipping-receiving report«, Alpha Therapeutic Corp. Nr. 11648 vom 6. Dezember 1982.

106 American Red Cross, American Association of Blood Banks, Council of Community

Blood Banks, »Joint statement on directed donations and AIDS« vom 22. Juni 1983, freundlicherweise zur Verfügung gestellt vom Institute of Medicine.

107 Gespräch mit James McPherson.

108 Shilts, *And the Band Played On*, a. a. O., S. 398.

109 Eidesstattliche Aussage von Herbert Perkins vom 11. Januar 1994, *Marietta Advincula v. United Blood Services, Inc.*, Circuit Court of Cook County, Ill., case Nr. 89L7199.

110 Gespräche mit Donald Francis und Bruce Evatt.

111 Office of Biologics Research and Review, Food and Drug Administration, »Summary minutes – meeting 10, Blood Products Advisory Committee«, vom 15./16. Dezember 1983.

112 S. J. Ojala, Cutter Biologiocal, »Trip report, FDA–NIH non-specific testing meeting Dec. 15-16, 1983«, Mitteilung vom 19. Dezember 1983.

113 Hepatitis B Core Antibody Testing Study Group, »Interim study statement«, interne Mitteilung an den FDA Blood Products Advisory Council vom 6. März 1984.

114 Eidesstattliche Aussage von Herbert Perkins, a. a. O., S. 294.

115 Institute of Medicine, »Meeting summary: Alpha Therapeutics« vom 8. September 1994; Brief von M. Carr, Alpha Therapeutic Corporation, an John C. Petricciani, Food and Drug Administration, vom 15. März 1983; Brief von J. C. Petricciani, Food and Drug Administration, an Marietta Carr, Alpha Therapeutic Corporation, vom 3. Mai 1983, alle freundlicherweise zur Verfügung gestellt vom Institute of Medicine.

116 Institute of Medicine, *HIV and the Blood Supply: An Analysis of Critical Decisionmaking.* Washington, D. C.: National Academy Press, 1995, S. V-15.

117 Informationen über frühe Versuche der Hitzebehandlung aus Gesprächen mit John Ashworth, Charles Hildebrant, Edward Shanbrom; siehe auch nächste Anmerkung.

118 Institute of Medicine, »Export report – Milton M. Mozen«, Cutter Biological, vom 5. Oktober 1994, S. 17, freundlicherweise zur Verfügung gestellt vom Institute of Medicine.

119 National Hemophilia Foundation, »Medical Bulletin 15« vom 13. Oktober 1984.

120 Shilts, *And the Band Played On*, S. 450–51; Dt.: S. 602.

121 Institute of Medicine, *HIV and Blood Supply*, a. a. O., S. 3–6.

122 Unter normalen Umständen scheinen sechs Monate oder ein Jahr keinen großen Unterschied zu machen. In der damaligen Situation drängten die Leute jedoch aktiv auf die Verwendung eines Ersatztests, der sofort zur Verfügung gestanden hätte. Bei der Pressekonferenz überzeugte man die Leute, daß der Ersatztest unnötig war, da ein »richtiger« AIDS-Test bald fertig sein würde. Wie sich herausstellte, wurde der Test ein weiteres Jahr lang nicht fertig. In diesem Zeitraum wurde bei 121 weiteren Blutern und Transfusionsempfängern AIDS diagnostiziert.

16 »Alle unsere Chargen sind verseucht«

1 Als der ELISA-Test im Frühling 1985 auf den Markt kam, hatte er eine Fehlerquote von 3 Prozent für positiv. Seit damals wurde der Test verbessert: die falsche Positiv-Quote liegt jetzt nurmehr bei 0,5 Prozent. Doch dies ist immer noch so hoch, daß alle Positivergebnisse mit dem spezifischeren Western-Blot-Test bestätigt werden müssen. Gespräch mit Charles Schable, Leiter der HIV Serology Section, CDC.

2 L. K. Altman, »Blood supply called free of AIDS«. In: *New York Times* vom 1. August 1985.

3 V. Berridge, *AIDS in the UK: The Making of Policy, 1981–1994.* Oxford: Oxford University Press, 1996, S. 47.

4 Gespräch mit David Watters.

5 »Blood: a commodity, after all«. In: *Economist* vom 19. September 1987.

6 P. Marsh, »Testing time for AIDS screening«. In: *Financial Times* vom 31. Juli 1985; siehe auch »Ministers delayed launch of AIDS Test«. In: *New Scientist* vom 8. August 1985, S. 16; J. A. F. Napier, »Delayed AIDS testing«, Widerlegungsbrief, *New Scientist* vom 22. August 1985, S. 55.

7 A. Picard, *The Gift of Death: Confronting Canada's Tainted Blood Tragedy.* a. a. O., S. 175.

8 Ibid., S. 120.

9 Ibid., S. 135.

10 Gespräch mit Werner Kalnins.

11 Jahre später, 1994, bestätigte ein vom Deutschen Parlament eingesetzter Untersuchungsausschuß diese Behauptungen. Laut Ausschußbericht hat die Bundesregierung den nicht hitzebehandelten Faktor VIII, der immer noch auf dem Markt war, nie zurückgerufen, nicht einmal, als bereits hitzebehandelte Produkte angewandt wurden. Tatsächlich war es aufgrund der langen Lagerfähigkeit des Faktors VIII möglich, daß ein kontaminierter Faktor zwei Jahre lang im Kühlschrank eines Patienten lag, bevor dieser ihn bedenkenlos injizierte. Doch die Regierung ließ dieses Material nie abholen und gab auch keine Mitteilung an die Patienten heraus, sie sollten es wegwerfen. Diese mangelnde Aufklärung war laut Ausschuß »nachlässiges Verhalten seitens der behandelnden Ärzte«. Horace Krever, *Commission of Inquiry on the Blood System in Canada.* Ottawa: Canadian Government Publishing, 1997, Bd. 3, S. 860.

12 M. Simons, »Swiss Red Cross faces AIDS probe«. In: *New York Times* vom 22. Mai 1994.

13 Ibid.

14 »Executive pipeline links ministry, plasma firms«. In: *Mainichi Daily News* vom 19. März 1988; »The Market for Blood Products in Japan«. In: *COMLINE Daily News: Biotechnology and Medical Technology* vom 30. August 1988.

15 D. P. Hamilton, »Japan AIDS scandal raises fear that safety came second to trade« a. a. O.

16 A. Noguchi, »The fall of Japan's top blood company«. In: *Tokyo Business Today*, September 1988, S. 59.

17 E. Feldman, »Blood and bureaucracy in Japan: law, conflict and compromise«, Feldman, »Blood and Bureaucracy«, a. a. O., vorbereitet für S. 94.

18 Gespräch mit ehemaligem Mitglied der Geschäftsleitung von Alpha Therapeutic.

19 »1983 document shows Green Cross knew risk«. In: *Yomiuri Shimbun* vom 22. September 1996.

20 Ibid.

21 Hamilton, »Japan AIDS scandal«, a. a. O.

22 Feldman, »Blood and bureaucracy«, a. a. O., S. 29.

23 »Opinion regarding the settlement recommendation« vom 6. Oktober 1995, Tokyo District Court, 15th Department of Civil Cases.

24 »Green Cross falsified report on recalling unheated blood products«. In: *Yomiuri Shimbun* vom 28. Februar 1996; Feldman, »Blood and bureaucracy«, a. a. O., S. 37–39; »Opinion regarding settlement recommendation«, a. a. O.

25 A. M. Casteret, *L'Affaire du sang*, a. a. O., S. 31.

26 Brief von C. Cibault, Directeur des Affaires Scientifiques, Travenol, an M. Garretta vom 10. Mai 1983. In: Michel Lucas, *Transfusion Sanguine et SIDA en 1985.* Paris: Inspection Générale des Affaires Sociales, 1991, Anhang 4.

27 Casteret, *L'Affaire*, a. a. O., S. 107–9; J. P. Allain, *Le SIDA des hémophiles: mon témoignage*, a. a. O., S. 40–42.

28 Sénat, 2de session ordinaire de 1991–1992, »Rapport de la commission d'enquête sur le système transfusionel français en vue de son éventuelle réforme«, Nr. 406. Paris: Imprimerie du Sénat, 1992, S. 105.

29 Commission Consultative de la Transfusion Sanguine, »Séance du 22 Novembre 1984: Procès-verbal«, S. 7. In: J. Géronimi und M. Lucas, *Rapport d'Enquête sur Les Collectes de sang en milieu pénitentiaire*, a. a. O., Anhang 95.

30 J. Leibovitch u. a., »Expérience d'un dépistage systématique anticorps anti-HTLV III/LAV chez des donneurs de sang«. In: Géronimi und Lucas, *Les Collectes de sang en milieu pénitentiaire*, a. a. O., S. 106.

31 Brief von J. Brunet »zu Händen von Monsieur Roux« vom 12. März 1985.

32 »Blood Transfusion, Haemophilia, and AIDS«, Leitartikel. In: *Lancet* vom 22. Dezember 1984, S. 1433–35.

33 Brief von J. P. Allain an Prof. J. Ruffié und M. Garretta vom 16. Januar 1985; J. P. Allain, *Le SIDA des hémophiles: Mon témoignage*, a. a. O., S. 157–58.

34 C. Rouzioux u. a., »Absence of Antibodies to AIDS Virus in Haemophiliacs Treated with Heat-Treated Factor VIII Concentrate«, Brief. In: *Lancet* vom 2. Februar 1985, S. 271.

35 »Judgement Hearing on the 23rd of October 1992, 16th Division«, S. 77.

36 Gespräch mit Jean Péron-Garvanoff.

37 Allain, *SIDA*, a. a. O., S. 47.

38 »Judgement Hearing on the 23rd of October 1992, 16th Division«, S. 76.

39 Eine ausführliche Beschreibung der Abfolge der Ereignisse mit Bildern findet sich bei M. Lucas, *Transfusion Sanguine et SIDA* en 1985, a. a. O., S. 45–51.

40 Secrétariat Général du Gouvernement, »Compte-rendu de la réunion interministérielle tenue de 9 mai 1985«. In: Lucas, *Transfusion*, a. a. O., Anhang 17.

41 Mitteilung von Robert Netter an Weiselberg und E. Hervé, »Enregistrement de réactifs pour le diagnostic du SIDA« vom 25. April 1985. In: Ibid., Anhang 14.

42 Brief von M. Garretta an Madame M. T. Pierre, Ministère des Affaires Sociales et de la Solidarité Nationale vom 9. Mai 1985. In: Ibid., Anhang 16.

43 »Judgement Hearing on the 23rd of October 1992, 16th Division«, Übersetzung des Transkripts des Gerichtsverfahrens, S. 30.

44 B. Girault, »Compte rendu de la réunion du 29 mai 1985«. In: Lucas, *Transfusion*, a. a. O., Anhang 18.

45 »Judgement Hearing on the 23rd of October 1992, 16th Division«, S. 66.

46 Ibid.

47 Lucas, *Transfusion* (zusammenfassender Bericht), a. a. O., S. 41.

48 B. Habibi, CNTS, »Distribution de fractions coagulantes durant les mois de juillet et août«, Mitteilung vom 3. Juli 1985. In: Lucas, *Transfusion*, a. a. O., Anhang 28.

49 Gespräch mit Jean Péron-Garvanoff.

50 P. Espinoza, »Don du sang au grand quartier du Centre Pénitentiaire de Fesnes«, a. a. O.

51 Géronimi et al., *Collectes*, a. a. O., S. 169.

52 Ibid., S. 170.

53 Brief von N. Duedari an M. Edmond Hervé vom 2. August 1985; N. Duedari, »Réflexion sur les collectes de sang en milieu carcéral«, 2. August 1985.

54 Géronimi u. a., *Collectes*, a. a. O., S. 176.

55 B. Habibi, »Rapport à la Commission Consultative Nationale de la Transfusion Sanguine«, 7. November 1985.

56 Zwar verwendeten die meisten Fraktionierungsunternehmen für die Herstellung von Gerinnungsfaktoren kein Plasma mehr, das von Gefängnisinsassen stammte, doch einige benutzten es weiterhin zur Produktion anderer Substanzen, etwa von Immunglobulinen (beispielsweise Alpha Therapeutics bis 1985, Cutter bis 1989). Laut den derzeitigen Richtlinien der FDA darf kein derartiges Plasma mehr eingesetzt werden. Brief von Dan McIntyre, Bayer Corporation, vom 19. Januar 1996 an den Hon. Christopher Shays. In: U.S. Congress, House of Representatives, Subcommittee on Human Resources and Intergovernmental Relations of the Committee on Government Reform and Oversight, *Protecting the Nation's Blood Supply from Infections Agents: New Standards to Meet New Threats,* 104th Cong., 1st sess., October 12 and November 1995. Washington, D.C.: Government Printing Office, 1996, S. 202f.; »Baxter Healthcare Corporation's Response to the Human Resources and Intergovernmental Relations Subcommittee«. Ibid., S. 208; Brief von Edward A. Colton, Alpha Therapeutic Corporation, an den Hon. Christopher Shays, vom 26. Dezember 1995. Ibid., S. 211; Gespräch mit Anne-Marie Finley.

57 »6me Lettre commune A.D.T.S.-S.N.T.S.«.

58 Géronimi u. a., *Collectes,* a. a. O., S. 177.

59 Gespräch mit Robert Westphal.

60 Randy Shilts, *And the Band Played On.* S. xxi. Dt.: S. 11.

61 W. F. Buckley, »Crucial Steps in Combating the AIDS Epidemic: Identify All the Carriers«. In: *New York Times* vom 18. März 1986.

62 »The Blood Frights Put in Perspective«, Leitartikel. In: *Kansas City Star* vom 26. Juli 1987.

63 Gespräch mit Peter Smith.

64 Eidesstattliche Aussage von Gerald V. Quinnan, Jr., Acting Director, Center for Biologics Evaluation and Research, Food and Drug Administration, und Mary Carden, National Expert Investigators for Biologics, Buffalo District Office, U. S. Congress, House of Representatives, Committee on Energy and Commerce, Subcommittee on Oversight and Investigations, *Blood Supply Safety,* 102nd Cong., 1st sess. Washington, D.C.: U.S. Government Printing office, 1990, S. 40–81, 98–135.

65 Food and Drug Administration, »Inspectional observations ... Los Angeles – Orange County Region«, Untersuchungsbericht vom 12. September bis 18. November 1988.

66 T. Johnson, Cutter Biological, »Unscreened Inventory for HTLV-III«, Mitteilung vom 19. März 1986.

67 Institute of Medicine, »Meeting with Miles Legal Counsel«, 3. August 1994, freundlicherweise zur Verfügung gestellt vom Institute of Medicine; S. Benesch, »U.S. firm accused in Latin's AIDS«. In: *St. Petersburg Times* vom 11. Januar 1993.

68 Krever, *Commission of Inquiry,* Bd. 1, S. 488–502.

69 J.-Y. Nau and F. Nouchi, »Un entretien avec M. Alain Mérieux«. In: *Le Monde* vom 2. November 1992.

70 »O escândalo do sangue em Portugal«. In: *Semanário* vom 4. Juli 1992; »Infected Blood Problems in Portugal«. In: *SCRIP* Nr. 1743, 12. August 1992, W. Boryli, S. 7; »Une firme autrichienne aurait exporté des produits sanguins contaminés par le SIDA«. In: *Le Monde* vom 7. Juli 1992.

71 J. Jason u. a., »Human T-Lymphotropic Retrovirus Type III/Lymphadenopathy-Associated Virus Antibody«. In: *JAMA* 253 vom 21. Juni 1985, S. 3409–15.

72 »Blood transfusion, haemophilia, and AIDS«. In: *Lancet* vom 22./29. Dezember 1984, S. 143.

73 Picard, *The Gift of Death,* a. a. O., S. 106.

74 Senat, 2d Session ordinare de 1991–1992, *Rapport de la commission d'enquête sur le système français en vue de son éventuelle réforme*, Nr. 406. Paris: Imprimerie du Sénat, 1992, S. 100.

75 B. Evatt u. a., »Coincidental appearance of LAV/HTLV-III antibodies in hemophiliacs and the onset of the AIDS epidemic«. In: *New England Journal of Medicine* 312 vom 21. Februar 1985, S. 483.

76 Gespräch mit Shinichi Tokonaga.

77 Gespräch mit Corey Dubin.

78 D. Khun, Ansprache bei der jährlichen Zusammenkunft der National Haemophilia Foundation am 4. Oktober 1993 in Indianapolis.

79 Aussage von Ron Quintana vom 6. Mai 1988, *Chris and Susie Quintana v. United Blood Services*, District Court, Denver, Col., case Nr. 86CV11750, S. 31.

17 Das Urteil

1 Videoaufzeichnung der eidesstattlichen Aussage von Marshall Donnelly Burke vom 27. Juni 1992. In: *Chris and Susie Quintana v. United Blood Services*, District Court, Denver, Col., case Nr. 86CV11750.

2 D. Barr, Ansprache bei der 45. jährlichen Zusammenkunft der American Association of Blood Banks am 9. November 1992 in San Francisco.

3 Schriftliche Vernehmung, »To the donor of blood unit No. 12-308721«, In: *Quintana v. United Blood Service*s, a. a. O.

4 H. Pankratz, »Gay thought only promiscuous got AIDS«. In: *Denver Post* vom 22. Juli 1992.

5 H. Pankratz, »Witness: sex query ›unthinkable‹ in '82«. In: *Denver Post* vom 28. Juli 1992.

6 S. Garnaas, »AIDS victim loses blood-bank lawsuit«. In: *Denver Post* vom 5. Juni 1988.

7 »Blood Bank is cleared in Colorado case«. In: *Associated Press* vom 5. Juni 1988.

8 Eidesstattliche Aussage von J. Garrott Allen vom 23. März 1987, *Stella Mae McKee et al. v. Cutter Laboratories* et al., U. S. District Court, Eastern District of Kentucky, case Nr. 62-248.

9 Steven und Jason Christopher, *Brenda Walls v. Cutter Laboratories, Armour Pharmaceutical Company*, U. S. Court of Appelas, 11th Circuit, case Nr. 93-3212, 2. Juni 1995.

10 Gespräch mit Michael Rosenberg.

11 M. McLeod, »Bad Blood«. In: *Florida Magazine* (Sonntagsbeilage im *Orlando Sentinel*) vom 19. Dezember 1993, S. 22.

12 Noryasu Akase, »Statement«, 25. Juli 1989, freundlicherweise zur Verfügung gestellt von M. Kobayashi.

13 »Opinion regarding the settlement recommendation«, 6. Oktober 1995, Tokyo District Court, 15th Dept. of Civil Cases.

14 E. Feldman, »Blood and bureaucracy in Japan: law, conflict and compromise«, a. a. O., S. 17.

15 Aussage von Yoshiati Ishida vom 13. Februar 1992, 14. Protokoll im Verfahren im Tokio-Prozeß, Aufzeichnungen freundlicherweise zur Verfügung gestellt von M. Kobayashi.

16 A. Pollack, »Dying of AIDS, Japanese youth wants apology«. In: *New York Times* vom 29. Oktober 1995.

17 S. WuDunn, »Japanese Aide gains favor by fighting the bureaucrats«. In: *New York Times* vom 11. November 1996.

18 Feldman, »Blood and bureaucracy«, a. a. O., S. 31.

19 »Japanese HIV suit settled«. In: *Associated Press* vom 14. März 1996; Feldman, »Blood and bureaucracy«, a. a. O., S. 35–36.

20 Gespräch mit Anne-Marie Garretta.

21 Gespräch mit Jean Péron-Garnavoff.

22 J. Kramer, »Bad Blood«. In: *New Yorker* vom 11. Oktober 1993, S. 78.

23 »Judgement Hearing on the 23rd of October 1992, 16th Division«.

24 »Palais d'Injustice«. In: *Lancet* vom 24. Juli 1993, S. 188.

25 P. J. Lachman u. a., »Statement of the Royal College of Pathologists on the Matter of Professor Jean-Pierre Allain« vom 19. November 1992, freundlicherweise zur Verfügung gestellt von Robin.

26 Gespräch mit Ron Gilcher.

27 Kramer, »Bad blood«, a. a. O., S. 80.

28 C. Tastemain, »Three physicians convicted in French ›blood supply trial‹«. In: *Science* 258 vom 30. Oktober 1992.

29 A. Dorozynski, »French tainted blood affair continues beyond court sentence«. In: *British Medical Journal* vom 31. Oktober 1992, S. 1047.

30 Gespräche mit Jean Pierre Soulier und Helen Lee.

31 Géronimi u. a., *Les Collectes de sang en milieu pénitentiaire*, a. a. O., S. 64.

32 Gespräch mit Pierre Espinoza.

33 H. Perkins, »The safety of the blood supply: making decisions in transfusion medicine«. In: S. J. Nance, Hrsg., *Blood Safety: Current Challenges*. Bethesda, Md.: American Association of Blood Banks, 1992, S. 141.

34 Gespräch mit Michel Setbon; M. Setbon, »Politique de santé et information: l'affaire du sang contaminé«. In: *Recherche* 24, Mai 1993, S. 624–27.

35 H. Pankratz, »AIDS expert: blood bank negligent in '83«. In: *Denver Post* vom 16. Juli 1992.

36 Videoaufzeichnung der eidesstattlichen Aussage von Donald R. Francis vom 3. Juli 1992. In: *Quintana v. United Blood Services*, a. a. O.

37 H. Pankratz, »Plaintiff in AIDS case dies«. In: *Denver Post* vom 1. August 1992.

38 Ibid.

39 Ibid.

40 H. Pankratz, »$8 million awarded in AIDS trial«. In: *Denver Post* vom 2. August 1992.

41 Institute of Medicine, *HIV and the Blood Supply: An Analysis of Critical Decisionmaking*. Washington, D. C.: National Academy Press, 1995.

42 Stellungnahme von Donna Shalala, Secretary, Health and Human Services, U. S. Congress, House of Representatives, Committee on Government Reform and Oversight, Subcommittee on Human Resources and Intergovernmental Relations, *Protecting the Nation's Blood Supply from Infectious Agents: New Standards to Meet New Threats*, a. a. O., S. 9.

43 Aussage von James Reilly, American Blood Resource Association, *Protecting the Nation's Blood Supply*, S. 181.

44 T. F. Zuck and M. E. Eyster, »Blood safety decisions, 1982 to 1986: perceptions and misconceptions«. In: *Transfusion* 36, 1996, S. 928.

45 »Results of human T-lymphotropie virus type III test kits reported from blood collection centers – United States, April 22–May 19, 1985«. In: *MMWR* 34 vom 28. Juni 1985. Bei dieser Untersuchung wurden AIDS-Überträger nicht speziell herausgefiltert, da es zur damaligen Zeit keinen Bestätigungstest gab. Jane Starkey von den amerikanischen Blood Centers behauptet, daß 90 Prozent dieser Tests ein falsches positives Ergebnis lieferten.

46 Gespräch mit James McPherson.

47 G. Gaul, »Judge allows use of AIDS memo in hemophiliacs' suit«. In: *Philadelphia Inquirer* vom 16. Mai 1990.

48 E. Shanbrom, Ansprache bei der International Conference on AIDS in the blood supply in Kobe, Japan, im November 1996. Aufzeichnungen des Autors.

49 Aufzeichnungen des Autors.

50 Ibid.

51 Korrespondenz des Autors.

52 Aufzeichnungen des Autors.

Nachwort: Blut nach Aids

1 R. Westphal, »Donors and the U. S. blood supply«. In: *Transfusion* 37, 1997, S. 237–41.

2 U. S. General Accounting Office, *Blood Supply: Transfusion-Associated Risks*. Washington, D. C.: Government Accounting Office, Feb. 1997, S. 10.

3 Institute of Medicine, *HIV and the Blood Supply: An Analysis of Critical Decisionmaking*, a. a. O., S. 1.

4 Freundlicherweise zur Verfügung gestellt von der World Federation of Hemophilia.

5 S. Franceschi u. a., »Trends in incidence of AIDS associated with transfusion of blood and blood products in Europe and the United States, 1985–93«. In: *British Medical Journal 311*, Dezember 1995, pp.: 1534–36.

6 R. Westphal, *Blood Programme Department: Report of a Mission to Central America*, interner Bericht der League of Red Cross and Red Crescent Societies vom 8. Dezember 1992.

7 Gespräch mit Robert Westphal.

8 J. Leikola, »Blood transfusion in developing countries: problems and progress«. In: *Vox Sanguinis 46*, 1984, S. 53.

9 S. A. Mujeeb and A. Hafeez, »Blood transfusion services: a potential source of AIDS spread in Pakistan«. In: *Transfusion Today 14*, 1992, S. 10.

10 S. J. Heymann u. a., »The problem of transfusion-associated acquired immunodeficiency syndrome in Africa: a quantitative approach«. In: *American Journal of Infection Control 20*, 1992, S. 256–62.

11 P. Kandela, »India: HIV banks«. In: *Lancet* vom 17. August 1991, S. 436–37. Die Zahl bezieht sich auf alle Risikoursachen insgesamt; die transfusionsbezogene HIV-Rate sahen Forscher bei ca. 16 Prozent.

12 J. Ruffie, *Rapport: Enseignement – formation – recrutement en transfusion sanguine*. Paris: Ministère de l'Education Nationale et de la Culture, Ministre de la Santé et de l'Action Humanitaire, 18. Februar 1993.

13 »UK national blood authority goes ahead««. In: *SCRIP* 1777 vom 8. Dezember 1992, S. 9.

14 »Canadian Government revokes Red Cross authority over blood«. In: *AABB Weekly Report 2*, Nr. 33 vom 13. September 1996.

15 A. Noguchi, »The fall of Japan's top blood company«. In: *Tokyo Business Today*, September 1988, S. 58–59.; »Japan's Yoshitomi, scandal-ridden Green Cross to merge«. In: *Agence France-Presse* vom 24. Februar 1997; »Japan's scandal-tainted drug maker . . .« In: *Reuter* vom 24. Februar 1997.

16 Gespräch mit Anne-Marie Finley.

17 »Supreme Court declines to hear appeal of decision decertifying hemophilia AIDS

class Action«, Übersicht des Subcommittee on Human Resources and Intergovernmental Relations, U. S. Congress, House of Representatives, Committee on Government Reform and Relations. In: *CCBC Newsletter* vom 6. Oktober 1995, S. 3.

18 Stellungnahme von Donna Shalala, Secretary, Health and Human Services, *Protecting the Nation's Blood Supply from Infectious Agents: New Standards to Meet New Threats*, a. a. O., S. 10.

19 Seit 1995, als der Antigentest p24 Vorschrift wurde, fand man nur drei Fälle von HIV-verseuchtem Blut, die man sonst nicht entdeckt hätte.

20 Aussage von Corey Dubin, Übersicht des Subcommittee, a. a. O., S. 45.

21 Brief von Christopher Shays an David A. Kessler vom 12. Juli 1995, ibid., S. 3.

22 »Statement of Brian McDonough, Chief Operating Officer ... American Red Cross Blood Services«. In: U.S. Congress, House of Representatives, Committee on Government Oversight and Reform, Subcommittee on Human Resources, *Public Health 2000: Immune Globulin Shortages: Causes and Cures.* 105. Sitzung des Kongresses am 7. Mai 1998, S. 1.

23 Fred Darr, Ansprache an die American Blood Resources Association am 19. Juni 1997 in Washington, D.C.; Gespräche mit Vertretern der Industrie; P. Brown, »Can Creutzfeldt-Jacob disease be transmitted by transfusion?«. In: *Current Opinions in Hematology 2*, 1995, S. 472–77; »Blood products recalled«. In: *FDA Consumer 29*, Nr. 2, März 1995, S. 3.

24 »Statement of Brian McDonough«, S. 4.

25 D. Frantz, »Elizabeth Dole: her power as leader of Red Cross«. In: *New York Times* vom 30. Mai 1996.

26 Korrespondenz des Autors mit dem Institut National de la Transfusion Sanguine.

27 Gespräch mit einem Beamten des rumänischen Gesundheitsministeriums; D. Gow u. a., »Bad blood on their hands«. In: *Guardian* vom 6. November 1993; S. Kinzer, »German AIDS blood scandal spills across Europe«. In: *New York Times* vom 5. Mai 1993; »Blood case spurs murder charges«. In: *Associated Press* vom 10. August 1995.

28 R. Naito, *Rou SL no Souon,* a. a. O., S. 423–24.

29 Zum Thema künstliches Hämoglobin existiert eine reichhaltige Literatur. Nützliche Werke sind u. a. *A New Generation of Oxygen Therapeutics.* Stamford, Conn.: Stover & Associates, September 1996; R. Lewis, »Companies investigate a range of options in manufacture of red cell substitutes«. In: *Genetic Engineering News 10*, Nr. 5, Mai 1990.

30 R. Pool, »Blood, money and the Pentagon«. In: *Science 250* vom 21. Dezember 1990, S. 1656.

31 Gespräch mit Anthony Polk.

32 Gespräch mit Charles Scoggin.

33 Gespräch mit Anthony Polk; R. G. Westphal, »Parasitic disease and blood transfusion«. In: S. J. Nance, Hrsg., *Blood Safety: Current Challenges.* Bethesda, Md.: American Association of Blood Banks, 1992, S. 106–9.

34 R. G. Westphal, »Parasitic disease and blood transfusion«, a. a. O., S. 100–104.

35 »FDA begins testing immunoglobulin products for HCV RNA«. In: *CCBC Newsletter* vom 13. Januar 1995; T. M. Burton, »A drug from Baxter is said to have posed a risk of hepatitis«. In: *Wall Street Journal* vom 20. Juli 1995.

Dank

Ich möchte Bernie Daina danken, der mir vor langer Zeit die Anregung für die Idee gab, und Ellen Ruppel Shell, die mir dabei half, diese Idee in ein Buch umzusetzen und mich immer wieder unerbittlich zum Schreiben anspornte. Meinem Agenten Kris Dahl und auch Gordon Kato gebührt Dank für ihre Unterstützung dabei, eine vage Idee zu einem klaren Plan werden zu lassen. Jonathan Segal, mein Lektor, begleitete dieses Projekt klug und geduldig.

Während meiner langjährigen Reisen und Gespräche wuchsen einige Leute weit über ihre traditionelle Rolle als Gesprächspartner hinaus. Sie wurden fast zu so etwas wie Tutoren, indem sie geduldig meine endlos wiederholten Fragen beantworteten. Ich bin bei jedem Aspekt dieser Geschichte auf solche Menschen gestoßen, im kommerziellen und im Non-Profit-Bereich, in der Wissenschaft und beim Militär, bei denen, deren Leben von Blutprodukten abhängt, und bei solchen, die durch diese Produkte an HIV erkrankten. All diesen freiwilligen Mentoren möchte ich danken, darunter John »Newt« Ashworth, Sam Gibson, Tom Asher, Robert Westphal, Jane Starkey, Suzanne Gaynor, David Bing, Pat Gilbo, John McCray, Corey Dubin, Patrick Robert, William Schneider, Byron Myhre, Robert und James Reilly, J. Worth Estes, Stephen C. Redhead und Steven Tahan. Ebenso weiß ich die Hilfe der vielen anderen zu schätzen, denen ich, da sie exponierte Stellungen bekleiden, nicht öffentlich danken kann. Ich danke den vielen Hämophilen, die mich an ihren Einsichten teilhaben ließen und mir ihre Geschichte erzählten. Postum möchte ich auch einigen Personen danken, die während dieses Projekts starben – Bernice Hemphill und General Douglas Kendrick, die ein langes und erfülltes Leben geführt haben, und Michael Rosenberg und Loras Goedkin, die tragisch an Aids starben. Man kann sich keine unterschiedlicheren Persönlichkeiten vorstellen, doch ihnen allen war eine Aufrichtigkeit und Charakterstärke gemeinsam, die ich sehr bewunderte.

Das Buch führte mich in mehrere Länder, wo mir einheimische Forscher und Journalisten selbstlos Einblick in ihre Arbeit gewährten. Ich hätte dieses Projekt nicht fertigstellen können ohne die Hilfe von Egmont Koch in Deutschland, Claudine Hossenlopp, Franc Nouchi und Marie-Angèle Hermitte in Frankreich, André Picard und Elizabeth Carlton in Kanada, und auch nicht ohne die Hilfe der vielen Journalisten – die zu zahlreich sind, um sie alle namentlich zu erwähnen – der Tageszeitungen *Asahi Shimbun*, *Yomiuri Shimbun* und *Mainichi Daily* in Japan sowie Donna Shaw in den Vereinigten Staaten und vielen anderen. Übersetzungshilfe erhielt ich von Peggy Conant, Lisbeth Fog, Kim Fujimoto, Ronnel Nel, Azlin Perdomo und Mary Tunnel. Eric Feldman und Masami Kobayashi leisteten großzügige Hilfe bei Übersetzungen und beim Einblick in die Ereignisse in Japan. Vitalij Korotichs Übersetzungen russischer medizinischer Texte und seine informellen Tutorien über sowjetische Medizingeschichte waren großzügig, faszinierend und von unschätzbarem Wert.

Ich möchte den Bibliothekaren und Archivaren der verschiedenen Institute danken, u. a. Richard Wolfe und den Mitarbeitern der Abteilung für seltene Bücher der Countway Medical Library an der Harvard Medical School; Douglas Surgenor, der mir freundlicherweise Zugang zum Center for Blood Research in Boston gewährte und seine Erinnerungen mit mir teilte, obwohl er selbst ein Buch schrieb; Richard Steele vom Archiv des Mount Sinai Medical Center in New York, den hilfsbereiten Mitarbeitern des Rockefeller Archive Center in New York und der Wellcome Library in London sowie den unermüdlichen Bibliothekaren in der Bibliothek der Boston University.

Unter den Doktoranden, die über die Jahre für mich geforscht haben, waren u. a. Kimberly Ridley, Barbara Moran, Neil Savage, Jeff Baliff, Neil Andrews und Ellen Bailey Pippinger. Sie haben mir nicht nur die ermüdenden Sucharbeiten sehr erleichtert, sondern waren, wie auch ihre Mitstudenten, eine fortwährende Quelle an Spaß und Inspiration.

Mehrere Menschen haben sich die Zeit genommen, mein sperriges Manuskript ganz oder teilweise zu lesen, so die scharfsichtige und dabei doch taktvolle Marcia Bartusiak, Robert Westphal, John Ashworth, George Seage und Bernie Daina. Finanzielle Unterstützung in kritischen Momenten kam vom Fund for Investigative Journalism und dem Freedom Forum. Ich möchte meinen Kollegen an der Boston University danken, die meine langen Abwesenheitszeiten und meine Besessenheit tolerierten. Ellen Ruppel Shell, Larry Kahaner und David Danforth gebührt ein ganz besonderes Lob für die jahrelange treue Beratung und Unterstützung.

Wann immer ich früher umfangreiche Bücher gelesen habe, war ich beeindruckt von dem Teil der Danksagung, in dem der Autor seiner Familie dafür dankt, daß sie die langen Streßphasen hingenommen hat, in denen er zu beschäftigt war, um sich um sie zu kümmern. Natürlich dachte ich immer, dies sei zu dramatisch: Wie schwer kann es für eine Familie schon sein, wenn eines ihrer Mitglieder sich hinsetzt, um ein Buch zu schreiben? Jetzt verstehe ich es. Diese Belastung kann sich zerstörerisch auf persönliche Beziehungen auswirken, und ich bin meiner Familie und meinen Freunden zutiefst dankbar dafür, daß sie auch zu mir gehalten haben, wenn es mit mir nicht zum Besten stand. Besonders möchte ich meinen Eltern, Arnold und Ruth Starr, für ihre ungebrochene Begeisterung danken, und meinen Söhnen Gordon und Gregory dafür, daß sie unser Leben mit Zuneigung und guter Laune erfüllt haben, ganz besonders, als dieses Projekt in seine härteste Phase kam. Am meisten möchte ich meiner Frau Monica Sidor danken – wenn es je eine großartige Persönlichkeit gegeben hat, dann ist sie es. Selbst vielbeschäftigt und hochgeachtet auf ihrem Gebiet, hat sie weit mehr als ihren Anteil zum Erhalt der Familienstabilität und Harmonie beigetragen und nicht nachgelassen in ihrem Bemühen, den Sinn für Humor zu bewahren. Sie vergißt nie, was wirklich wichtig im Leben ist. Ihr schulde ich die meiste Dankbarkeit und Liebe.

Personenregister

Personenregister

Sachregister